ペリオの**臨床戦略を学ぶ**

歯周動的治療

山本 浩正 著

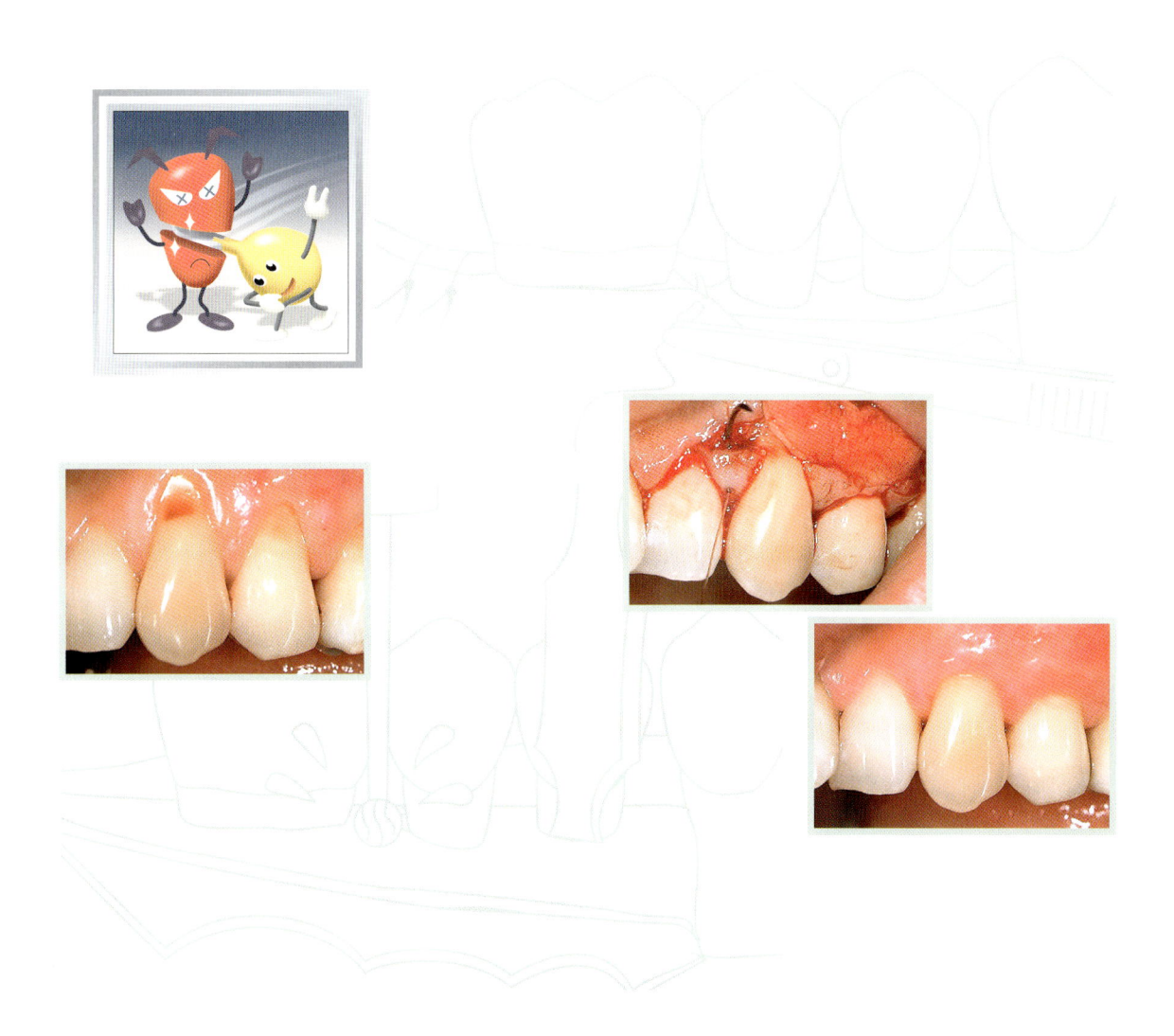

クインテッセンス出版株式会社　2007

Tokyo, Berlin, Chicago, London, Paris, Barcelona, Istanbul, Milano, São Paulo, Moscow, Prague, Warsaw, New Delhi, Beijing, and Bukarest

序

　2002年に上梓した『イラストで語るペリオのためのバイオロジー』で歯周組織や歯周病，歯周治療にかかわるバイオロジーをまとめ，2005年に中川富希雄先生，高山真一先生，赤野弘明先生との共著として上梓した『ペリオのインテリジェンスを高めるレビュー・ザ・ペリオ』でペリオにかかわるエビデンスをまとめた．そして，それを受けて『the Quintessence』誌に2005年4月から2007年3月まで24回にわたり連載された「レッツ・エンジョイ・ペリオ」を通して，バイオロジーやエビデンスをどのように臨床に生かすのかという歯周治療学について，私見を交えながら整理してきた．本書はその連載にコラムなどを加筆してまとめたものである．

　歯周治療は大きく分けて，歯周組織を良くするための歯周動的治療と悪くしないためのメインテナンスに分かれるが，本書は前者に的を絞った内容となっている．歯周治療の成功の鍵はメインテナンスと言われるものの，そのメインテナンスを長期にわたって安定させるには，歯周動的治療でどれだけリスクを低減できたかということが大きい．これは歯周組織の改善度ということだけではなく，患者さんの意識改革やモチベーション，コンプライアンスにまでかかわっている．

　もともと歯周病のリスクの高い患者さんでは，歯周動的治療後に長期にわたるメインテナンスを通してわれわれの管理下にないと，治療結果の永続性を得られないことは文献を紐解くまでもなく，メインテナンス中断患者さんの突然の来院で日々経験していることである．そのため，メインテナンスにおけるモチベーションや，コンプライアンスの維持に頭を悩ますことが多いかもしれない．しかしながら，それらは歯周動的治療の延長であることを忘れてはならない．歯周動的治療で良くなる喜びを感じていない患者さんが，メインテナンスで悪くなっていないからといって喜びを感じることはないからである．歯周動的治療で達成感や満足感を味わって初めて，メインテナンスで納得感や安心感を味わえるわけである．

　"守り"のメインテナンスに対して，歯周動的治療は"攻め"の治療である．うまく攻めるには戦略と戦術が必要で，その内容はブラッシングの指導法やメスさばきから，患者さんとのコミュニケーションスキルまでかなり幅が広い．歯周動的治療にばかり力を注ぐ"突っ走り型歯科医師"は？であるが，歯周治療のすべてを歯科衛生士のメインテナンスに託す"丸投げ型歯科医師"も守りを通り越している．本書を通してバランスのとれた歯周治療が再認識でき，日常臨床のコアになれば幸いである．

　最後に連載時，大変お世話になったクインテッセンス出版 畑めぐみ氏，吉田敏氏，板井誠信氏，多田裕樹氏に深く御礼申し上げます．そして書籍にまとめるにあたってお世話になった鵜川征代氏に衷心より感謝申し上げます．また私が突っ走ったときにはそれをフォローし，丸投げしたときには気持ちよく受け止めてくれるスタッフ，走り続ける私をはらはらしながら見守ってくれている家族に心から感謝いたします．みんなありがとう！

2007年 初夏　　　　　　　　　　　　　　　　　　　　　　　　　　　　　　　　　　山本 浩正

CONTENTS

第Ⅰ部　歯周病の診査

第1章　軟組織診査 ─────────────── 10

　1 プローブを持つ前に／10
　　コラム・ザ・ペリオ①歯周治療における痛みのコントロール／18
　2 プロービングとそのデータの読み方／19
　　コラム・ザ・ペリオ②小さいプロービング値の取り扱い／21
　3 BOPとそのデータの読み方／27
　　コラム・ザ・ペリオ③感受性と特異性／29
　4 その他の診査データ／35
　　コラム・ザ・ペリオ④ルートトランクのもうひとつの意味／42

第2章　硬組織診査 ─────────────── 46

　5 エックス線写真の読み方／46

第3章　ペリオのリスクアセスメントと院内デジタル化 ─── 56

　6 ペリオのリスクアセスメントと院内デジタル化／56
　　コラム・ザ・ペリオ⑤もうひとつのリスクアセスメント／62

第4章　細菌検査の展望と限界 ─────────── 68

　7 ペリオの細菌検査の展望と限界／68

第Ⅱ部　歯周基本治療

第5章　ブラッシング ― 80
- 8 ブラッシングコンセプトの再考／80
  - コラム・ザ・ペリオ⑥病因論からみたブラッシング／81
- 9 時間軸でみたブラッシング／91

第6章　根面デブライドメント ― 102
- 10 根面デブライドメントの必要性／102
- 11 根面デブライドメント用器具とそのメインテナンス／111
  - コラム・ザ・ペリオ⑦超音波スケーラーの種類／117
- 12 根面デブライドメントの術式と治癒形態／123

第7章　歯周治療における薬の役割 ― 134
- 13 歯周治療における薬の役割／134
  - コラム・ザ・ペリオ⑧その他の化学療法／140

第Ⅲ部　歯周外科

第8章　非外科療法と外科療法 ― 148
- 14 非外科療法と外科療法の使い分け／148

第9章　歯周外科総論 ― 158
- 15 歯周外科総論／158
  - コラム・ザ・ペリオ⑨縫合法／166

CONTENTS

第10章 切除療法（resective therapy） ── 172
 16 入門編／172
  コラム・ザ・ペリオ⑩切開法／176
 17 臨床応用編　その1／185
 18 臨床応用編　その2／198

第11章 組織付着療法（tissue attachment therapy） ── 210
 19 組織付着療法（tissue attachment therapy）／210
  コラム・ザ・ペリオ⑪組織付着療法の位置づけ／221

第12章 再生療法（regenerative therapy） ── 224
 20 再生療法──その原理とGTR法／224
 21 EGR法／236
  コラム・ザ・ペリオ⑫根面処理／239
  コラム・ザ・ペリオ⑬EMDの作用／242

第13章 歯周形成外科療法（periodontal plastic surgery） ── 248
 22 基礎編／248
 23 臨床編／260

第Ⅳ部　メインテナンスの序章

第14章 メインテナンス（maintenance therapy）へのプロローグ ── 274
 24 メインテナンス（maintenance therapy）へのプロローグ／274

参考文献 ── 285
索　引 ── 289

第Ⅰ部

歯周病の診査

第1章	軟組織診査	10
第2章	硬組織診査	46
第3章	ペリオのリスクアセスメントと院内デジタル化	56
第4章	細菌検査の展望と限界	68

第1章　軟組織診査

1. プローブを持つ前に　10
   コラム・ザ・ペリオ①歯周治療における痛みのコントロール　18
2. プロービングとそのデータの読み方　19
   コラム・ザ・ペリオ②小さいプロービング値の取り扱い　21
3. BOPとそのデータの読み方　27
   コラム・ザ・ペリオ③感受性と特異性　29
4. その他の診査データ　35
   コラム・ザ・ペリオ④ルートトランクのもうひとつの意味　42

第2章　硬組織診査

5. エックス線写真の読み方　46

第3章　ペリオのリスクアセスメントと院内デジタル化

6. ペリオのリスクアセスメントと院内デジタル化　56
   コラム・ザ・ペリオ⑤もうひとつのリスクアセスメント　62

第4章　細菌検査の展望と限界

7. ペリオの細菌検査の展望と限界　68

第1章

軟組織診査

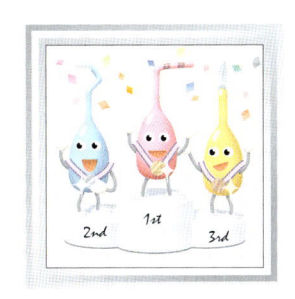

1 プローブを持つ前に　10

歯周組織をみる前に

患者さんへの情報発信

ペリオの診査用器具

実際の診査風景

コラム・ザ・ペリオ①歯周治療における痛みのコントロール

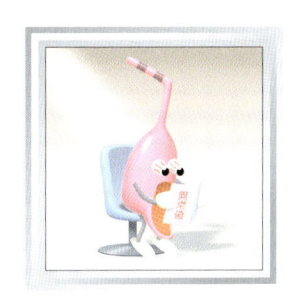

2 プロービングとそのデータの読み方　19

プロービング値の意味するもの

コラム・ザ・ペリオ②小さいプロービング値の取り扱い

プロービング値の変化の意味するもの

プロービング値の全体像

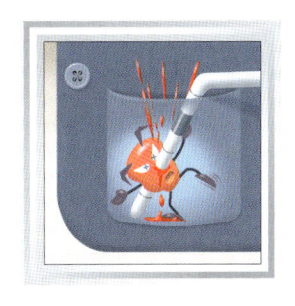

3 BOPとそのデータの読み方　27

BOPのメカニズムとその意義

BOPデータの処理とその読み方

コラム・ザ・ペリオ③感受性と特異性

BOPの全体像

BOPに影響する因子

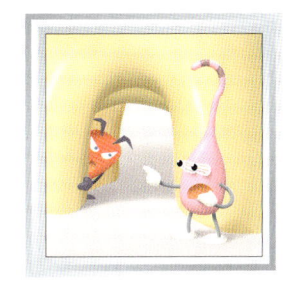

4 その他の診査データ　35

なにかが違う！

歯肉退縮の横顔

歯肉退縮測定の難しさ

付着歯肉の診査

根分岐部の診査

コラム・ザ・ペリオ④ルートトランクのもうひとつの意味

第I部　歯周病の診査

1 プローブを持つ前に

Periodontal Examination—Before Holding the Probe

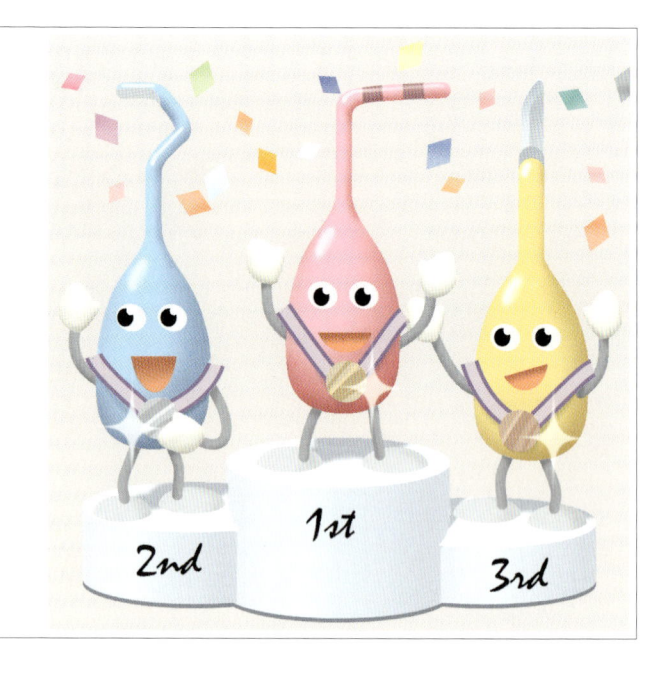

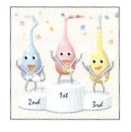

はじめに

まずは歯周治療の出発点である診査の話から始めましょう．診査は単なるデータ収集ではなく，そのデータがわれわれと患者さんとの間の共有財産になることにより，これからの治療やメインテナンスにおける有力な材料になります．本項ではまず手はじめとして具体的な診査に入る前に知っておきたいことを整理していきたいと思います．

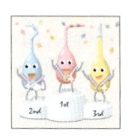

歯周組織をみる前に

歯周治療に入るときに，いきなりプローブ(probe)をもってチクチク歯肉を刺すのはマイナスイメージしか湧いてきません．余裕があれば，その患者さんがどの程度歯周病や歯周治療に関する知識や経験をもち，またどのような症状や経過をもっているのか，どのようなセルフケアをしているのかを確認するところから始めるべきでしょう．また全身疾患や服薬は歯周病をさらに悪化，進行させる要因にもなりますのでチェックが必要です．この場合，アンケート用紙などを活用して時間の有効利用を図ってもよいでしょう（図1-1）．もし時間的余裕がなくても，歯周病とはどのようなもので，これから行う診査はなにを知るために，どんな器具を用いて，どのように行うかを簡潔に説明しておかなければなりません（図1-2）．

全身疾患はどの程度の治療に耐えられるのかという身体上のリスクを知るうえでも大切ですし，われわれの行う投薬や治療の選択にもかかわってきます．また，患者さんが受けている投薬内容も早期のうちに把握しておく必要があります．投薬内容から逆に病気の内容や程度を推測できますし，歯科治療中に注意すべきトラブルも事前に考えることができます．

投薬が歯周組織に影響することもあります．抗てんかん剤であるダイランチン®（図1-3）や，降圧剤（図1-4），免疫抑制剤による歯肉の線維性増殖を見かけることがあります．また，投薬により唾液量が減少している可能性があり，これによるトラブルもあらかじめ考慮に入れておく必要があります．口腔乾燥症が歯周組織の各種データに関係するかどうかの結論はでていませんが，口呼吸で上顎前歯部口蓋側で出血傾向が増えるということは日常経験していますので，口腔内の乾燥と歯周組織の炎症と関係がまったくないとは考えられません．そして，それ以上に大事なことは唾液量減少にともなう根面う蝕リスクの上昇です．歯周治療を行うと，程度の差はあって

第1章 軟組織診査①

[患者アンケート用紙]

図1-1 効率よく患者さんの情報を集めるために，問診表以外にもアンケート用紙を用意しておく．次回の来院までに記入してもらうようにしている．

[患者説明用ツール(Oral B)]

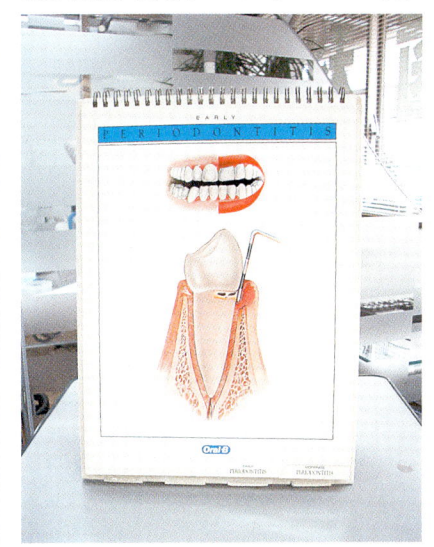

図1-2 パソコンの画面を使わずにすぐ患者さんに説明できる．

[ダイランチン®服用による歯肉増殖症]

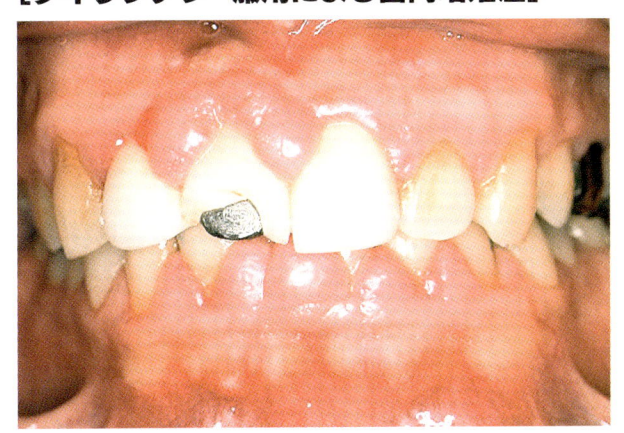

図1-3 抗てんかん剤であるダイランチン®により，歯肉が線維性に増殖することは古くから知られている．

[降圧剤服用による歯肉増殖症]

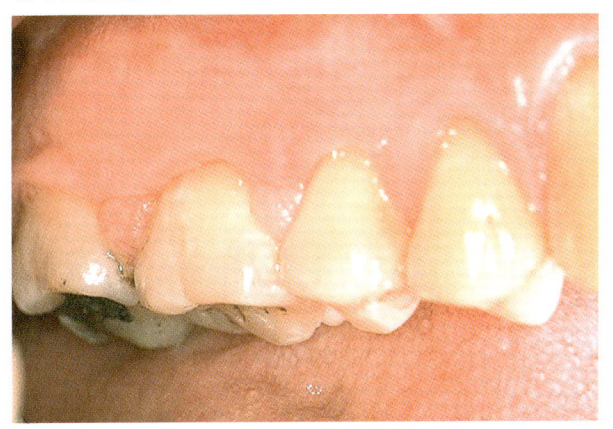

図1-4 降圧剤(とくにカルシウム拮抗剤)の服用によって歯肉が線維性に増殖しているのを見かける機会が増えてきている．

も根面露出は避けられないのが現状で，根面がいきなりう蝕リスクの高い環境に放りだされると，歯周治療では成功したのに根面う蝕で泣くという事態になりかねません．

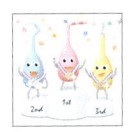

患者さんへの情報発信

データの収集に加え，歯周病や歯周治療とはどのようなものなのかを啓蒙することも欠かせません．

著者の医院では，来院された患者さんはまず待合室にあるパソコンモニタで流されるスライドショーでさまざまな情報を得られるようにしています(図1-5)．同じスライドをプリントアウトしたものをファイリングしていますので，スライドショーで流れていない内容のものも手にとってみることができます(図1-6)．ただし，お母さんが治療を受けている間，小さいお子さんが待合室で待っているときには，このパソコンはDVDのビデオ映写機に早変わりしま

11

第I部　歯周病の診査

[待合室での情報提供①]

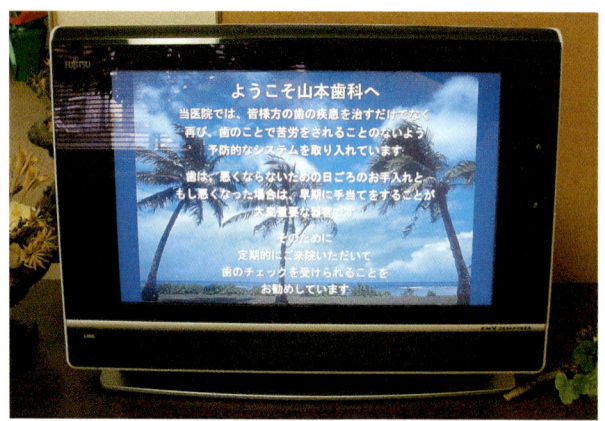

図1-5　待合室に設置したパソコンモニタでは広く歯科治療に関する情報をスライドショーのかたちで提供している.

[待合室での情報提供②]

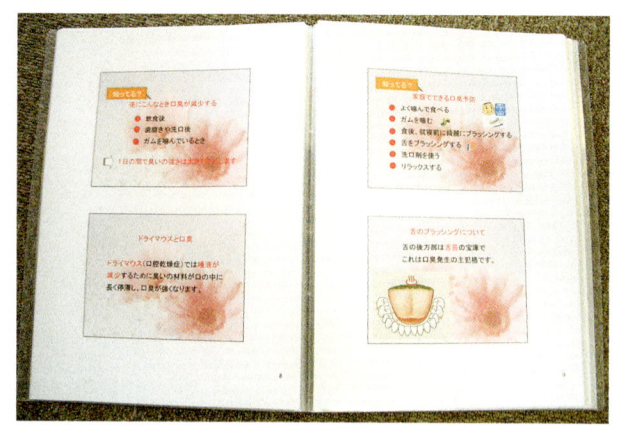

図1-6　パソコンモニタで流しているスライドショーの各画面をプリントアウトし，クリアファイルにファイリングすることにより，パソコンで流れていない情報も見ることができる.

[パソコンによる歯周治療の情報提供]

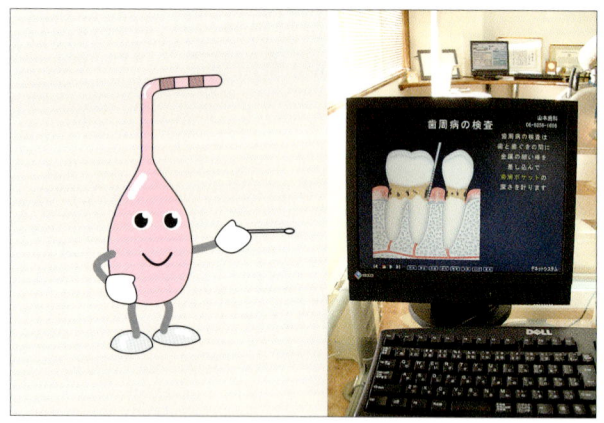

図1-7　チェアサイドのパソコンモニタでは，そのときに必要な情報を提示したり，あるいは時間の空いたときにスライドショーとして詳しく患者さんに見てもらうこともできる.

[患者説明用ツール(松風歯科クラブ提供)**]**

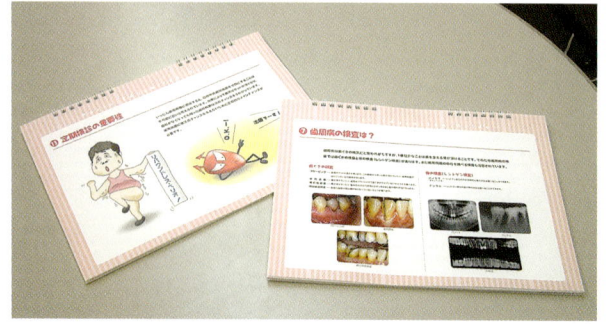

図1-8　歯周治療の診査からメインテナンスまで広くまとめたこのツールは，チェアサイドでの患者さんへの説明だけでなく，待合室や家庭での読み物としても活躍する.

すので，待合室にアニメの音がこだましています．

　診療室内に入ってこられた患者さんには，チェアサイドのパソコンを使って詳しく説明できるようにしています．歯周病とはどのようなものか，歯周組織検査とはどのようなものか，歯周治療によりどのように歯周病が改善するのかなど，イラストやアニメーションを使って説明します(図1-7)．また，歯周治療を始める患者さんにはそれらをまとめたパンフレットをお渡しし，患者さん自身のデータと一緒に持って帰っていただくことにしています．

　もちろんパソコンを使わず，患者さん説明用のイラスト(図1-8)や顎模型を用いることもあります．パソコンを使うと，患者さんのデータや画像にすぐにジャンプできるメリットもあるのですが，簡単に説明するだけであれば，パソコンの力を借りなくても十分情報提供はできます．

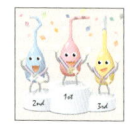

ペリオの診査用器具

　さて，いよいよ診査を始めましょう！　まずはどんな器具を揃えておけばよいでしょう？　歯周軟組織検査にはプロービング(probing)やプロービング時の出血(Bleeding On Probing：BOP)，根分岐部病変の診査，歯肉退縮量の測定，付着歯肉の幅の測定な

[各種第一世代プローブ]

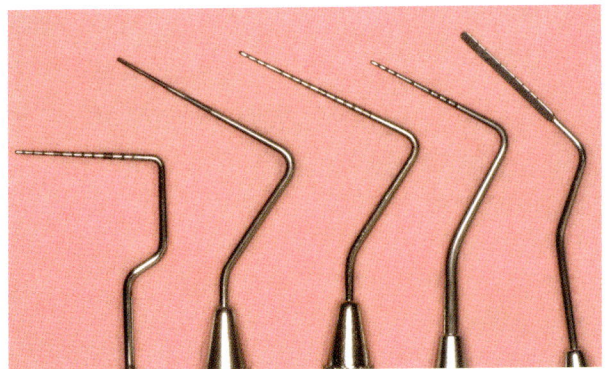

図 *1-9*　左から，ノバテック・プローブ，CP11，UNC15，ウイリアムズ・プローブ，ゴールドマン・フォックス・プローブ．通常の診査ではCP11，歯周外科のときにはUNC15を使用している．基本は信頼のおけるメーカーの同じプローブを同じプロービング圧で使用することである．

[ファーケーションプローブ]

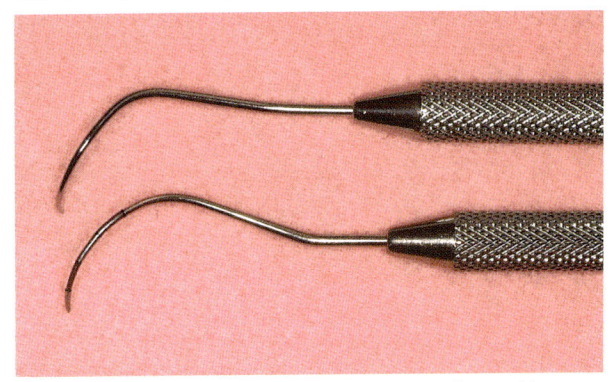

図 *1-10*　根分岐部診査用プローブ．上が目盛りの付いていないネイバース2N，下が3mmおきにカラーコードが付いているネイバースQ2N．

どがありますが，それらの診査で使用する器具としてはプローブ(probe)，ファーケーションプローブ(furcation probe)，エキスプローラー(explorer)などが代表選手です．ここでは，これらの手用器具について解説していきたいと思います．

1）プローブ(probe)

プローブはその機能によって第一世代(従来型プローブ：manual probe, conventional probe)，第二世代(感圧式プローブ：pressure-sensitive probe)，第三世代(コンピュータ接続型プローブ：computerized probe)に分かれますが，プローブは"プロービング圧命"ではないですし，いろんな測定に(たとえば歯肉退縮量の測定や角化歯肉の幅の測定)，いろんな状況で(たとえばオペ中)使うものですから，第一世代で十分というのが著者の意見です．形も丸型と平型がありますが，機動性に富む丸型がお勧めです．全顎のプロービングでは効率が大切だからです．

目盛りの付け方にもいろいろあります(図 *1-9*)．ウイリアムズタイプ(Williams tpye)やミシガンOタイプ(Michigan O type)，UNC15などが有名です．そのほかにも，途中の何か所かを黒く塗りつぶしたカラーコードタイプも使いやすく，通常の診査では十分でしょう．カラーコードの部分は金属の表面をざ

らざらにして黒くみせているだけのものや，樹脂を巻いているだけのもの，金属をざらざらにした上に樹脂を巻いたものなど，メーカーによって作り方が違うようですが，信頼のおけるメーカーであれば耐久性も十分あります．

どのような目盛りのプローブを採用するかは各自の判断ですることになりますが，もっとも大切なことは，信頼のおける，同じ種類のプローブを揃えるということです．プロービングという操作はただでさえエラーの多い診査ですので，少しでもそのエラーを少なくするためには器具そのものによる誤差を減らす必要があるからです．

2）ファーケーションプローブ(furcation probe)

根分岐部診査用のプローブです．プローブが垂直的なポケットの深さを測定するために使われるのに対し，ファーケーションプローブは分岐部における水平的なポケットの深さを測定するために使われます．グレーシーキュレット13/14のような屈曲があり，根分岐部の表面に沿うように挿入できます．ネイバース2N(Nabers 2N)というファーケーションプローブが有名ですが，通常それには目盛りはついていませんので，著者の医院では目盛りのついたネイバースQ2N(Nabers Q2N：図 *1-10*)を使っています．

第Ⅰ部　歯周病の診査

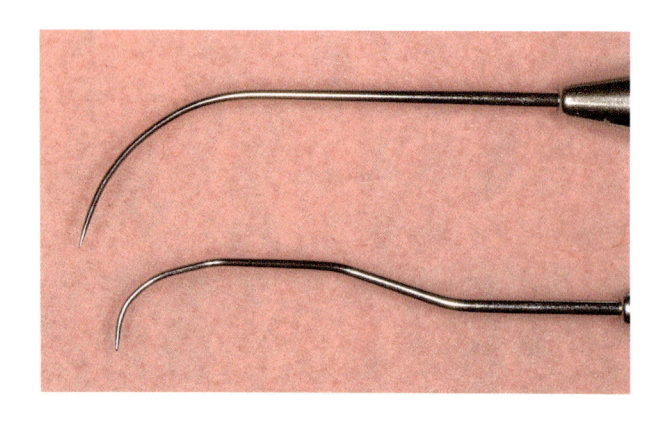

[エキスプローラー]

図 **1-11**　上が3A，下がEXD11/12．先が鋭利でいろいろな根面にアクセスできるものが望ましい．

[口腔内診査風景]

[パソコンへの入力]

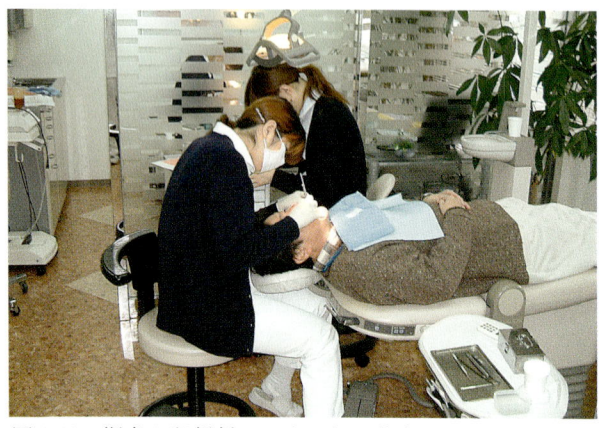

図 **1-12**　術者と記録係の2人1組が基本．記録係は前回の記録をみながら記録し，数値に大きなズレがあれば術者にそれを知らせる．これによりエラーを最小限にすることができる．

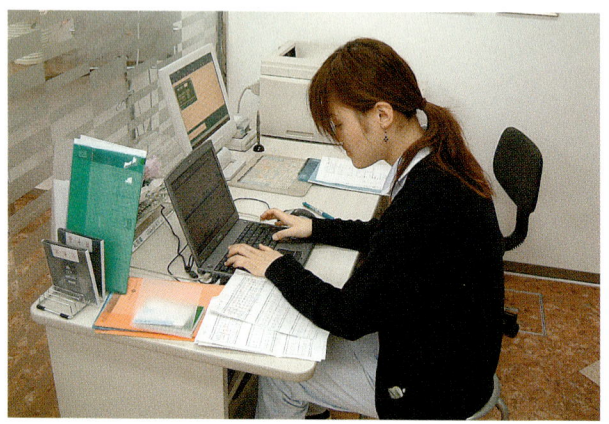

図 **1-13**　いったん記録用紙に記入した数値をパソコンに入力する．パソコンへの直接入力に比べて多少手間はかかるが，入力ミスがあっても確認可能である．

3）エキスプローラー(explorer)

　歯周組織の診査に使う場合は，根面のざらつきや歯石の付着量，付着位置などを探るのが目的になりますので，根面の性状が手に伝わってくるようにできるだけ先の鋭利なものがお勧めです．先がブタの尾のように曲がっている3A(pig-tail type)，臼歯部で使いやすいEXD11/12など，エキスプローラーにも何種類かありますので用途に応じて用意しておけばよいでしょう(図 **1-11**)．

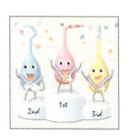

実際の診査風景

1）診査はペアで

　それでは実際に診療室で診査をしているところをのぞいてみましょう(図 **1-12**)．人手が足りないとき以外，診査は2人1組で行うのが基本です．1人が術者，もう1人が記録係ということになります．最終的にはデータはパソコンに入力するのですが(図 **1-13**)，診査のときには記録係が所定の診査用紙に記入していきます(図 **1-14**)．用紙に記入するのは二度手間のように思えますが，パソコンに直接入力するよりもメリットが多いため，この方法に落ち着いています．

　メリットのひとつは，パソコンへの入力ミスを確認できるということです．術者が言った数値を直接パソコンに入力する形式ですと，もし入力ミスがあっても再測定しなければわかりません．また診査用紙には前回のデータも残っていますから，記録

14

[記録用紙]

図 1-14 記録係用診査用紙．1ページに3回分の記録が可能．術者が確認するだけであれば，パソコンを見なくてもこの記録用紙で今までの経過や前回の数値を見ることもできる．

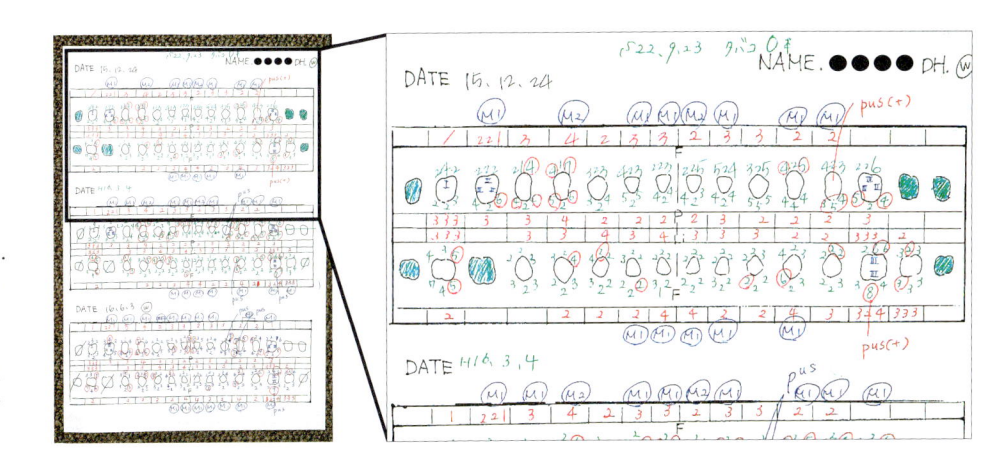

係が前回の数値と比較しながら記録していくと，数値の大きな変化があったときにすぐに気がつくということも大きなメリットになります．プロービング値では，前回深いのに今回浅いときがとくに問題で，深いポケットの読み落としの可能性があります．そのときには記録係が術者に前回の数値を告げることによりその部位を再測定し，エラーを未然に防ぐことができるわけです．

術者が測定値を記録係に告げるのが基本パターンですが，歯肉退縮量の測定のときだけは逆にしています．プロービング値と違って，歯肉退縮量は測定値の読みが非常に微妙になりますので，どの測定値を告げるか迷ってしまいますが，それを解消するために記録係が前回の歯肉退縮量を術者に告げて，それと比べて変化があったときのみ術者が数値をいうことにしました．これにより数値のブレが少なくなりますし，術者の迷いの時間が少なくなります．

2）どこをプロービングするのか？

プロービングには1点法，4点法，6点法があります．1点法の限界はどなたでも想像がつくと思いますが，4点法と6点法で差があるでしょうか？

6点法の場合，通常頬側3点，舌側3点測定します．このとき，臼歯部では根分岐部，上顎前歯部では口蓋側の根面溝を含むように測定します（図1-15）．これらはポケットが形成されやすい部位ですので，はずすことはできません．残りの部分は当然隣接面ということになります．ここもポケットの多い部位だ

[プロービング6点法の測定部位]

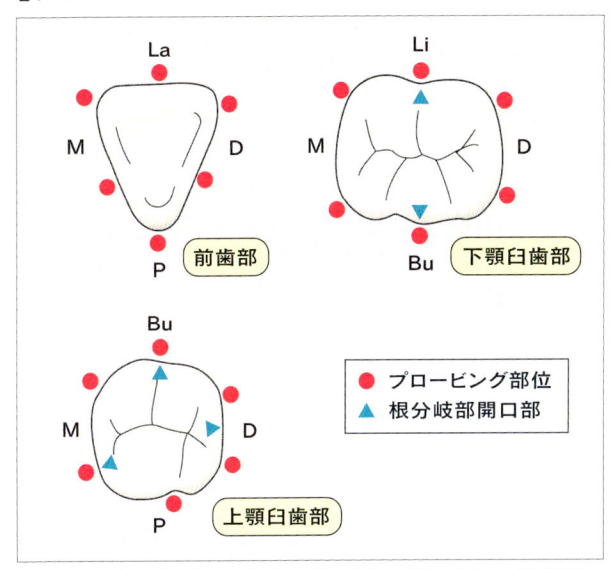

図 1-15 大臼歯部では根分岐部の開口部を含め，前歯部では口蓋側の根面溝部を含める．あとは頬舌側中央部と隣接面部を含めるようにする．

からです．

たとえば，上顎臼歯部では根分岐部は3か所ありますが，そこをプロービングするとき，4点法の場合にはいったい残りの1か所はどこを測定するのでしょう？ また下顎臼歯部で2か所の根分岐部以外にどこの2か所を測定して4点法とするのでしょう？ もし術者が正確なポケットの形態を測定したいと考えていれば，4点法では常に悩みながらプロービングしなければなりません．実際，悩みながら行う4点法と悩まないでする6点法では，時間的にはほとんど差はありません．ただし悩まないで

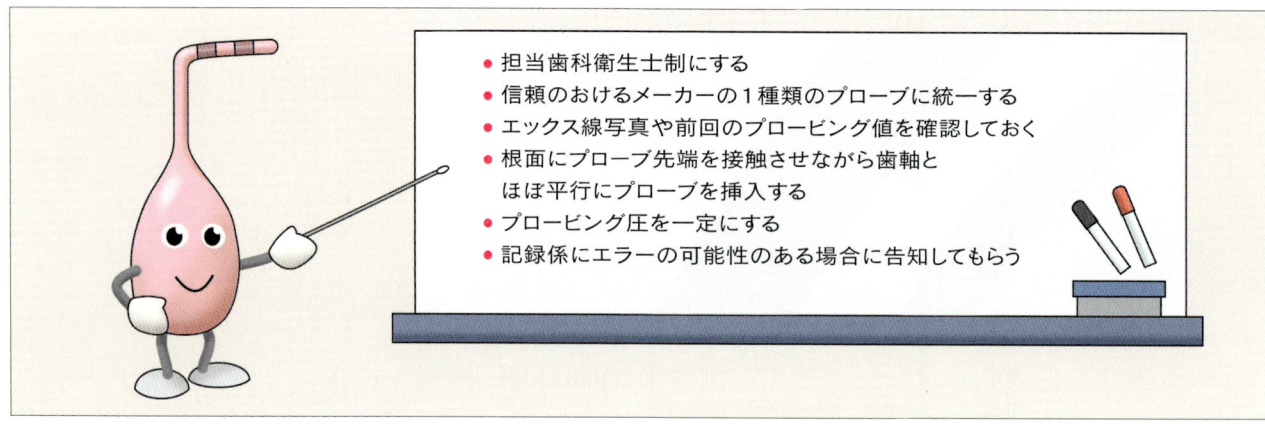

図 1-16 プロービングエラーを減らす工夫.

る4点法は早いかもしれませんが?!

　以上の理由で，著者の医院では開院当初からプロービングは6点法で行っています．1点法や4点法を採用されている先生は一度6点法を体験してください．失うものは少なく，得るものは多いはずです．

3）プロービングエラーを減らすには？

　通常使うプローブはマニュアルプローブですから，その測定値にはエラーがつきまといます．このエラーをゼロにすることは不可能ですが，ちょっとした工夫で最小限に抑えることは可能です．これをまとめることでプロービングの話のまとめとしたいと思います（図 1-16）．

　まず，使用するプローブを信頼のおけるメーカーの1種類のプローブに統一する必要があります．プローブが変わると，目盛りの読み方やシャンクの微妙な角度が変わったりして測定値に差がでてくる可能性があります．信頼のおけるメーカーであれば製品による精度のばらつきも最小限です．

　エックス線写真があれば，プロービングの前に骨欠損の位置や深さなどを確認しておきましょう．どこにどれくらいの深さのポケットがありそうだという情報をプロービング前にもつことで，見落としを少なくすることができます．とくに，初めてプロービングするところはエックス線写真をみる癖をつけておく必要があります．再評価でプロービングする場合は，エックス線写真と前回のプロービング値を確認しておきましょう．

　実際のプロービングでは，プローブの方向はだいたい歯軸に平行で，根面にプローブ先端が接触していることを感じながら挿入していきます．とくに，プローブ先端が根面に触れているということは大切です．7̄の近心傾斜のような場合，プローブ先端が根面から離れてしまうことがあるのは有名ですが（図 1-17），水平的にみたときに，隅角部や根面の陥凹部でプローブ先端が根面から離れてしまうこともあります（図 1-18）．このようにプローブ先端が根面から離れると結合組織まで達してしまいますので，プロービング値が小さいのに出血傾向がでてきます．相互実習などを通じたトレーニングが有効です．

　プロービング圧は，一般的には昔から25g重ということがいわれていますが，著者の経験からいいますと，炎症の強い症例で25g重というプロービング圧を用いると結合組織の深いところまで達してしまい，出血するだけでなく，かなり痛みを与えてしまいます．プロービングで一定の圧力というのは大原則ですが，25g重にこだわらずたとえ15g重や20g重であっても，痛みを与えないように一定圧を使うほうが大切です．初診時では強く，再評価時では弱くという自分へのえこひいきをしないように心がけましょう．

　プロービングは記録係と一緒にする共同作業です．

第1章 軟組織診査 1

[垂直的なプローブの穿孔]

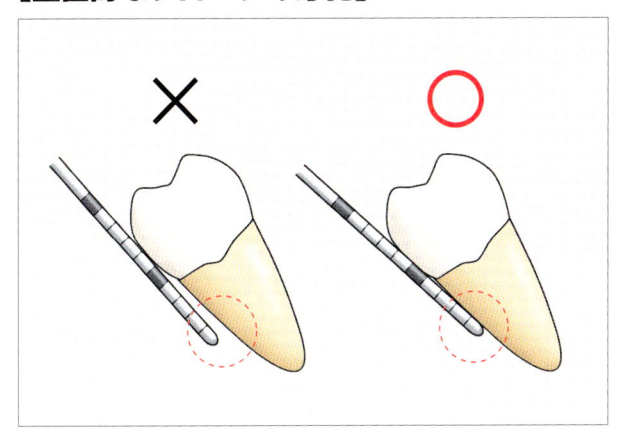

図 1-17 傾斜歯では，他の歯の歯軸と同じ方向にプローブを挿入しようとすると，根面からプローブ先端が離れてしまう．

[水平的なプローブの穿孔]

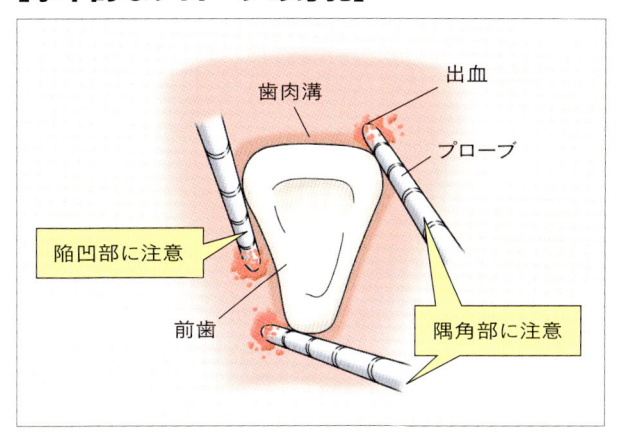

図 1-18 隅角部や根面の陥凹部では，水平的にプローブ先端が根面から離れてしまうことがある．

　記録係は，前回のプロービング値をみながら大きく数値が変わったときには，すぐにそれを術者に告げるシステムは非常に大切です．すぐその場で再測定することにより，トータルで考えると時間の節約になりますし，エラーを最小限にすることができます．もちろん同じ術者が同じ患者さんをみる担当歯科衛生士制であることはいうまでもありません．

　プロービングには誤差やエラーがつきものですが，それを最小限に抑える努力をしながら，誤差による数値の"ゆれ"を許容し，さらにそのデータを正しく解釈することが大切です．データの解釈に関しては次項で詳しく述べます．

4）診査で大切なこと

　患者さんの立場で考えた場合，診査で大切なことは"痛みを与えない"ということです．プロービングで痛みがあるということは，結合組織までプローブが達しているということです．結合組織内までプローブが侵入しているのに，それ以上挿入する意義があるのでしょうか？　もちろん炎症の強い患者さんの場合，プローブは深く入る傾向がありますし，痛みの閾値も下がっていることもありますから，どうしても健康歯周組織をプロービングするときよりも痛みはでやすくなっています．そんな場合は，まず炎症が強いところでは痛みを感じることがあるので，そのときには我慢しないで知らせてもらうように術前に説明し，術中も痛みがないかどうか確認しながらプロービングすることが大切です．術後に痛くなかったかどうかも確認しましょう．どうしても痛みが強い場合は，プロービング圧を小さくする配慮も必要です．これは一定のプロービング圧で測るという原則からはずれてしまいますが，痛みを与えながら無理矢理一定のプロービング圧で測るよりも，痛みのない弱いプロービング圧で測って後で実際はもう少し値は大きいはずだと説明するほうが，患者さんと良い関係を保つことができるはずです．とにかく術前の説明や途中の声かけをせずに痛みを与えてしまうことは最低です．痛みを与えた後に説明をしても単なる"いいわけ"になるだけなのです(コラム・ザ・ペリオ①)．

　以上，本項ではプローブを手にする前に知っておいてもらいたいことをまとめてみました．歯周治療というこれからの長いお付き合いの始まりが診査になります．人との出会いで第一印象が大切なように，診査でつまずくことのないよう，術者サイドと患者さんサイドの両方からみた視点を忘れないように心がけましょう．バイオロジーとはかけ離れた話もあったかもしれませんが，最後は人間対人間のお付き合いということをお忘れなく！

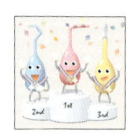

コラム・ザ・ペリオ① 歯周治療における痛みのコントロール

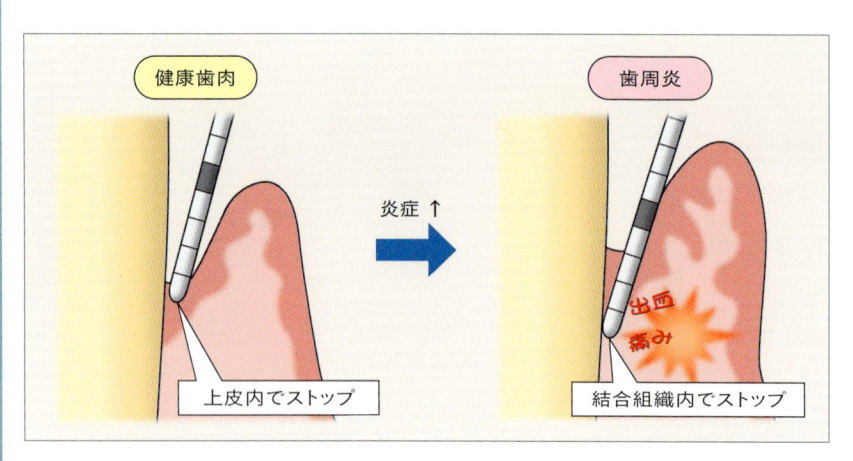

健康歯肉 → 炎症↑ → 歯周炎
上皮内でストップ　結合組織内でストップ（出血・痛み）

図①-1

　プロービングからスケーリング，歯周外科に至るまで歯周治療では痛みを与えてしまう可能性のある治療が目白押しです．動的治療を乗り越えメインテナンスに結び付けていくためには，このマイナスイメージとなる痛みをいかにコントロールするかということは非常に大切になってきます．

　まず最初の診査でつまずかないように，痛みを与えない配慮が必要です．炎症が強ければプローブは深く入りますが，25g重という強さにこだわっていると，診査の段階で患者さんの気持ちは離れていってしまいます（図①-1）．明らかに炎症が強い部位をプロービングするときには十分な説明と術中の声かけが欠かせません．場合によってはプロービング圧を緩めてアンダーぎみに測定してもいいでしょう．そのときは炎症が強いのでアンダーぎみに測っているという説明と，本当はもう少し数値が高いはずだという説明が必要です．患者さんに伝わる配慮は，きっと痛みを与えながら25g重で測定した値よりもこれからの治療においてプラスにはたらくはずです．

　スケーリングも痛みを与えやすい治療です．超音波スケーリングやキュレットによるスケーリングはテクニックによりかなり痛みを抑えることはできますが，どうしてもコントロールできないときには，痛みのない範囲でアンダーぎみに行うか，表面麻酔のポケット内注入をして行うか，あるいは浸潤麻酔下で行うかのいずれかを選択することになります．深いポケットだから浸潤麻酔をするのは当然という考え方は患者さんへの配慮に欠けるものです．もちろん浸潤麻酔を望まれる患者さんもおられますが，基本的に患者さんは麻酔も痛みをともなうスケーリングも受けたくないのです．浸潤麻酔下でスケーリングを行い，その後の再評価で歯周外科が必要な部位が残っていた場合，素直に歯周外科を受けられる患者さんは案外少ないのではないでしょうか？　ということは浸潤麻酔下でスケーリングを行う場合は，もしかしたら歯周外科の必要性が残っても拒否される可能性があるという"崖っぷち"の気持ちで挑む必要があるということです．痛みがある＝浸潤麻酔という単純な構図しか持ち合わせていないと，大きな目でその患者さんの歯周治療を考えたときにマイナスになることがあるわけです．残石覚悟で痛みのない範囲でスケーリングを行い，再評価後おもわしくない結果であれば浸潤麻酔下で再スケーリングあるいは歯周外科を行うのもひとつの方法なのです．

2 プロービングとそのデータの読み方

Soft Tissue Examination—
Probing and Interpretation of Its Data

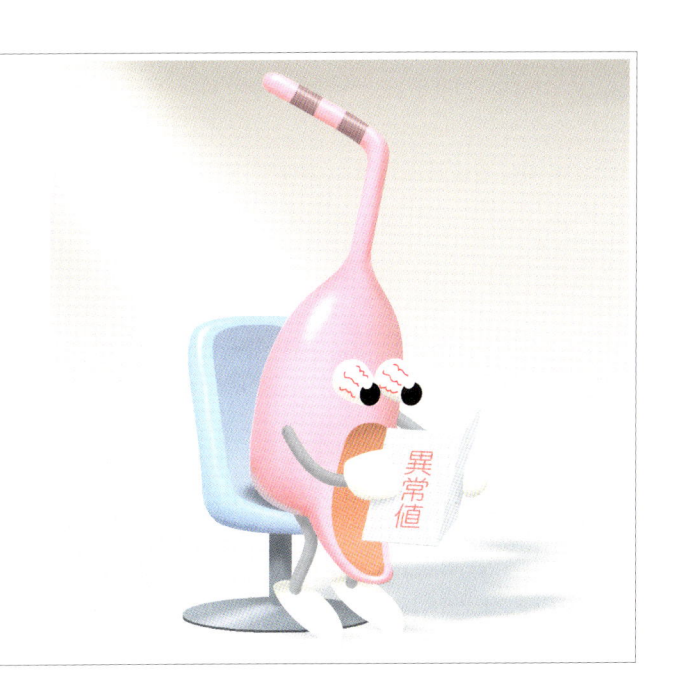

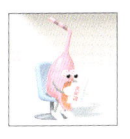

はじめに

本項より具体的な診査の話に移っていきます．まず，プロービング（probing）のデータの読み方を中心にまとめていきましょう．

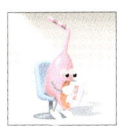

プロービング値の意味するもの

われわれは，プロービング値が大きいと深いポケットがあるといって大騒ぎしますが，どうして深いポケットは悪いのでしょう？　細菌学的にみた場合，深いポケットほど細菌数が爆発的に多くなり[1]，しかも歯周病菌が増えてくることがわかっています[2]．また臨床的にみた場合，深いポケットほど機械的に細菌を除去することが困難になってくるだけでなく[3]，細菌バイオフィルムの特徴として化学療法も効果が低くなっています[4]．つまり，深いポケットには細菌がたくさんいるにもかかわらず，機械的にも化学的にも，それを根絶するのが難しいということになります．

疫学的にみても，歯周治療という介入をしなければ深いポケットは浅いポケット（あるいはサルカス）の2〜5倍悪化しやすいというデータがあります[5]．また，治療をしてももともと深いポケットほど後戻りの確率が高いというデータもあり[6]，深いポケットはやはり要注意部位ということがいえそうです（図2-1）．

深いポケットが要注意なら，実際診査で集めたプロービング値のデータをどのように処理していけばよいのでしょう？　28本の歯についてすべて6点法でプロービングした場合，168か所ものプロービング値が集まります．このなかで，どこがどれくらいの深さなのかをチェックするためには，パソコンの力を借りるのが一番です．著者の医院では，プロービング値の大きさに応じて数字の背景に色が付くようにセッティングしています．1〜3mmは正常値として扱い色は付きません．4〜5mmでは黄色，6〜7mmでは薄い緑，8mm以上になると濃い緑というように，色分けをすることによりひと目でどこが深いかがわかります（図2-2a）．以前のデータを見比べると，色の変化や色の分布の変化がわかりますし，各色がそれぞれ何パーセントを占めるかというグラフを表示すれば，より明確に変化がわかります（図2-2b）．

この色分けによるポケットの深さの把握はたいへん有効な方法ですが，色分けのセッティングがその効果の鍵になります．すべての歯周病患者さんが歯周外科手術を受けることはないと思いますが，少

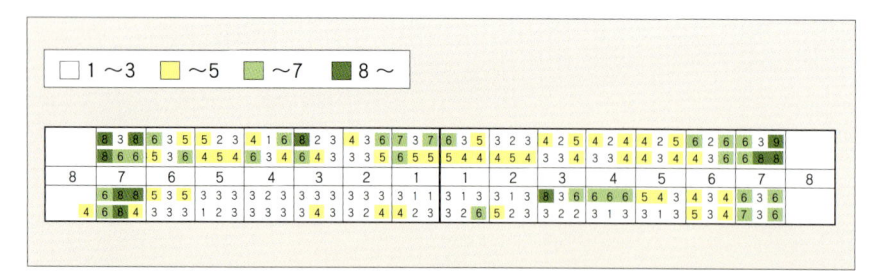

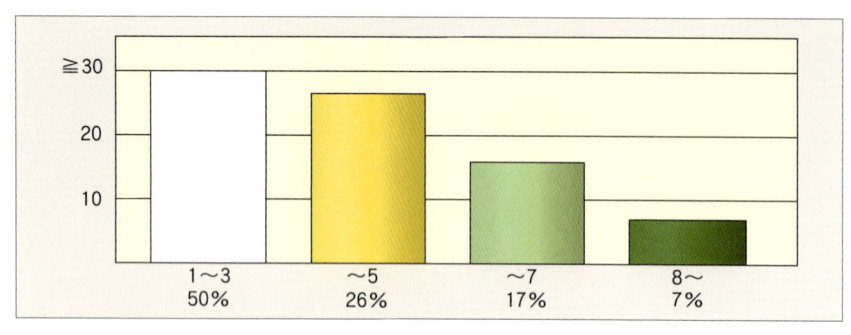

[プロービング値の表示]

図 *2-2a*
図 *2-2b*

図 *2-2a, b* **2-2a**：プロービング値のチャート．**2-2b**：プロービング値の内訳．プロービング値の大きさによって色分けをする．大きいほど色を濃くすることで，どこに深いポケットがあるか一目瞭然となる(図 *2-2a*)．また各色別にグラフ化することにより，以前のデータと比較しやすくなる(図 *2-2b*)．

[深いポケットが嫌われるわけ](図 *2-1*)

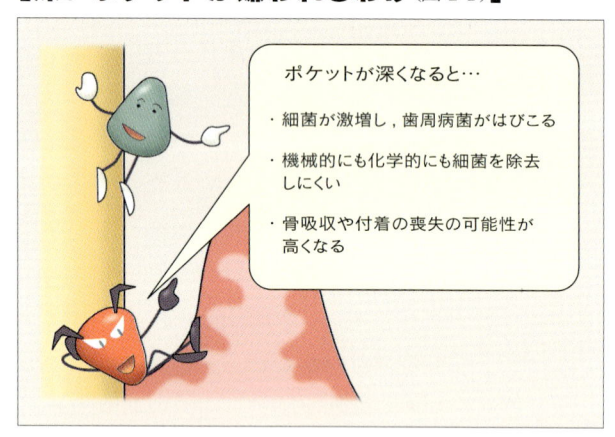

ポケットが深くなると…
・細菌が激増し，歯周病菌がはびこる
・機械的にも化学的にも細菌を除去しにくい
・骨吸収や付着の喪失の可能性が高くなる

[SRP後のプロービング値の減少(mm)]

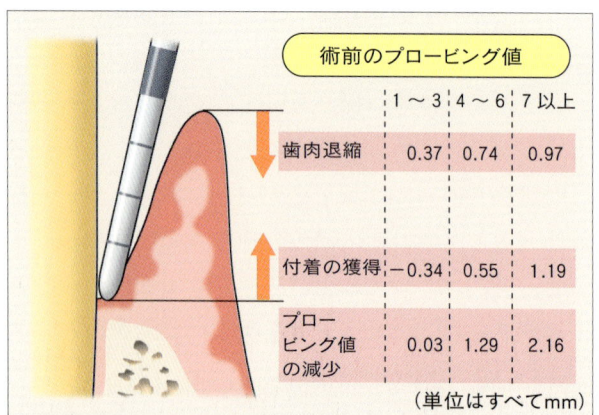

術前のプロービング値	1〜3	4〜6	7以上
歯肉退縮	0.37	0.74	0.97
付着の獲得	−0.34	0.55	1.19
プロービング値の減少	0.03	1.29	2.16

(単位はすべてmm)

図 *2-3* 術前のポケットの深さによって歯肉退縮量，付着の獲得量の割合が変わる．術前のポケットの深さが1〜3mmであれば，SRP後のプロービング値は術前とほとんど同じであるが，4〜6mmになると約1mm，7mm以上になると約2mmのプロービング値の減少を認める．

なくともすべての歯周病患者さんはスケーリング・ルートプレーニング(Scaling・Root Planing：以下SRPと略)を受けられるという前提でデータ処理を考えてみます．図 *2-3* はSRP後のプロービング値の減少量を表します．1〜3mmであればほとんど変化なし，4〜6mmの中等度のポケットであれば1mmちょっと，それ以上の深いポケットでは2mmちょっと減少します．これは多くの文献のデータの平均からはじきだされています[7]．そこで，SRPによりそれだけのプロービング値の減少があったときに色が変わるようにセッティングすれば，患者さんも変化を実感でき，我慢してSRPを受けた甲斐があるということになります．前述のセッティングは著者がいろいろ試したなかでいちばん納得のいくものです．これより色の変わる範囲を広げてしまうと，SRPを受けても色が変わらない可能性が高くなりますし，逆に狭くしてしまうと誤差の範囲でデータが揺れ動いてしまうので，非常に不安定なものになってしまいます．診査データは患者さんに悪いということを示すためだけではなく，よくなったときにそれを実感でき，さらに励みになるようなものでなければなりません．つまり，データそのものがモチベーションに結びつくことがデータの有効利用につながると考えています(コラム・ザ・ペリオ②)．

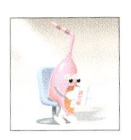

コラム・ザ・ペリオ② 小さいプロービング値の取り扱い

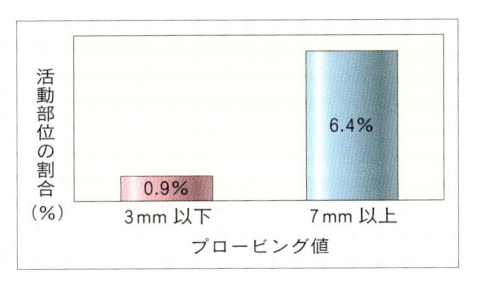

図②-1

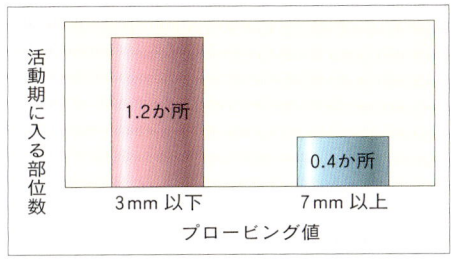

図②-3

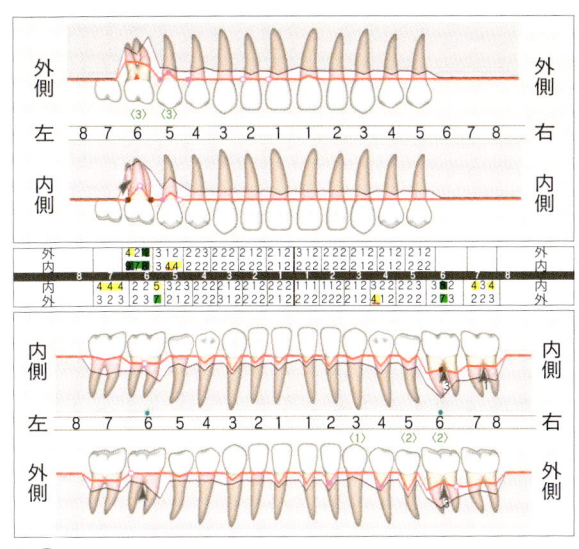

図②-2

　深いポケットには細菌学的にも，歯周治療学的にも，そして疫学的にも問題があるということがわかっています．それでは小さいプロービング値はどのように考えて，取り扱えばよいでしょう？

　プロービング値が7mm以上の部位は3mm以下の部位に比べて1年後に悪くなっている確率が約7倍高いというデータがあります[1]（図②-1）．通常これは深いポケットは悪化しやすいという意味で引用されますが，別の見方をしてみましょう．たとえば図②-2を見てください．当院でメインテナンスをしている患者さんです．150か所にわたるプロービング値のうち3mm以下は133か所で7mm以上は7か所です．前述のデータによると3mm以下の部位の悪化率は0.9%で，7mm以上の部位の悪化率は6.4%ですから，単純に掛け合わせますと3mm以下の部位で悪くなる可能性のあるのは1.2か所，7mm以上の部位では0.4か所となり，部位数では3mm以下のほうが約3倍悪くなりやすいということになります（図②-3）．

　メインテナンスでは悪化を防ぐことが大きな目標になりますが，その場合発症の予防，再発の防止，進行の阻止という3パターンが考えられます．再発の防止や進行の阻止ではすでに悪かった部位に関してのアプローチですが，発症の予防というのはまだ悪くない部位に関してのアプローチということになります．そして前者ではプロービング値の大きい部位を，後者では小さい部位を注意しておかなければなりません．われわれはどうしても悪いところを治療することに眼がいきますが，健康なところが悪くならないように予防することも大切です．そのためにはやはり小さなプロービング値の部位もチェックが必要なわけです．3mm以下の部位に関してはプロービング値を記録しないというやり方では1〜3mmの悪化を見逃します．プロービングは発症前診断にはなりませんが，発症の兆しをできるだけ早く察知する意味でも浅い部位のプロービングも大切にしたいものです．

1. Haffajee A D, Socransky S S, Goodson J M. Clinical parameters as predictors of destructive periodontal disease activity. J Clin Periodontol 1983 ; 10 : 257.

第Ⅰ部 歯周病の診査

[SRP後，主に歯肉退縮で治癒した症例]

[術前]

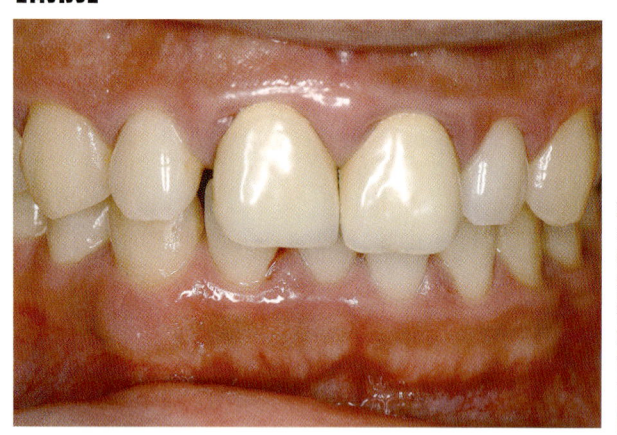

[術後]

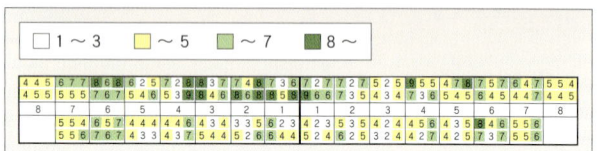

図 *2-4a, b* 24歳，男性．非喫煙者で全顎的に歯肉は浮腫性に腫脹している（図 *2-4a*）．年齢を考慮すると相当進行した歯周病であることがわかる（図 *2-4b*）．

図 *2-5a, b* 図 *2-4* の症例の SRP 後の正面観（図 *2-5a*）．浮腫が改善したために著明な歯肉退縮を認める．プロービング値の改善は主に歯肉退縮によるものと考えられる（図 *2-5b*）．

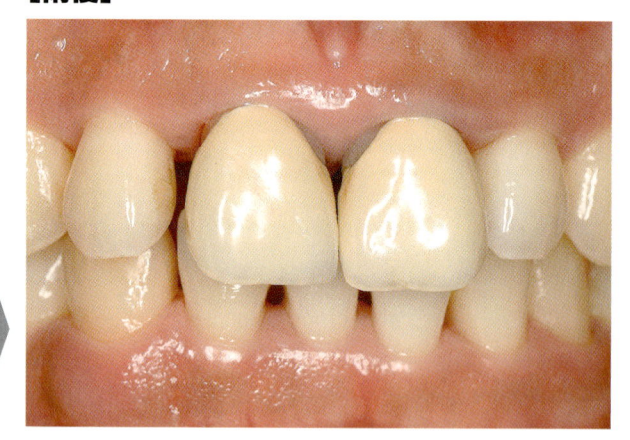

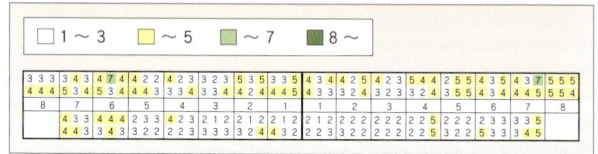

図 *2-4a*
図 *2-4b*

図 *2-5a*
図 *2-5b*

[SRP後，主に付着の獲得で治癒した症例]

[術前]

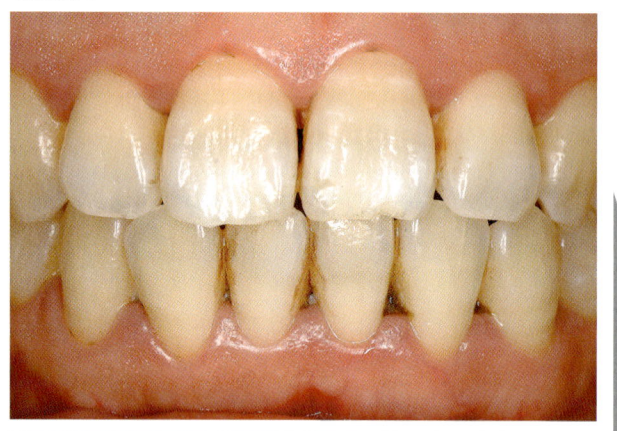

[術後]

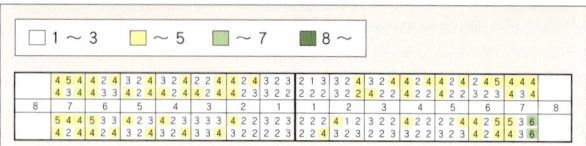

図 *2-6a, b* 43歳，女性．非喫煙者で線維性の歯肉のために腫脹は少ないが，著明な歯石の沈着が認められる（図 *2-6a*）．歯石の沈着のために正確なプロービングはできていない可能性が高く，おそらくプロービング値は小さめになっていると考えられる（図 *2-6b*）．

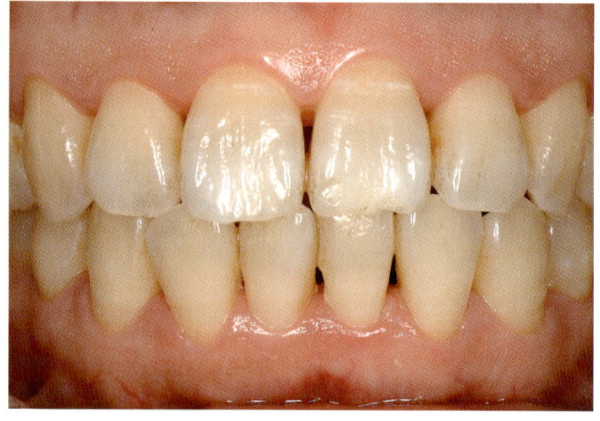

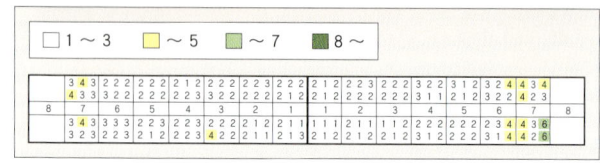

図 *2-7a, b* 図 *2-6* の症例の SRP 後の正面観（図 *2-7a*）．縁上歯石の再沈着はあるが，炎症の消退を認める．ただし歯肉の著明な退縮は認められない．プロービング値の改善は主に付着の獲得によるものと考えられる（図 *2-7b*）．

図 *2-6a*
図 *2-6b*

図 *2-7a*
図 *2-7b*

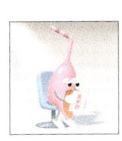

プロービング値の変化の意味するもの

図2-4は24歳，男性の初診時の正面観です．喫煙はされませんが，年齢のわりに骨吸収が進んでおり，ポケットも非常に深くなっています．主に炎症は浮腫性で，見るからに炎症が強いことがわかります．図2-5はSRP後の正面観ですが，見た目にも炎症が消退し，プロービング値も大幅に改善しているのがわかります．このプロービング値の減少は主に歯肉退縮によるもので，プローブの止まる位置はあまり変わっていないようです．つまり付着の獲得は少ないが歯肉退縮が大きいため，プロービング値が大幅に減少したわけです．

これに対して，図2-6は43歳，女性の初診時の正面観です．歯肉縁上，縁下に大量の歯石が付着しているのがわかりますが，前の症例のように，見るからに炎症が強い印象は受けません．プロービングしてみると，確かに深いところもありますが，歯石の沈着が多いためにどれだけ正確に測定できているかわかりません．本当のポケットはおそらくもっと深いと思われます．図2-7はSRP後の正面観です．歯肉縁上歯石の再沈着は認められるものの，プロービング値はかなり改善しました．しかし，SRP前と比較して歯肉の位置はほとんど変わっていません．つまり，この場合のプロービング値の減少はプローブが深く入らなくなった，すなわち付着の獲得があったわけです．このように，浮腫性の歯肉では歯肉退縮，線維性の歯肉では付着の獲得によるプロービング値の減少が起こりやすいのです．

ここで再び図2-3をみてください．SRP前のプロービング値によりSRP後におけるプロービング値の減少の内訳が変わってきます．つまり4～6 mmの中等度の深さのポケットであれば，SRP後では歯肉退縮のほうが付着の獲得よりも割合としては多く，7 mm以上の深いポケットになると，SRP後には逆に付着の獲得の割合が増えます．術前のポケットの深さもSRP後の治癒形態に影響するということがわかります[7]．

さて，ここまでプロービング値の減少には歯肉退縮と付着の獲得の2パターンがあるということを説明してきましたが，この付着の獲得とはどのようなものでしょうか？　これは，臨床的にはプローブが前回より歯冠側で止まるということを意味します．どのような付着があるのかは臨床的にはわかりませんが，とにかくプローブが入らなくなるということは，プローブの侵入を阻止する"臨床的な付着(clinical attachment)"があると考えるわけです．それでは実際には，つまり組織学的にはどのような付着が起こっている可能性があるのかを考えてみましょう．

いちばん可能性が高いのが上皮による付着です．この上皮による付着には2つあり，1つは本物の上皮性付着(epithelial attachment)で，顕微鏡下ではヘミデスモゾーム結合が認められ，生化学的には接着分子の発現があります(図2-8a)．もう1つのニセ物(epithelial adhesion)ではそのような結合は認められず，炎症の消退による歯肉コラーゲン線維の張力復活により，上皮が強く根面に押し付けられているだけです(図2-8b)．つまり，本物は糊付け，ニセ物はゴム止めというイメージです．一般的に上皮性付着の最小の幅は約1 mmといわれていますが，これを超えて長い幅で付着することもあります．本物の場合は長い接合上皮による治癒といわれますが，ニセ物でも長く付着する場合があります．

臨床的には本物かニセ物かは区別がつきませんが，少なくともプローブが入らないということは細菌も入らないと考え，臨床的にはどちらでもOKとします．前述のように，ポケットが浅くなるということは細菌量も劇的に少なくなっているということですから，どのような付着で浅くなっているかにかかわらず望ましいことです．もちろん本物の付着があるほうがよいでしょうが，臨床的に区別できないわけですからあきらめましょう．

それでは，結合組織性付着はどうでしょう？　実は結合組織性付着にも本物とニセ物があります．本物(connective tissue attachment)は根面のセメント質のなかにコラーゲン線維が垂直に埋入されている付着ですが(図2-9a)，ニセ物(connective tissue adapta-

[上皮性付着の本物とニセ物]

[結合組織性付着の本物とニセ物]

図 2-8a, b　上皮細胞が歯面上の内側基底板にヘミデスモゾームという手で付着するものが本物の上皮性付着（epithelial attachment：図 2-8a）．それに対して，歯肉結合組織線維による側方圧で上皮細胞が歯面に押さえつけられているだけの付着がニセ物の上皮性付着（epithelial adhesion：図 2-8b）．両者は臨床的には鑑別不可能である．

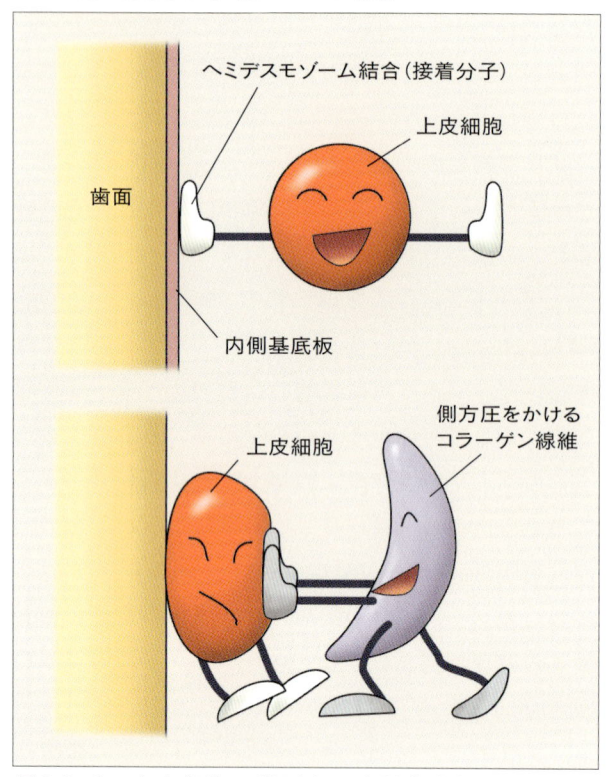

図 2-8a
図 2-8b

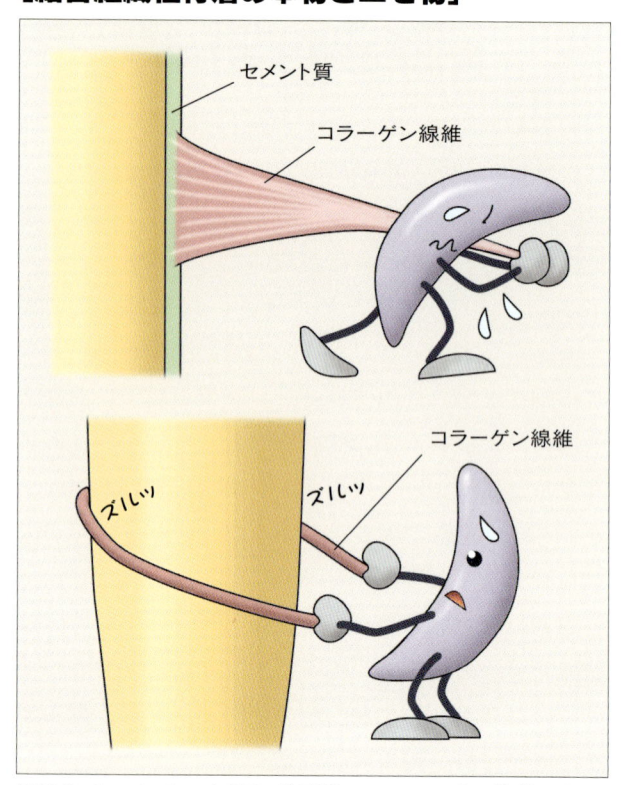

図 2-9a, b　セメント質に垂直的にコラーゲン線維が埋入している付着が本物の結合組織性付着（connective tissue attachment：図 2-9a）．それに対して，ニセ物の結合組織性付着（connective tissue adaptation：図 2-9b）ではコラーゲン線維が周りを取り巻いているだけである．

図 2-9a
図 2-9b

tion）ではこのコラーゲン線維は周りを取り巻いているだけです（図 2-9b）．つまり，本物は地毛，ニセ物はかつらというイメージです．いつも出会っている結合組織性付着はほとんど本物ですが，たまに知らず知らずにニセ物とお付き合いしていることもあります．それがインプラントです．インプラントではセメント質がありませんので，コラーゲン線維は垂直に入り込むことはできずに周りを取り巻いているだけですから，ニセ物ということができます．

　ここまで，プロービング値の変化ということをテーマに考えてきました．実際の診査ではこの変化をどのようにとらえればよいでしょうか？　表 2-1 のデータをみると，プロービング値が 1 mm 増えたときに付着の喪失が起こっている可能性は 50％ほどで，それが 2 mm 増えたときには 90％まで可能性が

高まっているのがわかります[6]．つまり，1 mm 程度のプロービング値の変化は，本当に破壊が起こっているかどうかということではフィフティ・フィフティなわけですから，これを基準に患者さんに情報提供すれば，患者さんは半分うそのデータに振り回されることになります．そこで，2 mm 以上のプロービング値の変化があったとき，その部分に変化を知らせるアンダーラインが現れるように設定しています．プロービング値が 2 mm 以上増加したときには赤のライン，2 mm 以上減少したときには青のラインが現れますので，ひと目でどこが変化したのかがわかります（図 2-10）．

　また，これらのプロービング値の変化がどのように起こっているのかをわかりやすく患者さんに説明することも大切です（図 2-11）．使用しているイラス

[プロービング値の変化]

図2-10　プロービング値が2mm以上変化したときは9割がた付着の変化が起こっている．そのため，2mm以上プロービング値が大きくなったときには赤，逆に2mm以上小さくなったときには青のアンダーラインが表示されるようにセッティングされている．

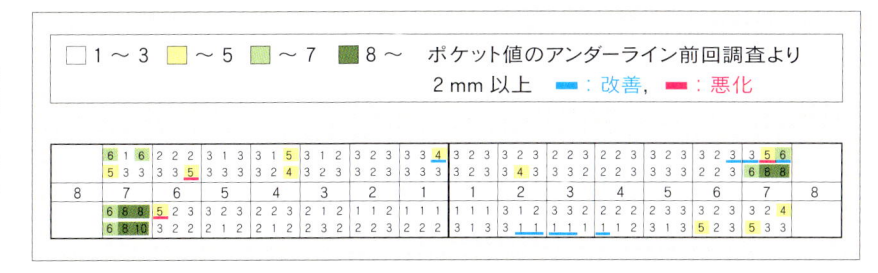

表2-1　プロービング値の増加と付着の喪失の関係[6]．

プロービング値の増加	1mm	1.5mm	2.0mm
付着の喪失が起こった確率	50%	80%	90%

[プロービング値の変化のイラストによる説明]

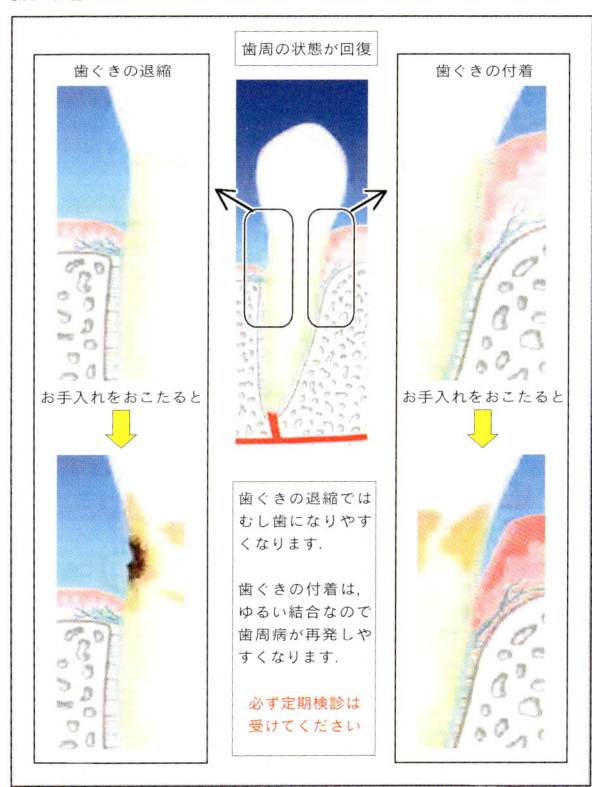

図2-11　プロービング値が小さくなったときには歯肉退縮と付着の獲得の2つの治癒様式があり，セルフケアが不十分であれば前者では根面う蝕，後者では付着の喪失（つまり後戻り）の可能性があることを説明する．

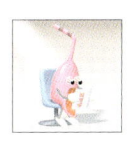

トには結合組織性付着の説明は載せていませんが，プロービング値の減少を歯肉退縮と付着の獲得の2パターンに分けて説明しています．ただし，患者さんへの説明のときには歯肉が"退縮"とか"やせる"というネガティブなイメージのある言葉は使わず，歯ぐきが"引き締まる"というポジティブなイメージのある言葉を使うようにしています．痛みを我慢してSRPを受けたのに，歯ぐきが"やせた"のでは患者さんも浮かばれない気持ちになってしまうからです．また，"付着の獲得"も非常に硬い表現ですので，"歯ぐきが歯に引っ付く"というようにわかりやすい表現に代える工夫が必要です．

患者さんが，治療後隙間が大きくなったと感じる部位では，歯肉退縮による治癒をしていて，根面が露出したために，場合によっては象牙質知覚過敏症や根面う蝕のリスクがあることを伝えます．つまり，プロービング値が改善しても，歯肉縁上のプラークコントロールが悪ければ根面にトラブルが起こるということを説明しておくわけです．また，プロービング値が改善しているにもかかわらず，歯肉退縮が起こっていない部位では付着の獲得が起こっており，その大部分は長い上皮性付着ですから（本物かニセ物かは不明），これも歯肉縁上のプラークコントロールが悪いと付着がはがれてしまい，ポケットの再発につながる可能性があるということを伝えておきます．治療によりどのように良くなったのかという説明と同時に，セルフケアの重要性やそれが欠如したときの悪化のリスクについてもそれとなく話しておくことは，患者さんとの長いお付き合いを考えると欠かすことのできないことです．

プロービング値の全体像

どこのポケットがどれくらいの深さなのか，あるいはそれが治療によりどの程度よくなったのかということがわかることも大切ですが，全体としてポ

第 I 部　歯周病の診査

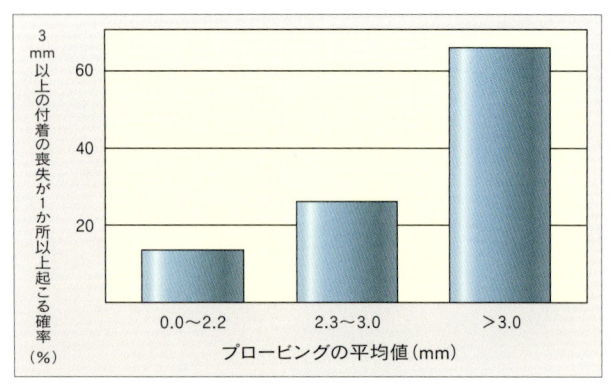

図 2-12　プロービング値の平均と付着の喪失の関係[8]．

図 2-13　3 mm を超えるプロービング値と付着の喪失の関係[8]．

[プロービング値全体像のグラフ化]

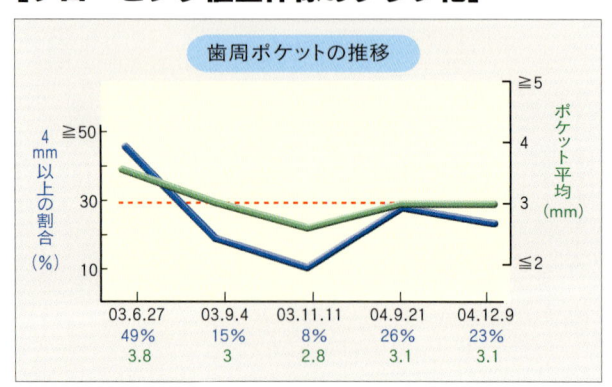

図 2-14　プロービング値の平均と 4 mm 以上のポケット率をグラフ化することにより，全体的なポケットの深さを把握できる．そのとき，プロービング値の平均は 3 mm を，4 mm 以上のポケット率は30％を努力目標にするために，境界線(赤破線)を設定している．

ケットはどうなのかということも患者さんの努力目標の設定には役立ちます．つまり，プロービング値の全体像をどのように浮かび上がらせるかということがつぎのテーマです．

　これに関しては，プロービングの平均値と 4 mm 以上のポケット率を採用しています．プロービングの平均値はすべてのプロービング値を平均したもので，4 mm 以上のポケット率はすべてのプロービング値のうち，4 mm 以上のところが何パーセントあるかを計算したものです．図 2-12 では，プロービングの平均値が高くなるにつれて付着の喪失が起こる確率が高くなっていきます[7]．また，図 2-13 では，3 mm を超えるポケットの割合(4 mm 以上のポケット率)が高くなるにつれて，やはり付着の喪失が起こる可能性が高くなっていくことがわかりま

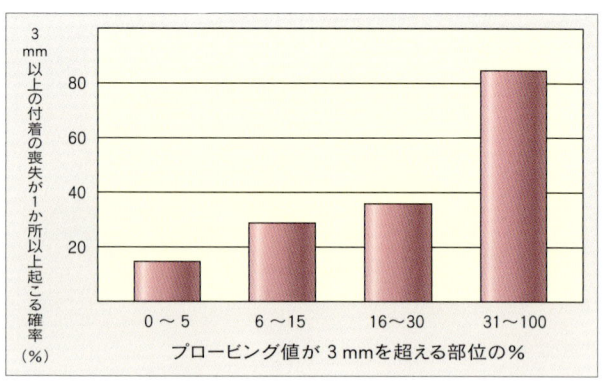

す[8]．深いポケットほど付着の喪失が起こる可能性が高いのですから，当然のデータといえるかもしれませんが，患者さんに数値を見せるときには合格ラインというものを設定したほうがわかりやすいはずです．高血圧の患者さんの血圧や糖尿病の患者さんの血糖値，HbA1c など，生活習慣病の多くではデータを提供すると同時にその合格ラインというものが示されています．それによりコントロールの程度が把握できます．

　これをプロービング値に取り入れるには科学的データが不足していますし，取り入れる価値があるかどうかも不明ですが，患者さんには１つの目標ということで設定する意味はあると思います．そこで，著者の医院ではプロービングの平均値では 3 mm，4 mm 以上のポケット率では30％をその合格ラインとし，グラフ上に点線で示しています(図 2-14)．多くの場合，初診時ではそれらを超えた値でも，治療とともにそれらを下回るようになりますので，少し合格基準があまいかもしれませんが，ハードルを高くしすぎると患者さんのやる気をそいでしまうことになりますので，現時点ではこの設定のまま説明をしています．もちろん，パソコンの設定を変えればハードルの高さは調整できます．

　本項では，プロービングというペリオの診査のなかでもっともベーシックな部分に関して解説しました．次項ではプロービングと同時に記録するプロービング時の出血に関する話をしたいと思います．

3 BOPとそのデータの読み方

Soft Tissue Examination—BOP and Interpretation of Its Data

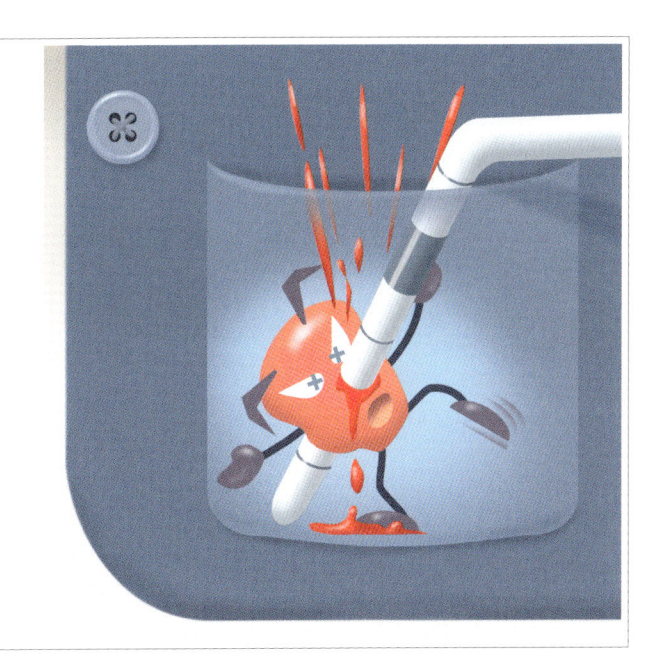

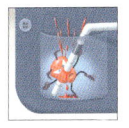

はじめに

　プロービングのときには，プロービング値と同時に出血の有無を必ず記録します．このプロービング時の出血(Bleeding On Probing：BOP．以下BOP)はよけいな時間や費用もかからず，診断時には有効なデータですのでルーティーンに残したい記録です．早くて，安くて，おいしい三拍子そろったこの診査項目に本項では注目です．

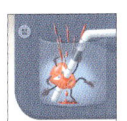

BOPのメカニズムとその意義

　上皮には血管がないので，プロービングで出血するということは，プローブが上皮を突き抜けて結合組織まで達しているということを意味します．つまり，プロービングで出血するということは，プロービングで結合組織まで達してしまうという"状況"が問題なわけです．炎症で上皮が剥離していたり，潰瘍を形成しているために，それだけプローブの侵入を阻止する力を失っているのです(図3-1)．あるいは，結合組織中のコラーゲン線維に元気がないために，歯肉を根面に強く押し付けられなくなっているのも原因の1つです．歯周組織の炎症の強さに比例してプローブが深く入るようになるのはそのためです[9]．いったん結合組織まで突き抜けてしまうと，そこにはコラーゲン線維が横たわっていますので，これがプローブを止めることになります．

　このように炎症とBOPには深い関係があることが昔からわかっています．つまりBOP(＋)のところでは炎症が存在するわけです．実際，BOP(＋)の歯周組織を顕微鏡でのぞいてみると，炎症性細胞の浸潤が確認されます(図3-2)[9]．

　また，BOP(＋)のポケットのなかの細菌を調べてみると，歯周病菌がいることがわかっています(図3-3)[9]．これは，BOP(＋)の環境が歯周病菌にとっておいしいものだからです．炎症が強くなると歯肉溝滲出液も増量してきますし，そのなかの歯周病菌の食糧も増えてきます．出血があろうものなら，P. gingivalisという歯周病菌の大好物ヘミンが放出されるので願ったりかなったりです．

　BOP(＋)であれば歯周病が本当に進行しやすいかということは結論が微妙です．BOPという検査はfalse positive(偽陽性)が多いので，実際は問題がないのに陽性となってしまうことが多いのです[10]．そのため，BOP(＋)であれば歯周病が進行するかというとフィフティ・フィフティです．その代わり，BOP(−)であれば進行する可能性が低いということ

[プローブ侵入の阻止能力の低下]

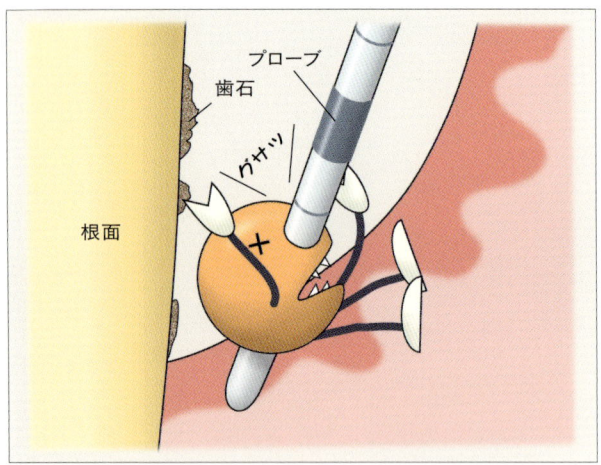

図 3-1　プロービングで出血するようなポケットでは，炎症によりプローブの侵入をくい止める力が低下している．

[炎症性細胞の浸潤]

図 3-2　プロービングで出血するようなポケットでは，その結合組織中に炎症性細胞の浸潤を認める．

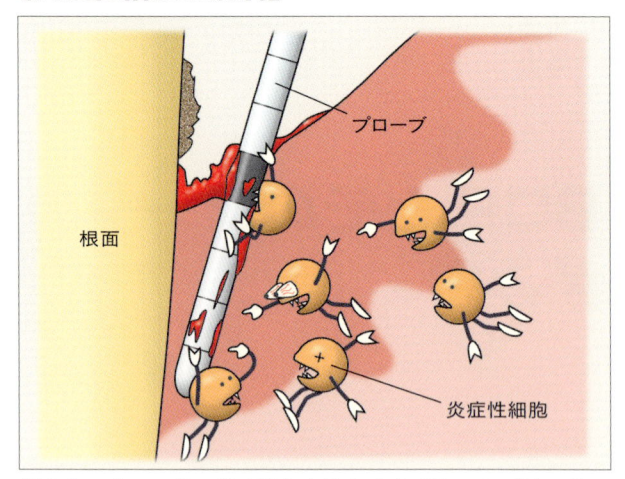

[歯周病菌の存在]

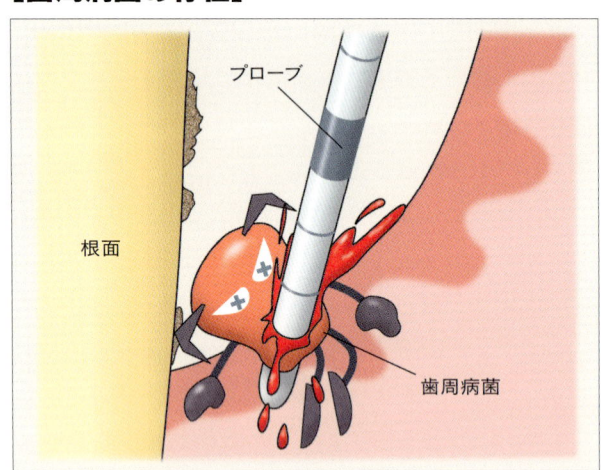

図 3-3　プロービングで出血するようなポケットには歯周病菌がいる．

はいえるようです（コラム・ザ・ペリオ③）．つまり，BOP（−）であれば歯周組織の健康が維持できていると考えてよいということです．実際，BOP（−）のところが2年半2mm以上の付着の喪失を起こさない確率は98.1％というデータもあります[11]．以上をまとめると，BOP（+）は炎症の存在，歯周病菌の存在，付着の喪失リスクの存在を意味し（図 3-4），BOP（−）は歯周組織の安定を意味します．

BOP（+）は，プロービングするたびに同じところで何度も出血するのがよくないということがわかっています．4年間で4回プロービングして1回も出血しなかったところと4回すべて出血したところでは，実に20倍も悪くなりやすさが違いました（図 3-5）[12]．つまり，BOPをみるときには出血するかどうかだけでなく，出血傾向が続いているのかどうかもチェックしなければならないわけです．

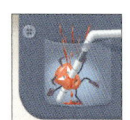

BOPデータの処理とその読み方

実はBOPといってもたくさんの診査方法があります．プロービング後に出血があるかどうかだけをみるものや，何秒後に出血するかでグレードを分けるもの，出血の量（あるいは広がり方）でグレードを分けるものなどさまざまです．しかし，日常臨床では28本の歯を6点法でプロービングすれば168か所も調べるわけですから，仮に1か所につき30秒間出血を見届けていれば，単純計算でも1時間半ほどかかってしまいます！　疫学調査をするのであれば別ですが，臨床ではデータを集めるための時間は短いのに越したことはありませんので，BOPを調べるときには出血があるかないかだけを書き留めるようにします．炎症が強い場合は出血箇所も多くなり，後でまとめて記録しようと思っているとどこからの出血かわからなくなりますので，気づいたらすぐに記録するほうが無難です．

第1章 軟組織診査 ③

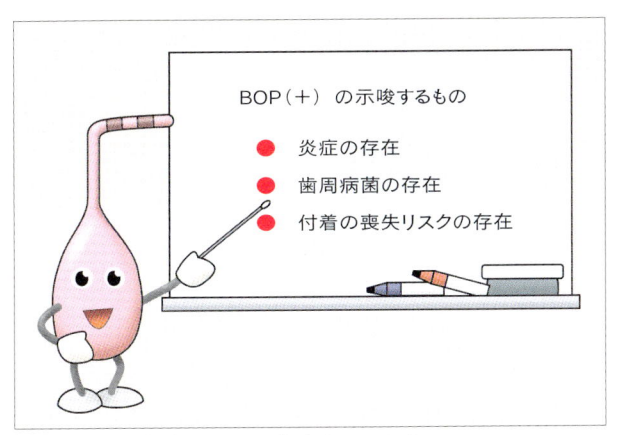

図3-4 BOP(＋)はなにを意味するのか？

[BOP(＋)の頻度と付着の喪失の関係[12]]

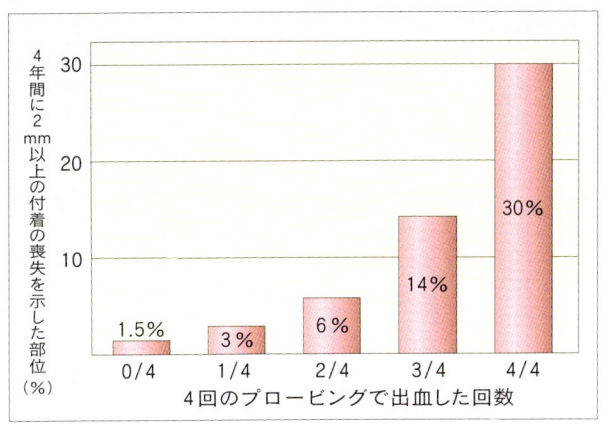

図3-5 4回のプロービングで毎回出血したところの30％，1回も出血しなかったところの1.5％が，4年間に2mm以上の付着の喪失が起こったということは，毎回出血したところは1回も出血しなかったところの実に20倍も悪くなりやすいということになる．

コラム・ザ・ペリオ③　感受性と特異性

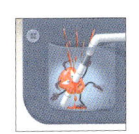

	付着の喪失(＋)	付着の喪失(－)
BOP(＋)	A：(True-positive)	B：(false-positive)
BOP(－)	C：(false-negative)	D：(true-negative)

図③-1

$$感受性(Sensitivity) = \frac{A}{A+C}$$

$$特異性(Specificity) = \frac{D}{B+D}$$

	付着の喪失(＋)	付着の喪失(－)
BOP(＋)	61	2411
BOP(－)	181	9421

図③-2

Haffajee, et al のデータ[1] では

$$感受性 = \frac{61}{61+181} = 0.25$$

$$特異性 = \frac{9421}{2411+9421} = 0.80$$

　BOPの検査結果と悪化の関係はどうなっているのでしょう？　BOPの検査結果は陽性と陰性があり，悪化(付着の喪失)にも陽性と陰性がありますので，単純に分けますと4パターンあることになります．つまりBOPが陽性であったときに悪化する場合としない場合，そしてBOPが陰性であったときに悪化する場合としない場合です (図③-1)．そしてBOPが陽性であったときにどれくらいの確率で悪化するかということを感受性 (Sensitivity)，陰性であったときにどれくらいの確率で悪化しないかということは特異性(Specificity)といわれます．結論から言いますとBOPという検査では感受性は低く，特異性は高いということがわかっています[1] (図③-2)．プロービングしたときに出血するところが悪くなる確率は案外低く，出血しないところが悪くならない確率が高いというわけですから，出血率の高い患者さんに対して，必ずあなたは悪くなるというような言い方は疫学的には正しくなく，出血率の低い患者さんに対して悪くなりにくいですよという言い方は正しいということになります．と言いながら，出血するところは悪くなりやすいと説明をしていますが…

1. Haffajee A D, Socransky S S, Goodson J M. Clinical parameters as predictors of destructive periodontal disease activity. J Clin Periodontol 1983；10：257-265.

第Ⅰ部　歯周病の診査

[咬合面観による出血部位の表示]

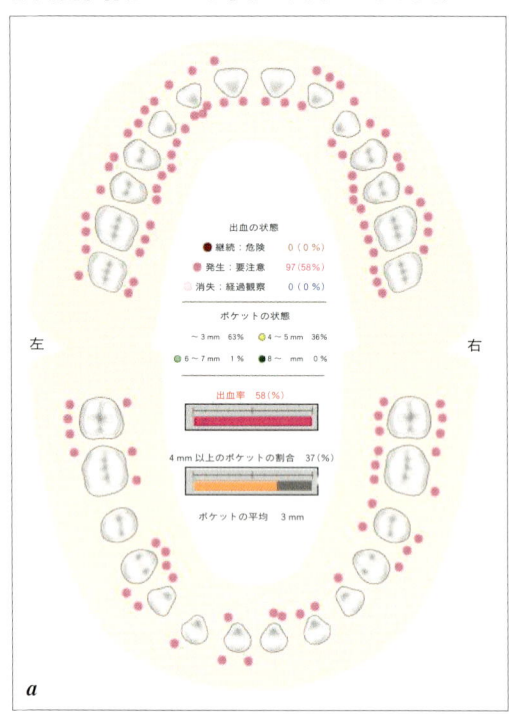

図 3-6a　患者さんに出血部位がわかりやすいように，咬合面観で左右の表示をカルテ表示と逆に設定してある．

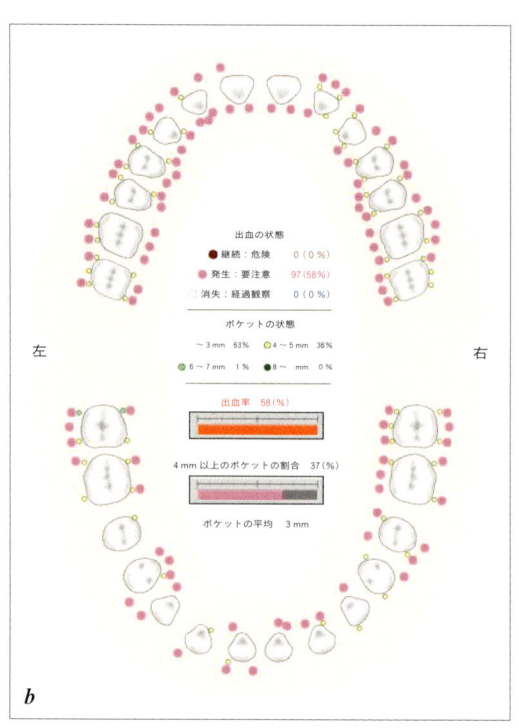

図 3-6b　図 3-6a にプロービング値の大きい部位を表示することで，BOP と同時にポケットの深いところをチェックすることができる．

[2 回目以降の出血部位の表示]

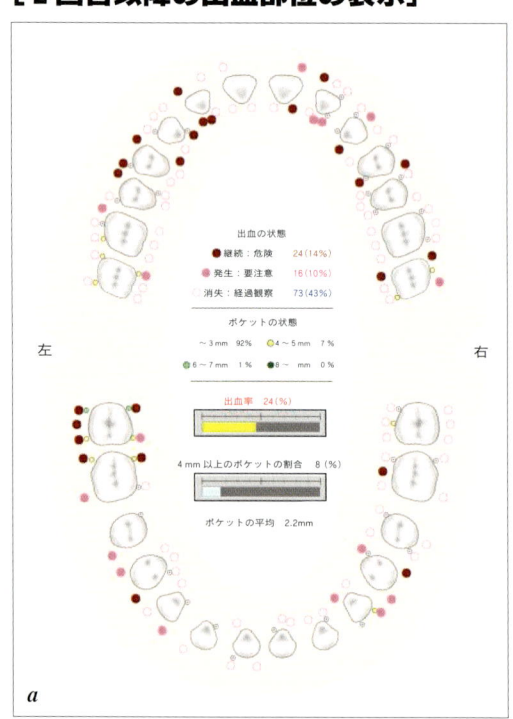

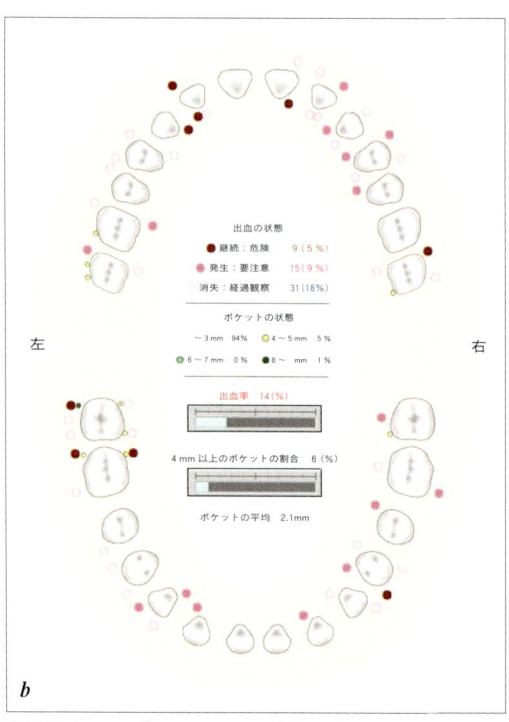

図 3-7a, b　2 回目以降の検査では，前回との比較ができるように色分けされる．薄いピンクは出血がなくなったところ，濃いピンクが新たに出血したところ，茶が出血の続いているところ．図 3-7a は図 3-6 の SRP 後のデータで，かなりの改善はみられるが出血率が 24％とまだ高いため，連続出血の部位（茶）を中心に再 SRP とブラッシング指導をしたところ，図 3-7b のデータまで改善した．

[出血率と歯肉退縮のあやしい関係]

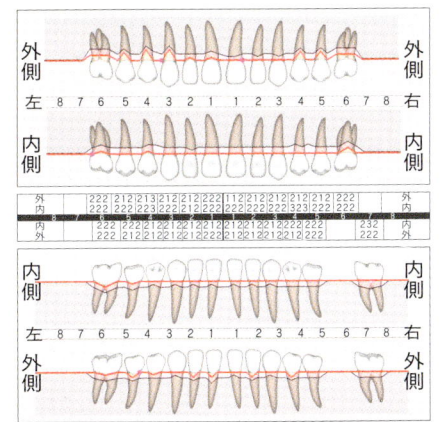

図 3-9a～d　プロービング値が正常（図 3-9a）で，出血率が極端に低い場合（図 3-9b）に炎症が少ないと手放しで喜べない．磨きすぎになっていて歯肉退縮が徐々に進行していることがあるからだ（図 3-9c, d）．

　さて，出血した部位がひと目でわかるようにイラスト化すれば患者さんは理解しやすいですし，われわれにとっても患者さんに説明しやすいということになります．そこで，BOPの場合は正面観ではなく，咬合面観のイラストにピンクで出血点がでるようにしています（図 3-6a）．出血するところは患者さんのプラークコントロールに問題がある場合が多いので，患者さんのブラッシング時のポイントになる部位という説明をします．もちろん，われわれの歯肉縁下のプラークコントロールが不十分なこともありますので，再SRPのときのポイントという見方もします．咬合面観にするのは，患者さんは鏡で口を大きく開けた状態でしか自分の口のなかは見ることができませんので，それに近いイラストのほうがブラッシングのときのポイントがわかりやすいわけです．また，プロービング値の大きいところがどこなのかということも，同じイラストのなかで示すことで悪いところがひと目でわかるようになります（図 3-6b）．そして，鏡で見るということから，患者さんにお渡しする資料はわれわれのカルテでの記載とはすべて左右が逆になっています．

　BOPは続いて起こるとリスクが高いと説明しましたが，これはどのようにデータ上表現すればわかりやすいでしょうか？　著者の医院では，初回検査のときにはピンクで表示されますが，2回目以降は前回の出血との比較で色が変わるようにセッティングしています．つまり，前回と今回の2回にわたって出血している場合は茶色，前回は出血していないのに今回だけ出血している場合はピンク，そして前回出血していたけれども今回は出血していない場合は薄いピンクで表示し，ひと目で出血が前回と比べてどう変化したのかわかるようにしています（図 3-7）．

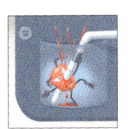

BOPの全体像

　プロービング値と同じように，患者さんの口のなか全体としてBOPがどうなのかという全体像も大切です．これに用いるのは出血率とかBOP率といわれるもので，プロービングした部位すべてのなかで何パーセント出血したかを示す値です．

　この値は自動的にパソコンが計算してくれますが，

[出血率の推移]

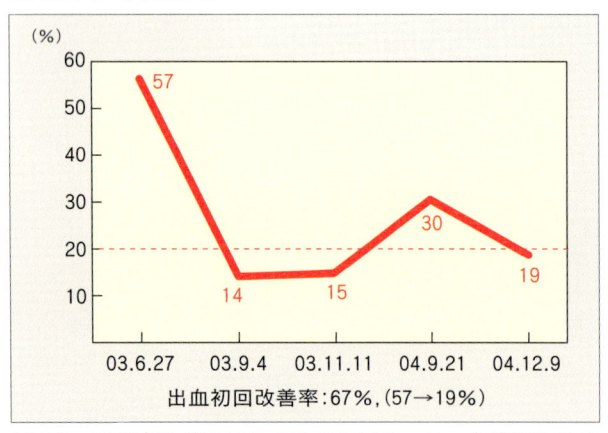

図3-8 出血率をグラフにすることによって，全体的な炎症の強さをわかりやすく表示できる．この患者さんはメインテナンス途中で10か月間隔が開いてしまい，そのために出血率が急上昇したが，3か月後のリコール時には低い値に落ちついた．

[喫煙と出血率の関係[14]]

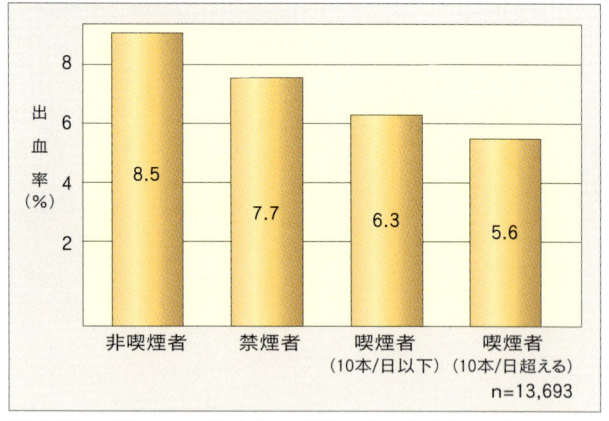

図3-10 喫煙により出血率は低下する．とくにヘビースモーカーでは著明である．また，禁煙により出血率は上昇傾向になる．喫煙者の出血率は通常より低くなっているという前提でデータをみたほうがよい．

非常に有効なデータですのでうまく使いこなしたいところです．出血率が小さいということは全体として炎症が少ないということを意味しますし，炎症が少ないということは患者さんの日ごろのプラークコントロールもうまくできているということを意味します．プラークスコアは来院直前にブラッシングすれば下がりますが，出血率はごまかせません．どれくらいの出血率であればOKかというのは，各医院で境界線を引いてもらえばよいと思いますが，だいたい20％を切っていれば付着の喪失リスクが小さくなりますので[13]，著者の医院でも20％を切ることを目標にしています．出血率はグラフ化されて表示されますので，今までの経緯がひと目でわかります（図3-8）．もし，メインテナンス中に出血率が20％を超えて上昇すればリコール間隔を短くし，元のレベルに戻ったらリコール間隔も元の間隔に戻すというような使い方も有効です．このようなリコール間隔の変更は，データを患者さんに示すことで，よりスムーズに理解を得られますので，これもデータの有効利用の1つということがいえるでしょう．

出血率が20％を切ればそれでよいかというとそういうわけではありません．下がりすぎても心配なのです．というのも，出血率が5％を切るくらいの患者さんの多くはブラッシングをしすぎている可能性があるからです（図3-9）．つまり，出血率が下がれば下がるほど歯肉退縮のリスクが上がっているということなのです．これは非常に重要なことで，患者さんは20％を切るように努力してブラッシングしているにもかかわらず，気がついたらあちこち歯肉退縮が起こってしまったということになりかねませんから，われわれもデータを基に患者さんのオーバーブラッシング（over-brushing）とアンダーブラッシング（under-brushing）のバランスを把握する必要があります．もちろん出血率が高いときにはアンダーブラッシングの可能性があるわけです．

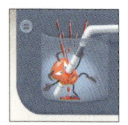

BOPに影響する因子

BOPは歯周組織の炎症の程度に影響を受けますが，他の影響もあります．たとえば喫煙です．喫煙はその量にもよりますが，出血率を下げるといわれています．図3-10をみてください．非喫煙者，禁煙者，喫煙者の順番に出血率が下がっていきます．そして，喫煙本数が10本以下と10本を超える場合でも差がでてきます．喫煙本数が多いほど出血率が下がるわけです[14]．

これには喫煙による血管の収縮や歯肉の線維化などが関係しているものと考えられますが，そのメカ

[喫煙者のデータ]

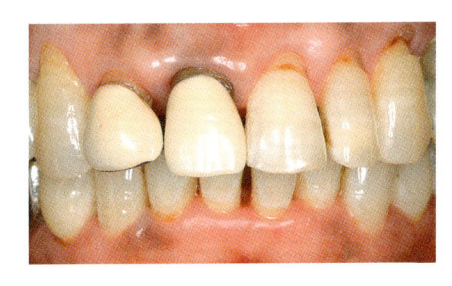

図3-11a～c　歯周基本治療により炎症が改善したものの，かなり深いポケットが残存している(図3-11a, b).しかし，そのわりに出血部位は少ない(図3-11c).これは，喫煙者であるために歯肉の線維化が進んでいてプローブが侵入しにくくなっているということに加え，血管の収縮などにより炎症がマスクされていることが理由の1つとして考えられる.

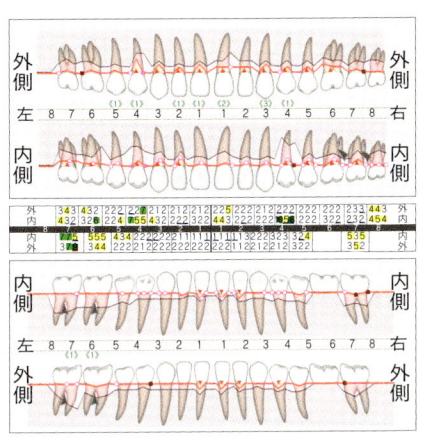

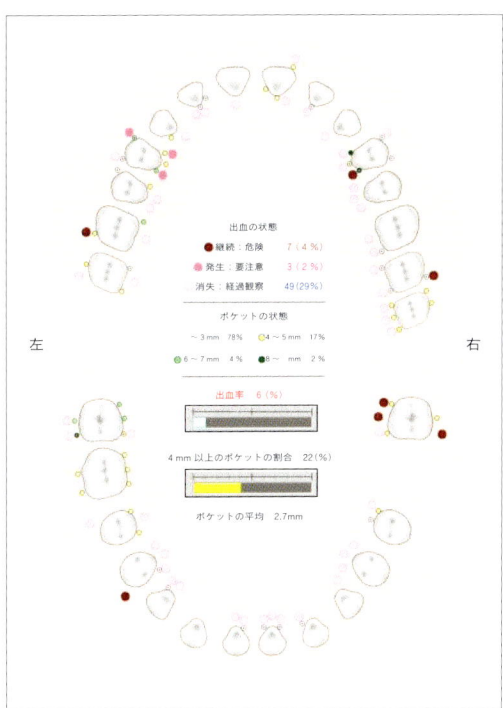

[アスピリンとBOPの関係[16]]

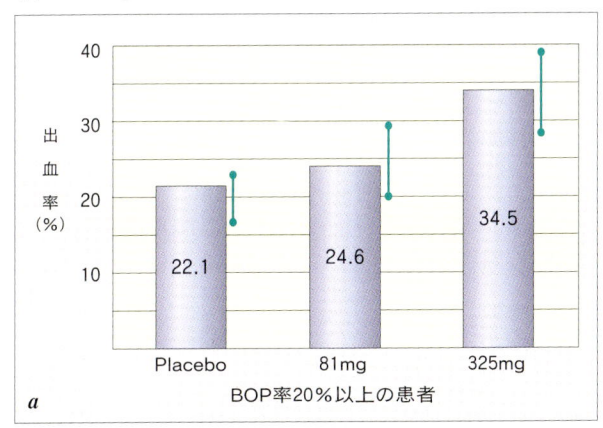

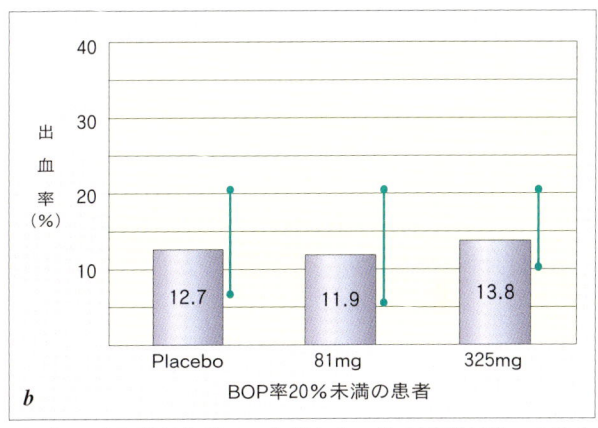

図3-12a, b　血栓形成予防で低用量アスピリンを服用している患者さんは，BOP率が上がることがある．その影響が強いのはもともとBOP率の高い患者さんで(図3-12a)，もともとBOP率の低い患者さんではほとんど影響はないようである(図3-12b).

ニズムは完全には解明されていません．どちらにしても，喫煙により出血率が小さくなるということは疫学データで明らかなようです．ということは，喫煙者のBOPデータは少し上乗せして考えたほうがよさそうです．少なくとも喫煙者で深いポケットがあるにもかかわらず出血率がそんなに高くない場合，患者さんのプラークコントロールが良いからだと褒めるだけでなく，喫煙者はデータが小さくなる傾向があるという"小さめの釘"を刺しておくことは重要です(図3-11).

喫煙は歯周病のリスクファクターの代表格ですから，常日頃から喫煙に関する情報を伝えておく必要があります．肺がんになるかもしれないという恐怖に打ち勝って喫煙している人に，歯ぐきに良くないからといってタバコを止めるとは思えませんが，折に触れてボディーブローのように情報を伝えておく

第Ⅰ部　歯周病の診査

[口腔乾燥と出血率]

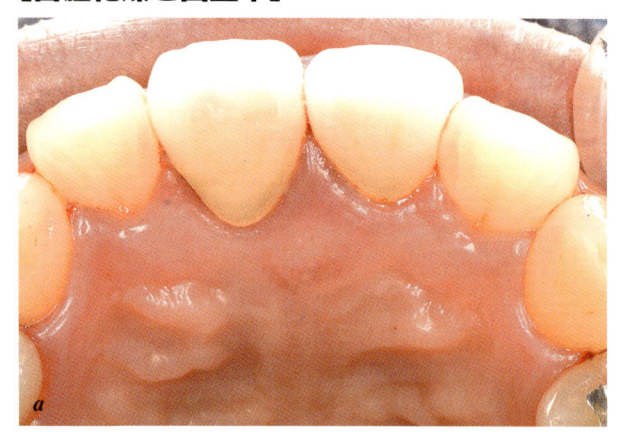

図 **3-13a, b**　口腔乾燥症では，ペリオのデータの関係にあまり影響はないという文献が多いものの，口呼吸などでは上顎前歯部に出血傾向が強くなるということは臨床でよく経験する．

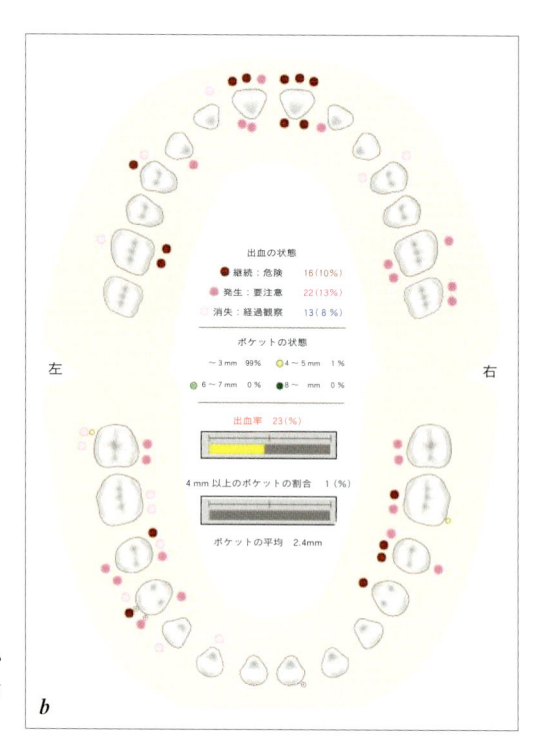

と，最後には禁煙に結びつくこともあります．

　喫煙で出血率が下がるのであれば，逆に禁煙で出血率が上がってしまうことも考えられます．どれくらいで喫煙の影響が抜けていくのかは不明ですが，やっとの思いで禁煙した患者さんの出血率が上がってしまうのは気の毒ですので，その努力に水を差すことにならないように配慮する必要があります．

　喫煙以外で出血率に影響するものとしてアスピリンが注目されています．アスピリンというと鎮痛解熱剤というイメージが定着していると思いますが，現在アスピリンは心筋梗塞や脳梗塞の予防のために低用量使用されることが多くなりました．これは，アスピリンが血小板の凝集をじゃますることで血栓ができにくくなり，血管の目詰まりを防ぐことができるためです．このアスピリンを服用している患者さんの出血率は上がることがわかっています（図3-12）[15,16]．とくに，もともと炎症が強くて出血率の高い患者さんがアスピリンを服用し始めると，出血率の上昇は大きいようです．このように，プラークコントロールのレベルがあまり変化していないにもかかわらず薬の影響で出血率が上がってしまうということもありますので，患者さんの服薬情報などはこまめにチェックしておく必要があります．これは，患者さんの全身的な状態の把握や歯科治療で配慮すべき点を知るためだけでなく，ペリオやう蝕のリスクの把握にもつながることになるからです．

　口腔乾燥症とBOPも関係がありそうです．あやふやな表現を使うのはエビデンスが少ないからです．シェーグレン症候群という外分泌が障害を受ける病気をご存知でしょうか？　口腔内の外分泌組織である唾液腺も障害を受けますので，ひどい口腔乾燥症になります．そして，この患者さんの歯周組織検査をしてみますと，健常者と比べて有意差がないという文献がほとんどなのです[17]．つまり，口腔乾燥症と歯周病の関係はあまりないと考えたほうがよいのでしょうか？　しかし，たとえば口呼吸の患者さんで，上顎前歯部のとくに口蓋側でBOP（＋）の傾向が強くなるということは臨床的にも経験していますし（図3-13a, b），著者の個人的な意見としては関係がありそうだというのが結論です．

　以上，本項ではBOPについてまとめてみました．早い，安い，おいしいBOPをぜひ診査の一員に加えましょう！

4 その他の診査データ

Soft Tissue Examination—Other Examination Data

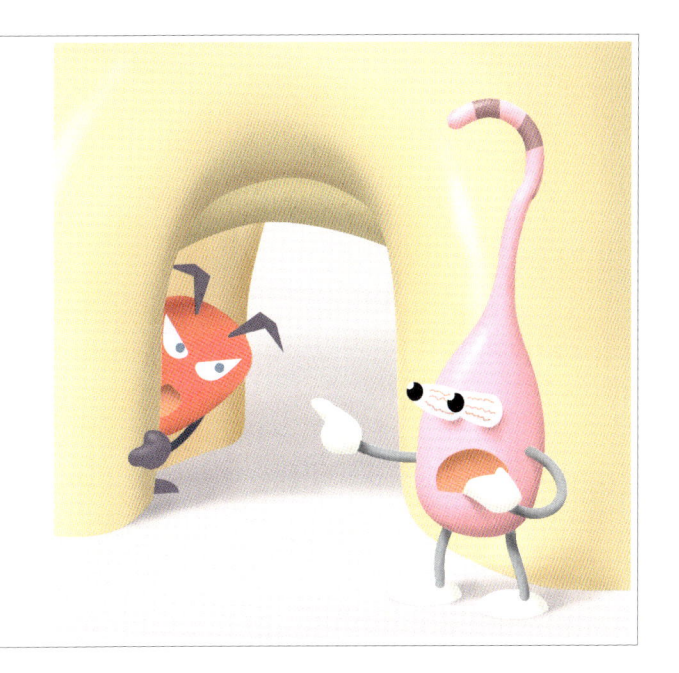

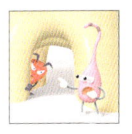

はじめに

前項までプロービングを中心に解説してきました．本項はその他の軟組織診査についてまとめていきたいと思います．

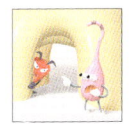

なにかが違う！

図4-1をご覧ください．ある男性患者さんのプロービング値のデータです．これからこの患者さんの口腔内の状況を予想してみてください．そして，おもむろにその口腔内写真(図4-2)と比べてみましょう．ずいぶん予想とくい違っているのではないでしょうか？　そして，そのくい違いの原因はなんなのでしょうか？

そうです．図4-1では歯肉退縮が入力されていなかったのです．そこで，歯肉退縮を入力してみましょう(図4-3)．これでやっと口腔内の状態と似たイラストになりました．赤のラインは歯肉辺縁の位置で，黒のラインはポケット底の位置を表します．つまり，赤のラインと黒のラインの間の距離がプロービング値ということになります．歯肉退縮量のデータはセメント－エナメル境(Cement-Enamel Junction：CEJ，

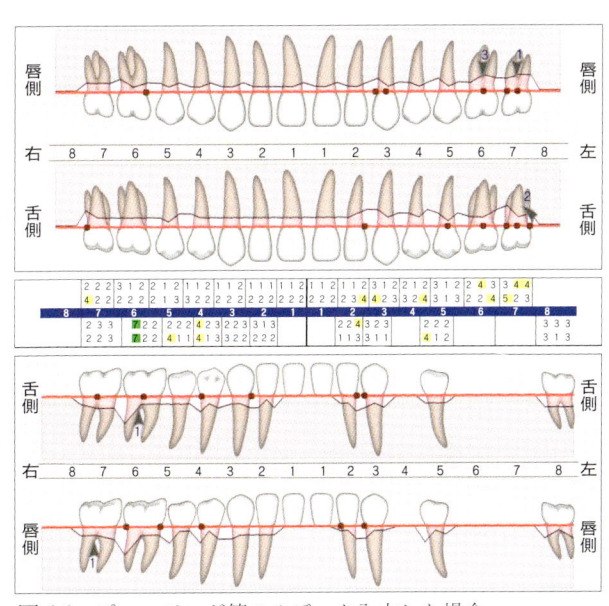

図4-1　プロービング値のみデータ入力した場合．

以下CEJ)から歯肉辺縁までの距離を測定していますので，CEJから赤のラインまでの距離が歯肉退縮量ということです．

未治療の歯周組織であれば，だいたいプローブの止まった位置から1mmほど根尖側に骨がありますので，黒のラインと平行に1mmほど根尖側に骨のラインがあるはずです(図4-4)．つまりパノラマエックス線写真における大まかな骨レベルと黒のライン

第Ⅰ部　歯周病の診査

[図 4-1 の症例の口腔内写真]

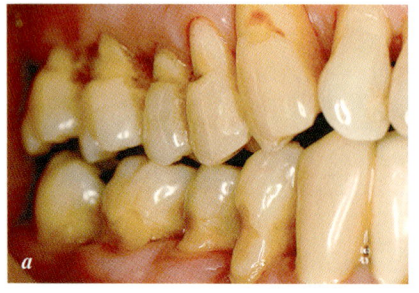

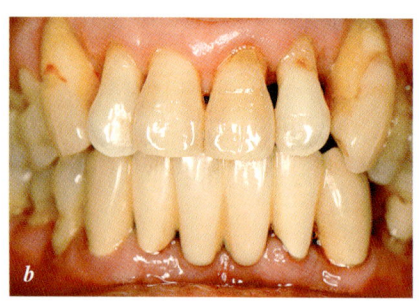

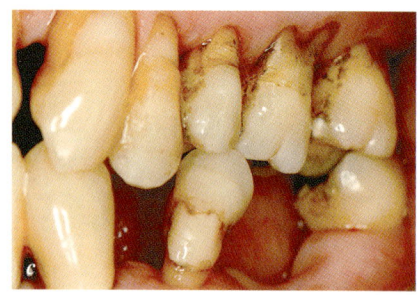

図 4-2a～c　図 4-1 のデータのみをみていると，実際の口腔内との間にかなりの乖離を感じる．

[プロービング値と歯肉退縮量をデータ入力した場合]

[図 4-1 の上顎パノラマエックス線写真と臨床データ]

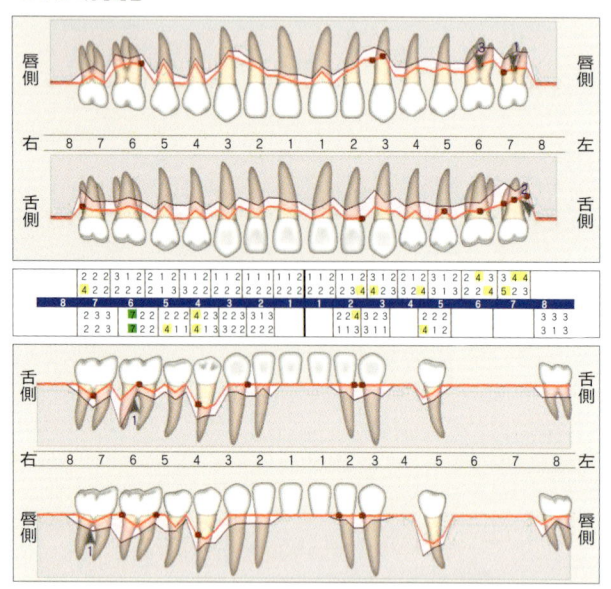

図 4-4a
図 4-4b

図 4-3　赤のラインは歯肉の辺縁の位置，黒のラインはポケット底を表す．図 4-2 の口腔内写真とデータが同じものであるという実感が増している．

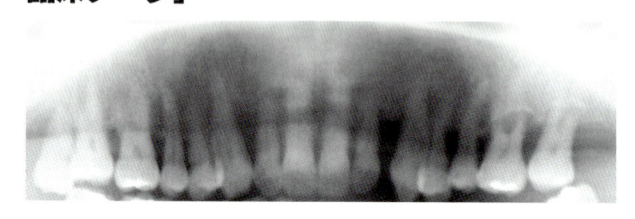

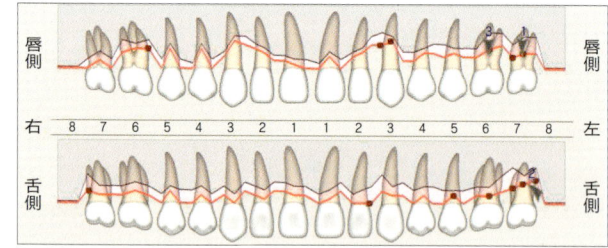

図 4-4a, b　パノラマエックス線写真での骨レベル（図 4-4a）と臨床データにおける黒のライン（図 4-4b）がほぼ平行になり，データとエックス線写真が結びつくようになる．

がだいたい平行になっています．これにより，ポケット底が深いところでは骨が溶けているという説明の説得力が増すわけです．つまり診査データとエックス線写真上の骨レベルがリンクするわけですから，診査データの正しさの証明にもなります．

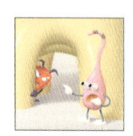

歯肉退縮の横顔

図 4-3 における黒のラインはプローブが止まる位置，つまり臨床的なポケット底を示しています．

CEJ から赤のラインまでが歯肉退縮量，赤のラインから黒のラインまでがプロービング値ですから，CEJ から黒のラインまでの距離はプローブの侵入を止める"付着"がどれだけ失われたかということを意味します．なぜなら，プローブがだいたい結合組織性付着最歯冠側で止まるとすれば，歯周病になる前は CEJ のあたりでプローブは止まっていたはずです．CEJ から何ミリのところでプローブが止まるかというのは，プローブの侵入を防ぐ付着を過去に何ミリ失ったかということを意味しますので，こ

[付着レベル]

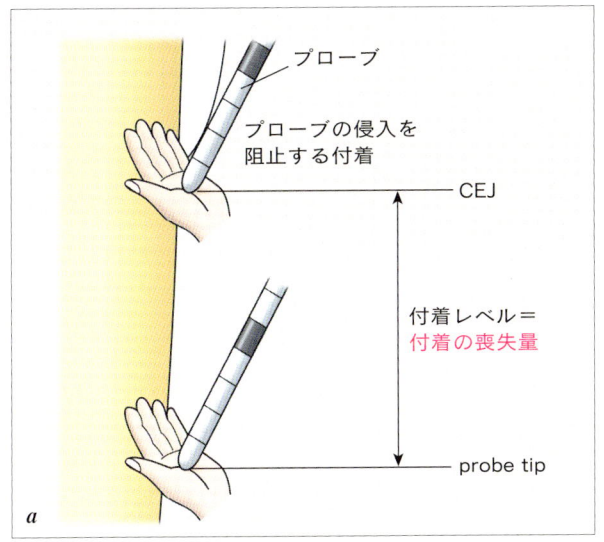

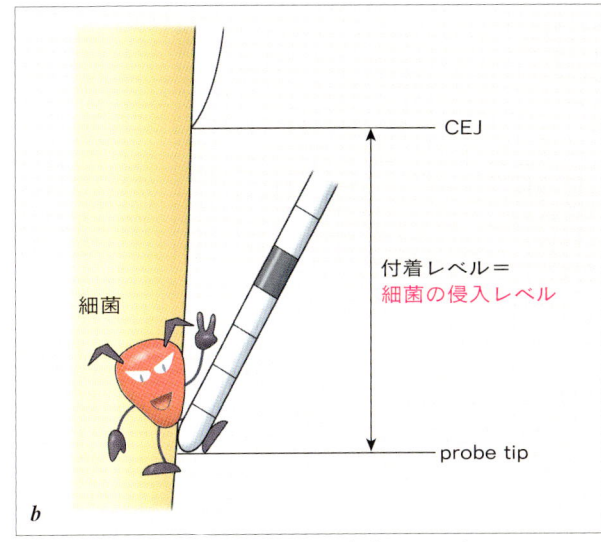

図 4-5a, b　付着レベルには過去における付着の喪失量という意味(図 4-5a)と細菌の侵入レベルという意味(図 4-5b)がある.

[付着レベルと歯肉退縮量，プロービング値の関係]

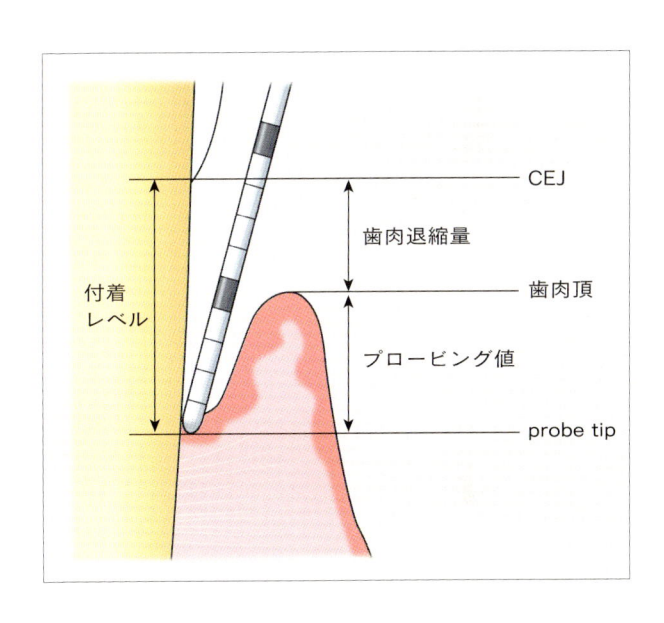

図 4-6　歯肉退縮量＋プロービング値＝付着レベルという関係があるので，3つのデータを集める必要はない．

のCEJからプローブ先端(黒のライン)までの距離のことを付着レベル(attachment level)といいます(図 4-5)[18].

　つまり，歯肉退縮量＋プロービング値＝付着レベル(図 4-6)という関係が成り立ちます．プロービング値だけですと単なる"細菌の巣の大きさ"しか表さなかった数値ですが，それに歯肉退縮量を加えると"過去に失った付着の量"に早変わりするわけです．また別の見方をすると，プローブが入るところまで細菌が侵入しているということですから，付着レベルは細菌の侵入レベルということもいえます(図 4-5).

　付着レベルは非常に大切なデータですが，上記の式が成り立ちますから，歯肉退縮量とプロービング値だけを測定していれば，自動的にパソコンが付着レベルを計算してくれます．患者さんにとっても付着レベルよりも歯ぐきがどれだけ痩せているかということのほうが関心事ですので，著者の医院ではプロービング値と歯肉退縮量の2つを必ず測定するようにしています．

［口腔内写真の利用］

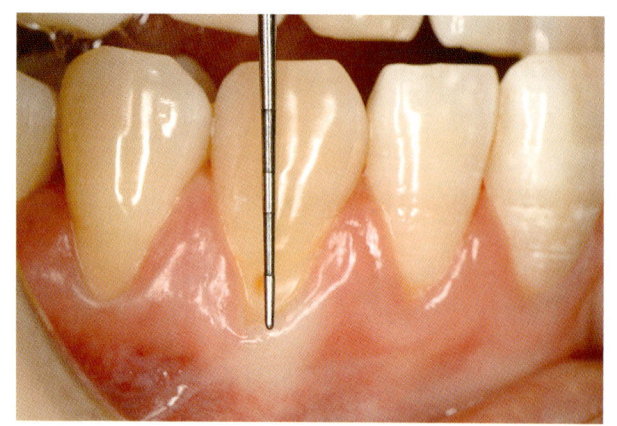

図4-7 歯肉退縮量の測定は非常に微妙なものなので，口腔内写真をデータとして保存しておくことが重要である．

［付着歯肉の幅と角化歯肉の幅，プロービング値の関係］

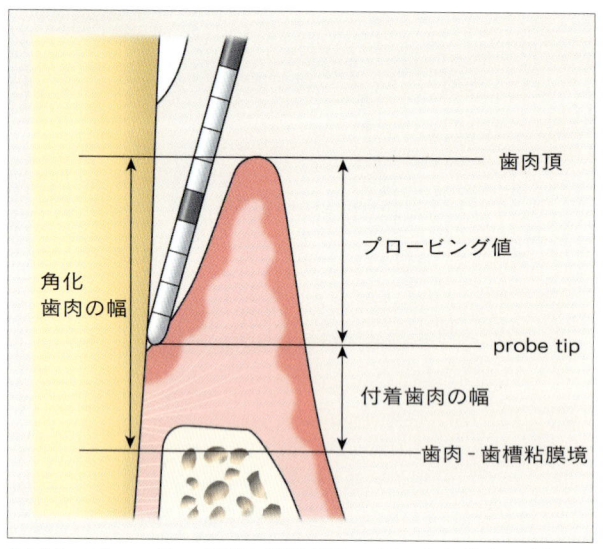

図4-8 プロービング値＋付着歯肉の幅＝角化歯肉の幅という関係があるので，付着歯肉の幅を求めるには角化歯肉の幅からプロービング値を差し引けばよい．

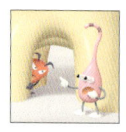

歯肉退縮測定の難しさ

プロービング値では1mm程度は誤差の範囲に含まれてしまいます．しかし，歯肉退縮量となると1mmは立派な実測値です．測定のときにはCEJから何ミリ歯肉が下がっているかを測るわけですが，1mmとするべきか2mmとするべきか悩んだりしてしまいます．本当は0.1mm単位くらいまで測れるプローブがあればよいのですが，マニュアルプローブでは不可能です．もし，いろいろ悩みながら毎回歯肉退縮量を測定していると，そのときの判断によって数値が変わってしまい，データを比較するときに非常に不安定になってしまいます．そこで，著者の医院では歯肉退縮に限っては前回のデータを記録係が読み上げ，その値より変化があると判断したときのみ術者が記録係に値の変更を告げるようにしたのです．これによりデータの揺らぎが減り，患者さんの心の揺らぎも減ることになります．

ただし，いろいろ工夫しても歯肉退縮に関しては数値にでてこない微妙な変化というものがありますので，口腔内写真を撮影して画像データとして保存しておき，いつでも比較ができるようにしておくのが無難です（図4-7）．

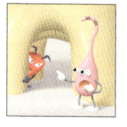

付着歯肉の診査

どれだけしっかりとした歯肉が歯や骨を取り巻いているかということは，炎症や機械的刺激に対する抵抗性を考えるときに重要です．また，歯肉退縮のリスクを把握するときにも欠かせません[19]．

> 付着歯肉の幅＝角化歯肉の幅－プロービング値
> （図4-8）

角化歯肉は，歯肉のてっぺんから歯肉-歯槽粘膜境（MucoGingival Junction：MGJ）までの距離なので，プローブを歯肉の外側に当てて測定します．それからプロービング値を差し引きすると付着歯肉の幅が算出できます．この計算はパソコンにやってもらいましょう．

付着歯肉の幅が問題になるのは少ないときです．どのような場合に少なくなるのでしょうか？　それには2つのパターンがあります．前述の式をみていただくとわかるように，付着歯肉の幅が少なくなるには角化歯肉の幅が少ないか，プロービング値が大

［付着歯肉の幅が少ないケース①］

	図 4-9a	
図 4-9b	図 4-9c	図 4-9d

図 4-9a〜d 角化歯肉の幅が少ない場合は，プロービング値がたとえ小さくても付着歯肉の幅は少なくなる（図 *4-9a, b*）．このようなケースで付着歯肉の幅を増やそうと思えば，他から角化歯肉を調達してこなければならない（図 *4-9c, d*）．つまり移植術が適応となる．

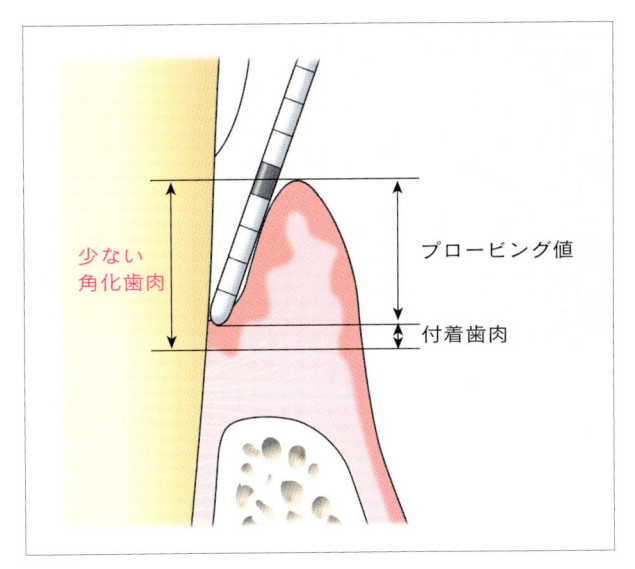

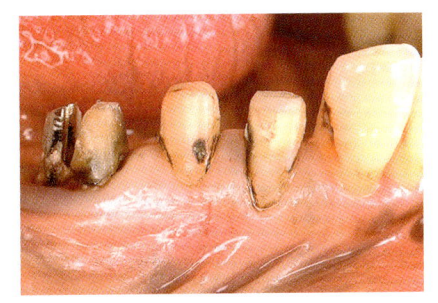

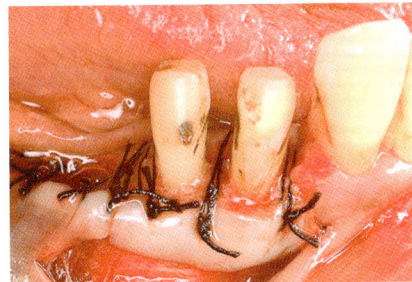

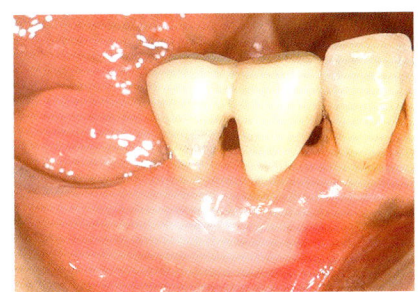

［付着歯肉の幅が少ないケース②］

	図 4-10a	
図 4-10b	図 4-10c	図 4-10d

図 4-10a〜d 角化歯肉の幅が十分あっても，それを超えるプロービング値があれば，つまりプローブの先が歯肉-歯槽粘膜境を越えるような場合（図 *4-10a, b*）も付着歯肉が少なくなる．このようなケースで付着歯肉の幅を増やそうと思えば，角化歯肉は十分あるので，それを根尖側に移動するだけで付着歯肉は増大する（図 *4-10c, d*）．つまり歯肉弁根尖側移動術が適応となる．

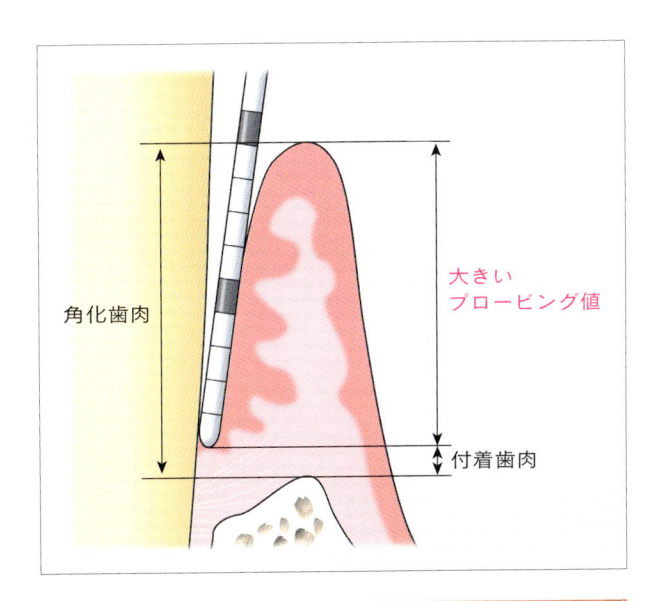

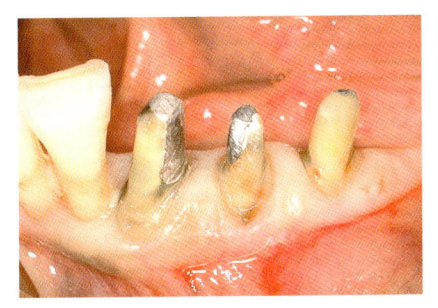

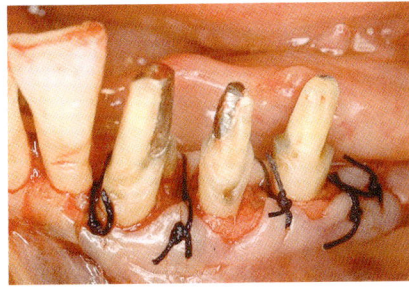

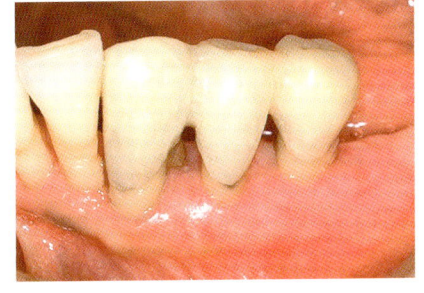

第 I 部　歯周病の診査

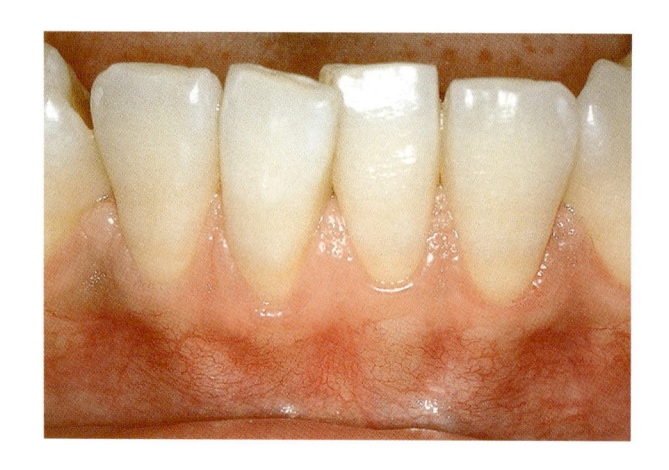

[薄い歯肉]

図 4-11　歯肉は幅だけでなく，その厚みも重要である．薄い歯肉では歯根の突出感があったり，たとえ角化していても歯間部で血管が透けて見え，逆に歯根部では貧血を起こしたように白く見えたりする．また挿入したプローブが透けて見えることもある．

きいかのどちらか，あるいは両方ということになります．

　角化歯肉が少ない場合，たとえプロービング値が小さくても付着歯肉は少なくなっています(図 4-9a, b)．このような場合，付着歯肉を増やそうと思えばほかから角化歯肉を調達してこなければなりません(図 4-9c, d)．

　角化歯肉があっても，それ以上にプロービング値が大きければ差し引きすると付着歯肉はないことになります(図 4-10a, b)．プローブは MGJ を越えて根尖側まで入っていますので，一見角化歯肉があって丈夫そうな歯肉でも，実は根面に付着していないということになります．このような場合，付着歯肉を増やそうと思えば，すでに存在する角化歯肉を根尖側に移動するだけで解決できることがあります(図 4-10c, d)．

　歴史的にみても，歯肉‐歯槽粘膜の問題は付着歯肉の幅の問題にすりかえて考えられることが多かったようです．しかしながら，歯肉退縮のリスクを考える場合，付着歯肉の幅だけでなくその厚みも大切であることがわかっています[20]．厚みは，浸潤麻酔下でプローブを突き刺して測定するか，超音波測定器を使わないとわかりませんが，外見だけでも厚いか薄いかは想像がつきますし，プローブが透けるような薄い遊離歯肉であると付着歯肉も薄いということが予想できます(図 4-11)．

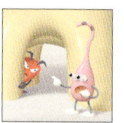

根分岐部の診査

　プロービング値は垂直的なポケットの深さを表しますが，根分岐部病変では横穴が開いていきますので，どれだけ深い横穴になっているか，つまり水平的なポケットの深さを測定する必要があります．これが根分岐部の診査です．

　根分岐部診査用プローブ(ファーケーションプローブ：furcation probe)を水平的に挿入し，痛みのない範囲で止まる位置をみていきます．水平的に何ミリ入るかで進行度を分けるのが一般的です(図 4-12)[21]．また，根分岐部病変の垂直的な分類もありますが，使用頻度としては少ないようです[22]．

　実際の診査では，まず根分岐部の開口部がどこにあるのかを知っていなければ調べることができません．下顎大臼歯は頬舌側の中央部ですからわかりやすいですが(図 4-13)，上顎大臼歯は近心の開口部が口蓋側 1/3，遠心の開口部がコンタクトポイント直下，頬側の開口部がほぼ中央部というポイントを押さえておきましょう(図 4-14)．また，根分岐部にはエナメル突起(エナメルプロジェクション：enamel projection)というエナメル質の"ふんどし"のようなものが入り込んでいることがありますので，根分岐部を探るときにその入り口付近の根面をこすって調べてみましょう．もしエナメル突起があれば，その

40

[根分岐部病変の診査]

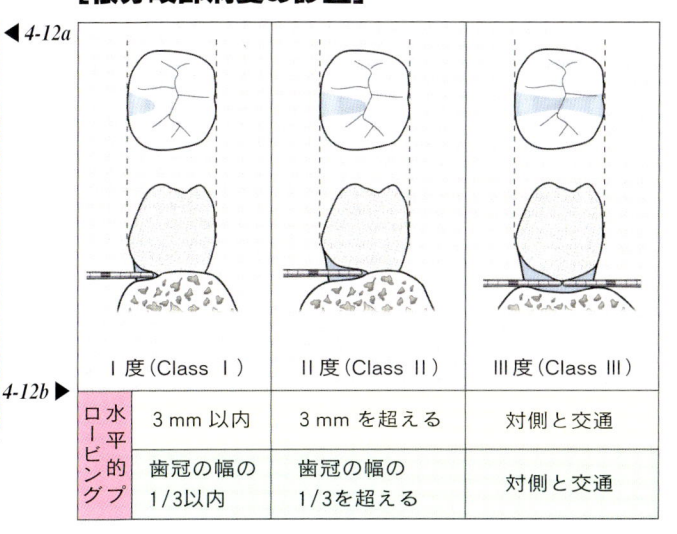

	I 度 (Class I)	II 度 (Class II)	III 度 (Class III)
水平的プロービング	3 mm 以内	3 mm を超える	対側と交通
	歯冠の幅の1/3以内	歯冠の幅の1/3を超える	対側と交通

図 4-12a, b　根分岐部にはファーケーションプローブ（furcation probe：図 4-12a）を用いて診査する．進行度による分類は図 4-12b 参照のこと．

[下顎大臼歯部の根分岐部開口部]

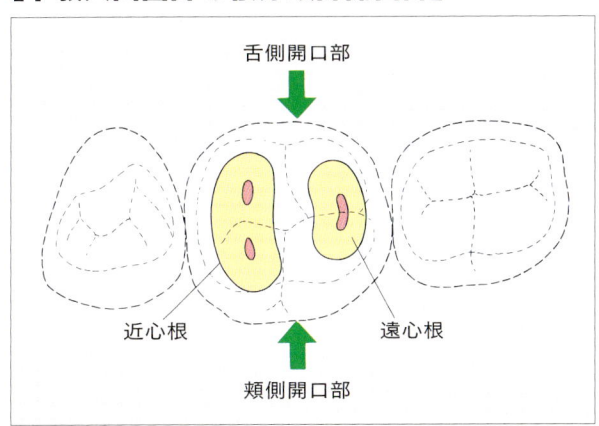

図 4-13　下顎大臼歯の根分岐部は頰舌側中央部に開口しているので診査しやすい．ただし，遠心根が2根分岐していることがあるので要注意．

[上顎大臼歯部の根分岐部開口部]

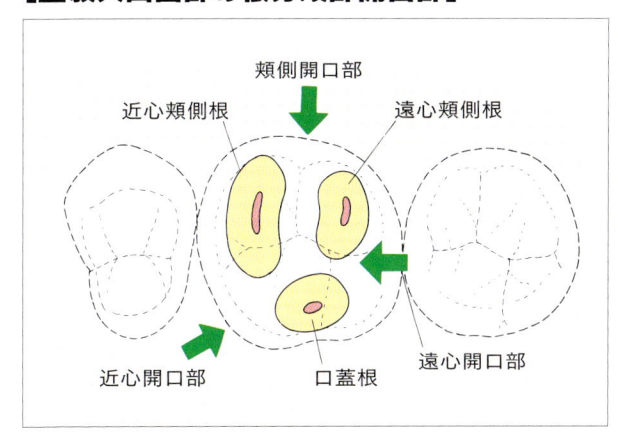

図 4-14　上顎大臼歯は3根に分かれていて，それぞれの歯根の形態が異なるために根分岐部の開口部が変則的である．遠心と頰側の開口部はほぼ中央であるが，近心の開口部は口蓋側1/3にあるため，口蓋側から診査をしなければみつけることはできない．

出っ張り感だけでなく，エナメル質特有のツルツル感が伝わってきます．この診査にはエキスプローラーのほうが適しています．

診査データとして残す根分岐部病変の進行度はこの数値だけですが，実際予後の判定や治療法の選択をする際にはエックス線写真もみながらじっくりと調べていきます．ではどのようなところをチェックしていけばよいのか，下顎第一大臼歯を例にとってみていきましょう[23]．

CEJ から根分岐部までのズボンでいうところの"股上"のことをルートトランク（root trunk：根幹）といいます（図 4-15①）．この長さは重要で，根分岐部病変のなりやすさや予後に影響を及ぼします．ルートトランクが短いと細菌は根分岐部まで到達しやすく，分岐部病変になりやすいという短所がありますが，タイミングさえよければ歯根分割の適応症になりやすいという面もあります．それに対して，ルートトランクが長いと根分岐部病変になりにくいとい

第Ⅰ部　歯周病の診査

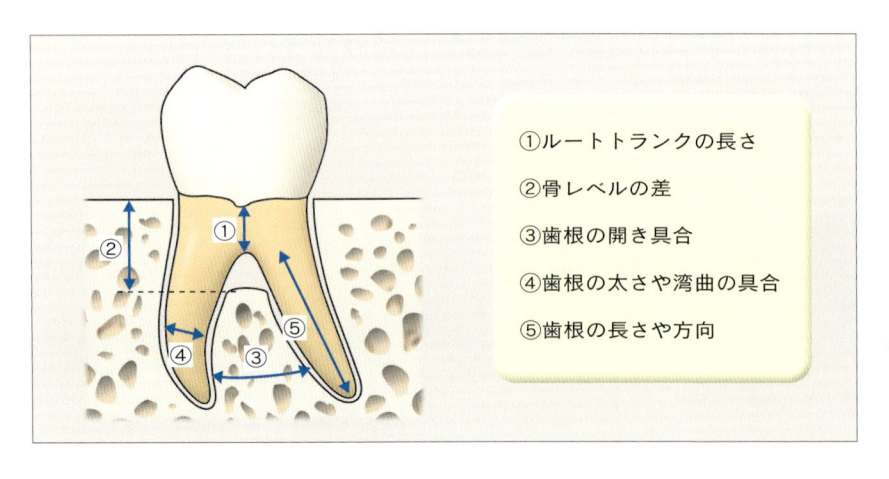

[歯根のチェック項目]

① ルートトランクの長さ
② 骨レベルの差
③ 歯根の開き具合
④ 歯根の太さや湾曲の具合
⑤ 歯根の長さや方向

図4-15　エックス線写真から歯根形態をしっかりチェックすることは，治療法の選択や予後の判定においてたいへん重要なことである．

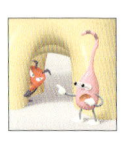

コラム・ザ・ペリオ④　ルートトランクのもうひとつの意味

ルートトランク	遠心頬側根	近心頬側根	口蓋根
153±33mm^2	91±17mm^2	118±23mm^2	115±22mm^2

図④-1　歯根各部位の表面積．

　ルートトランクの長さは根分岐部病変のなりやすさや治療法に大きく影響します．そのためエックス線診査では必ずチェックすべき項目になっています．短いルートトランクでは骨吸収により容易に根分岐部が露出してきますが，案外切除療法で対応しやすいですし，長いルートトランクでは簡単に根分岐部の露出が起こらないかわりに，いったん露出すると切除療法では対応できず，隣接面の骨が残っていれば再生療法などを試みる可能性がでてきます．

　ところでこのルートトランクの表面積はどれくらいあるでしょう．あるデータ[1]によりますと上顎第一大臼歯では153±33mm^{2}となっています（図④-1）．各歯根の表面積はどうかといいますと，遠心頬側根では91±17mm^2，近心頬側根では118±23mm^2，そして口蓋根では115±22mm^{2}となっています．歯根切除をするときには口蓋根がもっとも大きい歯根と考えがちですが，近心頬側根とほとんど変わらないということも驚きですが，どの歯根の表面積よりもルートトランクの表面積のほうが大きいということはもっと驚きです．つまり根分岐部病変ができるくらい骨吸収が起こっているときには，すでに近心頬側根や口蓋根1本分以上の骨を失っているということです．もちろんルートトランクの表面積に個人差や歯種差がありますが，根分岐部病変という水平的な骨吸収が起こる前にそれだけの垂直的な骨吸収が起こっている，ということを肝に銘じておく必要があります．ちなみに歯根は先細りですから歯冠側のほうにいけばいくほど表面積が大きくなります．そのためたとえば下顎第一小臼歯では，歯軸方向の付着を1/3失っている場合，付着面積に換算すると約50％失っているという報告もあります[2]．やはり歯頸部に近いルートトランクのような部位では，エックス線上での骨喪失よりも実際の支持骨の喪失が大きいということを覚えておくべきでしょう．

1. Watt D M, MacGregor A R, Geddes M, Cockburn A, Boyd J L. A preliminary investigation of the support of partial dentures and its relationship to vertical loads. Dent Pract　1958；9：2．
2. Levy A R, Wright W H. The relationship between attachment height and attachment area of teeth using a digitizer and a digital computer. J Periodontol　1978；49：483．

う長所があるのですが，いったん根分岐部病変になると手遅れということも多くなります．このルートトランクは下顎大臼歯では3〜5mm，上顎大臼歯で4〜6mmといわれますが，個人差や歯種差が大きいので個々の症例で判断しなければなりません．

ルートトランクの長さをエックス線写真で確認するには，近遠心歯頸部のCEJの位置と根分岐部の位置を結んで三角形をつくったときの形で判断します(第2章⑤:*図5-14*)．扁平であればあるほどルートトランクが短いということになります．ルートトランクの長さは別の見方をしますと，その長さの分だけ付着の喪失を起こすと根分岐部病変ができるということですから，下顎大臼歯で4mm程度，上顎大臼歯で5mm程度の付着の喪失(歯肉退縮量＋プロービング値)があれば，根分岐部の診査をしなくても根分岐部病変を疑うべきです(コラム・ザ・ペリオ④)．

ルートトランクに関係することになりますが，根分岐部の骨レベルと隣接面の骨レベルの差も大切です(*図4-15*②)．もちろんルートトランクが長いと，この差は大きくなります．この骨レベルの差が大きいほど歯根分割術は適応ではなくなっていきます．骨レベルの低いほうがポケットの再発を起こしやすいからです．しかし，一方でこの骨レベルの差が大きいほうが再生療法の結果が良好であることもわかっています．差がなければ骨は水平性に吸収しているわけですから，その骨レベルを全体的に再生療法で引き上げていくことはきわめて難しいことだからです．

今度は歯根に注目してみましょう．歯根が開いているかどうかということも大切です(*図4-15*③)．歯根が閉じているときには歯根の間の骨は薄いわけですから吸収しやすく，再生しにくくなっています．また歯根の分割がタイミング的にも技術的にも難しい症例となってしまいます．

歯根の太さや湾曲はどうでしょう？（*図4-15*④）．これらは歯根分割やヘミセクションなどをした後の予後に影響します．細い歯根は歯根破折のリスクが高くなるでしょうし，湾曲根はコアの長さが不十分になったり，歯内療法が難しかったり，場合によっては穿孔や破折の原因にもなります．歯根分割後の最大の失敗原因は歯根破折ですから，これはあなどれない問題です．

歯根の長さもチェックしましょう(*図4-15*⑤)．長い歯根ほどいろいろなオプションの適応症になりやすいのは確かで，歯根が短く，動揺している歯はどのようなオプションを選んでも予後が悪いというのは文献を調べるまでもないことです．

このように，根分岐部の診査といっても何ミリ水平的に付着が失われているかということだけでなく，その後の治療に結びつけるデータというのは数値にならないたくさんの要因があるわけですから，診断に際してはじっくりと精査したいところです．

第2章

硬組織診査

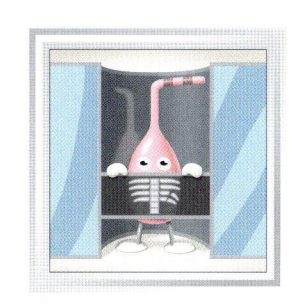

5 エックス線写真の読み方　46

　　エックス線診査

　　正しいエックス線撮影の条件

　　エックス線写真の眺め方

　　根分岐部病変の眺め方

　　軟組織診査とエックス線診査のコラボレーション

　　歯の動揺度の診査

5 エックス線写真の読み方

Hard Tissue Examination — How to Interpret X-Ray Films

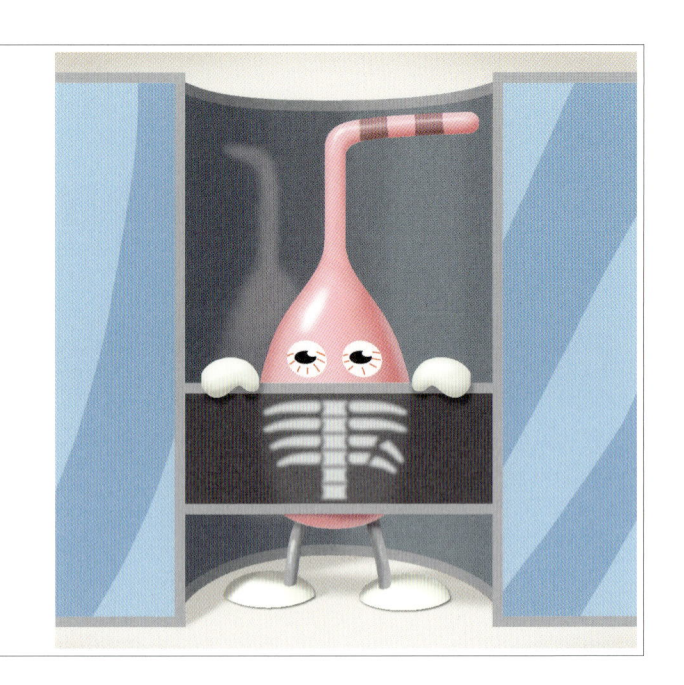

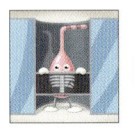

はじめに

　前章までプロービングを中心にペリオの軟組織診査をまとめてきました．本章はエックス線写真を中心にした硬組織診査について書いていきたいと思います．エックス線写真もデジタルの流れに乗って三次元解析ができるような"優れもの"も開発されてきていますが，アナログエックス線写真でもみる目を養って診断力をアップさせれば治療に必要な情報は十分得られます．ここでは主にアナログのデンタルエックス線写真の眺め方を解説します．

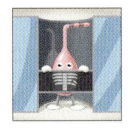

エックス線診査

　骨を調べるためにいちいちフラップを開けるわけにはいきませんので，エックス線写真を活用することになります．とくにペリオのエックス線診査では平行法による撮影が基本です．二等分法は等長に撮影できますが，歯軸に対して斜めに撮影することになります．斜めに骨欠損の形をみようとしてもわかりにくいですし，しかも撮影するたびにその角度が変われば比較する意義も薄らいでしまいます(図5-1)．そこでインジケーターを用いて，常に同じ方向から平行法で撮影すれば骨欠損の形がわかりやすいだけでなく，経時的変化についても比較検討しやすくなります．つまり，いつ撮っても同じ方向から撮影できる規格性，実際と同じ長さで写る等長性，骨形態を把握しやすい正確性を考えると，ペリオでは平行法による撮影が望ましいわけです(図5-2, 3)．

　著者の医院では阪神技術研究所のインジケーターを使って撮影しています(図5-4)．これを用いると簡易型平行法による撮影になります．臼歯部用では上顎と下顎は共用ですが，歯根が3根あり複雑な上顎大臼歯部を撮影するときのために工夫がされています(図5-5)．上顎大臼歯は頬側根と口蓋根で頬舌的方向が異なりますので，片方だけ合わせて撮影するともう一方が変形してしまう可能性があります．両方の根に平行法を採用できませんので，口蓋根に対しては平行法になるようにフィルムをセッティングし，そのフィルムと頬側根が二等分法で撮影できるようにコーンの方向を決めてあります．つまり，口蓋根は平行法，頬側根は二等分法ということになり，どちらも等長に撮影できるわけです．逆に頬側根を平行法，口蓋根を二等分法にするとフィルムが口蓋粘膜に当たってしまいますので不可です．

　自現機で現像後はフジフィルムのフォトビジョンFV-9を使ってパソコンのモニタに拡大して写すよ

[二等分法]

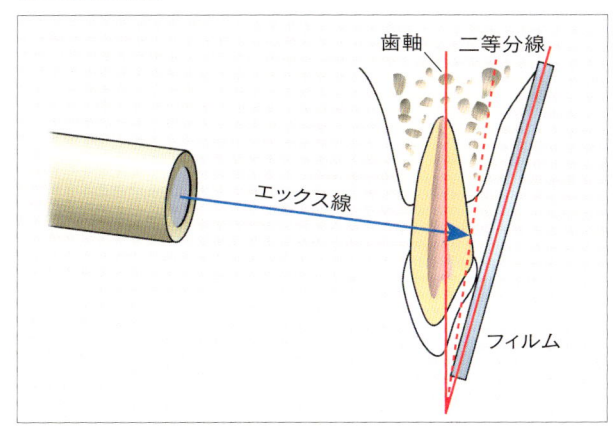

図 5-1 二等分法では等長に撮影できるというメリットがあるが，撮影のたびに角度が微妙に変わるとそれによって骨欠損の写り方が変わってしまい，同じ部位の経過観察には適さない．

[平行法]

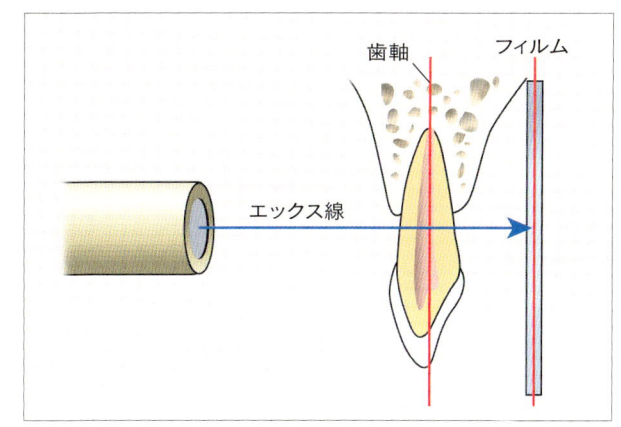

図 5-2 平行法では等長になるだけでなく，同じ方向からの撮影なので規格性が高く，同じ部位の経過観察にも適している．

[デンタルエックス線撮影]

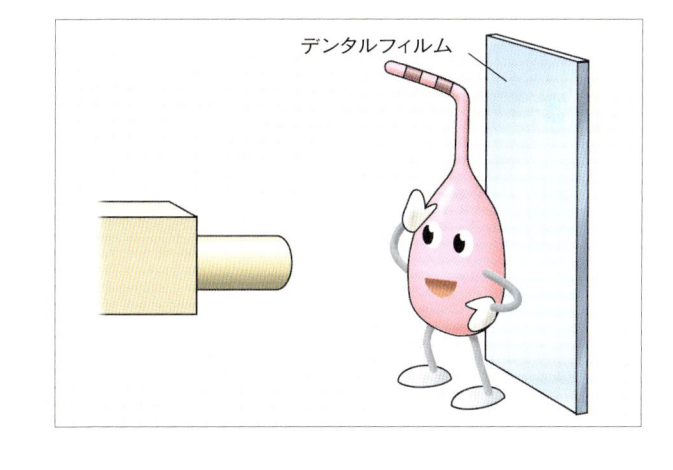

図 5-3 ペリオにおけるエックス線撮影では規格性，等長性，正確性を考慮して平行法が望ましい．

[阪神技術研究所のインジケーター]

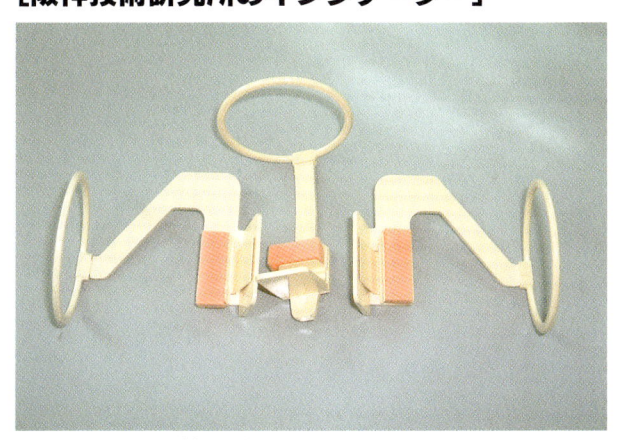

図 5-4 平行法の簡易型インジケーター．

[上顎大臼歯部における撮影]

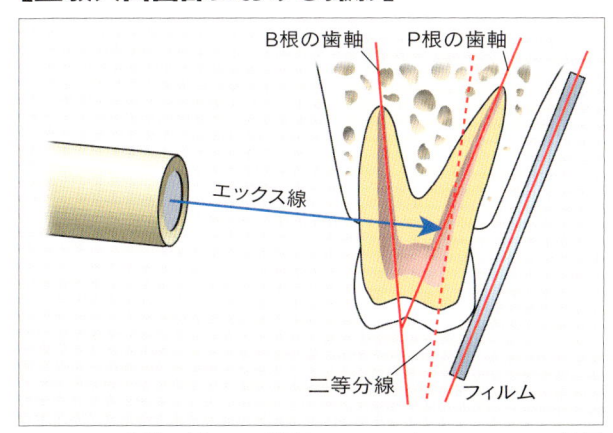

図 5-5 口蓋根に対して平行法になるようにフィルムの位置づけをし，頰側根に対して二等分法になるようにコーンを位置づければ両側の根に対して等長法となる．

第Ⅰ部　歯周病の診査

[デンタルエックス線写真のモニタ]

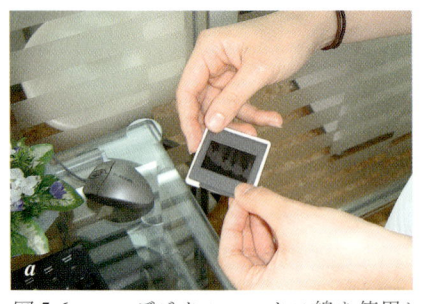

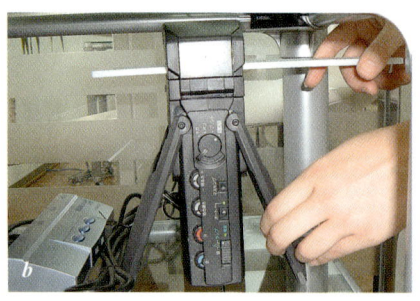

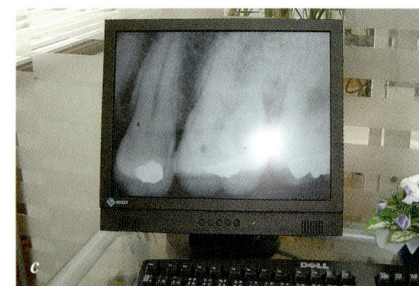

図 5-6a～c　デジタルエックス線を使用しない場合，アナログのエックス線写真（図5-6a）をCCDカメラ（図5-6b）で撮ることにより，パソコンモニタ（図5-6c）に拡大して表示することができる．

[口腔内全体のエックス線撮影]

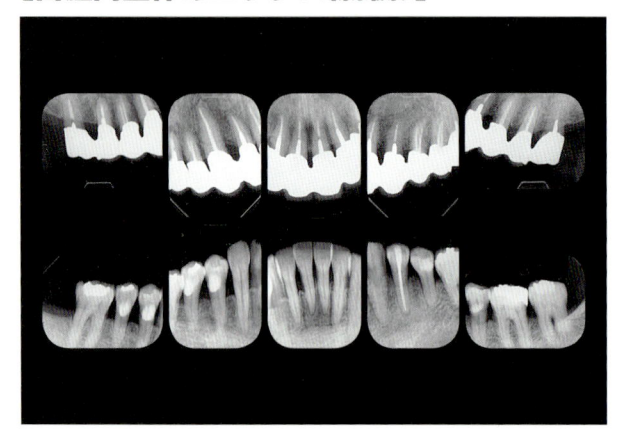

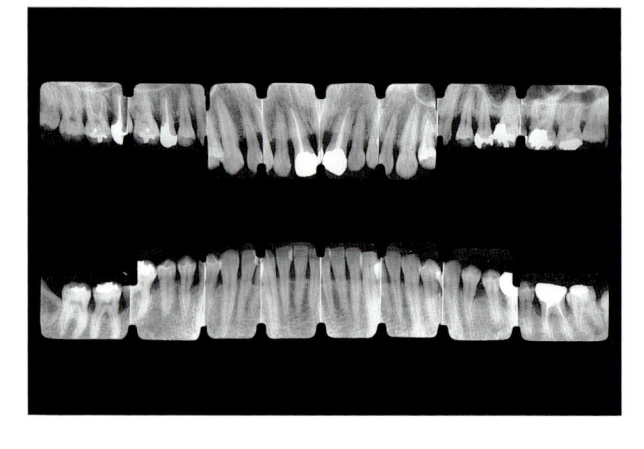

図 5-7a | 図 5-7b
図 5-7c

図 5-7a～c　各部位の歯槽骨の形態などを詳しくみるには10枚法（図5-7a）や16枚法（図5-7b）などが望ましいが，全体像の把握であればパノラマエックス線写真（図5-7c）でも可能である．ただし，パノラマエックス線写真は小さな問題が見過ごされ，大きな問題が強調される傾向があることを心がけておかなければならない．

うにしています（図5-6a～c）．半分アナログ，半分デジタルのハイブリッド型のシステムですが，旧来のシステムに手を加えるだけで簡単に実現できます．
　部分的に診査をする場合は1枚のデンタルエックス線写真でOKですが，全顎にわたって詳しく調べる場合は，10枚法，16枚法などのエックス線撮影が望ましくなります（図5-7a, b）．また，全体的な骨レベルをみるにはパノラマエックス線写真もたいへん有用です（図5-7c）．

[正しいエックス線写真の判定基準[1]（図5-8）]

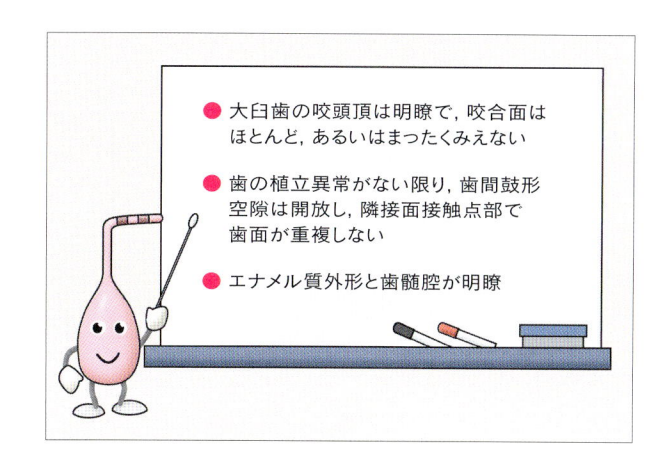

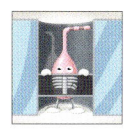

- 大臼歯の咬頭頂は明瞭で，咬合面はほとんど，あるいはまったくみえない
- 歯の植立異常がない限り，歯間鼓形空隙は開放し，隣接面接触点部で歯面が重複しない
- エナメル質外形と歯髄腔が明瞭

正しいエックス線撮影の条件

　正しく平行法で撮影されたエックス線写真では隣接面での歯の重なりはなく，咬合面はほとんど写っていないはずです．またエナメル-象牙境や歯髄腔が明確にみえます．これらが達成されていないエックス線写真は撮影時に上下，左右に角度がついてしまっていると考えてください（図5-8）[1]．ペリオの読影では骨の形態や透過性，歯根膜腔の拡大やlamina duraなどをみることが多いのですが，そういった部分を診査するにふさわしいエックス線写真かどうかを判断するのに歯の写り具合をチェックするわけです．エックス線写真が正しく撮影されていることは，エックス線写真の読影をする前の必須条件です．

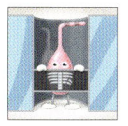

エックス線写真の眺め方

　エックス線写真で骨吸収を調べるときには隣接面部で判断することになります．歯に重なったところの骨は写りませんので当然です．ところで，骨吸収があるのかどうか，またあるとすればそれは垂直性骨吸収なのか水平性骨吸収なのかといったことはどのように判断すればよいのでしょうか？

　CEJまで結合組織性付着があり，結合組織性付着の幅は約1mmという原則からすると，健康であればCEJから約1mm根尖側に骨があるはずです．つまり，エックス線写真上でCEJと骨頂が1mmを超えて離れていれば骨吸収が過去にあったと判断します．少なくとも2mm離れていれば骨吸収と考えてよいでしょう．

　それでは垂直性，水平性という区別はどのようにすればよいのでしょうか？　そのためにはまず隣在する歯のCEJを結んだラインを考えます．通常骨吸収のない健康な組織であればこのラインと骨のラインは平行で，なおかつ約1mm離れています．平行なままで2mm以上離れていれば水平性骨欠損，平行ではなく2mm以上離れていれば垂直性骨欠損ということになります（図5-9）．

　それでは，各骨欠損がどのようにエックス線写真上で見えるか考えてみましょう．骨欠損の分類にもいくつかありますが，いちばん有名なのは残存する骨壁に基づく分類です[2]．まず，あなたがミクロマン（あるいはミクロウーマン）になって骨欠損のなかに入ってしまいます．そして根面に背中をつけて周りを見渡してみましょう．いくつ骨の壁が見えますか？　1つしか見えなければ1壁性骨欠損（1 wall bone defect），2つなら2壁性骨欠損（2 wall bone defect），3つなら3壁性骨欠損（3 wall bone defect）とよばれる骨欠損です（図5-10）．ただし実際はそんな単純な骨欠損は少なく，骨欠損の入り口（つまり歯冠側）では1壁性だけれども，少し根尖側では2壁性，骨欠損底では3壁性というようなコンビネーションタイプが多くみられます．そのような場合はミクロマンがシースルータイプのエレベーターに乗って骨欠

第Ⅰ部　歯周病の診査

生理的な骨レベル

CEJから骨までの距離 1～1.5mm

CEJを結んだラインと骨ライン 平行

CEJを結ぶラインと骨ラインが

平行でも2mm以上離れていると
→ 水平性骨欠損

平行でないと
→ 垂直性骨欠損

根面　骨壁
「1つ，2つ…」

[水平性骨欠損と垂直性骨欠損]

図 5-9a
図 5-9b ｜ 図 5-9c

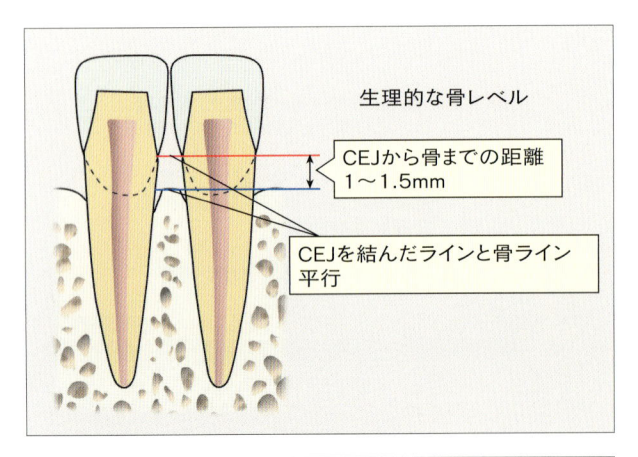

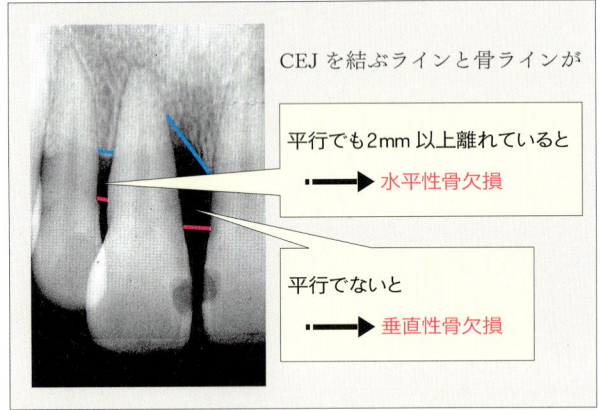

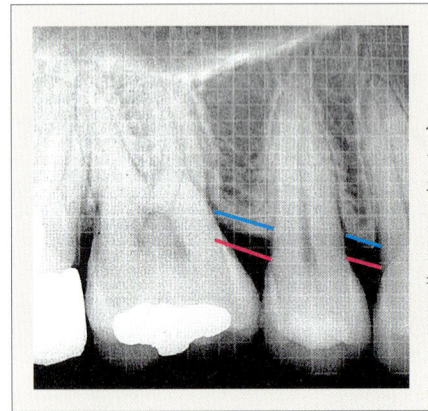

図 5-9a～c　CEJから骨頂が約1mm離れていて，CEJを結ぶラインと骨頂のラインが平行になっているのが生理的な隣接面における骨形態である(図 5-9a)．CEJから1mmを超えて骨頂が離れていれば骨吸収があったと判断し，隣在歯のCEJと結んだラインと骨頂のラインが平行であれば水平性骨欠損，平行でなければ垂直性骨欠損(図 5-9b)というように判断する．たとえ骨頂が傾いていても，そのラインがCEJと平行であれば垂直性骨欠損とは考えない(図 5-9c)．

骨レベルが傾いていてもCEJと平行でその間隔が1～1.5mmであれば生理的と考える

[骨壁数による骨欠損の分類]

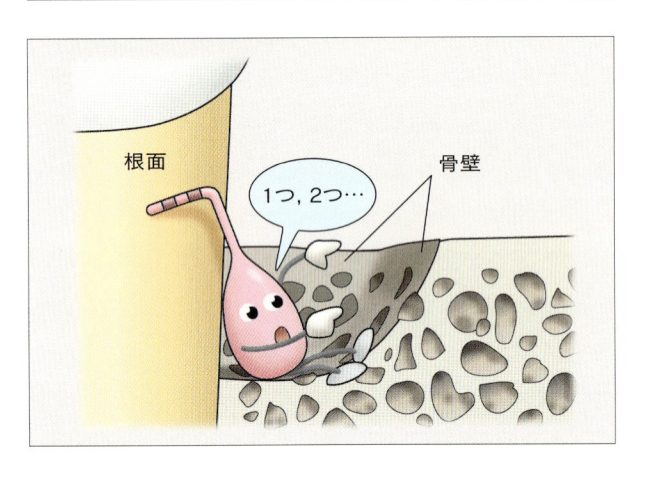

図 5-10　根面に背中を合わせて前に見える骨壁数を数えることにより，何壁性の骨欠損かを分類することができる．

損底に向かって降りていくときを想像してもらえばわかりやすいでしょう．

さて，そういった垂直性骨欠損が実際のエックス線写真ではどのように見えてくるのでしょうか？頰舌側に骨壁が1つ，あるいは2つ残っていればその骨壁の骨頂ラインと骨欠損部の斜めの骨壁ラインの2つが見えるはずです．その2つのラインに囲まれた部分の骨量は少ないので少しエックス線透過性が高く，つまり少し暗く写っているはずです(図 5-11)．

それに対して頰舌側に骨壁が残っていない場合はどうでしょう？　この場合，骨頂ラインがないのですから，骨欠損部の斜めの骨壁ラインしか見えてきません．骨欠損部はまったく骨がないのでエックス線写真では真っ黒になっているはずです(図 5-11)．

ここまでは理解しやすいように単純化して話をしてきましたが，実際の臨床ではもっと複雑です．骨

50

[各骨欠損とエックス線写真の関係]

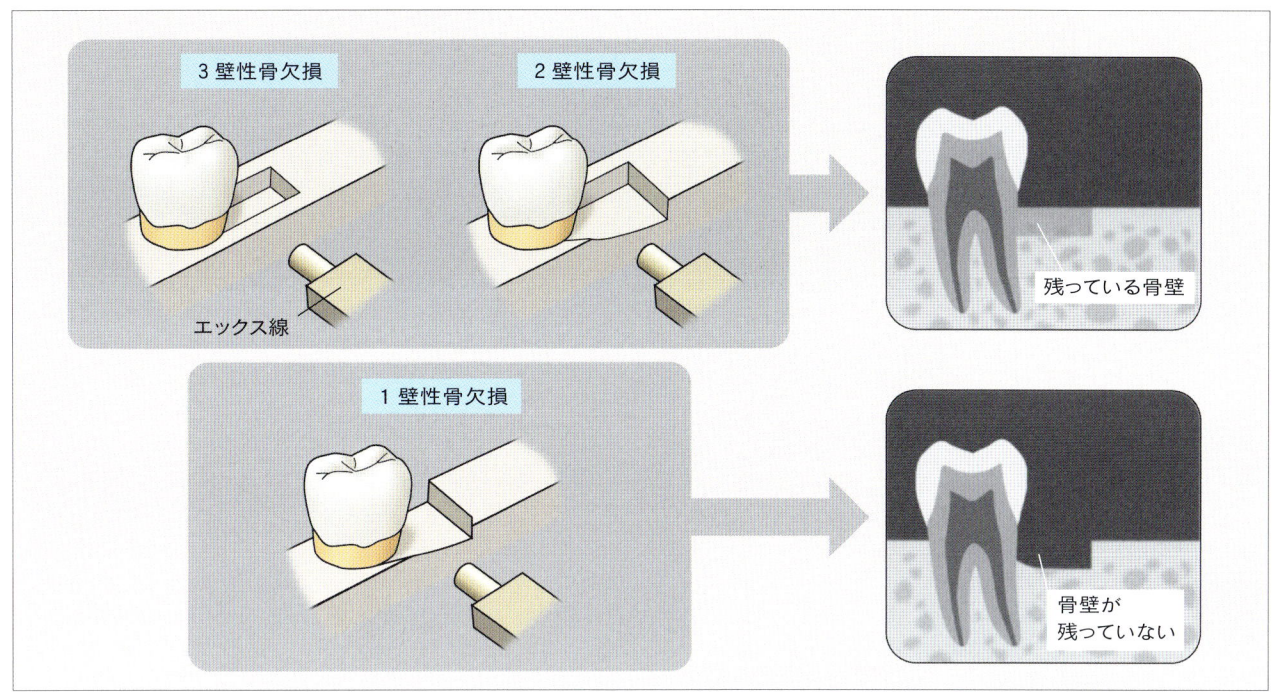

図5-11 頬舌側の皮質骨を含む骨壁がどれだけ残っているかにより，エックス線写真における骨欠損の写り方が決まってくる．

[furcation arrow]

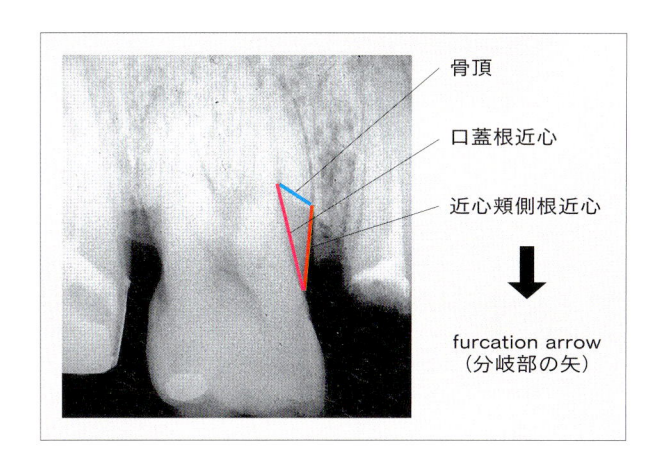

図5-12 上顎大臼歯の隣接面における根分岐部病変が進行すると，骨頂と口蓋根辺縁，頬側根辺縁でできる三角形の影がみえるようになり，これをfurcation arrowという．

壁が頬舌側に残っていてもエックス線写真に写らないことがあるのです．これはとくに炎症が強いときで，炎症にともない骨吸収にバランスが傾いているときというのはエックス線の透過を妨げるだけの組織が不足していますので，エックス線透過性が増しています．つまりエックス線写真でとらえにくくなっているわけです．このことは，臨床での判断ミスにつながることがありますので注意が必要です．たとえば，SRPをしただけで垂直性骨欠損が治ったと思うようなエックス線写真をみることがあります．創傷治癒のメカニズムをよく理解しているとそのような可能性はきわめて低いことがわかるはずですが，どうしてそのようなことが起こるのでしょうか？　それはSRP前のエックス線写真に問題があったからです．つまり，SRP前は炎症が強くて骨壁が写っていなかったのが，SRP後炎症が改善することにより，その骨壁がみえるようになったというトリックなのです．SRPだけで骨ができたというのはいいすぎですが，SRPによって炎症が改善したことは好ましいことで，SRPという治療法

[ルートトランク，付着の喪失，根分岐部病変の関係（図5-13）]

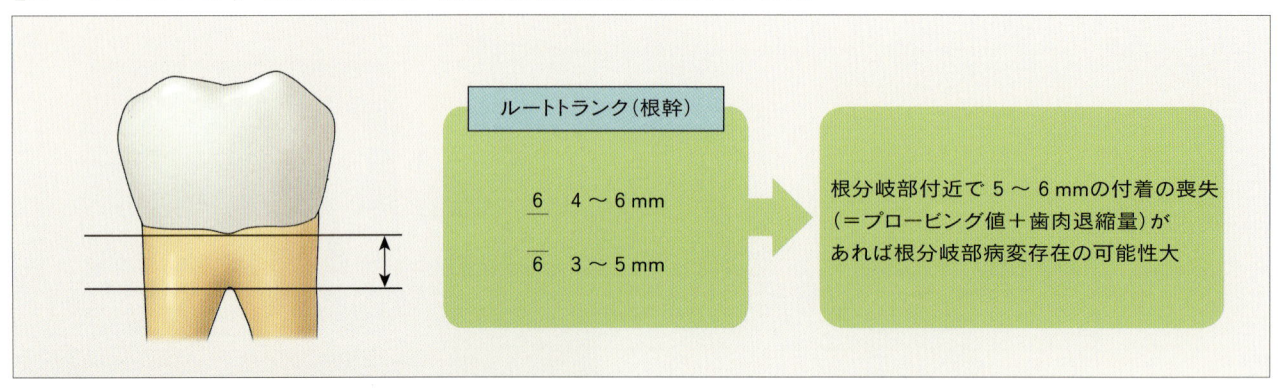

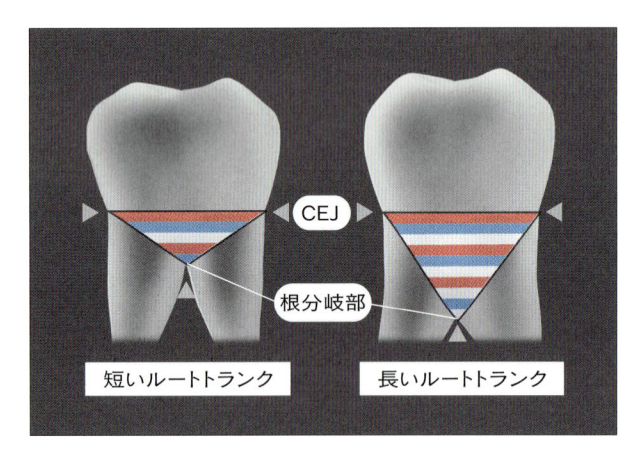

ルートトランク（根幹）

6̄ 4～6mm
6̲ 3～5mm

根分岐部付近で5～6mmの付着の喪失（＝プロービング値＋歯肉退縮量）があれば根分岐部病変存在の可能性大

[ルートトランクの長さ]

短いルートトランク　長いルートトランク
CEJ　根分岐部

図 5-14　エックス線写真で歯の腰（CEJ）の位置と股（根分岐部）の位置を確認し，扁平な三角形ならばルートトランクは短いと判断する．

では不十分だということをいっているのではないのであしからず．

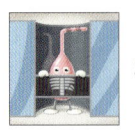

根分岐部病変の眺め方

下顎大臼歯の根分岐部病変は比較的診断がつきやすいですが，上顎大臼歯は非常に診断が困難です．そこで，ここでは上顎大臼歯でのエックス線写真の読影について解説してみましょう．上顎大臼歯の読影が難しいのは3根性のためです．とくに根分岐部病変に関しては，ファーケーションプローブを用いた診査でもわかりにくいうえにエックス線写真でも読影が困難です．根分岐部病変が存在するかどうかを見分ける1つの指標にファーケーションアロー（furcation arrow）というものがあります[3]．これは，たとえば近心の根分岐部病変が存在すれば，口蓋根の近心面と近心頬側根の近心面，そして骨頂の3本のラインで"矢の先"のような三角形ができているというものです（図5-12）．この三角形のことをファーケーションアローといい，これがエックス線写真上で確認できれば根分岐部病変が存在する可能性が高いといわれています．

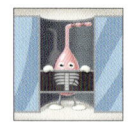

軟組織診査とエックス線診査のコラボレーション

根分岐部病変の読影は難しいのでエックス線診査とプロービングなどの軟組織診査の両方で診断していくことが大切です．どのように硬軟両組織診査をコラボレートすればよいのでしょうか？

軟組織診査で大切なデータは付着レベルです（第1章[1]参照）．付着レベルはプロービング値と歯肉退縮量を足したもので，過去における付着の破壊量を意味します[4]．未治療の場合，プローブの先端から約1mm根尖側に骨が存在しますので，付着レベルと骨レベルは平行関係にあります．つまりエックス線写真における骨レベルと軟組織診査における付

[歯の動揺度の測定]

図 5-15　ピンセットを使って歯を揺らしたり，プローブとミラーのハンドル部で挟んで歯を揺らして頰舌的な歯の動揺度を測定する．

着レベルは1mm離れて平行関係にあるわけです．
　プロービングのときには必ず根分岐部開口部を含めるべきであると既述しました（第1章①参照）．そこで根分岐部開口部でのプロービング値と歯肉退縮量の合計を見てみましょう．もしその合計量が下顎第一大臼歯で約4mm，上顎第一大臼歯で約5mmを超えているようでしたら，根分岐部病変が存在する可能性大です．なぜなら，これらの値は各大臼歯部でのルートトランクの幅の平均値だからです．ルートトランクはCEJから根分岐部までの距離ですから，この距離に相当する付着の喪失（つまりプロービング値＋歯肉退縮量）があるということは，プローブ先端が根分岐部まで到達していることになります．いい換えれば根分岐部病変が存在するということです（図5-13）．もちろんルートトランクは個人差がありますので，エックス線写真で両隣接面のCEJの位置と根分岐部でできる三角形が大きいか小さいかをみることも大切です（図5-14）．
　このようにエックス線写真をみる前に，そこの部分の付着が根分岐部まで達しているかどうかがだいたい予想がつきます．このデータをエックス線写真の読影と組み合わせることにより，少しでも診断力を上げることができるはずです[5]．

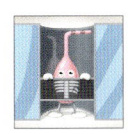

歯の動揺度の診査

　歯の動揺度（tooth mobility）は硬軟両組織の変化の結果ですので，硬組織診査に含めるのは無理があるかもしれませんが，本項でまとめておきます．
　歯の動揺度の診査は一般的に頰舌的にどれくらい歯が動くかで決めていきます．1mm以内でも生理的動揺度を超えていると判断すればⅠ度，1mmを超えていればⅡ度，沈み込むような動きまであればⅢ度という分類が一般的です（図5-15）．
　ペリオチェックのような器械があれば別ですが，動揺度の測定はかなり術者の主観が入るので，前回の測定と比較をするのは難しいところがあります．『最近歯が緩んできた』というような患者さんの感覚のほうが案外正確であったりします．また上記の動揺度の測定は非機能時ですが，上顎の歯の頰側面に指を添え，上下咬み合わせた状態で側方運動してもらってどの程度動揺するか（これをフレミタスという）という機能時の動揺も調べましょう．
　骨レベルが下がると歯の動く支点が下がりますので当然，歯の動揺は大きくなります．これはincreased mobilityといわれる生理的な動揺で，炎症がコントロールされていて，患者さんの不快症状もなければ必ずしも治療対象になりません．それに対して，少しずつ歯の動揺が増していくincreasing mobilityは病的な動揺で，付着の喪失や骨の喪失をともなう可能性があり，治療対象になるといわれています．increased mobilityなのかincreasing mobilityなのかは経過観察が重要になりますので注意深い診査が必要です．ただし，その診断は非常に難しく，われわれの悩みの種になっています．

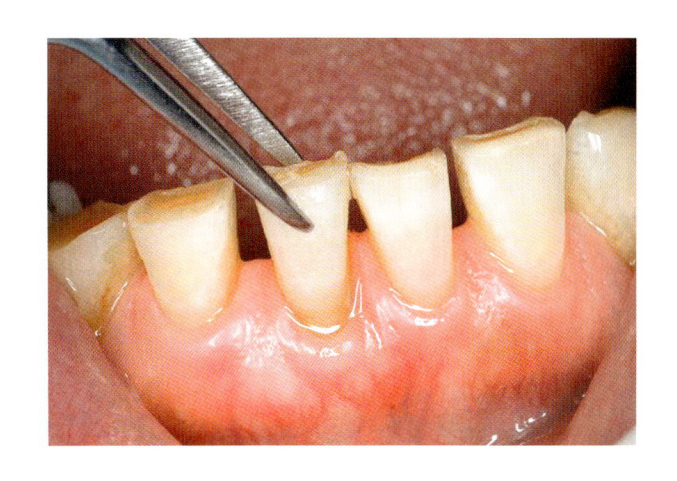

第3章

ペリオのリスクアセスメントと院内デジタル化

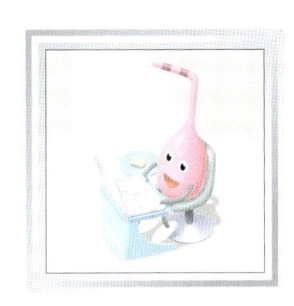

|6| ペリオのリスクアセスメントと院内デジタル化　56

ペリオのリスクアセスメント

実際の症例

院内デジタル化

コラム・ザ・ペリオ⑤ もうひとつのリスクアセスメント

6

ペリオの
リスクアセスメントと
院内デジタル化

Periodontal Risk Assessment and Digitization in the Dental Office

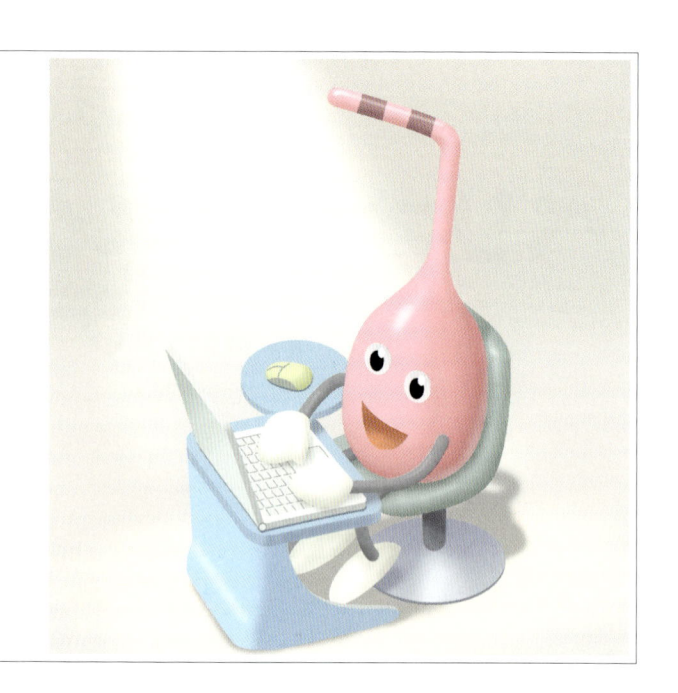

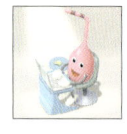

はじめに

前章までペリオの診査について具体例を示しながら解説してきました．本章では収集したデータをもとにペリオのリスクアセスメント(periodontal risk assessment)をする方法や著者の医院で進めている院内デジタル化についてお話ししていきます．

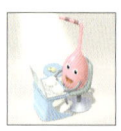

ペリオのリスクアセスメント

むし歯菌からう窩形成までのシナリオはかなり解明が進みました．そのため各ステップでの要因を掛け合わせていくと，う蝕になるリスクをある程度判定できます．これはもうすでに実用化され，導入されている読者も多いことと思います．

それではペリオの世界はどうでしょう？ 歯周病菌から骨吸収までの道筋にはまだまだ大きなブラックボックスがかぶさっています(図 6-1)．少しずつ解明は進んでいますが，進めば進むほど複雑であることがわかるだけです[1]．そのため，ペリオのリスクを把握するシステムはまだ確立されていないのが現状です．だからといって足踏みばかりしていては前には進みません．現時点でどこまでできるのか考

える意味でもペリオのリスクアセスメントに挑戦してみたいと思っています．

図 6-2 は，現在著者が採用しているペリオのリスクアセスメントに関するレーダーチャートです．5つの項目からなるペンタゴン(periodontal pentagon)になっています．それでは各項目について時計回りに説明していきましょう．

まず出血率からです．出血率が高いと付着の喪失を起こす確率が上がります(図 6-3)．ただし出血率が低いと安定しているというほうが疫学的には正しいということは第 1 章 3 で詳述しました[2]．この出血率は炎症の程度を反映しますが，日ごろの患者さんのプラークコントロールのレベルでかなり左右されます．来院直前にブラッシングしてもごまかせませんので，患者さんのセルフケアのレベルを計る1つの指標と考えて採用しています．もちろん，われわれの行う歯肉縁下のプラークコントロールのレベルにも影響されますので，歯肉縁下のデブライドメントの指標にもなります．

つぎに 4 mm 以上のポケット率です．これはプロービングしたすべての部位のうち，4 mm 以上のところが何パーセントあるかを示しています．これも値が大きいほど付着の喪失を起こす可能性が高いといわれています(図 6-4)[3]．この値が大きいと深い

[ペリオのブラックボックス]

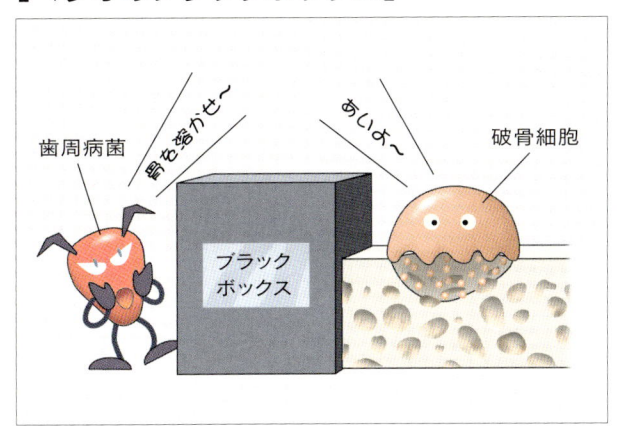

図 6-1 歯周病菌から破骨細胞による骨吸収までの道のりは長く複雑で，まだまだ未解明の部分が多い．

[レーダーチャート]

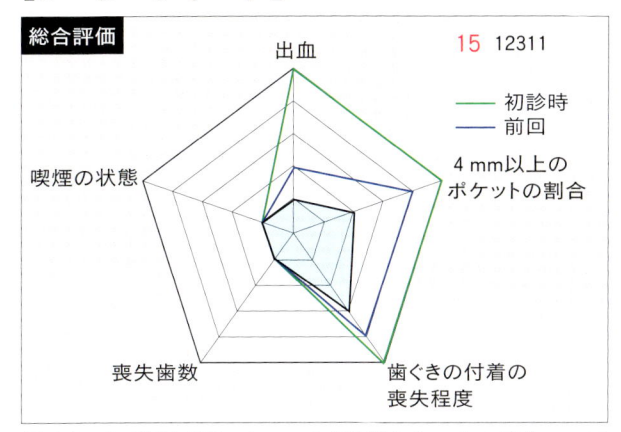

図 6-2 5項目に関してスコアが計算され，その総合スコアが総合評価の値として右上に表示される．

[出血率の意義（図6-3）]

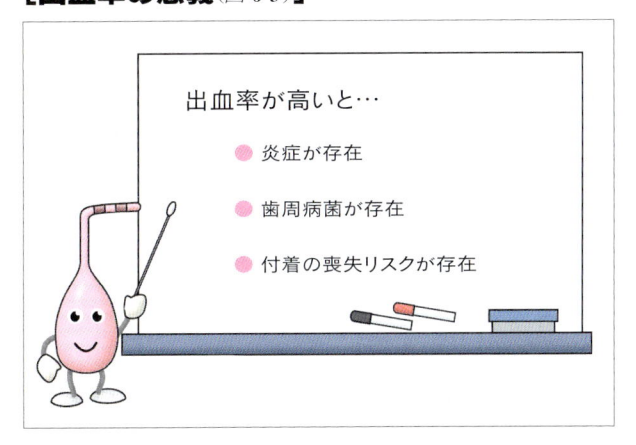

出血率が高いと…
- 炎症が存在
- 歯周病菌が存在
- 付着の喪失リスクが存在

[深いポケットの意義（図6-4）]

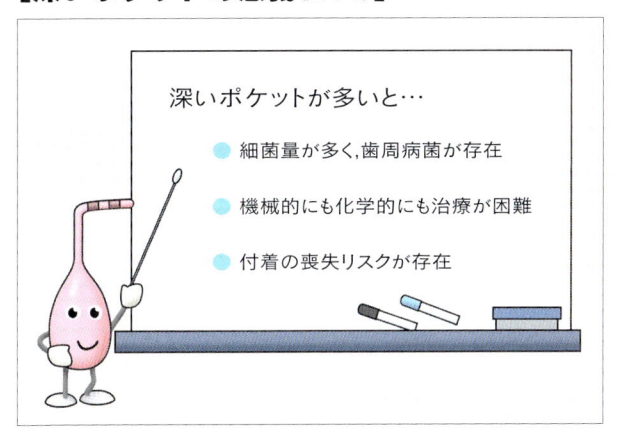

深いポケットが多いと…
- 細菌量が多く，歯周病菌が存在
- 機械的にも化学的にも治療が困難
- 付着の喪失リスクが存在

ポケットがたくさん口のなかにあるということですから，それだけ歯周病菌をたくさん抱えているということにつながります．

つぎは歯ぐきの付着の喪失程度です．これは付着レベル（つまり歯肉退縮量＋プロービング値）を年齢で割った値になります．ただし，もっとも付着レベルの大きいところの値を採用すると，いつまでたっても報われない患者さんがでてきますので，最大値から5％下がったところの値を採用するように設定しています．付着レベルは過去における付着の破壊の程度を表しますので，過去に悪かった人はこれから悪くなる確率が高いという前提に基づいて採用しています．ただし，たとえば5mmの付着の喪失があっても，それが20歳の人で起こっているのと70歳の人

で起こっているのとでは進行のスピードが違うわけですから，年齢で割ることによりそれを配慮するようにしてあります．患者さんに付着レベルという言葉を使うとわかりにくいので，「年齢のわりに骨や歯ぐきがやせているところが多いと，ここの数値が上がります」というように説明しています．

つぎに喪失歯数です．歯を失ったという事実と残存歯への負担の問題から，喪失歯数が多くなれば悪化するリスクが高くなるという前提です．失った原因にもよることは明らかですが，そこまで配慮できていません．議論のあるところですが，もしこの項目がなければ困った状況に遭遇してしまいます．たとえば残存歯が数本で，その歯のペリオの診査データが良ければリスクアセスメントとしてスコアが良

第 I 部　歯周病の診査

［歯がなくてもスコアが良い？］

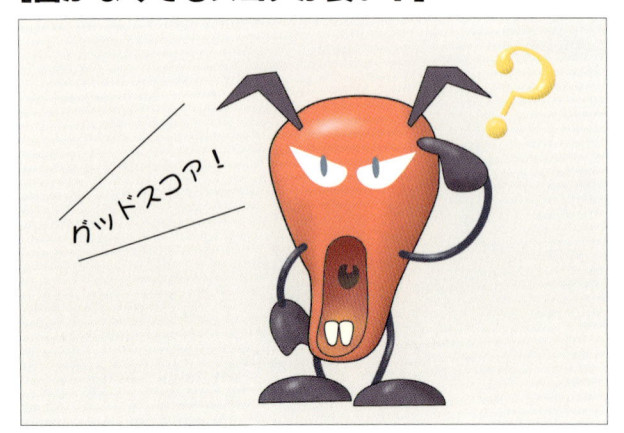

図 *6-5*　残存歯のデータのみを扱っていると，データの悪い歯を抜歯すればするほどスコアが良くなってしまう．

［総合評価のグラフ化］

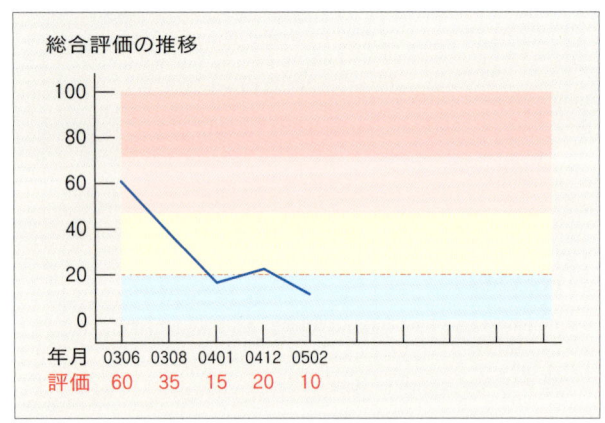

図 *6-6*　レーダーチャートにおける各項目が数値化され，その合計が総合評価としてグラフ化される．レーダーチャートの色分けと同じ色分けをグラフ上に使うことにより，数値の変化を実感しやすいように工夫されている．

［Lang & Tonetti によるダイヤグラム］

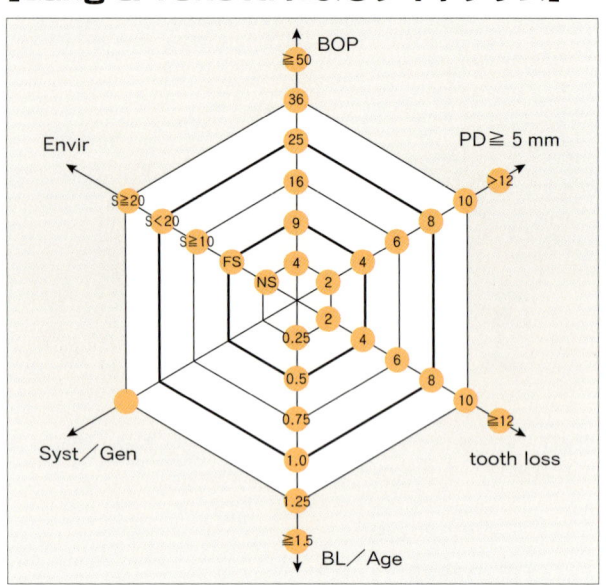

図 *6-7*　上中央から時計回りに BOP：プロービング時の出血，PD ≧ 5 mm：5 mm 以上のポケットの部位数，tooth loss：喪失歯数，BL／Age：歯槽骨／年齢スコア，Syst／Gen：全身的，遺伝的要因，Envir：喫煙などの環境因子．

くなってしまうのです（図 6-5）．また，かなり状態の悪い歯を抜歯した場合，出血率や 4 mm 以上のポケット率，歯ぐきの付着の喪失程度は改善しますが，喪失歯数の項目がなければ悪い歯を抜歯すればするほど，良くなるということになってしまいます．これではリスクの高い歯を少しでも長くもたせようとがんばっている患者さんは報われません．

最後に喫煙の程度があります．喫煙歴，喫煙量によってリスクの大きさが変わりますので，それらも考慮に入れています[4]．毎日ブラッシングをがんばっている患者さんでも喫煙する人はいつもレーダーチャートの喫煙の項目がハイスコアになっていて，"眼の上のたんこぶ"状態です．これを下げるために実際禁煙に踏み切った患者さんも何人かいますので，思わぬ効果があることがわかりました．

以上の 5 項目はそれぞれグレード分けされ，それによって各項目にスコアがつきます．そして総合評価として全体のスコアが表示され，それは診査のたびにグラフ化されていきます（図 6-6）．ペリオのリスクにおけるそれぞれの項目の重さがどれくらいなのかはまったく不明です．また総合評価のスコアがどれだけだと付着の喪失リスクがどれくらいというデータもありません．しかしながら，患者さんの努力目標として，また努力した結果のご褒美としてスコアを利用する分には問題ないと考えています．スコアの変化がわかりやすいようにレーダーチャートの部分はスコア別に色分けされていて，スコアの低いほうからブルー，イエロー，ピンク，レッドと変わるように設定しています．これはグラフ上でも同じ色分けをして変化があったときに実感しやすいように工夫しています．

第3章 ペリオのリスクアセスメントと院内デジタル化 ⑥

[この状態でスコアが良いというのは…]

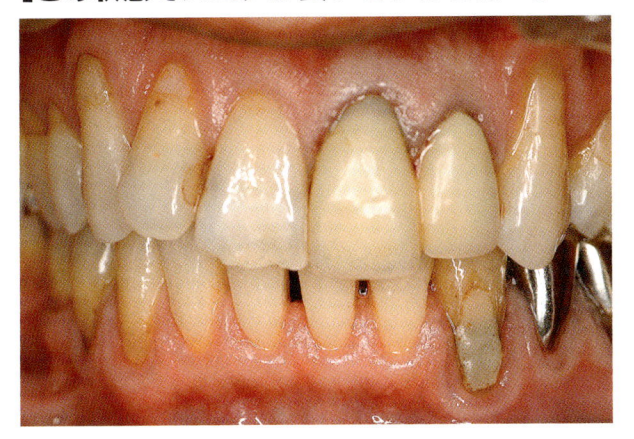

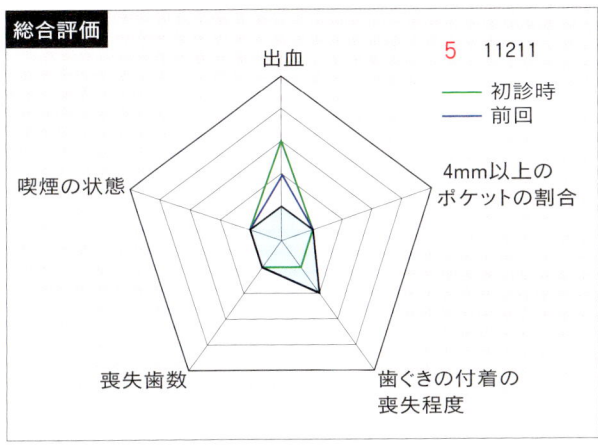

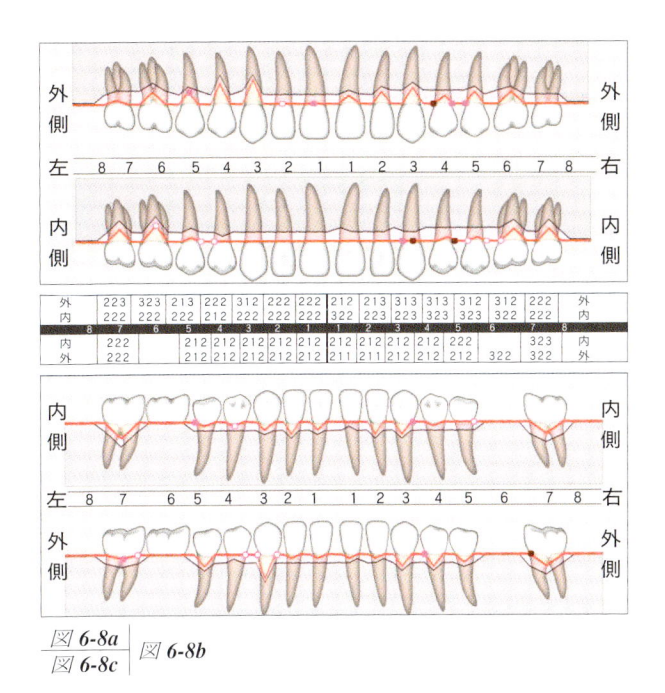

図 6-8a｜図 6-8b
図 6-8c

図 6-8a〜c 隣接面の骨レベルだけをみていると，唇側の歯肉退縮による付着の喪失がスコアに反映されない．*図 6-8a* は正面観の口腔内写真で全顎的な歯肉退縮の進行が認められる．*図 6-8b* でプロービング値がすべて正常値であることがわかる．レーダーチャートに付着レベルを採用することにより歯肉退縮が反映され，歯ぐきの付着の喪失程度の値が高く表示される（*図 6-8c*）．

　ところで Lang NP と Tonetti MS がペリオのリスクアセスメントに関する論文を発表しています[5]．彼らの取り上げている項目はつぎの5つです（図 6-7）．
・出血率
・5mm 以上のポケットの数
・骨吸収量／年齢
・喪失歯数
・喫煙の状態

そして，インターロイキン1の遺伝子多型のような全身的あるいは遺伝的因子も項目に加えることを提案しています．

　著者の使っているシステムはこれを参考にしたものですが，5mm 以上のポケット数を4mm 以上のポケット率に，骨吸収量／年齢を付着レベル／年齢に変更してあります．たとえば，1本の歯で5mm 以上のポケットが何か所もあるとそれだけで5mm 以上のポケット数は急上昇してしまいますが，4mm 以上のポケット率にしていますと上昇は緩やかです．急激なデータの変化はどこで境界線を引くか難しくなりますし，境界線の引き方によってはグレードを分けた意味がなくなることがあります．

　また，Lang と Tonetti は骨吸収量／年齢の項目では隣接面で最大の骨吸収をしているところを選び，バイトウイングエックス線写真で骨吸収1mm あたり10％の骨吸収量として計算しています．これでは唇頬側の歯肉退縮は進んでいても，隣接面の骨レベルは正常という症例では引っかからなくなります．つまり磨きすぎで炎症も少なくポケットも浅いが，鏡で歯ぐきをみるとあちこちで歯肉退縮を起こしている患者さんは，きわめて良いデータになってしまうのです（*図 6-8*）．そこで，著者の設定では隣接面の骨レベルではなく，すべての面の付着レベル

第Ⅰ部　歯周病の診査

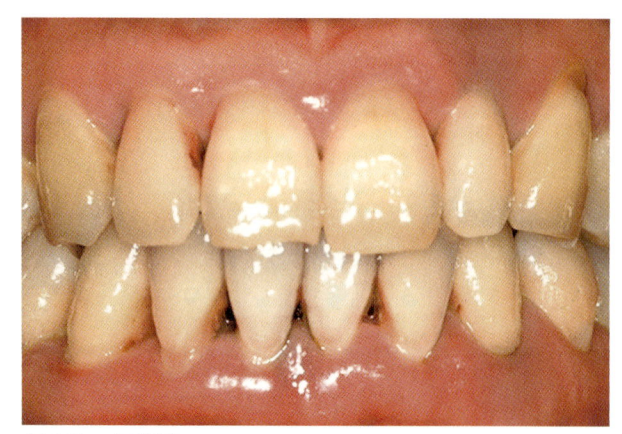

図 6-9a　初診時.

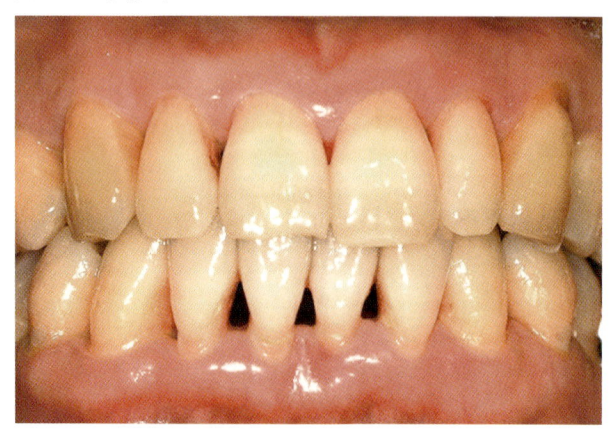

図 6-9b　歯周基本治療終了時（初診より3か月後）.

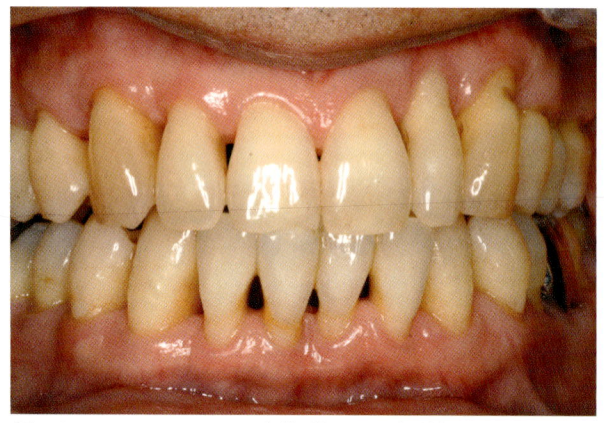

図 6-9c　メインテナンス時（初診より8年後）.

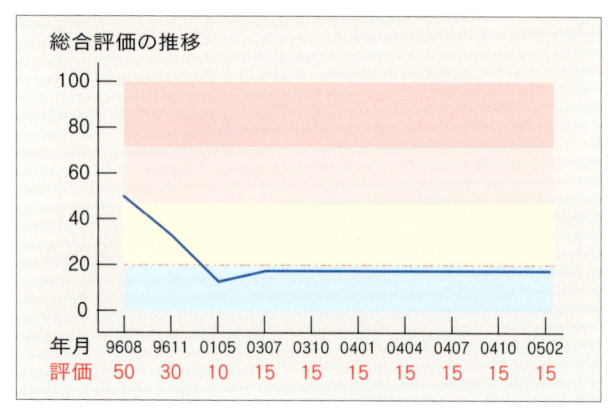

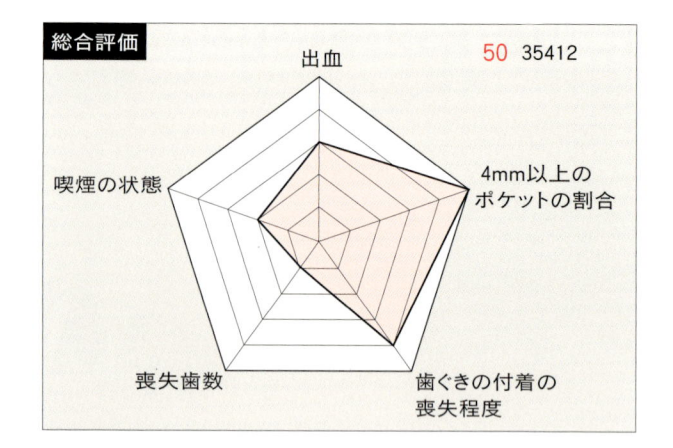

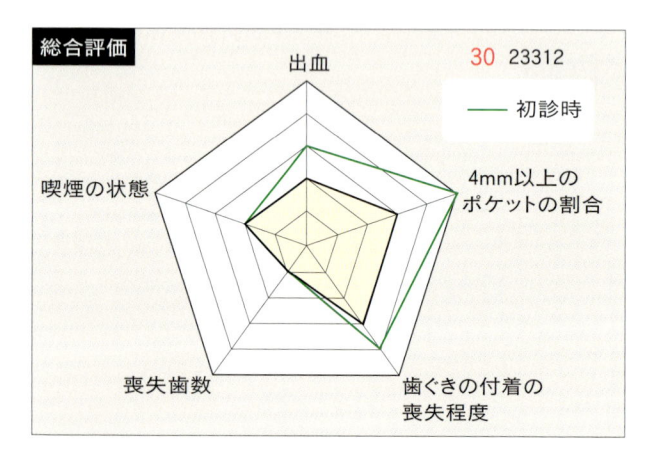

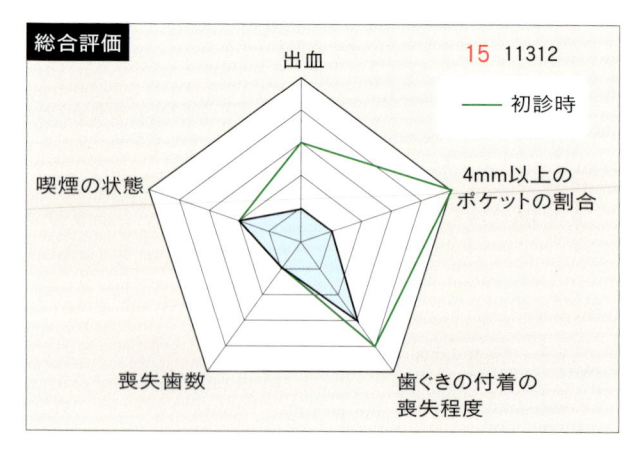

◀図 6-9d　総合評価の推移.

60

から選んでくるようにしてあります．

　それと項目の変更理由に"診査内容を増やさない"という配慮もあります．レーダーチャートをつくるために新たに何か別の診査をしなければならないというのは煩雑です．限られた時間のなかで臨床をこなしていかなければならないわれわれにとってこれは大きな問題です．既存のデータで勝手にパソコンが計算してくれるシステムですと，まったく新たな手間はかかりませんし，同じデータでもプレゼンテーションの仕方が変わると患者さんの理解度も高まります．これからは蓄積したデータをもとに再解析し，少しでもリスクを予知できる設定への微調整をしていくのが課題になるでしょう．

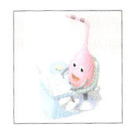

実際の症例

　それでは実際の症例でレーダーチャートの変化をみてみましょう．図 **6-9a** は平成 9 年 8 月 9 日に冷水痛を主訴に来院した 48 歳，男性の口腔内写真とレーダーチャートです．主訴の治療を優先しましたが，もともと歯周病でも悩んでおられましたので歯周治療も同時に行うことになりました．初診検査時のレーダーチャートでは出血率，4 mm 以上のポケット率，歯ぐきの付着の喪失程度（付着レベル）ともに数値が高く，炎症や過去に起こった破壊の程度が大きいことが伺えます．総合評価の数値は 50 とかなり高い数値になっています．そこで 3 か月ほどかけて歯周基本治療を行った結果が図 **6-9b** です．出血率も下がり炎症が少なくなるとともに，4 mm 以上のポケットも減少しました．付着レベルも改善しています．総合評価は 30 まで低下しました．

　図 **6-9c** はメインテナンス中（初診より 8 年経過）のデータです．出血率はさらに下がり，4 mm 以上のポケット率もさらに下がりました．付着レベルに変化がありませんので，このポケット率の低下は主に歯肉退縮によってもたらされたものと考えられます．実際，写真をみても歯肉退縮が進んでいます．つまり，この歯肉退縮はポケットと置き換わったわけです．総合評価は 15 まで低下しました．この患者さんには歯周外科が必要と判断したものの，患者さんの同意を得られませんでしたので一度もメスを使うことなく治療をしてきましたが，非外科治療でここまで改善，維持できることは驚きです（図 **6-9d**）．患者さんも 3 か月ごとのメインテナンスで自分の数値をみるのを楽しみにしていて，情報提供がコンプライアンスの向上，維持につながるよい例だと思います（コラム・ザ・ペリオ⑤）．

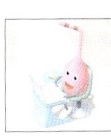

院内デジタル化

　パソコンの力を借りてペリオの診査データを有効に使う話をしてきました．もちろんパソコンの力を借りるためにはそれなりの環境整備をしていかなければなりません．そこで，著者の医院で取り組んでいる院内デジタル化について解説し，読者の皆さんの参考にしていただきたいと思います．

　各チェアにパソコンを配置し，それらは有線 LAN でつながっています（図 **6-10**）．パソコンを設置する場所のない医院でしたら，必要なときにノートパソコンをチェアサイドにもっていけば十分説明に使えるはずです．

　パソコンには診査データと画像データが共有ファイルとして保存されていて，どのチェアからでも過去のデータを引きだしてくることができます．患者さん説明用のイラストやアニメーションも必要に応じて使えるようになっています（第 1 章①：図 **1-7** 参照）．パソコンを 10 分間使わなければ自動的にペリオ関係のアニメーションが流れるように設定してあります．すべてのパソコンはプリンターともつながっていますので，どこからでも必要なデータを印刷できます．患者さんに毎回診査データを渡すことはすでに話しました．データの入力はどのパソコンからでもできますが，チェアから離れたところに設置したノートパソコンで入力することがほとんどです（第 1 章①：図 **1-13** 参照）．

　画像データはデジタルカメラで撮影してコンパクトフラッシュ（以下 CF と略）というメディアにデータがコピーされます．1 人に 1 枚の "My CF" をもっ

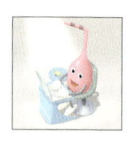

コラム・ザ・ペリオ⑤　もうひとつのリスクアセスメント

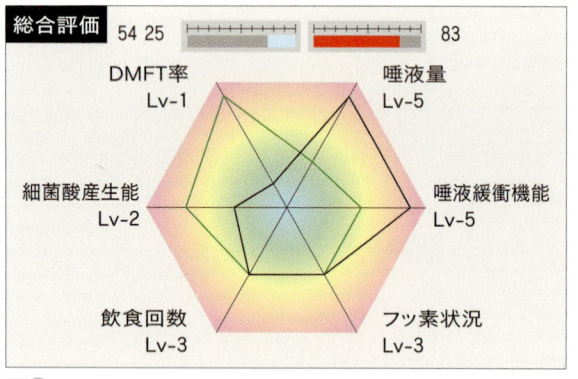

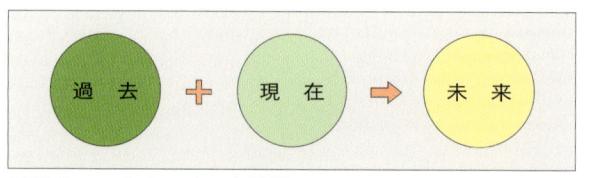

図⑤-1

図⑤-2　ペリオのリスク診断．

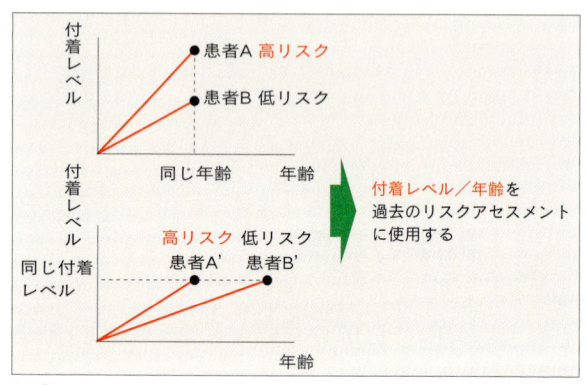

図⑤-3　過去の破壊量．

- 喪失歯数（Tooth Loss）
- 骨の喪失量（Bone Loss）
- 付着の喪失量（Attachment Loss）

図⑤-4

　カリオロジーではむし歯菌などの攻撃因子と唾液などの防御因子のバランスをみることでリスクアセスメントをします（図⑤-1）．このアセスメントの結果は臨床実態に近いもので，それがリスクマネジメントにも結びついていきます．これがう蝕の激減の大きな理由でしょう．

　それに対してペリオはどうかというと，歯周病菌などの攻撃因子と感染防御機構などの防御因子のバランスでリスクアセスメントをするのは，まだまだ困難な状況です．そこで現時点ではペリオのリスクアセスメントはう蝕とは手法を変えざるをえません．

　リスクアセスメントとは将来歯周病の発症や進行が起こる可能性がどれくらいなのかを評価するものですが，現在存在してなおかつ臨床で簡便に集められるデータを基に評価しようと思えば，過去のデータと現在のデータから未来を類推するという手法しかありません（図⑤-2）．

　過去のデータでは歯の喪失（Tooth loss），骨の喪失（Bone loss），付着の喪失（Attachment loss）という，歯周病によりどれだけ失ったかというデータが重要になります（図⑤-3）．骨の喪失は毎回エックス線撮影をしなければなりませんので，頻繁に行えないということから，著者は歯の喪失と付着の喪失を採用しています．歯の喪失は歯式さえ入力されていればわかりますし，付着の喪失もプロービング値と歯肉退縮量の合計で算出できます．ただしここで配慮しなければならないことは年齢です．同じ年齢で付着の喪失が大きければ失ったものが大きいのは当然ですが，付着の喪失が同じでも年齢が若ければ失ったものが大きいと考えられます（図⑤-4）．つまり付着の喪失をスピードとして捉える必要があり，そのためには付着レベル／年齢という指標を使ったほうがよいということがわかります．この指標ですと付着の喪失が大きいほど，年齢が若いほど数値が上がります．また長期間付着の喪失を起こさずに安定している患者さんでは，年齢が上がっていくにつれてこの数値は下がって

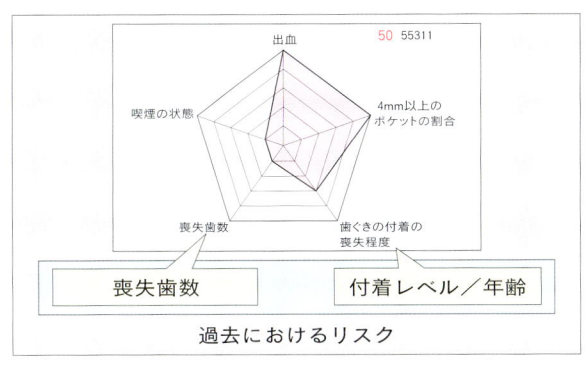

第3章 ペリオのリスクアセスメントと院内デジタル化 ⑥

図⑤-5

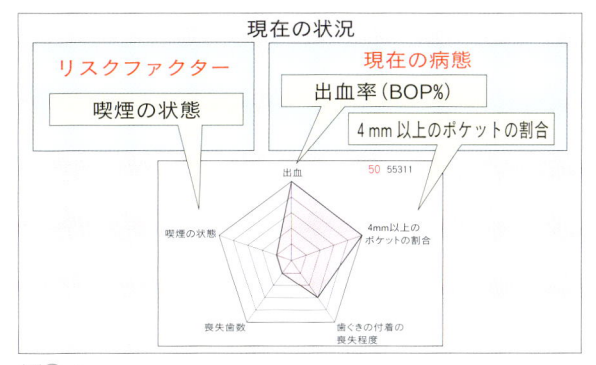

図⑤-6

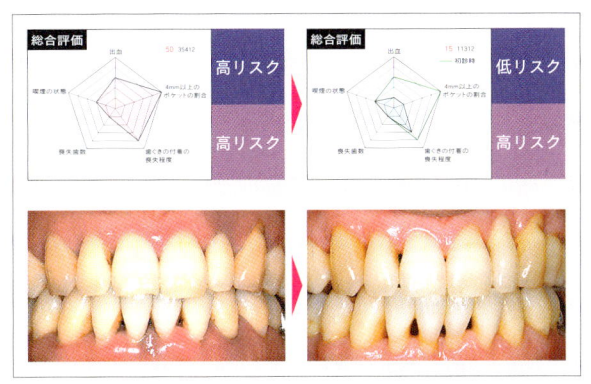

図⑤-8

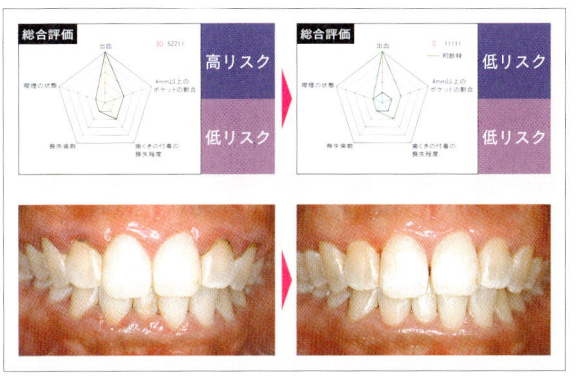

図⑤-9

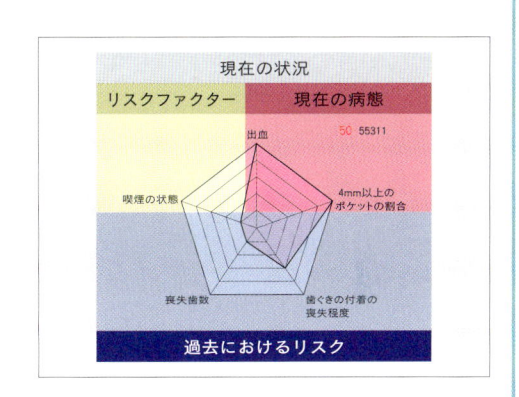

図⑤-7

いきます．現状維持を目標とするメインテナンスでは数少ない励みになる数値になるでしょう．この付着レベル／年齢と喪失歯数をレーダーチャートの下半分に位置づけ，過去に起こった破壊の程度(過去におけるリスク，Past Risk Status)として扱っています(図⑤-5)．

現在のデータでは炎症の程度や波及度，後天的リスクファクターなどを採用することになります．レーダーチャートで採用している出血率(BOP率)は炎症の程度，4mm以上のポケット率は炎症の波及度ということになります(図⑤-6)．また後天的リスクファクターでは喫煙のみ採用しています．糖尿病の場合，コントロールできていない糖尿病患者さんがもっともリスクが高いわけですが，そのような患者さんは血糖値やHbA1cなどの数値をご存じないことが多いため採用を見送りました．

著者の採用しているレーダーチャートでは下半分が過去のデータ，上半分が現在のデータという構成になっています(図⑤-7)．これによりチャートの輪が全体的に広がっていれば過去の破壊も大きく，現在の状態も良くないということでもっともリスクが高いことになります．下半分に輪が偏っているようなケースというのは動的治療で現在の状況を改善した場合が多く(図⑤-8)，また逆に上半分に輪が偏っているようなケースというのは，破壊がまだ起こっていない発症前診断のような状態と考えてよいでしょう(図⑤-9)．

第 I 部　歯周病の診査

［院内有線 LAN］

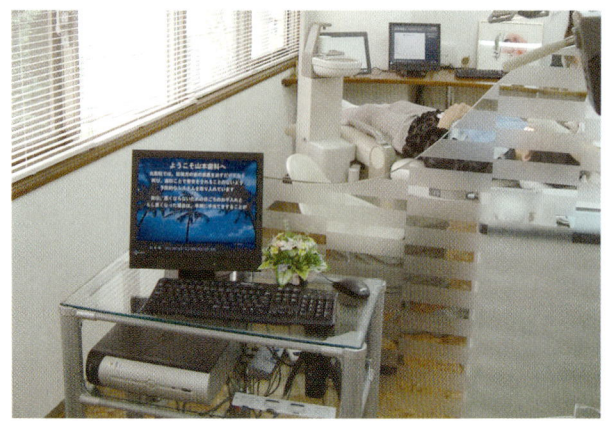

図 6-10　診療室内のパソコンは有線 LAN でつながっており，診査データや画像データをどこのパソコンからでも閲覧できるようになっている．

［DVD‐RAM による上書き保存］

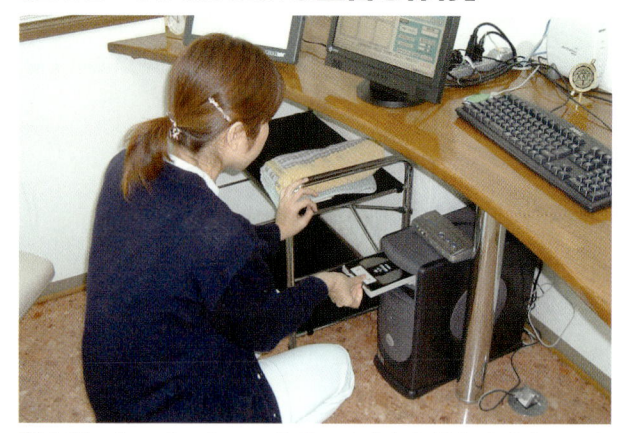

図 6-12　サーバーのハードディスクからほかのパソコンのハードディスクに 1 日 2 回上書き保存しているが，念のため DVD‐RAM にも保存することによって万が一の事故に備えている．

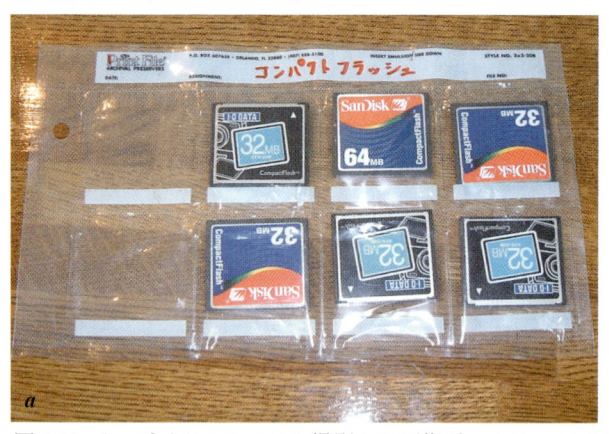

［画像データのコピー］

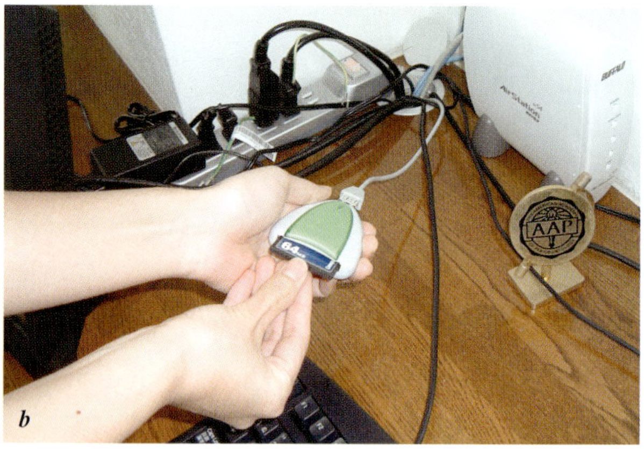

図 6-11a, b　デジタルカメラで撮影した画像データはコンパクトフラッシュにコピーし，カードリーダーを介して振り分けソフトによって患者さんのフォルダに移される．そのとき，撮影日が画像ファイルの名前になるように設定しておき，フォルダに移ると同時にコンパクトフラッシュ内は空になるようにしている．

ていますので，他の人のデータが混入しないようになっています（図 6-11）．容量の大きい CF ですとたくさんのデータが入るのでよいように思いますが，その分パソコンへの取り込みが後回しになったりしますので，32MB の CF にしています（ずぼらな院長だけ 64MB！）．CF のデータはカードリーダーに差し込んで，パソコンへの取り込み，振り分けを行います．自動的に撮影日がファイル名になって患者さんのフォルダにコピーされるように設定しています．パソコンへの取り込み後 CF 内は空になります．画像ソフトと診査ソフトはリンクしていますので，診査結果の説明をしながら画像にジャンプして，より患者さんの理解の助けになるようなプレゼンテーションが可能です．

　これらの大切なデータ（診査データ，画像データ）はサーバーとなる 1 台のパソコンのハードディスクに保存されていますが，毎日有線 LAN を介して別のパソコンのハードディスクにコピーしています．そして，念のために DVD‐RAM に上書き保存してもしものときに備えています（図 6-12）．パソコンの

[パソコンによる案内文の作成]

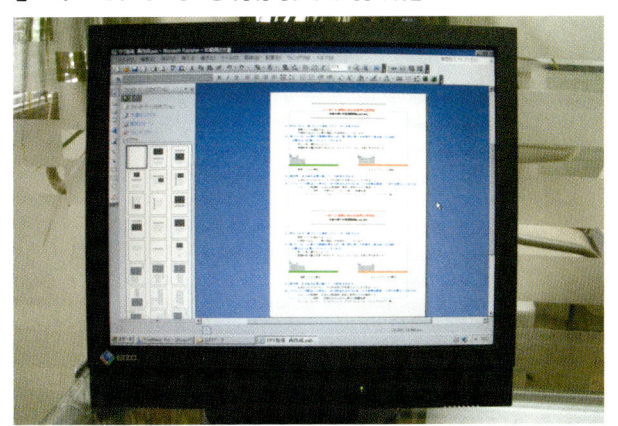

図 *6-13*　院内に張りだす資料や患者さんに渡す資料もスタッフがパソコンで作成する．

[勉強会資料の作成]

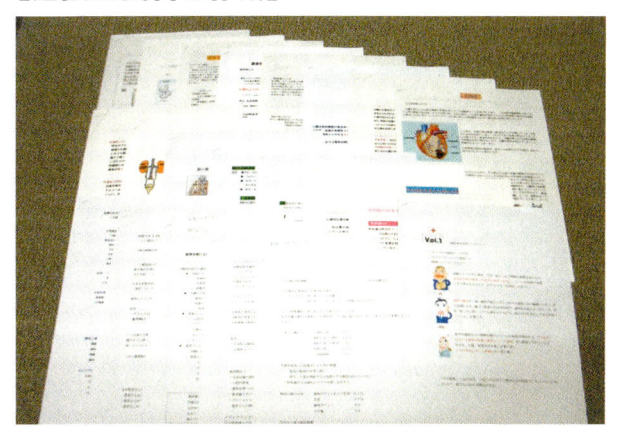

図 *6-14*　勉強会で使用する資料や講習会のレポートもパソコンで作成し，共有ファイルに保存しておくことにより，だれでも，いつでもスタッフが見ることができる．

　クラッシュはあるとき突然起こる可能性がありますので，大切なデータには念には念をというスタンスが大切だと思います．

　パソコンは診査データや画像データを扱うだけではありません．待合室に張りだしたり，患者さんに渡す案内の作成(図 *6-13*)や待合室のパソコンで流すスライドショーの作成，症例発表用のスライド作成，勉強会用の資料づくり(図 *6-14*)など，用途は多彩です．ウイルス感染のリスクを回避するためにインターネットとの接続はしていませんが，スタッフは USB メモリーなどを使って自宅のパソコンとの間でデータの出し入れをしています．

　診査データは単なる数値の集まりではなく，診断や治療方針の決定，予後の判定など，用途は多彩です．ただそれはわれわれ医院側の用途であって，もっとデータを"生きたもの"にしようと思えば，患者さんとデータを共有する必要があります．そして，パソコンをうまく使うことによりデータの経過やリスクを提示し，それを患者さんの"やる気"につなげることができれば大成功です．データは患者さんに"ショック"を与えるためのものではなく，"励み"を与えるものであるべきだと考えています．そのためのプレゼンテーションにはわれわれの工夫が必要なのです．

第4章
細菌検査の展望と限界

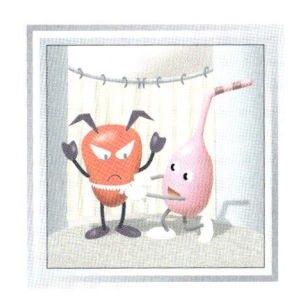

7 ペリオの細菌検査の展望と限界　68

細菌検査でなにがわかるの？

細菌検査法にはどんなものがあるの？

細菌検査の乗り越えるべきハードル（私見！）

第Ⅰ部　歯周病の診査

7

ペリオの細菌検査の展望と限界

Examination—
Overview and Limits of Bacteriological Tests in Periodontics

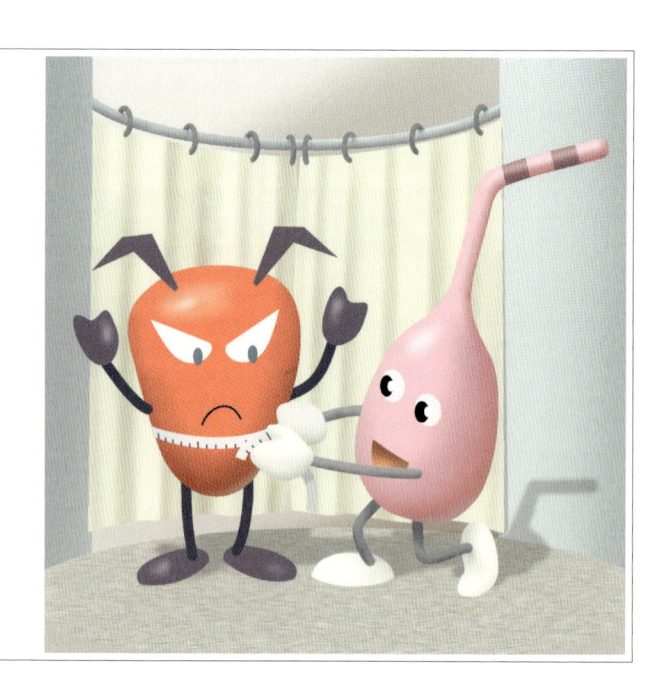

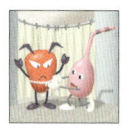

はじめに

　歯周病は細菌感染症なのですから，診査のなかに細菌検査を取り入れることは当然考えられることです．う蝕のリスクの判定では唾液中のむし歯菌の数や種類を調べますが，ペリオリスクの判定にも歯周病菌の数や種類を調べるというのはどうなのでしょう？　本章では，今注目されているペリオの細菌検査について斬ってみたいと思います．私見が多くなることをご了承ください．

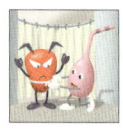

細菌検査でなにがわかるの？

　表 7-1 は歯周病菌のリストです．悪玉度は菌種によって異なりますが，現在のところだいたい10種類程度が認定されています[1]．これらの歯周病菌が口腔内，とくにポケット内でみつかった場合，たとえ歯周病が発症していなくても原因がみつかったという意味でリスクが高いといういい方ができます．つまり，リスクの判定に細菌検査が使えるというわけです．これは見方を変えると治療の必要性の判断基準にもなるといえます．歯周病菌がいるので歯周治療が必要と判断するわけです．

表 7-1　歯周病菌のリスト．

- *Porphyromonas gingivalis*
- *Prevotella intermedia*
- *Tannerella forsythensis*
  （旧 *Bacteroides forsythus*）
- *Actinobacillus actinomycetemcomitans*
- *Fusobacterium nucleatum*
- *Campylobactor rectus*
- *Eikenella corrodens*
- *Selenomonas species*
- *Eubacterium species*
- *Peptostreptococcus micros*
- *Treponema denticola*

表 7-2　歯周治療における細菌検査の応用．

- リスクの把握
- 治療の必要性の判定
- 治療効果の判定
- リコール間隔の判定
- 抗菌剤の選択

表 7-3　歯周治療における細菌検査の種類．

- 位相差顕微鏡，暗視野顕微鏡による観察
- グラム染色法
- 免疫蛍光顕微鏡法
- 培養法
- ELISA 法（Enzyme-Linked Immunosorbent Assay）
- DNA プローブ法
- PCR 法（Polymerase Chain Reaction）

［暗視野顕微鏡や位相差顕微鏡による観察］

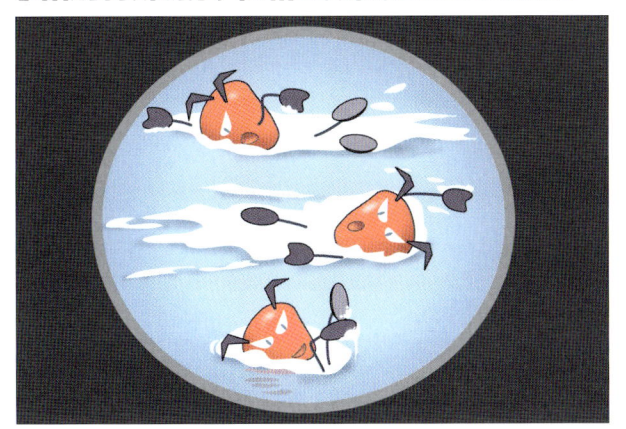

図 *7-1* 運動性桿菌やスピロヘータのような元気な細菌がたくさんいると，活動性が高いと考えられる．

［グラム染色法］

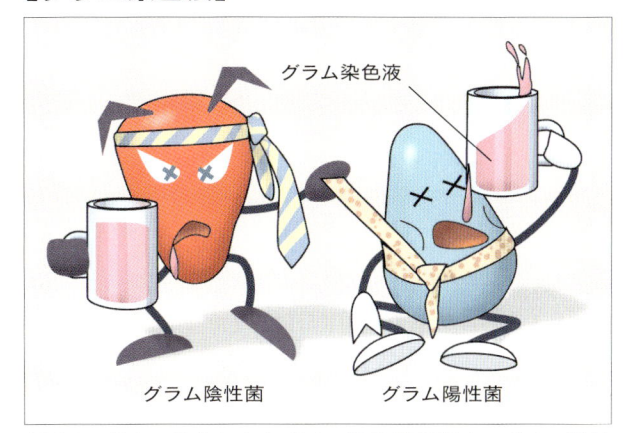

図 *7-2* グラム染色によりグラム陽性菌は青く，グラム陰性菌は赤く染まる．歯周病菌の多くはグラム陰性菌である．

［培養法］

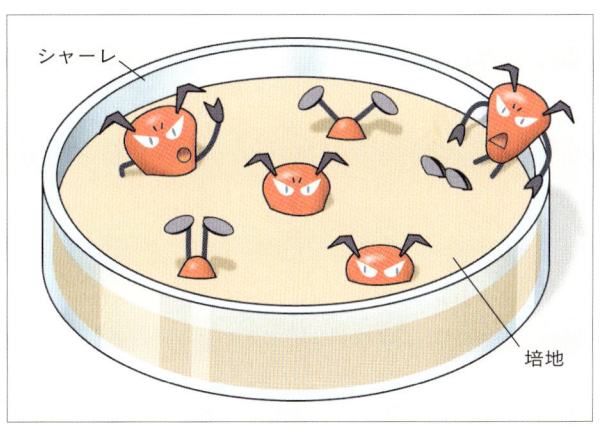

図 *7-3* 特別な細菌の育つ培地を使って培養することでその細菌の存在を確認できる．またどの抗菌剤が有効かを調べることができる．

以上は治療に入る入り口や出口での細菌検査の使い方ですが，治療の途中でも使い道があります．たとえば，歯周治療を進めてきてその効果がどれだけあったのかを細菌叢の変化で調べることができます．またポケット内の歯周病菌の種類がわかっていれば，どの抗菌剤を使えばよいかという選択基準にもなるはずです．メインテナンスでのリコール間隔を増減するときの基準に使ってもよいかもしれません．このように，細菌検査は歯周治療のさまざまな場面で使うことができる可能性があるといえます（表 *7-2*）．

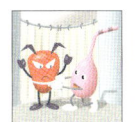

細菌検査法にはどんなものがあるの？

ひと口に細菌検査といっても現在利用可能な検査法はたくさんあります（表 *7-3*）[2,3]．細菌の形や動きを見るのであれば，暗視野顕微鏡や位相差顕微鏡による観察が簡便です．これは顕微鏡さえあれば簡単に導入できます．一般に運動性桿菌やスピロヘータのように，元気に泳ぎまわっている細菌がたくさんみつかるようですと良くないと判断します（図 *7-1*）．

また，グラム染色という染色法で細菌を色分けすることがあります．青く染まるのがグラム陽性菌，赤く染まるのがグラム陰性菌ですが，歯周病菌はグラム陰性菌ですから，ポケットから採取してきたプラークに赤く染まる細菌がたくさんいれば"やばい"

ということになります（図 *7-2*）．

細菌を培養してしまう方法もあります．選択培地を使えば細菌の種類も判定できますし，コロニー数からだいたいの細菌の量を推測することもできます．またどの抗菌剤がよく効くかということも調べることができます．ただし，大きな施設と時間，費用が必要です（図 *7-3*）．

さらには，酵素や抗体を利用して特定の歯周病菌をみつける方法もあります．鋭敏な方法ですので培養して細菌を増やさなくてもみつけることができます．これはチェアサイドでも可能になりました（図

[ELISA法]

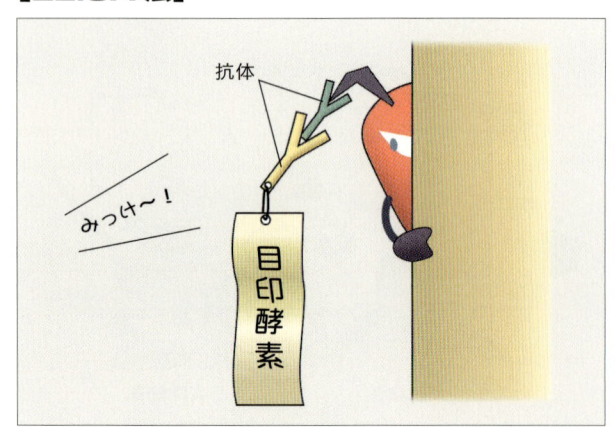

図 7-4 歯周病菌に対する特異的抗体があるかどうかを調べることで，間接的に歯周病菌の存在を確認する精度の高い検出法．

[DNAプローブ法]

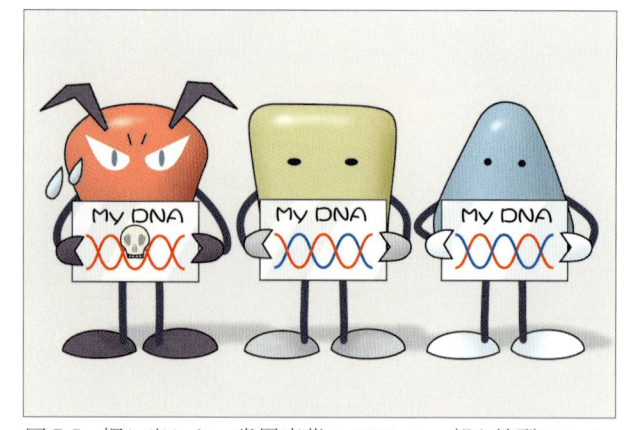

図 7-5 探し出したい歯周病菌の DNA の一部を鋳型にして，それと相補的な DNA が存在しないかどうかを調べる方法．鋭敏で，なおかつ死んだ細菌でも調べることができる．

[PCR法]

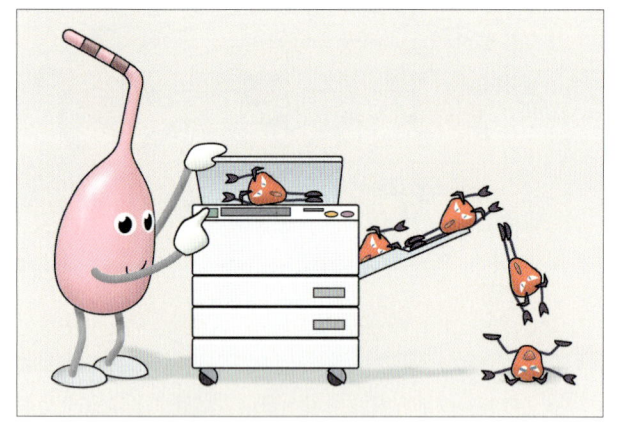

図 7-6 たとえ少数の歯周病菌でも DNA でたくさんコピーすることにより検出可能となる．

[疾患活動性と歯周病菌の検出率]

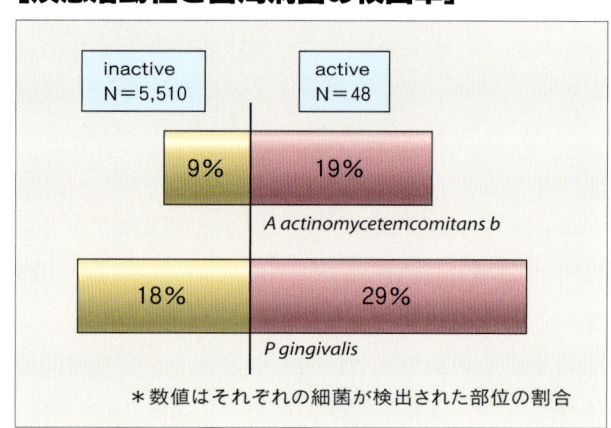

図 7-7 活動性の高いところで歯周病菌がみつかる頻度が高いのは当然であるが，その頻度が案外低く，なおかつ活動性の低いところでもみつかるのはなぜであろう？（文献 1 より改変引用）

7-4)．

　人間でも犯人探しの最終手段に DNA 鑑定があるように，細菌でもその種類を見分ける最終手段は DNA ということになります（図 7-5）．DNA プローブという方法は少ないサンプルでもきわめて正確に判定できますし，PCR 法という方法ですと，きわめて少ないサンプルでもその量を増幅しますので，この手の検査の最終兵器になっています（図 7-6）．細菌の DNA 鑑定の良いところは少ないサンプルで正確に判定できることだけでなく，死んだ細菌でも OK ということです．位相差顕微鏡による観察や培養法では細菌が死んでいればどうしようもありませんが，たとえ死んでいても DNA さえ残っていれば検査できるわけです．DNA プローブを使った細菌検査法はチェアサイドでできるキットもありますが，PCR 法は大掛かりな装置が必要ですので，現在のところ外注ということになります．

　このように，細菌検査といってもその目的や各種制約により，もっとも適したものを選ぶ必要があります．

[キャリアー状態？]

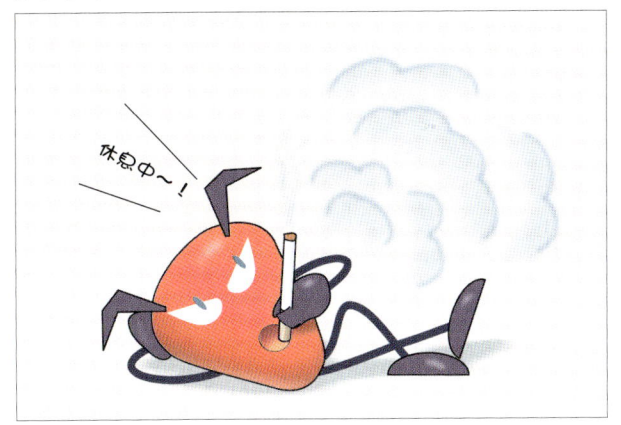

図7-8 歯周病菌がいても活動を停止していると，病原性が発揮されない可能性がある．

[クローンによる病原性の差]

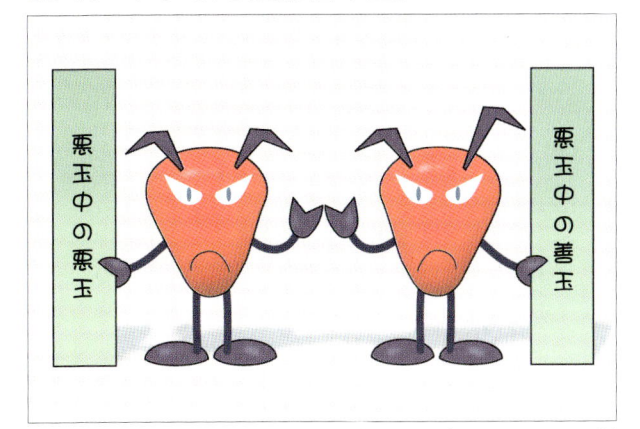

図7-9 同じ歯周病菌のなかでも病原性の高いクローンと低いクローンが存在する可能性がある．

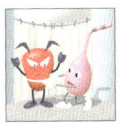

細菌検査の乗り越えるべきハードル（私見！）

　ここまでペリオの細菌検査の方法やその目的について説明してきました．しかしながら，現時点で著者自身は日常臨床にペリオの細菌検査は導入していません．ここからはどうして著者が導入をためらうのかということを5つの越えるべきハードルとして解説していきたいと思います．

ハードル1：どの細菌をターゲットにするのか？

　歯周病菌は約10種類と書きましたが他にいないとは限りません．ポケット内のすべての細菌が同定されているわけではありませんので，思わぬダークホースがいるかもしれません．たとえダークホースがいないと仮定しても，10種類の歯周病菌すべてをしらみつぶしに調べるわけにはいきません．実際，現在行われているペリオの細菌検査は悪玉度の高い歯周病菌限定です．つまり P gingivalis, A actinomycetemcomitans, T forsythensis（旧 B forsythus）, T denticola などの極悪者をターゲットにしています．ということは，これらの細菌がいれば良くないといえるかも知れませんが，いないからといって大丈夫ともいえません．

　図7-7 をみてください．ちょっとクラシカルな文献[1]ですが，じっくり眺めるといろいろなことに気づきます．これは P gingivalis と A actinomycetemcomitans という2つの歯周病菌が付着の喪失の起こっている活動期の部位（active site）では高頻度でみつかり，付着の喪失の起こっていない静止期の部位（inactive site）ではあまりみかけないということを元来示すためのデータです．そもそも活動期のところでみつかる細菌を歯周病菌と名づけたわけですから当然です．

　でも，ここで2つの疑問が湧いてきます．1つは活動期でみつかるといってもせいぜい20～30％ではないかということ，そしてもう1つは静止期でも10～20％ほどみつかっているのはなぜかということです．活動期で100％近くみつかるのであれば，その細菌をターゲットにする意味はあると思いますが，70～80％でみつからないのであれば，細菌検査をして陰性だから大丈夫とはいえなくなってしまいます．みつかっていないのに歯周病の進行があったわけですから（ただし，現在の鋭敏な細菌検査法を使えばもっと高頻度でみつかるはずです．念のため）．

　静止期でもみつかることがあるというのはもっと興味のあるところです．これはターゲットとした歯周病菌が眠っているような，つまりキャリアー状態が存在するのか（*図7-8*），あるいは同じ歯周病菌といってもそのクローンによって病原性が異なるのか，

第 I 部　歯周病の診査

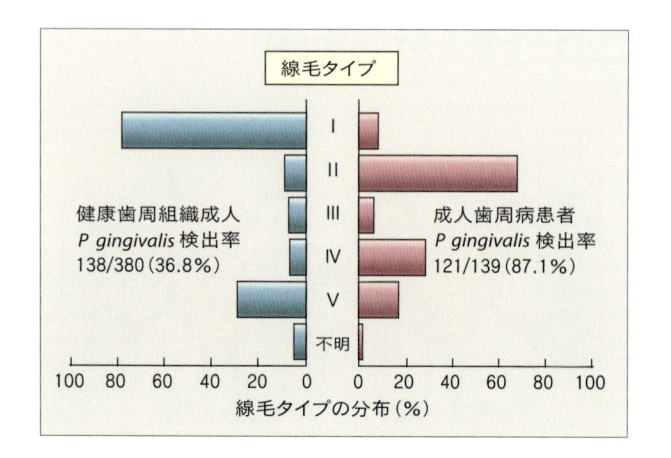

[日本人成人での P gingivalis 線毛タイプの分布]

図 7-10　歯周病菌のなかにも線毛タイプによって病原性に違いがある可能性がある（文献 4 より改変引用）．

[P gingivalis の量と歯周病の相対リスクの関係]

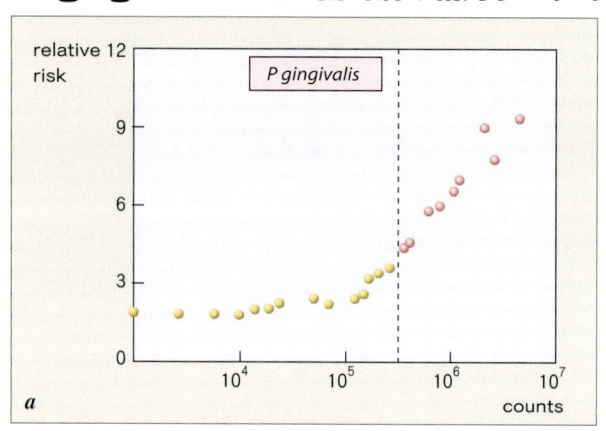

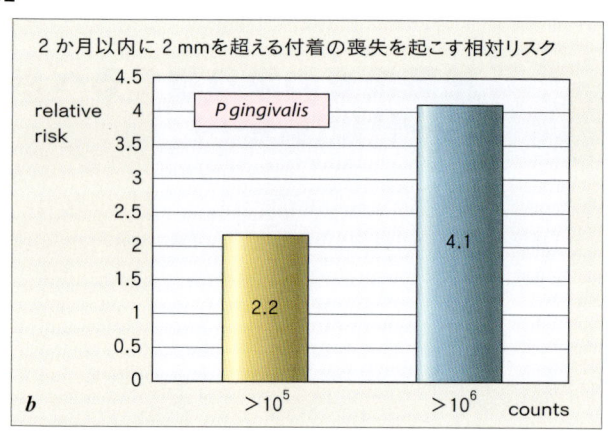

図 7-11a, b　P gingivalis の量が増えていくと付着の喪失リスクは急激に上昇する（図 11a）．とくに 10^5 と 10^6 ではリスクに倍ほどの違いがあるので，このあたりに閾値を設定するのはよいかもしれない（文献 1 より改変引用）．

[A actinomycetemcomitans の量と歯周病の相対リスクの関係]

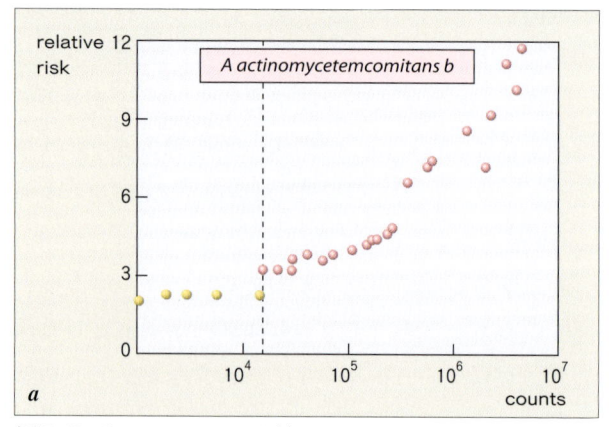

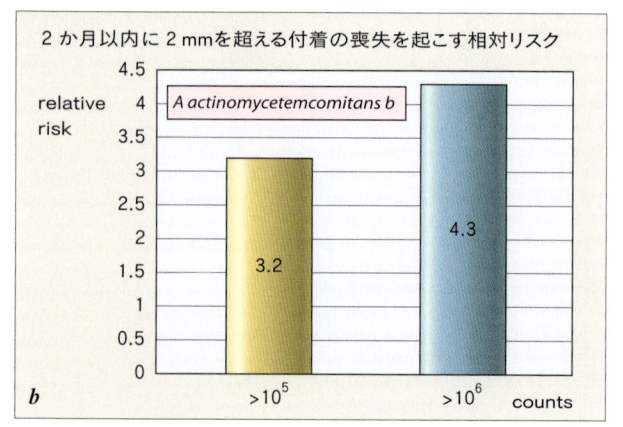

図 7-12a, b　P gingivalis と違って A actinomycetemcomitans ではリスクは直線的に上昇していくようである（図 7-12a）．この場合，どこに閾値を設定するのかは非常に困難になってくる（図 7-12b）（文献 1 より改変引用）．

72

どちらかということになるでしょう（図7-9）．たとえばP gingivalisという歯周病菌の体の表面には線毛という付着装置が装備されているのですが，これは現在5つほどの種類があることがわかっています（図7-10）[4]．この線毛でP gingivalisを分類すると，健康歯肉溝でみつかるものはⅠ型やⅤ型が，ポケットからみつかるものはⅡ型やⅣ型が多いことがわかりました．つまり，線毛という1つの目印を基に分類した場合，P gingivalisには病原性の強いものと弱いものがありそうだということになります．

このように，歯周病菌のなかにはたとえ同じ種類の細菌であっても病原性に差がある可能性があるわけで，そこまで細かく調べることができない現在の細菌検査の有用性には多少疑問が湧いてくるのは著者だけでしょうか？　検出できなかったからといって大丈夫とは限らないし，検出できたからといって病原性の強い細菌とは限らないわけですから．

ハードル2：量的閾値をどう設定するのか？

「ハードル1：どの細菌をターゲットにするのか？」では細菌の質的な問題について触れました．それでは量的問題はどうでしょう？　つまりどれくらいの歯周病菌がいれば陽性と考えるのかということです．PCR法を用いれば数十匹から100匹くらいの量でも検出可能になってきていますので，技術的な進歩はすばらしいと思うのですが，どのレベルに閾値を設定するのかは実は微妙です．図7-11aをご覧ください．P gingivalisの量と相対リスクの関係のグラフです．量が増えればリスクが上がるというのは，だれでも想像がつくはずです．P gingivalisの場合，細菌量が10^5と10^6では2倍ほどリスクが違います（図7-11b）．これならこのあたりに境界線を引けばよさそうです．それではA actinomycetemcomitansではどうでしょう？（図7-12a）．こちらのグラフでは比較的直線的にリスクが上昇していきますので，P gingivalisのように境界線を引くのが難しくなります．実際10^5と10^6の細菌量による相対リスクはそれぞれ3.2と4.3ですから，どこに境界線を引いたらよいものか迷ってしまうところです（図

表7-4　歯周病菌の住みか．

菌種	ポケット	粘膜	舌	唾液	扁桃腺
Aa	13	11	11	11	5
Pg	18	14	7	10	11
Pi	24	22	23	23	23
Spi	22	0	2	0	1

n＝24，すべて成人型歯周炎患者．Aa：Actinobacillus actinomycetemcomitans, Pg：Porphyromonas gingivalis, Pi：Prevotella intermedia, Spi：Spirochetes（Petit M, et al. J Clin Periodontol 1994；21：76）．

7-12b）．このように菌種によっても異なる量的リスクをどう考えるかも大きなハードルになります．

ハードル3：サンプリングをどうするのか？

第3のハードルはサンプリング（試料の採取）です[5]．いったいどこから細菌を採取してくればよいのでしょうか？　唾液でしょうか？　ポケット内でしょうか？　ポケット内とすればどこのポケットでしょうか？

う蝕のリスクをとらえるときには唾液からサンプルを採ってきますが，ペリオの細菌検査でも唾液を使うというのはどうでしょう？　表7-4[6]をみてください．各歯周病菌がどこにいるかを示しています．菌種によって傾向は異なりますが，歯周病菌はポケット内だけでなく口腔内の他のところにも生息していることがわかります．唾液中にも歯周病菌はいますので，それを調べるのも悪くないかもしれません．

しかしながら，唾液中でみつかったからといってポケット内にいるとは限りませんし，唾液中でみつからなかったからといってポケット内にいないとも限りません．唾液中でみつかるということはポケット内にたといなくても将来感染するリスクがあるというように解釈することもできるかもしれませんが，どちらにしても唾液を検体に使うのは無理がありそうです（図7-13a〜d）．

そこで，やはり歯周病という事件の現場であるポケット内から採取してくるという方法が良さそうです．それではどこのポケットから採取すればよいのでしょうか？　深いポケットほどみつかる可能性は高いのですが，浅いところでみつからないとは限り

[歯周病菌の唾液検査]

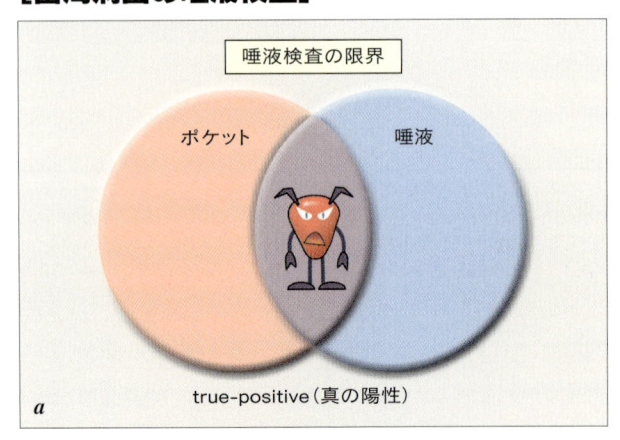

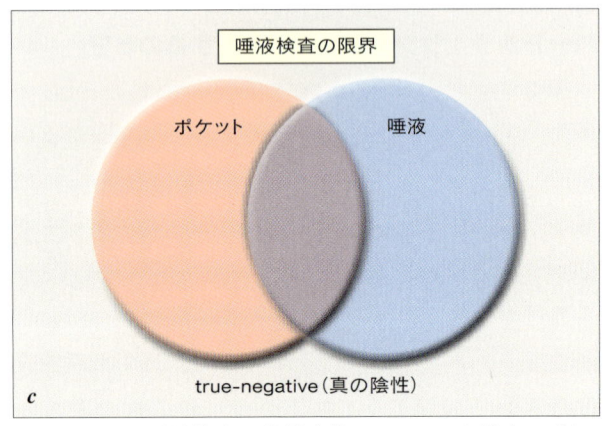

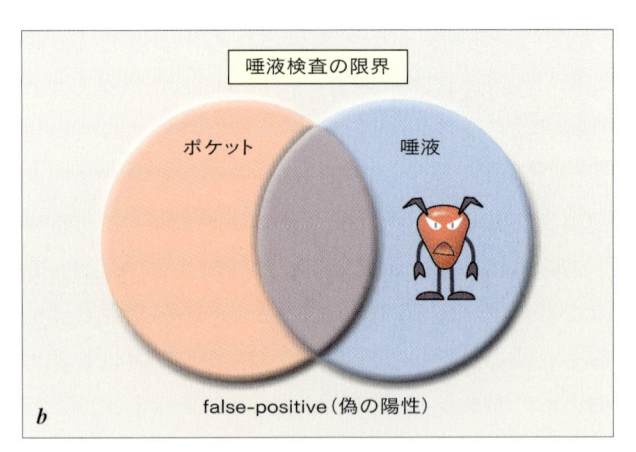

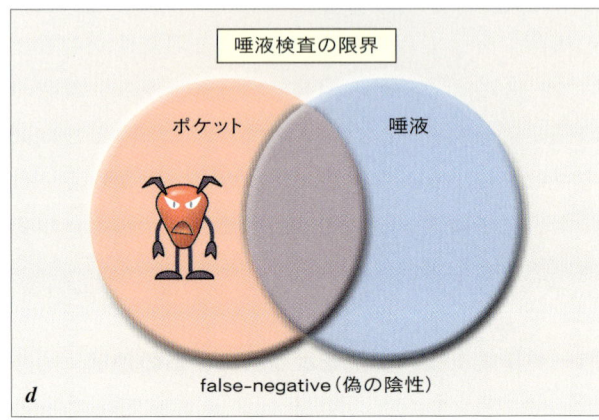

図 7-13a〜d　唾液検査で歯周病菌がみつかった場合，ポケット内にもみつかる真の陽性(図 7-13a)とポケット内にはみつからない偽の陽性(図 7-13b)がある．また，唾液検査で陰性とでた場合でも，ポケット内には歯周病菌がいない真の陰性(図 7-13c)と唾液には歯周病菌がいなくてもポケット内にはいる偽の陰性(図 7-13d)がある．偽の陽性で治療を行うとオーバートリートメント，偽の陰性で治療を行わなければアンダートリートメントとなる可能性がある．

ません．実際，浅い歯肉溝に歯周病菌が住みつかないのであれば歯周病は発生しないはずです．また深いポケットは歯周病菌が暴れていた証拠ですから，そこでみつかることは何もふしぎではありませんが，浅い歯肉溝で歯周病菌がみつかるということは，これから悪くなるリスクが高いということで，場合によってはこちらのほうが大切なデータになるかもしれません．なぜなら深いポケットから見つかれば発症後診断，浅い歯肉溝から見つかれば発症前診断という側面があるからです(図 7-14)．

そこまで考えるとあらゆるポケットからサンプルを採ってくればよいということになってしまうかもしれません．これはまた非現実的です(図 7-15)．費用のことを考えると，また費用対効果のことを考えると無理な話です．

ハードル4：データをどう解釈するのか？

仮に1〜3までのハードルをすべてクリアーしてデータを出したとき，それをどのように解釈し，どのように臨床に役立てるのかということも考えておかなければなりません．陽性と出たときにどのように対処し，陰性と出たときにどのように対処するのか，また陽性と出て処置して再検査後また陽性と出ればどうするのかなど，前もって考えておかなければならないことはたくさんあります．

また，他の臨床データとの兼ね合いも考えておかなければなりません(図 7-16)．プロービング値は大きいけれど出血や歯周病菌が認められなければOK

第4章 細菌検査の展望と限界 7

[浅い歯肉溝における歯周病菌の意義]

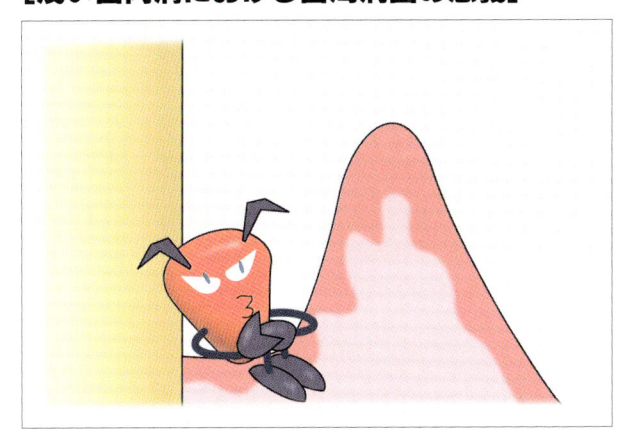

図7-14 浅い歯肉溝で発見された歯周病菌も無視できない．

[すべてポケットからサンプリング？]

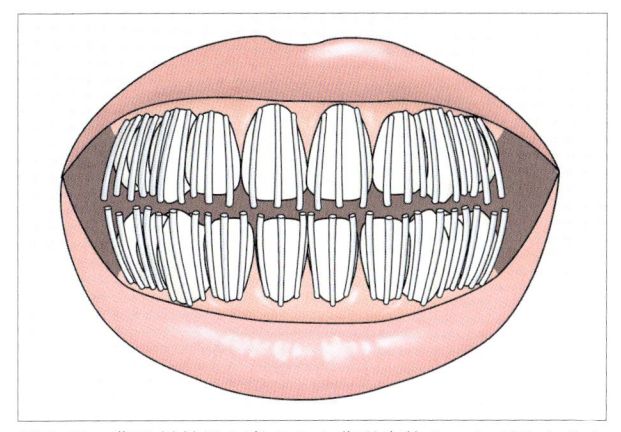

図7-15 費用対効果を考えると非現実的といわざるをえない．

[細菌検査と他の診査との兼ね合い]

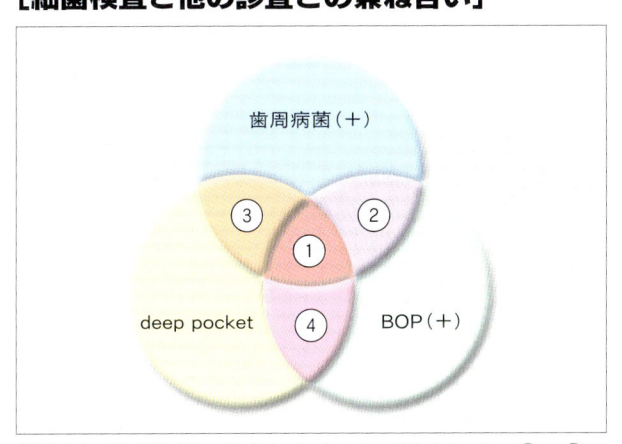

図7-16 ①が治療の対象になるのはOKとして，②，③，④はどのように考えるべきなのであろう？

[歯周病のゴールは？]

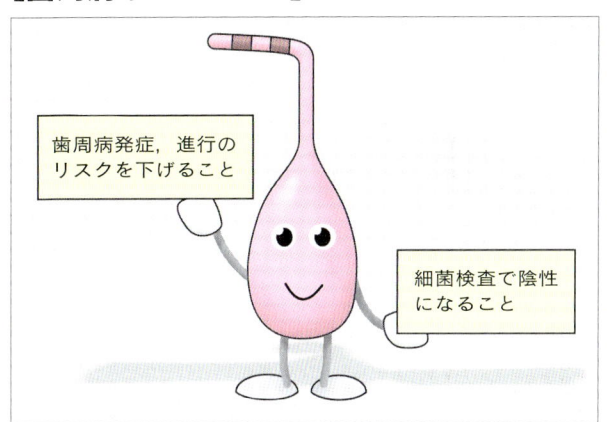

図7-17 細菌検査で陰性になることをゴールにすることはリスキーである．

という判断は良いかもしれません．でもプロービング値が大きく，出血傾向もあるけれど歯周病菌が検出できなかったらどうしましょう？ プロービング値が小さく，出血もないけれども歯周病菌がみつかったらどうしましょう？

ハードル5：なにをゴールにするのか？

歯周治療のゴールは歯周病発症，進行のリスクを下げることです．付着器官の長期にわたる維持というのはその結果です．歯周病菌の存在はそのリスクの1つですから，それを指標に診断，治療していくことは間違っていません．ただ細菌検査で陰性になることをゴールと勘違いしてしまうと危険です（図7-17）．ペリオの細菌検査はまだまだ未成熟ですから，その結果を鵜呑みにしてしまうと迷惑をこうむるのは患者さんです．細菌検査の結果が陰性のまま骨が吸収したら，われわれはどのようないいわけをすればよいのでしょうか？

近年，ペリオの細菌検査が脚光を浴びています．著者もいち早く注目し，導入しようと考えましたが，越えるべきハードルの数と高さから腰が引けてしまいました．読者のなかにはすでに導入されている先生もおられると思いますが，上記のような問題意識をもちながら取り組んでいただければ"生きた"データの使い方ができるものと確信しています．

第 II 部

歯周基本治療

第5章	ブラッシング	80
第6章	根面デブライドメント	102
第7章	歯周治療における薬の役割	134

第5章　ブラッシング
- 8 ブラッシングコンセプトの再考　80
  - コラム・ザ・ペリオ⑥病因論からみたブラッシング　81
- 9 時間軸でみたブラッシング　91

第6章　根面デブライドメント
- 10 根面デブライドメントの必要性　102
- 11 根面デブライドメント用器具とそのメインテナンス　111
  - コラム・ザ・ペリオ⑦超音波スケーラーの種類　117
- 12 根面デブライドメントの術式と治癒形態　123

第7章　歯周治療における薬の役割
- 13 歯周治療における薬の役割　134
  - コラム・ザ・ペリオ⑧その他の化学療法　140

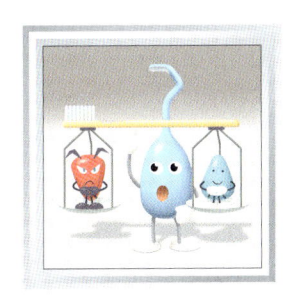

第5章

ブラッシング

8 ブラッシングコンセプトの再考　80
　アンダーブラッシングで骨がなくなる！
　コラム・ザ・ペリオ⑥病因論からみたブラッシング
　オーバーブラッシングで歯肉がなくなる！
　バランスのとれたブラッシング

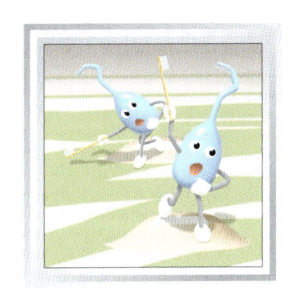

9 時間軸でみたブラッシング　91
　歯周基本治療におけるブラッシング
　歯周外科後のブラッシング
　メインテナンスにおけるブラッシング
　ブラッシングは多方面からみる
　歯周治療における歯磨剤

第 II 部　歯周基本治療

8

ブラッシング
コンセプトの再考

Reconsideration of Brushing Concept

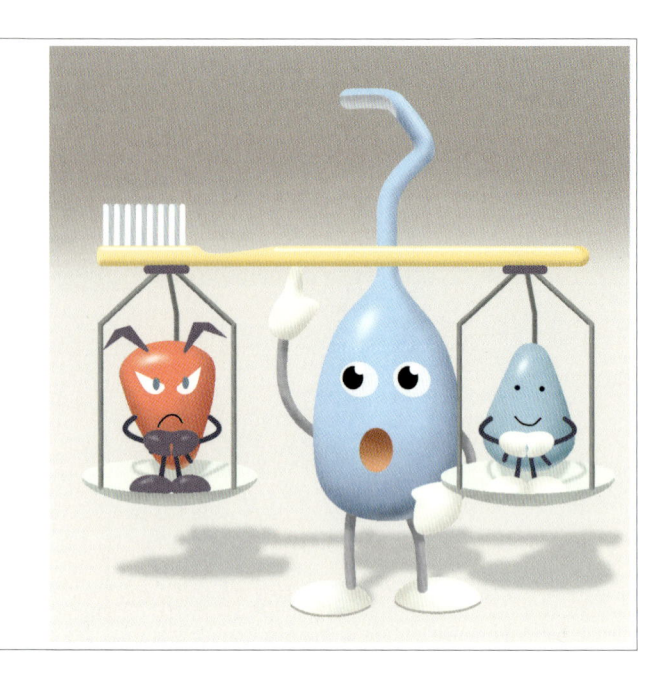

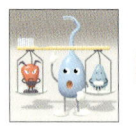

はじめに

　ブラッシングの話になると，どのような歯ブラシをどのように使うかというノウハウ的なことに終始することが多いように思います．もちろん実際の臨床ではそれも非常に大切なことですが，その前にブラッシングに関するコンセプトを明確にしておく必要があります．本項ではブラッシングのノウハウを学ぶ前に知っておきたいことを中心にまとめてみたいと思います．

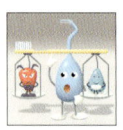

アンダーブラッシングで骨がなくなる！

　骨が吸収したことをすべて患者さんのブラッシングのせいにするのは酷な話ですが，少なくとも歯周組織が健康なときからパーフェクトなプラークコントロールができていれば，歯周病になるリスクはかなり抑えられているはずですから，間違いともいえません．

　ブラッシングが不十分(アンダーブラッシング：under-brushing)であれば歯肉縁上にプラークが停滞しますので，やがて歯肉に炎症が生じます(コラム・ザ・ペリオ⑥)．これは学生を使った人体実験で証明されています[1]．歯肉縁上プラークは歯肉縁下プラークの細菌の供給源になるだけでなく[2]，炎症という現象を通じてポケット内の細菌に影響を及ぼします．炎症により歯肉が腫脹するとポケットは深くなり，歯周病菌のような嫌気性菌には住み心地のよい環境になっていきます．また，炎症が強くなると歯肉溝滲出液中に歯周病菌の好物が増えてきますので，より"おいしい"環境になります[3]．歯周病菌が活躍し始めると骨や歯肉結合組織が破壊されていきますので，これでアンダーブラッシングと骨吸収がつながることになります(図 8-1)．

　もちろん歯周病の成立はこんなに簡単なものではありません．これに先天的要因(IL-1遺伝子多型など)や後天的要因(糖尿病，喫煙など)が重なったり，特別な細菌の感染がかかわったりしますし，まだまだブラックボックス状態といってもよいかもしれません[4]．

　以上は，歯周病の発病を考えたとき，アンダーブラッシングが1つのリスクファクターになるということの説明ですが，いったん歯周病が発病し，それを治療していく際も，患者さんのブラッシングが不十分であれば，たとえ歯肉縁下のプラークコントロールをわれわれが頑張っても，効果が長続きしないことがわかっています(図 8-2)．つまり，歯周病

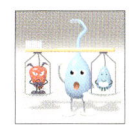

コラム・ザ・ペリオ⑥　病因論からみたブラッシング

図⑥-2	図⑥-1
	図⑥-3

図⑥-1 コル（Col）．コンタクトポイント直下の上皮は角化しておらず，薄い重層扁平上皮になっている．不潔域でもあることから炎症の初発部位となりやすく，図でもすでに骨のクレーターが形成されている．
図⑥-2 バス法．歯肉溝内の細菌叢に少しでも影響できるように毛先を根尖方向に傾け小刻みに動かす．
図⑥-3 フロッシング．コル付近のプラークコントロールの主役はフロスである．

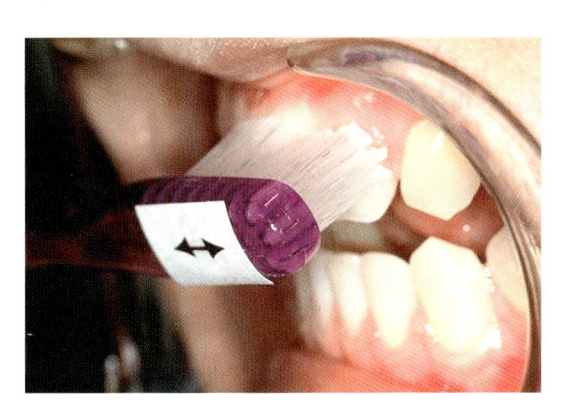

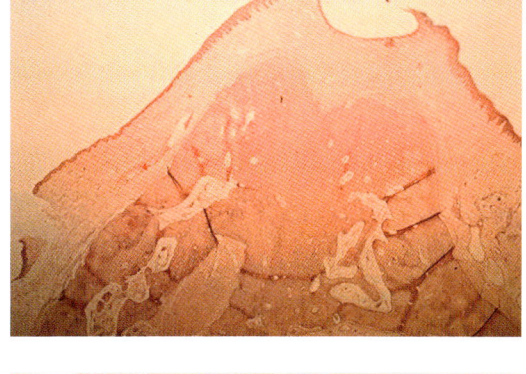

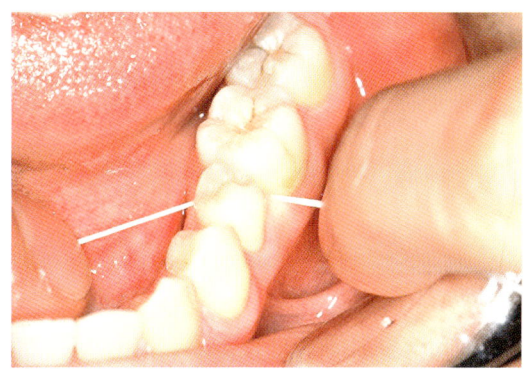

　歯周病菌はわれわれの体の弱いところを狙ってきます．それでは弱いところとはどんな場所でしょう？　細菌や細菌のつくりだした物質に最初に立ち向かう場所が上皮です．この上皮の弱いところがわれわれのウイークポイントとなります．皮膚を見てみますと，いちばん外側には角化層があり，ケラチンによる鎧で覆われていることがわかります．この角化層の存在は感染防御において非常に重要とされています．歯肉ではどうかといいますと，外に見えている歯肉上皮（口腔側上皮）は角化していますが，隠れて見えない部分に問題があることがわかります．それには2か所あってひとつが接合上皮，もうひとつがコル（Col）とよばれる部位です（*図⑥-1*）．
　ポケットでは底のほうにいけばいくほど角化度が落ちていきますし，コンタクトポイント直下の上皮は下部鼓形空隙が歯肉で埋まっているような場合は角化していません．コンタクトポイント直下のこのような部位をコルといいます．この2か所は角化していないだけでなく，プラークコントロールの難しい部位ですので，歯周病菌にとっておいしいところです．そのためわれわれはポケット内の細菌叢に少しでも影響できるバス法（Bass method, *図⑥-2*）を採用するとともに，コルの部分を守るためにフロッシング（Flossing, *図⑥-3*）を採用するわけです．ちなみに接合上皮では上皮細胞と上皮細胞の間の間隙が大きく，物質や細胞の通り道になっていることも歯周病菌にとっておいしい条件となっています．

第Ⅱ部　歯周基本治療

[アンダーブラッシングで骨がなくなる！]

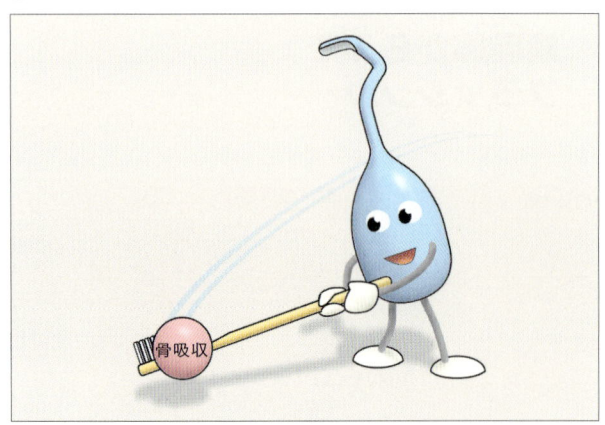

図8-1　アンダーブラッシングにより，残存する細菌バイオフィルムが宿主の感染防御機能を打ち負かせば骨吸収につながる．

表8-1　アンダーブラッシングの兆候．

- 長い間歯ブラシを変えていない
- ブラッシングで出血する
- 歯肉に発赤，腫脹がみられる
- BOP率が高い
- プラークスコアが高い
- under-brushing indexが高く，over-brushing indexが低い

[歯肉縁上プラークコントロールの重要性]

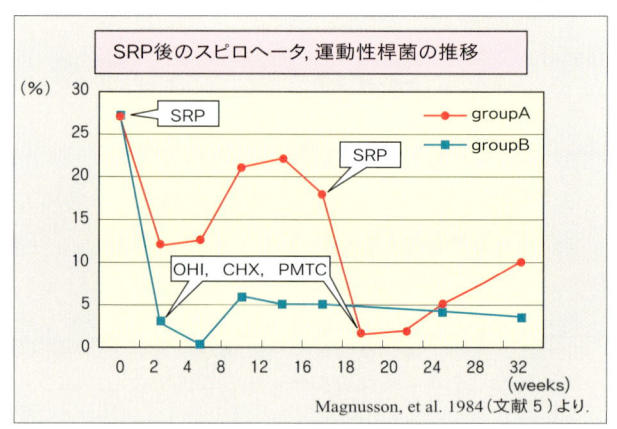

図8-2　SRP後，徹底的な歯肉縁上プラークコントロールを行うと悪玉菌の後戻りを長期間遅らせることができるが（青色の線グラフ），歯肉縁上プラークコントロールをしなければ短期のうちに後戻りする（赤色の線グラフ）．SRP：Scaling・Root Planing, OHI：Oral Hygiene Instruction, CHX：Chlorhexidine, PMTC：Professional Mechanical Tooth Cleaning.

の発症や進行のリスクを低減するためにブラッシングは必要条件であるといえます．十分条件のようにいってしまうことはMI（Minimal Intervention）を通り越してわれわれの責任放棄でしょう．

1）アンダーブラッシングの判断

　患者さんがアンダーブラッシングなのかどうかを判断するのは案外難しい問題です（表8-1）．プラークスコアが高ければアンダーブラッシングの可能性が高いといえるでしょうが，プラークスコアが低ければアンダーブラッシングになっていないとは限りません．来院直前にブラッシングをていねいにすればプラークスコアは下がってしまいます．初診に近い患者さんや若年者であればプラークスコアをとるのもよいかもしれません（図8-3）．しかし，来院回数を重ねている患者さんであれば，プラークコントロールのチェックをされることもわかっているわけですし，来院時にプラークを落としていくことはエ

チケットとも考えるでしょうから，概して日ごろのプラークの付着状況よりもより少なくなっていることが多いはずです．つまり，その状態が日ごろのプラークコントロールのレベルと判断するのは危険なわけです．

　たとえ骨欠損があっても，歯肉縁上のプラークコントロールが良好ですと表面上の歯肉の炎症はかなり低減しますので，見た目の歯肉に炎症の兆候（発赤や腫脹）が強ければアンダーブラッシングの可能性が高いといえます．また，患者さんは同じようにブラッシングしているつもりなのに，知らず知らずの間にアンダーブラッシングになっていることもあります．もちろんブラッシングが雑になってきていることもありますが，テクニックに問題がなくてもたとえば歯ブラシを何か月も交換するのを忘れているような場合も，同じようにアンダーブラッシングぎみになっています．

　それでは，他に何を基準に患者さんのプラークコ

［プラークスコア］

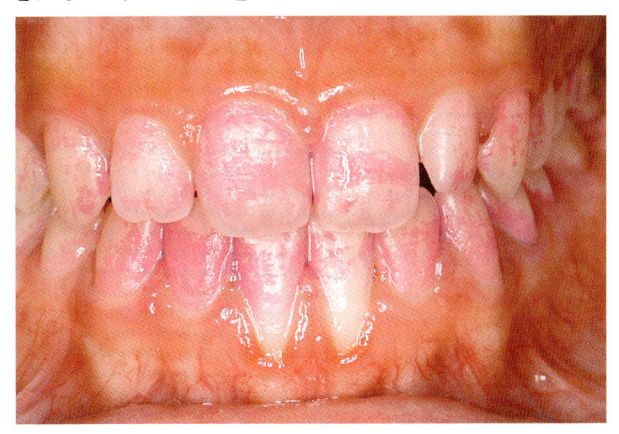

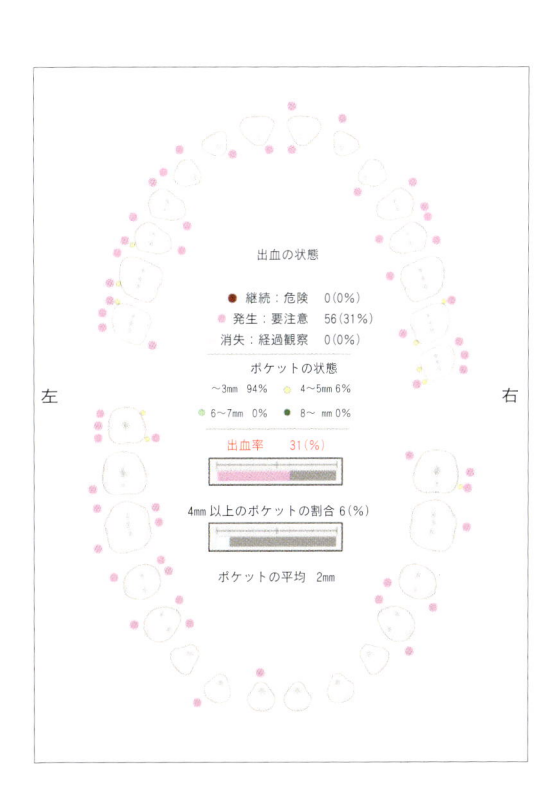

図 8-3a｜図 8-3b

図 8-3a, b　患者さんが自分のプラークコントロールレベルを知らないときにプラークスコアをとることは有効であろう．

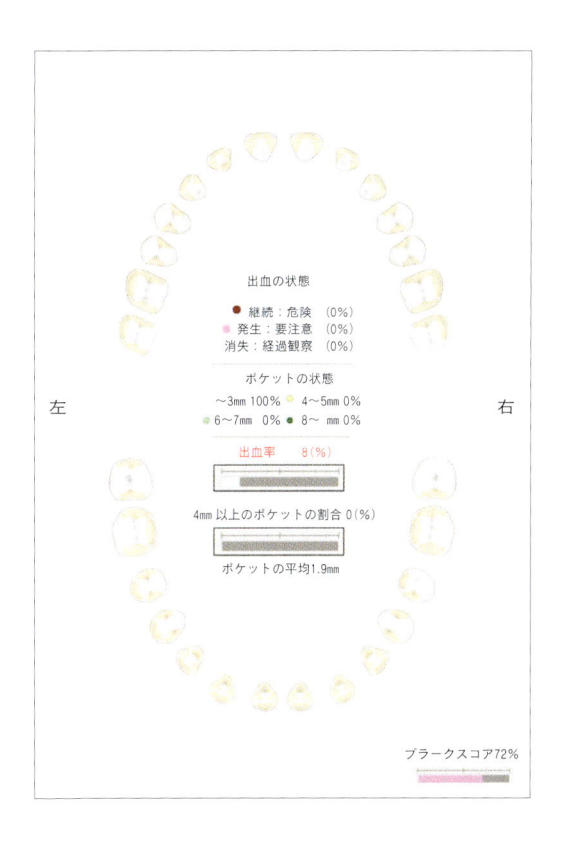

［アンダーブラッシングによる出血率の上昇］

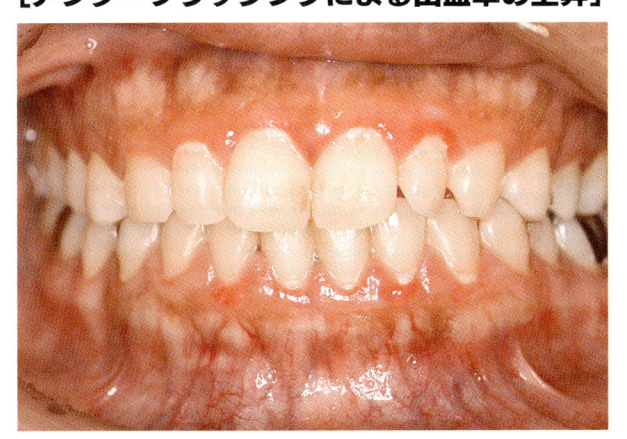

図 8-4a｜図 8-4b

図 8-4a, b　ポケットがそれほど深くなくても，アンダーブラッシングによる歯肉の炎症があるとプロービング時に出血する部位が増える．

第Ⅱ部　歯周基本治療

表 8-2　糖尿病と歯周病のコントロールレベルの指標.

	糖尿病	歯周病
現時点のコントロールレベル	血糖値	プラークスコア
最近のコントロールレベル	糖化ヘモグロビン A1c(HbA1c)	出血率(BOP率)

表 8-3　歯肉退縮の先天的リスク.
- 🟢 歯肉の問題
  - ・歯肉が薄い
  - ・角化歯肉が少ない
- 🟢 骨の問題
  - ・歯根を覆う骨(radicular bone)が薄い
  - ・radicular bone がない(裂開：dehiscence)
- 🟢 歯の問題
  - ・突出歯(転位，傾斜，捻転)
  - ・骨の幅に対して歯が大きい

[under-brushing index (図 8-5)]

under-brushing index
ポケット平均値×出血率

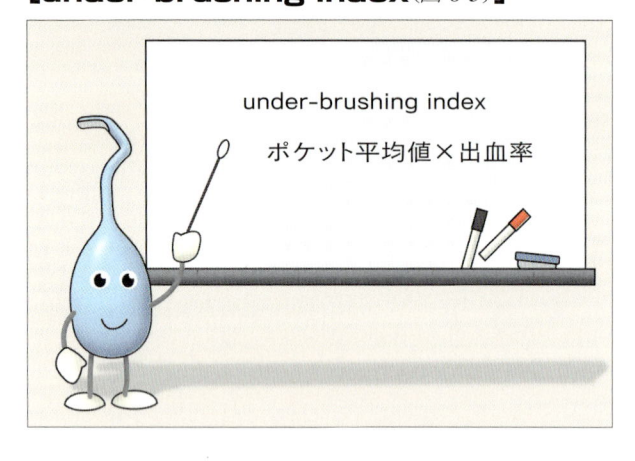

ントロールを判断していけばよいのでしょうか？ その1つが出血率です(第1章③参照)[6]．深いポケットほど炎症も強くなりやすいですからそこからの出血は増えますが，たとえ深いポケットでなくても日ごろのプラークコントロールがあまいと出血傾向がでてきます(図 8-4)．つまり，糖尿病の検査での血糖値のように，そのときの状態を表す結果がプラークスコアとすれば，ヘモグロビン A1c(HbA1c)という最近の努力の成果を表す結果が出血率に相当するわけです(表 8-2)．

出血ということではブラッシング時の出血も参考になります．ブラッシングで出血するということは歯肉に傷がついているということですから，傷がつきやすいほど炎症が起こっているか，傷がつくほどきつく磨いているかのどちらかということになります．炎症があるということはその原因である細菌がいるということですから，アンダーブラッシングの可能性があります．また，きつく磨いているのであれば，これはオーバーブラッシング(over-brushing)の可能性があります．つまりブラッシング時の出血はアンダーブラッシング，オーバーブラッシングの両方の可能性があることになります．どちらが原因で出血しているかは他の条件とあわせて考えていく必要があります．たとえば歯肉に炎症があり，プラークの残存が多くみられるようでしたら前者，ブラッシング圧が強く，硬い歯ブラシを使っているような場合で，歯肉に炎症がほとんど認められないようでしたら後者の原因で出血していると判断するわけです．

2) under-brushing index

ポケットが深いということの原因の1つは，過去にアンダーブラッシングがあったということが考えられますし，出血率が高いということも最近のアンダーブラッシングがかかわっているわけですから，その患者さんのアンダーブラッシングの程度を計る指標として，それらを掛け合わせた under-brushing index(アンダーブラッシング指数：磨き不足度)を採用しています(図 8-5).

つまりポケットが深いほど，出血率が高いほど，under-brushing index が大きくなるように，

under-brushing index ＝ポケット平均値×出血率

を考案しました．ただし，スコアがだいたい0から100におさまるように加減するために60という係数をかけて，

under-brushing index ＝60×ポケット平均値×出血率

この数値が大きいほどアンダーブラッシングの可能性が高いと判断しています．

[ブラッシング圧と歯肉退縮の関係](図8-6)

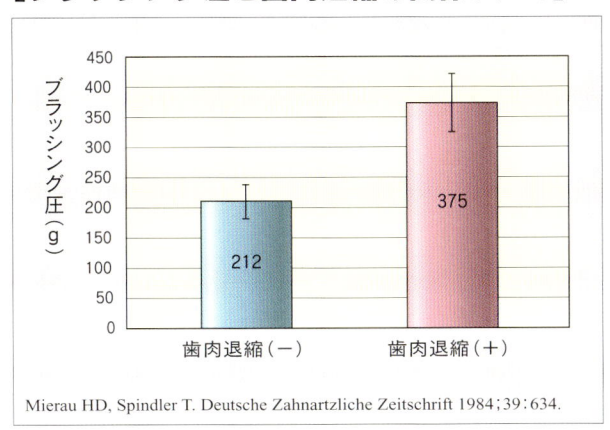

ブラッシング圧(g) 歯肉退縮(−): 212, 歯肉退縮(+): 375

Mierau HD, Spindler T. Deutsche Zahnartzliche Zeitschrift 1984;39:634.

[歯ブラシの硬さと歯肉退縮の関係](図8-7)

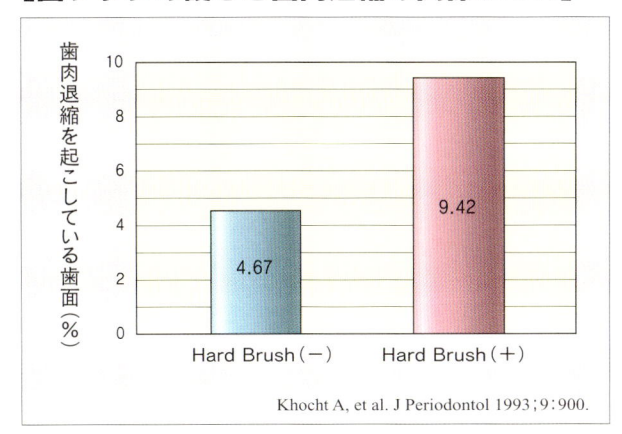

歯肉退縮を起こしている歯面(%) Hard Brush(−): 4.67, Hard Brush(+): 9.42

Khocht A, et al. J Periodontol 1993;9:900.

[薄い歯肉]

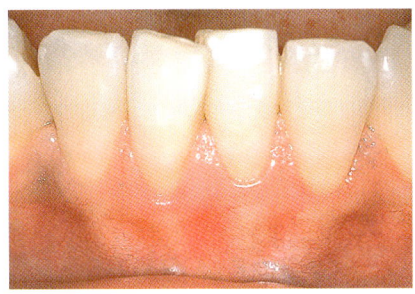

図8-8 歯根の突出感が強く,歯根が白く透けてみえるような薄い歯肉は歯肉退縮のリスクが高い.

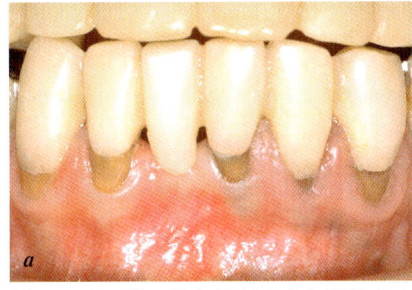

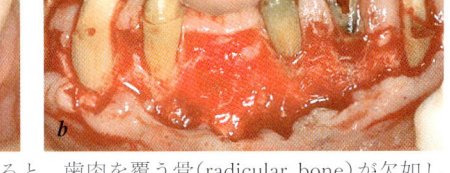

[歯根を覆う骨の欠如]

図8-9a, b 薄い歯肉(図8-9a)を剝離すると,歯肉を覆う骨(radicular bone)が欠如していることがある.

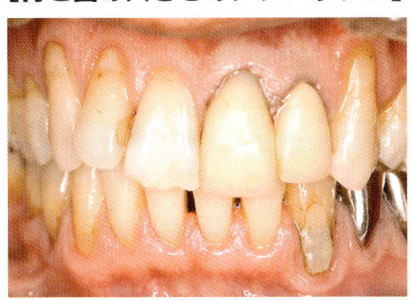

図8-10 | 図8-11

図8-10 歯列不正における突出歯はもっとも歯肉退縮のリスクが高い.
図8-11 骨の幅に対して歯が大きいと,たとえ歯列不正がなくても歯根が歯槽骨からはみだしてしまう.

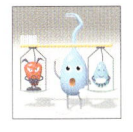

[歯列不正]

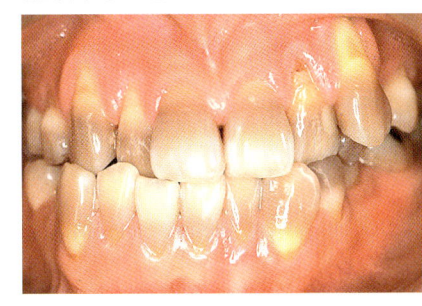

[骨と歯の大きさのアンバランス]

オーバーブラッシングで歯肉がなくなる!

では,磨きすぎ(オーバーブラッシング)はどうでしょう? 一般にブラッシング圧が強すぎたり(図8-6[7]),使う歯ブラシが硬いと,歯肉退縮のリスクが上がることがわかっています(図8-7[8]).つまり,オーバーブラッシングでは歯肉がなくなるということです.これはまだ患者さんの認知度が低いことなので,われわれは十分ケアしなければなりません.とくに,先天的に歯肉退縮のリスクの高い患者さんでは要注意です[9].

先天的に歯肉退縮のリスクが高いとはどんな場合でしょうか?(表8-3).それは歯肉が薄かったり(図

第Ⅱ部　歯周基本治療

[ブラッシングによる傷]　　[子ども用歯ブラシの誤用]

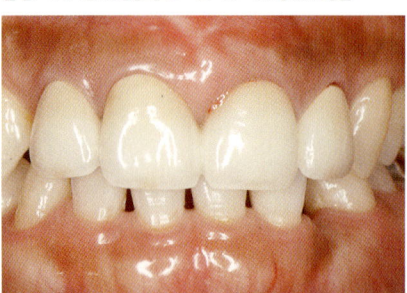

図 *8-12* | 図 *8-13*

図 *8-12*　来院直前に大急ぎでブラッシングしたために歯肉に傷ができている．
図 *8-13*　子ども用歯ブラシにより1̱近心に傷ができ，2̱はすでに歯肉退縮を起こしている．

表 *8-4*　オーバーブラッシングの兆候．

- 歯ブラシの毛がすぐ開く
- 硬い歯ブラシを使っている
- 歯肉に傷がつきやすい（ブラッシングで出血する）
- 歯肉退縮を起こしている
- 楔状欠損がみられる
- 知覚過敏がある
- プラークスコアが極端に低い
- BOP率が極端に低い
- over-brushing index が高く，under-brushing index が低い

8-8），歯根を覆う骨が薄い，あるいはない場合がこれにあたります（図 *8-9*）．これは歯列不正などがあったり（図 *8-10*），骨の厚みと歯の厚みのバランスが悪くて，歯が歯列からはみだしているようなときによくみかける状態です（図 *8-11*）．このような状態にオーバーブラッシングが重なると，歯肉退縮は一気に進んでしまいます．つまり，先天的に歯肉退縮を起こしやすい素地がある患者さんがオーバーブラッシングをしてしまうことが，もっとも歯肉退縮のリスクを上げることになります．

1）オーバーブラッシングの判断

それでは，患者さんがオーバーブラッシングなのかどうかはどのように判断すればよいのでしょうか（表 *8-4*）？　新しい歯ブラシを医院で渡してその日からその歯ブラシだけを使ってもらうようにし，たとえば2週間後くらいにその歯ブラシをもってきてもらって毛の開き具合をチェックするというのも有効な方法です．1週間や2週間で開いてしまうようですと，ブラッシング圧が強く，オーバーブラッシングの可能性が高いといえます．どれくらいの期間で歯ブラシの毛が開いてくるかを患者さんに問診してみてもおおよそのことがわかります．

実際，その場でブラッシングしてもらうのはどうでしょう？　離れていてもゴシゴシと音が聞こえてくるような強いブラッシング圧ですと，オーバーブラッシングの可能性が高そうです．ただし，日ごろもそのように磨いているとは限りません．われわれの前だから張り切っているだけかもしれないのです．歯科衛生士が，患者さんの口腔内で適正なブラッシング圧を示すことで，普段のブラッシング圧と比べてどうなのかを確認する方法もあります．

歯肉にしょっちゅう傷をつけてくるような場合は，ブラッシング圧が強かったり，ブラッシングのストロークが大きすぎたり，使っている歯ブラシが硬すぎたりする可能性がありますが，これも来院直前に急いでプラークを落としてきた結果かもしれません（図 *8-12*）．

日ごろ使っている歯ブラシが硬い場合や，ヘッドが小さいからと子ども用の歯ブラシを使っていると

[極小出血率はオーバーブラッシング予備軍]

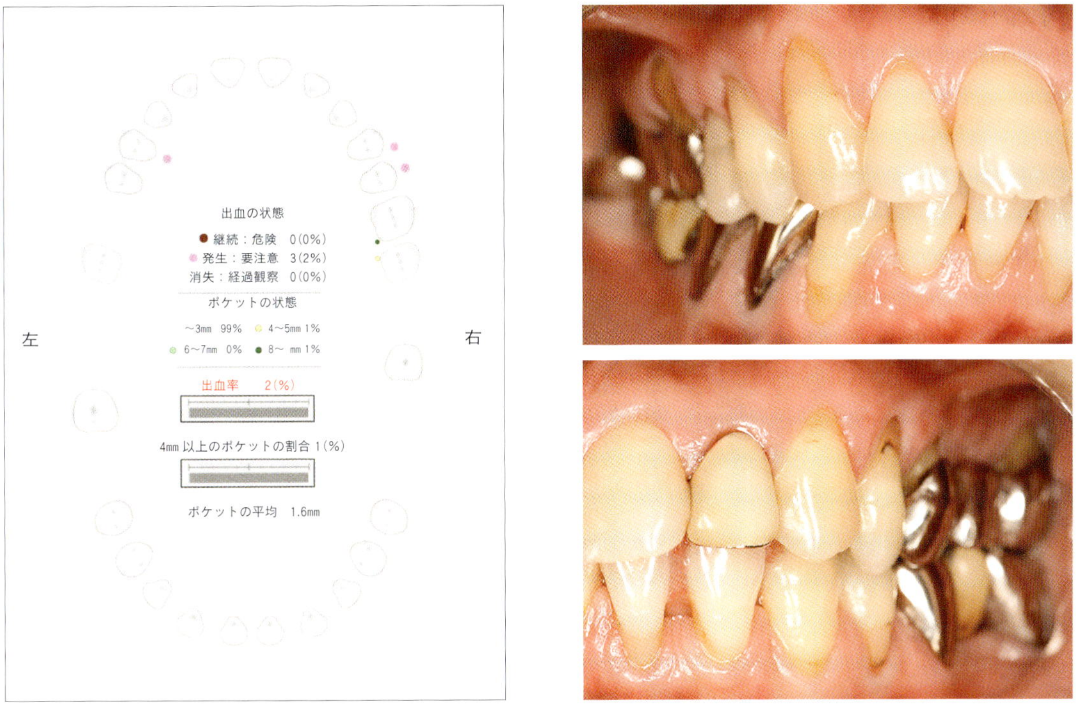

図8-14a〜c 出血率が低いことは，炎症がコントロールされていて歯周組織が安定している証拠であるが，極端に低くなるとオーバーブラッシングの可能性がある．*図a*では出血率2％，*図b, c*は同口腔内ですでに歯肉退縮が起こっている．

きも要注意です．子ども用の歯ブラシは一見機動性が良いように思いますが，案外歯間部に届かないうえ，歯ブラシの硬さの分類では普通でも毛が短い分，硬くなっていることがほとんどです（図8-13）．また，機械的に大きく動く電動歯ブラシの使用も，その使い方を誤るとオーバーブラッシングになってしまいます．

いつみても，どこをみてもプラークがほとんどなく，歯肉の炎症が認められない場合は相当ブラッシングをがんばっている証拠ですが，その反面磨きすぎになっている可能性と背中合わせであるということも考慮しておかなければなりません[10]．

歯肉退縮があるということはオーバーブラッシングのもっとも大きな指標になります．ただし，歯肉退縮は過去におけるオーバーブラッシングの結果をみているだけですから，現在もオーバーブラッシングとは限らないということはいえます．また，露出した根面に楔状欠損がある場合や，知覚過敏の症状がある場合にも，オーバーブラッシングの可能性があると考えてよいでしょう．

2）オーバーブラッシングの場合の出血率

アンダーブラッシングでは出血率が高くなるということでしたが，オーバーブラッシングではどうでしょう？　そうです．お察しのとおり，オーバーブラッシングでは極端に出血率が低くなることがあります（図8-14）．とくに，隅から隅までプラークを落とさなければ気がすまない患者さんはほとんど出血しません．出血率数パーセントの患者さんはオーバーブラッシング要注意です．数値が小さいからと患者さんと一緒に喜んでいると，後で後悔することになる可能性があります．

もちろんオーバーブラッシングがある部位に集中することもあります．よくみかけるパターンは，頬側面がオーバーブラッシングぎみでほとんど出血せず，舌側がアンダーブラッシングぎみで出血が多い

［頬側がオーバーブラッシング，舌側がアンダーブラッシング］

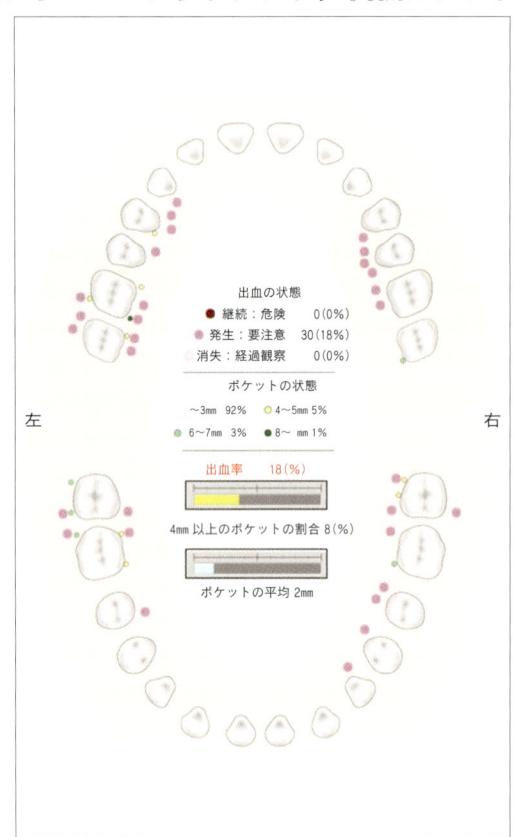

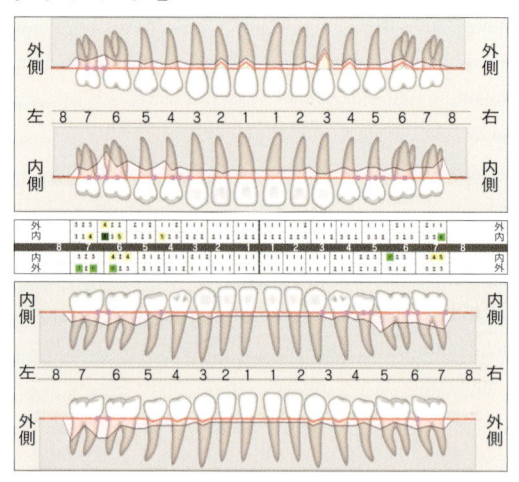

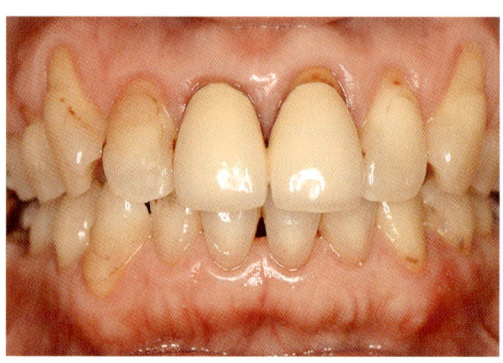

図 8-15a〜c　図 *a* をみると，歯肉のライン（赤緑）が舌側ではまっすぐなのに，頬側では歯肉退縮によりイレギュラーになっている．また，図 *b* では出血点はもっぱら舌側ばかりに集中している．これらは頬側がオーバーブラッシング，舌側がアンダーブラッシングであることを物語っており，実際の口腔内所見（図 *c*）もその傾向を示している．

［歯列不正におけるオーバーブラッシングとアンダーブラッシング］

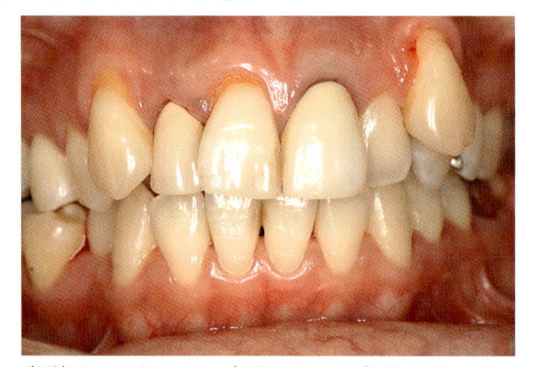

図 8-16　歯列不正があると，突出している部分がオーバーブラッシング，陥凹している部分はアンダーブラッシングになりがちである．

というものです（図 8-15）．また，歯列から外にはみ出た歯の部分はオーバーブラッシングで，内に引っ込んだ歯の部分はアンダーブラッシングというパターンもよくみかけます（図 8-16）．

3）over-brushing index

オーバーブラッシングになると歯肉退縮が起こるリスクが高くなり，出血率が下がるという臨床的印象から over-brushing index（オーバーブラッシング指数：磨きすぎ度）を考えました（図 8-17）．

over-brushing index ＝歯肉退縮量÷出血率

ただし，オーバーブラッシングの場合で歯肉退縮を起こすのは頬側や舌側の中央部が多く，歯間部の歯肉退縮はむしろ歯周病の進行という傾向があ

りますので，頬舌側中央部の歯肉退縮だけを対象にします．また，分母の出血率が小さくなりすぎると，indexの値は無限大に大きくなってしまいますので1を足します．そして，値がおおよそ100におさまるように全体に60を掛けて調整します．

over-brushing index
＝60×頬舌側歯肉退縮量平均値÷(出血率＋1)

この値が大きいほどオーバーブラッシングのリスクが高いと判断します．

under-brushing indexでは，ポケットの平均値も出血率もどちらも改善の余地があるのですが，このover-brushing indexにおける歯肉退縮量は大きくなることはあっても小さくなるケースは限られていますので，患者さんの努力が反映されにくいという欠点もあり，このあたりはまだまだ改善の余地があると考えています．

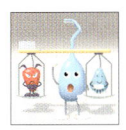

実は，ものごとを証明しようとするときには，その反証も同時に考えたほうが科学的です．つまり，オーバーブラッシングであるということを証明するためには，オーバーブラッシングであるという証拠をそろえると同時に，アンダーブラッシングではないという証拠もそろえると，より信頼性が高まるわけです．それをindexに応用すれば，オーバーブラッシングであればover-brushing indexの数値が高く，under-brushing indexの数値が低いということになります（図**8-18**）．逆にアンダーブラッシングであればover-brushing indexが低く，under-brushing indexが高くなればよいわけです（図**8-19**）．brushing indexはまだまだ発展途上の指標ですが，2つのインデックスを同時に確認することによって，少しでも信頼性を上げることが可能になると思います．

バランスのとれたブラッシング

歯周治療では炎症のコントロールが大きな目標になりますので，どうしても炎症の存在やプラークの存在に目がいってしまいます．つまり，患者さんにがんばって歯を磨くように指導するわけです．通常，

[over-brushing index(図*8-17*)**]**

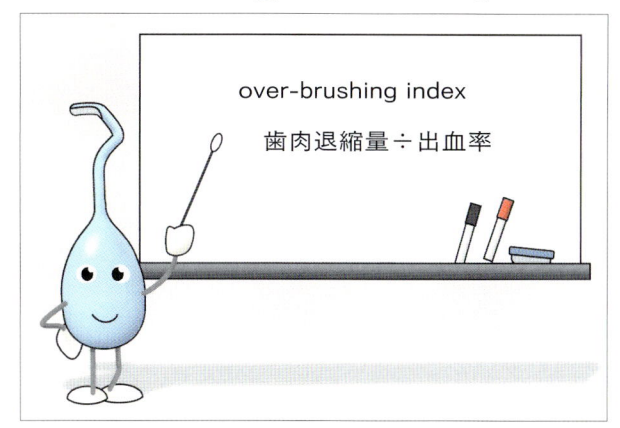

over-brushing index
歯肉退縮量÷出血率

[オーバーブラッシングの傾向(図*8-18*)**]**

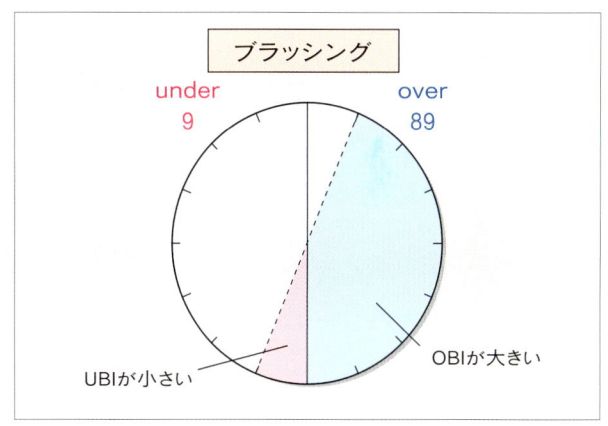

ブラッシング
under 9
over 89
UBIが小さい
OBIが大きい

[アンダーブラッシングの傾向(図*8-19*)**]**

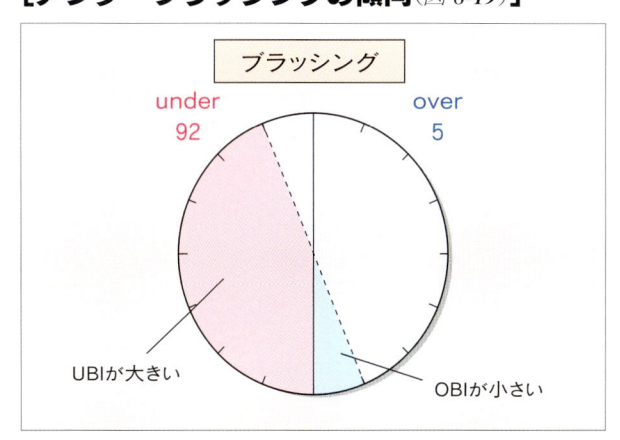

ブラッシング
under 92
over 5
UBIが大きい
OBIが小さい

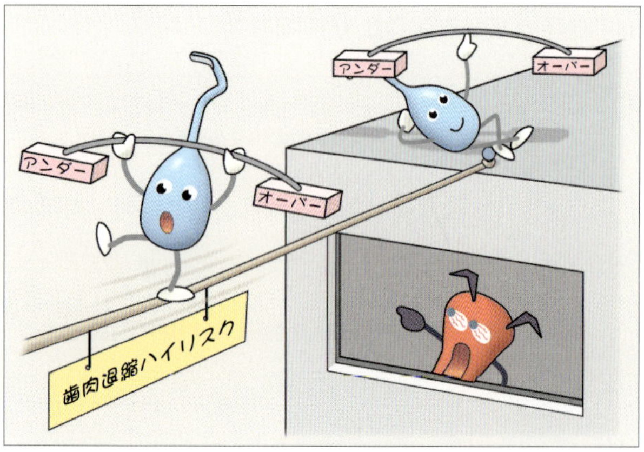

図8-20　ブラッシングはオーバーとアンダーの間におさめることが大切.

患者さんに"がんばって"という言葉を使うといつの間にか"力を入れて"とか"長い時間"という言葉に変換されてしまいます．その結果，ブラッシング圧が強くなり，歯肉退縮が進行してしまうことがよくあります．患者さんは普通深いポケットの存在は気づきませんが，歯肉退縮は鏡を見ればわかるわけですから，歯科医師や歯科衛生士のいうとおりがんばっているのに，どんどん悪くなっていくというまずいイメージをもたれてしまうことになります．

ブラッシング指導はアンダーブラッシングに対する指導からはいっていくことが多いと思いますが，いつまでも同じような指導を続けていると，いつの間にか患者さんはオーバーブラッシングになっていることがあります．この傾向は患者さんによってさまざまで，口腔内全体的にオーバーブラッシングになっていることもあれば，部分的にそのような傾向がでてくることもあります．また，歯周治療を時間軸に沿ってとらえると，歯周基本治療ではアンダーブラッシングに対する指導が大半ですが，治療が進んでメインテナンスに移行するころになると，逆にオーバーブラッシングに対する指導も必要になってきます(時間軸に沿ったブラッシング指導は次項参照).大切なのは，アンダーブラッシングとオーバーブラッシングの間のバランスのとれたコレクトブラッシング(correct brushing：適正なブラッシング)におさめることです(図8-20)．これこそブラッシングにおけるMIになるわけで，患者さんより先にわれわれ自身が"ブラッシングがんばれ運動"を反省するべきでしょう．失った骨が戻りにくいのと同じように，失った歯肉も戻りにくいのですから．

本項ではブラッシングに的を絞ってみました．どのような歯周治療のオプションを採用しようとも，その後の患者さん自身によるセルフケアとわれわれの行うプロケアがうまくかみ合わないと予後が不良であることがわかっています．われわれがかかわるプロケアはほんの限られた時間しかないわけですから，日ごろの患者さんのセルフケアがいかにうまくいくかということは大きなファクターです．動的治療におけるアンダーブラッシングの指導では"良くなること"を目標にしますので，患者さんも炎症の改善を実感でき，さらに上を目指すポジティブな意欲が湧いてきます．それに対して，オーバーブラッシングの指導では"悪くならないこと"を目標にしますので，患者さんもそれが実践できているのかどうかわかりづらく，長続きしないことがあります．それをうまく支援することもわれわれのプロケアで，患者さんのブラッシングがオーバー，アンダーに偏る前に，われわれ自身の指導が偏ってしまうことがないように留意が必要です．

9 時間軸でみたブラッシング

Brushing Concept Along Time Axis

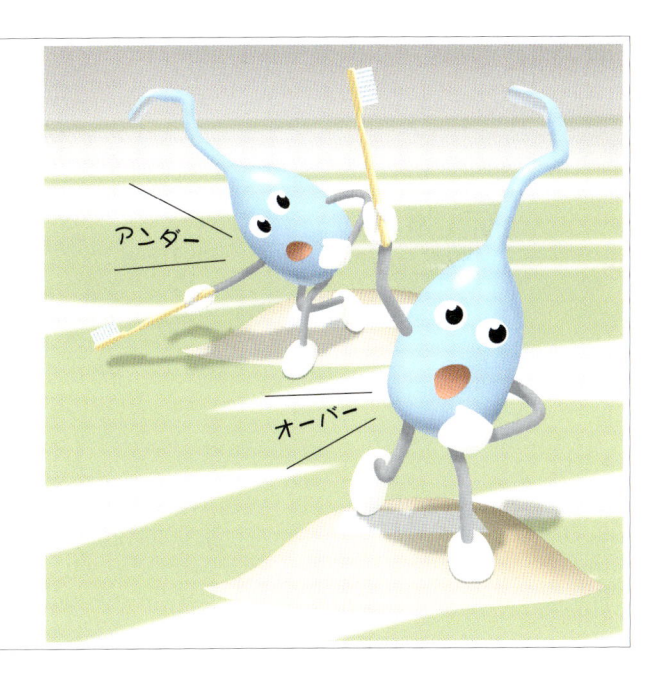

はじめに

歯周治療を進めていくと歯周組織の状態はどんどん変化していきます．歯肉の炎症の強さ，歯肉退縮とそれにともなう根面の露出，歯間空隙の変化など，ブラッシングに直接影響するようなことが大きく変わるわけです．とくに，歯周基本治療や歯周外科のような歯周動的治療の間はその変化が大きく，それに応じてブラッシングの道具や方法を変える必要がでてきます．本項では歯周治療全体を見渡してブラッシングを考えてみたいと思います．

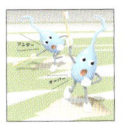

歯周基本治療におけるブラッシング

初診時，あるいは歯周治療の初期では歯石や細菌バイオフィルムの沈着も多く，歯肉の炎症が強いために主にアンダーブラッシングに対する指導が中心になります（図 *9-1*）．自分に適した歯ブラシを選んでほしいという患者さんからの要望があれば別ですが，基本的にはそのときに患者さんが使われている歯ブラシをチェックすることから始めます．それにより歯ブラシの好みや使い方がおおよそ想像できます．患者さんとのコミュニケーションがまだ十分と

[初診時の口腔内所見]

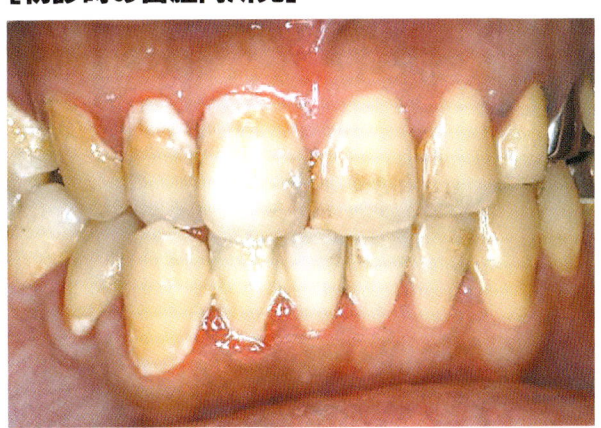

図 *9-1* 初診時ではブラッシングのテクニックだけでなく，習慣そのものが確立できていない患者さんも多く，アンダーブラッシングに対する指導が多くなる．

れていないこの時期に，こちらが一方的に適した歯ブラシを押し付けることはしません．誤った知識をもってしまっている場合もありますが，それも少しずつ軌道修正していけばよいことで，いきなり否定から入るとかえって聞く耳をもってもらえないこともあります．時間とお金をかけて前医で覚えたことを否定してしまうことになるかもしれないからです．

患者さんは普通あるいは硬めの歯ブラシを使っていることが多いようですが，とくに市販の歯ブラシ

［歯ブラシの毛の硬さ（座屈強度測定）］

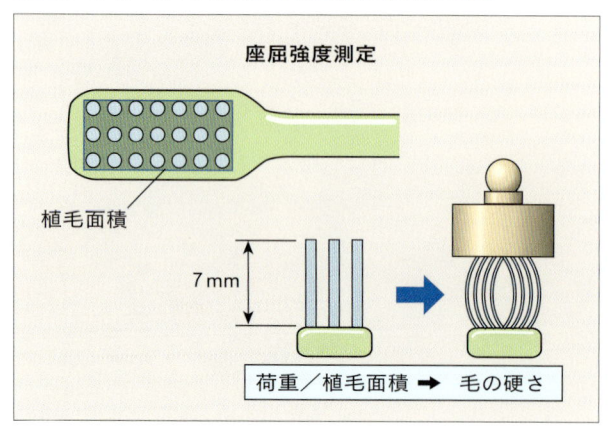

図 9-2a　歯ブラシの毛の硬さは毛がたわみだす力（N：ニュートン）を植毛面積（cm²）で割った値（＝座屈強度：N/cm²）を基準にする．条件をそろえるために毛の長さを7 mmに統一しているが，これでは長さによって硬さを加減している歯ブラシはすべて同じ毛の硬さになってしまう．

［歯ブラシの毛の硬さ（硬さ表示の基準）］

毛の硬さ	新JIS表示 ('95年) N/cm²	kg/cm²表示	
		区分	許容範囲
硬め	75以上	8以上	－1
普通	50～85	5.5以上8未満	±1
やわらかめ	60以下	5.5未満	＋1

図 9-2b　図 9-2a で求めた値がどのレンジに相当するかによって毛の硬さ表示を決める．重なった部分があるために表示にはかなり自由度がある．

［毛の硬さに影響する因子］

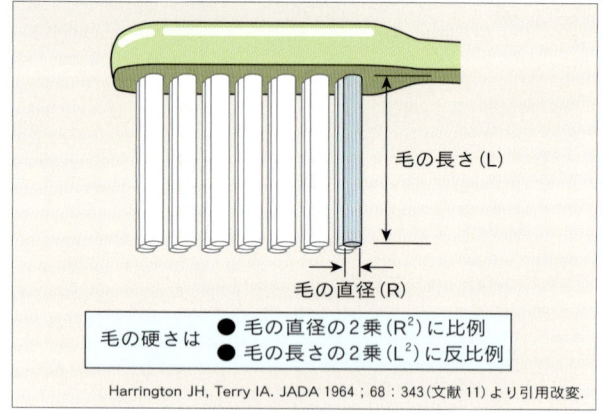

毛の硬さは
- 毛の直径の2乗（R²）に比例
- 毛の長さの2乗（L²）に反比例

Harrington JH, Terry IA. JADA 1964；68：343（文献11）より引用改変．

図 9-3　歯ブラシの毛の硬さは毛の材質によっても変わるが，同じ毛の材質でも毛の長さや直径によって大きく変わる．

を使用している場合は要注意です．多少私見が入りますが，市販の歯ブラシはわれわれの感覚からすると少し硬めのほうに偏っています．やわらかめという表示がわれわれの感じる普通という表示で，われわれの感じる硬めという表示になると，われわれの想像を超えたような硬めという具合です．これは，JIS規格で毛の長さを統一してから硬さを決めるために，毛の長さによる硬さの要素が排除されていることに起因します（図 9-2）．そのため，患者さんの訴える硬さ表示を信用せず，実際に患者さんに持参してもらって確認する必要があります．

　一般に患者さんは硬い歯ブラシのほうがきれいになり，すっきりすると思っていることが多いので，歯石になる前の細菌バイオフィルムはそんなに硬い歯ブラシでなくても除去できることを伝える必要があります．そして歯石まで固まってしまったら，どんなに硬い歯ブラシで磨いても除去できないことも伝えます．

　歯ブラシの毛の硬さは毛の太さの2乗に比例し，毛の長さの2乗に反比例します（図 9-3）[11]．これを利用して各メーカーは毛の硬さのコントロールをしているわけです．毛の太さが同じでも毛の長さが異なれば毛の硬さが変わります．たとえば，小児用の歯ブラシを使用している成人患者さんをみかけることがありますが，小児用歯ブラシは毛が短いので，たとえ毛がそんなに太くなくても硬くなっています（図 9-4）．通常小児用歯ブラシを使用している成人患者さんはヘッドが小さいものが望ましい症例，つまり歯列不正などがあって通常のヘッドでは磨きにくい部位のある場合に使っていることが多いようですが，そのような症例は歯肉退縮の先天的リスクが高いので，実質硬い歯ブラシである小児用歯ブラシはかなりリスキーです（図 9-5）．しかも，小児用歯ブラシは歯間部への到達性がよくないので，著者自

[小児用歯ブラシ]

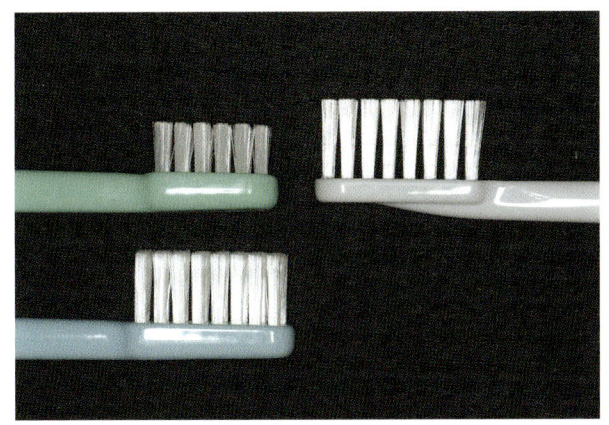

図 9-4　乳歯列用歯ブラシ(左上)は，混合歯列用(左下)や永久歯列用(右上)と比べてヘッドを小さくするために毛の長さが短くなっており，かなり毛の硬い歯ブラシになっている．

[小児用歯ブラシの誤用]

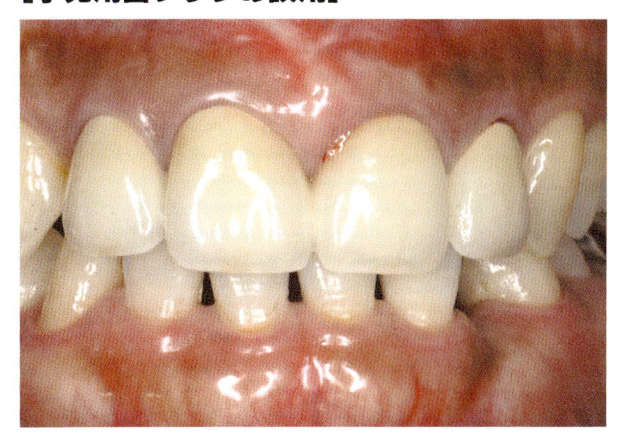

図 9-5　小児用歯ブラシを勧められて使用しだして，短期間で1歯肉の傷と2の歯肉退縮が起こった症例．

[小児用歯ブラシの限界]

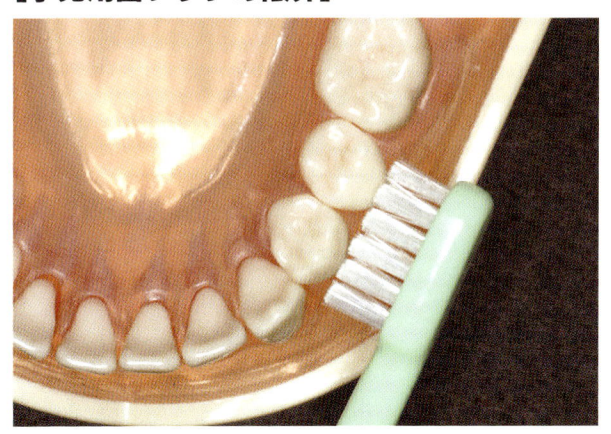

図 9-6　小児用歯ブラシを横磨きに使おうとすると，歯間部に毛先が届かないうえに，頬側中央部には毛が硬い分だけブラッシング圧が強くなる．つまり歯間部はアンダーブラッシング，頬側中央部はオーバーブラッシングの傾向がでてくる．

身はお勧めすることはありません(図 9-6)．

　初診時にあまり炎症が強いとブラッシングがままならないことがあります(図 9-7a)．そのような場合は，毛の相当やわらかい歯ブラシを使ってもらいます(図 9-7b, c)．洗口剤の併用も効果があります．

　また，歯周基本治療を進めていくにしたがって炎症が改善してくると，最初使っていた歯ブラシが適さなくなることもあります(図 9-8)．炎症が強くてやわらかめの歯ブラシを使っていたのが，炎症の軽減とともに普通の硬さに変更したり，歯間ブラシのサイズを変更したりという具合です(図 9-9)．ただし清掃道具の種類が増えたり，変更が多いと患者さんも混乱しますし，長続きしないこともありますので，この時期はできるだけ清掃器具を少なく，とにかくブラッシングという習慣が生活に定着すること自体を目標にしたほうがよいでしょう．

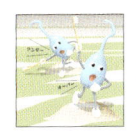

歯周外科後のブラッシング

　歯周外科後，治癒が完了していない時期のブラッシングは，術者サイドが適切な時期に適切な道具を提供するべきです．歯周外科にもたくさんの種類がありますので，各歯周外科後の治癒の進み方や治癒形態を考慮して術後のブラッシングを考えなければなりません．ここでは一般論だけ書いておきたいと思います．

　傷を受けた歯周組織がブラッシングに耐えられる状態になるには，上皮化が非常に重要なポイントになります．上皮化が終了していない状態でブラッシングすると，当然痛みや出血が起こり，傷の上に傷を重ねることになってしまいます．それでは上皮化というのはどれくらいで完了するのでしょうか？

第II部　歯周基本治療

[炎症の強い症例]

[初診時]

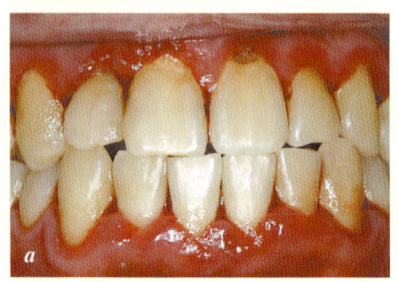

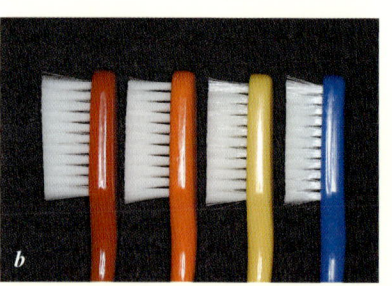

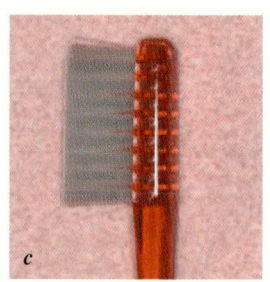

図 9-7a～c　炎症が強いと通常の歯ブラシの毛でも痛くて磨けないことがある(図 9-7a)．そのような場合は，かなり毛のやわらかい歯ブラシ(図 9-7b：PHB ウルトラスエーブ，図 9-7c：SAM フレンド300)や洗口剤の併用により炎症の軽減を図る必要がある．

[炎症軽減後]

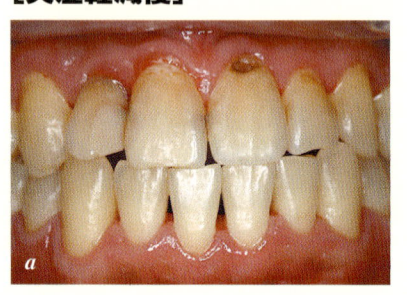

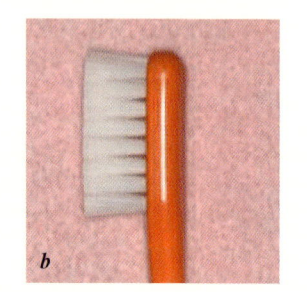

図 9-8a, b　図 9-7a の炎症が軽減した後の口腔内所見(図 9-8a)．通常の歯ブラシでもブラッシングできるようになったため，歯ブラシの種類を変える(図 9-8b：タフトSS)．図 9-7b や図 9-7c は歯肉に対してはソフトであるが，プラークの除去効率は悪いために普段使用する歯ブラシには適さない．

[歯周治療の進行にともなう歯間ブラシのサイズの変化]

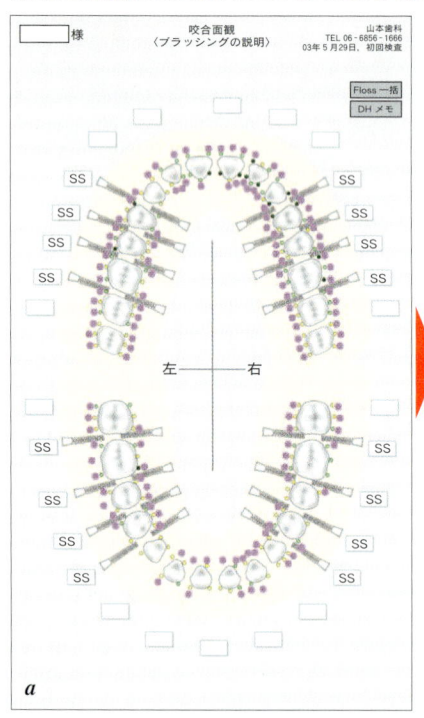

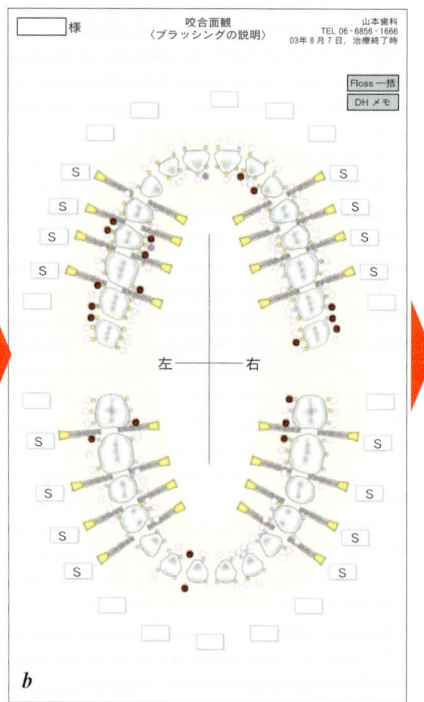

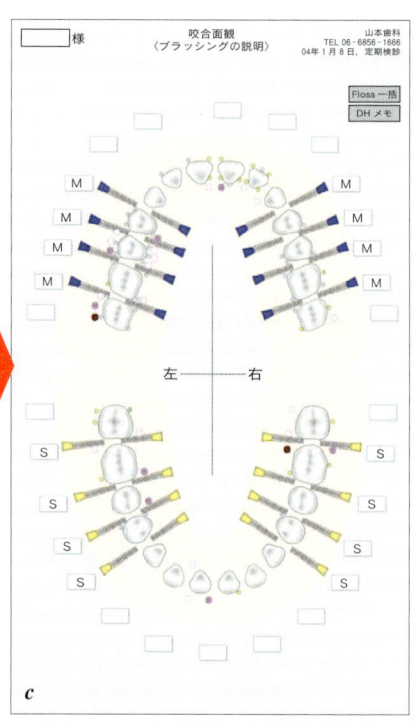

図 9-9a～c　炎症が強い間は歯間ブラシの導入は見合わせるが，ある程度炎症が改善し，患者さんの向上意欲が感じられたら導入を試みる．はじめは歯間空隙が小さいので当然歯間ブラシも小さいサイズであるが(図 9-9a)，歯周基本治療が終了するころには炎症の改善によりサイズアップする(図 9-9b)．歯周外科(切除療法)を行うとさらにサイズアップするため，それに合わせてサイズのチェックが必要である(図 9-9c)．

[歯周外科後の上皮細胞の遊走]

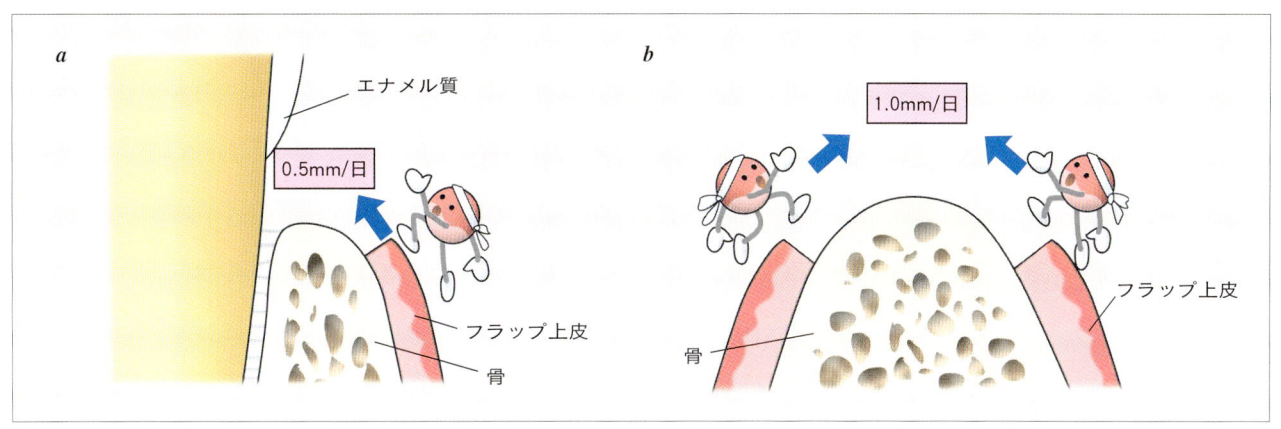

図 9-10a, b　上皮断端から走りだす上皮細胞の遊走スピードは1日約0.5mm．そのため，頰舌側中央部で歯に向かって遊走していくところでは1日に約0.5mmのスピードで上皮が覆われていく（図9-10a）．それに対して歯間部では頰側と舌側の両サイドから遊走してくるので傷口の縮小するスピードは倍の1日約1.0mmとなる．

[切除療法1週間後の症例]

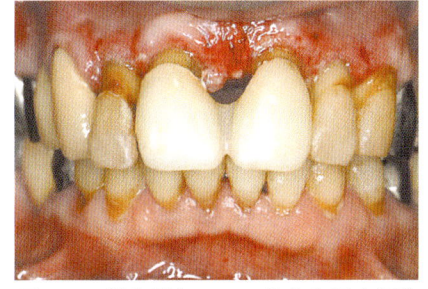

図 9-11　部分層弁による歯肉弁根尖側移動術のような切除療法では，1週間後ではまだ上皮化は完了していないためにブラッシングはできない．この時点ではわれわれが行うプロケアと洗口がプラークコントロールのメインとなる．

[歯周形成外科1週間後の症例]

図 9-12　結合組織移植による根面被覆術では退縮部位（唇側や頰側）はブラッシングできないが，歯間部は侵襲が少ないため，注意深いフロッシングであればある程度可能である．

[再生療法6週間後の症例]

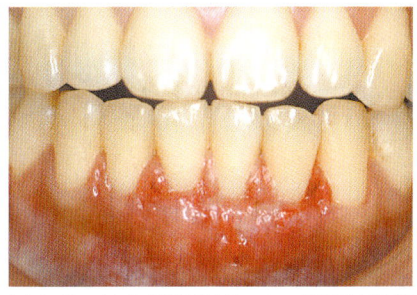

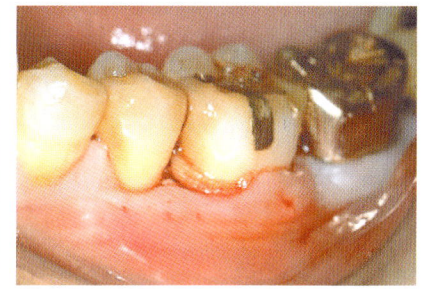

図 9-13　GTR法により非吸収性の膜を設置した後，治癒を待っている期間は，強いブラッシングや歯間ブラシなどによる歯間部の清掃により膜の露出が起こりやすくなる．そのためクロルヘキシジンなどによる洗口がセルフケアの中心になる．

　一般に歯肉上皮の遊走スピードは1日約0.5mmといわれています[12]．つまり根面上の結合組織性付着最歯冠側まで一方通行で遊走する場合は1日0.5mmずつ上皮で覆われていきますし，歯間部のように頰側と舌側の両方から上皮が遊走してくる場合は1日1mmずつ上皮どうしが近づくわけです（図9-10）．当然，遊走する距離が長くなるような歯周外科では上皮化には時間がかかりますので，歯周外科の種類によって上皮化の時間は変わってきます．ただし，これは上皮の細胞が遊走するスピードですから，実際はそれから重層扁平上皮になるには縦方向に上皮が積み重なっていかなければなりませんので，プラスアルファの時間が必要です．このプラスアルファの時間も歯周外科の種類によって異なります．一次性創傷治癒のような場合（組織付着療法など）ではプラスアルファは小さく，二次性創傷治癒のような場合（切除療法など）ではプラスアルファは大きくなります．

　通常，術後1週間ほどで抜糸すると思いますが，その時点でブラッシングが始められるケースは少ないでしょう（図9-11）．組織付着療法後で治癒の早い場合や，軽度の歯肉切除術後ではやわらかい歯ブ

第Ⅱ部　歯周基本治療

[電動歯ブラシの誤用による歯肉退縮]

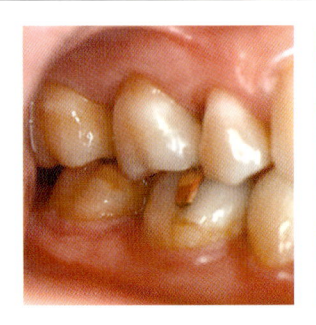

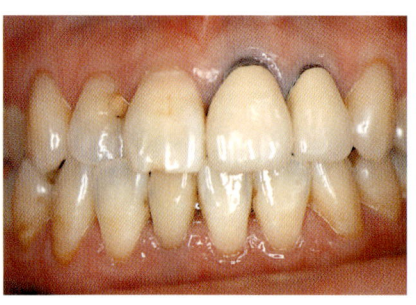

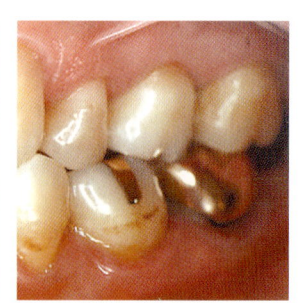

図9-15a～c　ある部位に歯肉退縮が起こり知覚過敏が起こりだしたことをきっかけに，電動歯ブラシを強く歯に押し当てるようになり，全顎的に歯肉退縮と知覚過敏が進んでしまった．

[メインテナンス患者におけるオーバーブラッシング]

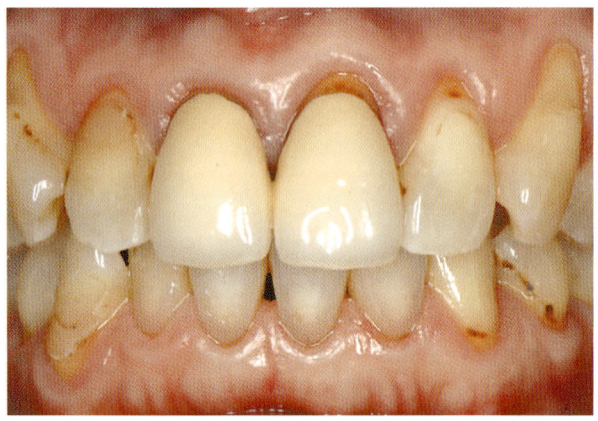

図9-14　メインテナンスでは，ブラッシングに熱心なあまり，オーバーブラッシングにより唇側や頬側の歯肉退縮が進んでしまうことがある．

ラシで軽いブラッシングから始めてもらうことは可能かもしれません．あるいは歯頚部は避けてもらい，咬合面や咬合面に近い頬舌側面に限定して歯面だけをブラッシングしてもらうのは可能です．どちらにしても，フラップオペでは歯間部はいちばん最後に上皮化が終了しますので，この時期でのフロスや歯間ブラシを使った清掃は避けなければなりません．ただし，根面被覆術のように歯間部の組織にほとんどメスを入れないような手術では，比較的早期にフロッシングを開始できます(図9-12)．また膜や骨移植材を使った再生療法では早期にブラッシングを始めると膜の露出の原因になりますので，洗口剤によるセルフケアとわれわれによるプロケアが中心になります(図9-13)．いずれにしても，治癒の進行をみながら最初はかなりやわらかい歯ブラシ(場合によっては洗口剤の併用)からブラッシングを再開してもらい，タイミングをみて歯ブラシの種類を変えたり，歯間部の清掃を再開するようにします．

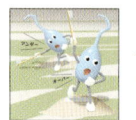

メインテナンスにおけるブラッシング

歯周基本治療や歯周外科を行うことにより歯周組織の状態はかなり変化しているはずです．炎症がとれて比較的硬い歯ブラシでブラッシングしても痛くないはずですが，ここで硬い歯ブラシを勧めると歯肉退縮が助長される可能性があります．炎症が消退した結果としての歯肉退縮は許されますが，炎症がとれた後に外傷性に歯肉が退縮することは避けなければなりません．また，この段階では初診時に比べて根面の露出が多くなっていますので，硬い歯ブラシの使用により根面が削れたり，知覚過敏が起こる可能性があります．歯周治療により知覚過敏が起こり始めた患者さんの場合，それを助長してしまうこともあるでしょう．したがって歯ブラシは少しやわらかめがお勧めです．

この時期になると患者さんのブラッシングのテクニックも安定していますが，人間は習慣の動物ですから元の磨き方に戻ってしまわないように監視が必要です．また熱心すぎる患者さんはオーバーブラッ

[アンダーブラッシングからオーバーブラッシングへ]

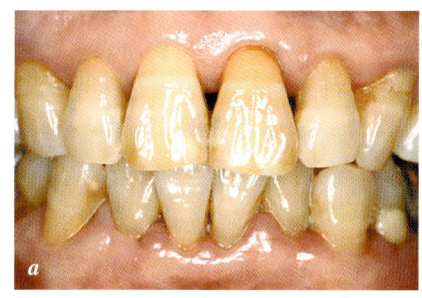

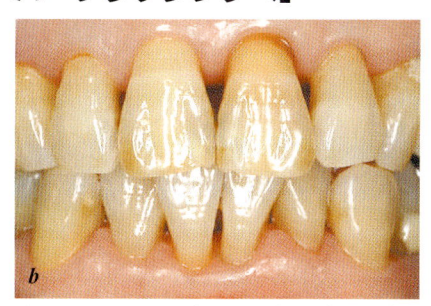

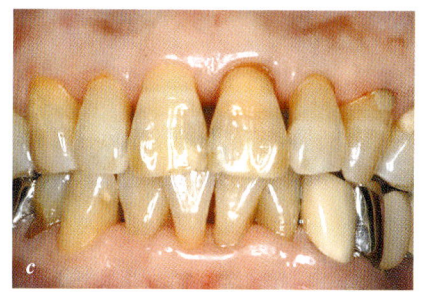

図9-16a〜c　初診時はアンダーブラッシングぎみであったが（図9-16a），動的治療を通じてセルフケアにめざめてプラークコントロールのレベルが向上した（図9-16b）．しかしながら，少しずつオーバーブラッシングぎみになってきているため，過剰なセルフケアに警鐘を鳴らすことも大切である（図9-16c）．

シングの傾向が強くなります（図9-14）．根面を磨きすぎて知覚過敏が発生し，知覚過敏の原因はブラッシングが足りないからだと勘違いしてさらに磨きすぎる患者さんもいます（図9-15）．初診に近いほどアンダーブラッシングの割合が大きく，メインテナンスになるとオーバーブラッシングの割合が増えてくることも留意しておかなければなりません（図9-16）．「歯周基本治療と同じようにがんばってブラッシングしてください」というアクセルのような指導を続けていると，どんどん歯肉退縮を起こしてしまうこともあります．「あなたのブラッシングはパーフェクトですので，がんばり過ぎないようにしてください」というブレーキのような指導も必要になることが多いのもこの時期です（図9-17）．

[ブラッシングオーバーにご注意！]

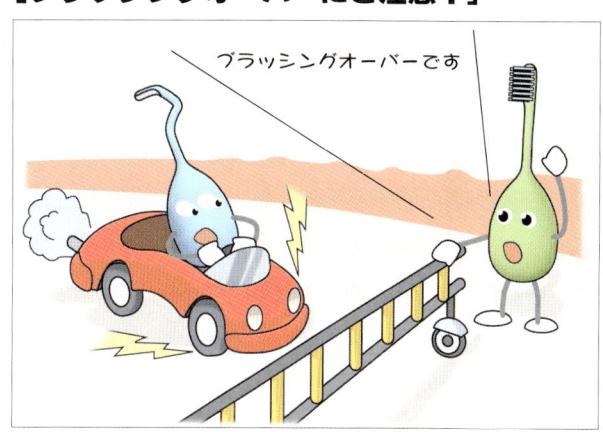

図9-17　歯周基本治療のときと同じアプローチでブラッシング指導をしていると，メインテナンスではオーバーブラッシングになってしまうことがある．

ブラッシングは多方面からみる

ここまで，歯周治療の流れのなかでブラッシングがどのように変わっていくのか，あるいはどのような点に注意をしながら歯周治療を進めていけばよいかをみてきました．歯周治療の各段階によって炎症の程度をはじめとする口腔内環境，患者さんのモチベーションやブラッシングテクニックのレベルなどが異なりますので，それに合わせた指導を心がけなければなりません．

患者さんによっては，アンダーブラッシングぎみの人からオーバーブラッシングぎみの人まで，傾向というものもあります．つまりAさんはアンダーブラッシング，Bさんはオーバーブラッシングという分類です（図9-18）．これはその患者さんへのアプローチを決めるときに大切な判断基準になります．

また同じ患者さんでも部位によってアンダーブラッシングとオーバーブラッシングの傾向が異なることがあります．頬側はオーバーで舌側はアンダーというパターンや，左側がオーバーで右側がアンダーというパターンはよくみかけますし（図9-19），歯列不正や補綴物の関係である部位がアンダーやオーバーになるということも経験します．

使う器具によってアンダー，オーバーの傾向がで

第Ⅱ部　歯周基本治療

[患者別ブラッシングの傾向]

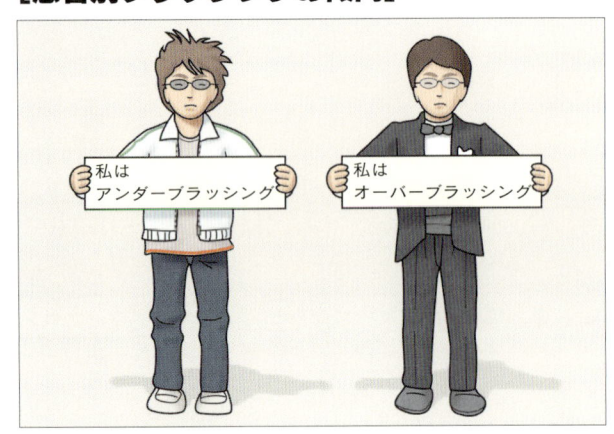

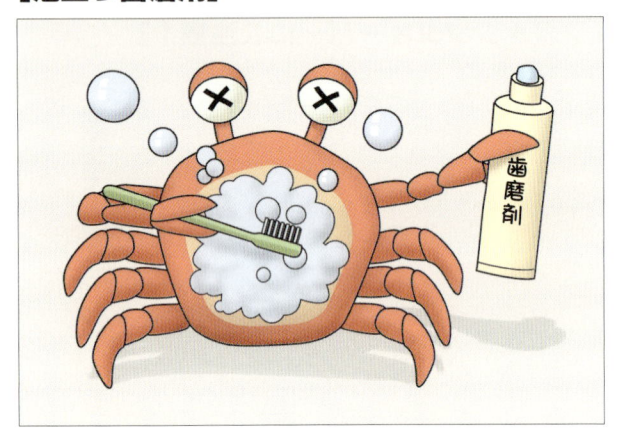

[右側がアンダー，左側がオーバー]

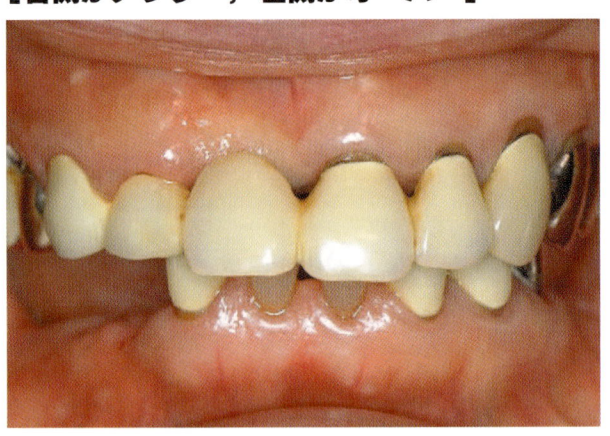

[泡立つ歯磨剤]

図 9-18 ｜ 図 9-19
図 9-20

図 9-18　患者さんごとのブラッシングの傾向をおおまかに知っておくことは基本的アプローチを決めるうえで役に立つ．
図 9-19　右側が磨き残しにより歯肉が腫脹し，左側が磨きすぎにより歯肉退縮すると，右肩上がりの歯肉のラインになっていく．
図 9-20　発泡剤がたくさん含まれている歯磨剤を使うと，ブラッシング中に泡立ちすぎて長い時間磨けないことがある．

てくることもありますし，歯ブラシの持ち方や動かし方，ブラッシング圧によっても傾向が変わってきます．もちろん同じ患者さんでも時間とともに変化していくこともあります（図 9-16）．

このようにブラッシング指導は1つのスタンダードにすべての患者さんを当てはめようとするのではなく，時間の経過も考慮に入れながら患者さんに合わせたオーダーメイドの指導を常に念頭において取り組まなければなりません．

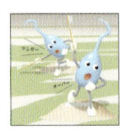

歯周治療における歯磨剤

著者が学生時代，歯磨剤を使うと泡立ってしまって長い時間ブラッシングできなくなるので使わないほうがよいと習ったような記憶があります．皆さんもそうではないでしょうか？　歯肉縁上の細菌バイオフィルムは機械的に除去するのがもっとも効率がよいわけですから，歯ブラシで時間をかけてブラッシングすることが重視されているわけです．それでは本当に歯周治療において歯磨剤はじゃま者なのでしょうか？

歯磨剤の弊害はいろいろ考えられます．1つは前述のように泡立ったり唾液がたくさんでてきて長時間ブラッシングをすることができないということがあります（図 9-20）．歯磨剤を併用した"ながら磨き"は歯磨剤を飲み込まないかぎり難しいと思われます．また歯磨剤に粗い研磨材が含まれていると根面は削れてしまいますので，とくにブラッシング圧の強い患者さんにはお勧めできません．研磨材入りの歯磨剤を購入されるような患者さんは着色などに対して

98

[世界中でのフッ化物使用者数]

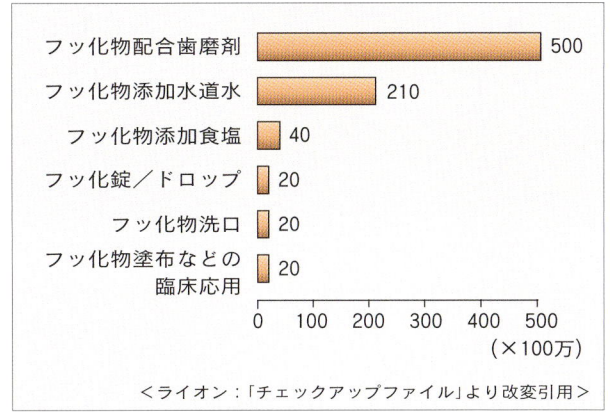

項目	使用者数（×100万）
フッ化物配合歯磨剤	500
フッ化物添加水道水	210
フッ化物添加食塩	40
フッ化錠／ドロップ	20
フッ化物洗口	20
フッ化物塗布などの臨床応用	20

<ライオン:「チェックアップファイル」より改変引用>

図 9-21　歯磨剤からフッ化物の恩恵を受けている人がもっとも多いことがわかっている．

[DMFT（12歳）とフッ化物配合歯磨剤の市場シェア]

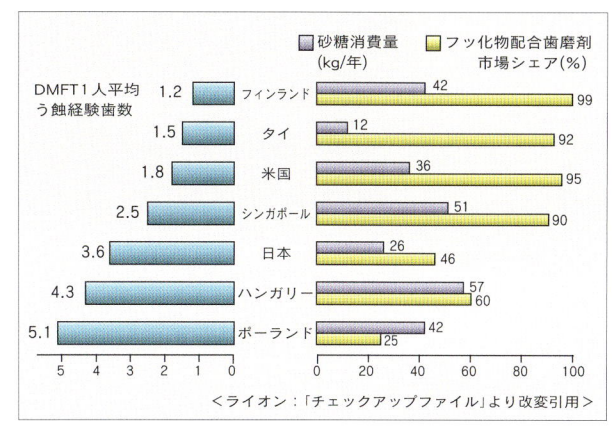

国	DMFT	砂糖消費量(kg/年)	フッ化物配合歯磨剤市場シェア(%)
フィンランド	1.2	42	99
タイ	1.5	12	92
米国	1.8	36	95
シンガポール	2.5	51	90
日本	3.6	26	46
ハンガリー	4.3	57	60
ポーランド	5.1	42	25

<ライオン:「チェックアップファイル」より改変引用>

図 9-22　DMFTの小さい国では砂糖の摂取が少ないのではなく，フッ化物配合歯磨剤の市場シェアが大きいことがわかる．

[TPTにおける歯磨剤の使用量]

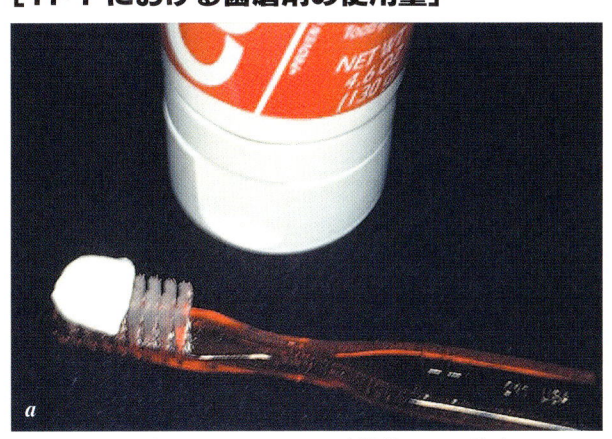

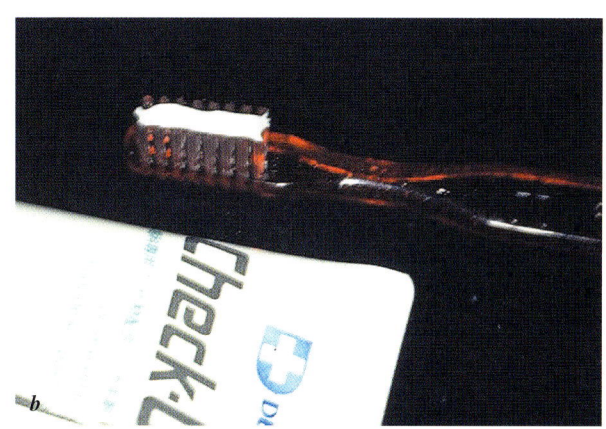

図 9-23a, b　ブラッシング1〜2時間後に，口腔内に0.05〜0.1ppmのフッ素が残留するためにはブラッシング時の歯磨剤は0.5gほど必要である．0.5gは通常のノズルであれば植毛部の半分（図 9-23a），ノズルの小さいタイプであれば植毛部全体（図 9-23b）が目安である．

神経質な人が多い傾向がありますので，ブラッシング圧も強いようです．そのような患者さんでは歯肉退縮や知覚過敏などの頻度が高くなります．

でも歯磨剤の良いところはないのでしょうか？細菌バイオフィルムの除去効率は歯ブラシ単独よりも歯磨剤を併用するほうが高くなります．また歯磨剤に含まれる抗菌剤により付加的な効果も多少期待できるかもしれません．たとえ抗菌剤が含まれていなくても多くの歯磨剤に含まれるラウリル硫酸ナトリウムという発泡剤は速効性の殺菌作用がありますので，歯ブラシに付着した細菌を死滅させる効果が

あります．パラベンという保存剤にも弱い殺菌作用があります．

このように歯磨剤には良い点もたくさんあるわけですが，これら以外で注目したいのがフッ化物によるう蝕予防効果です．フッ化物のう蝕予防効果は今さら説明するまでもないことですが，世界的にみた場合，フッ化物の恩恵の多くは歯磨剤から受けている人びとが多いことがわかります（図 9-21）．しかも砂糖の摂取量が多い国よりも，歯磨剤にフッ化物が配合されていないような国ほどう蝕罹患率が高い傾向もあるようです（図 9-22）．実際歯磨剤をまったく

[TPTは就寝中がもっとも有効]

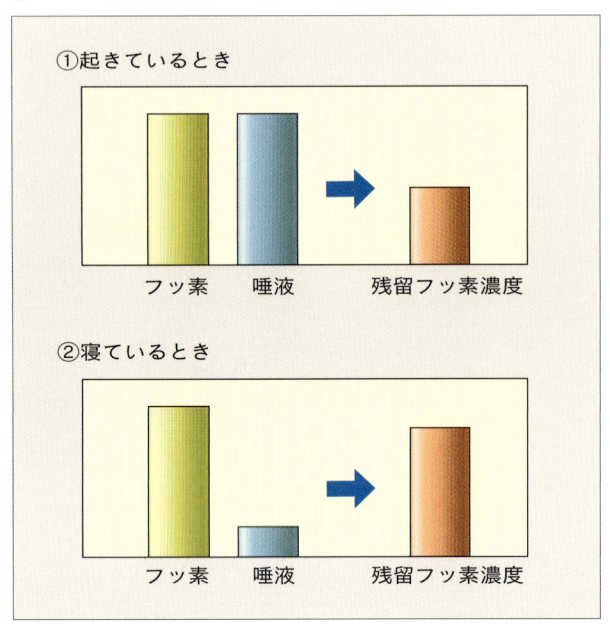

図9-24 起きているときにはフッ素は唾液により希釈されるが(①)，就寝中は唾液の量が減少するために相対的にフッ素濃度が上昇する(②). これにより，唾液というう蝕から歯を守る味方の少ない時間帯にフッ素が歯を守ってくれることになる.

使わない患者さんはほとんどいませんから，このフッ化物のパワーを最大限に生かす方向で考えることは歯周治療においても有効です．歯周治療における悩みの種である根面う蝕の予防に歯磨剤を活用しようというわけです[13].

それではどのように使えばよいのでしょう？まずフッ化物の種類（フッ化ナトリウム，モノフルオロリン酸ナトリウム，フッ化第一スズなど）はあまり関係ありませんが，その配合濃度は法定許容量の1,000ppmいっぱいのものを選びます．そして使用量は成人で最低0.5gは必要です(図9-23)[14]．これは通常のノズルであれば歯ブラシの植毛部の半分くらいを覆う量になります．ノズルの小さいタイプでは植毛部の長さ分必要です．この量よりも少ないと唾液中に残るフッ素濃度が低くなり口腔内停滞時間も短くなります．フッ化物の効果を期待するにはブラッシング後2時間くらい唾液中に0.1～0.05ppmのフッ素濃度が必要です．ブラッシングではすべての面にいきわたるようにし，洗口の際には水の量と洗口回数を極力少なくします．洗口しすぎるとフッ素の濃度がどんどん落ちてしまいますので，できれば洗口は1回，気持ち悪ければ追加で1回にとどめておくべきです．洗口のときには単なるうがいではなく，歯間部にも水が通るように，つまりそれをフッ素の洗口液と考えて行います．そして洗口した後，吐き出したらそのままにして少なくとも30分から1時間くらいは飲食を控えます．すぐに飲食してしまうと飲食物によりフッ素が薄められるだけでなく，飲食で誘発される唾液でどんどんフッ素は薄められ，1/12～1/15になるという報告もあります．就寝中は唾液が少なくう蝕のリスクが高くなりますが，就寝前に歯磨剤からフッ素を取り込むと唾液量が少なくなる分フッ素濃度が高くなり，う蝕予防効果が上がります(図9-24).

このようなフッ化物配合歯磨剤を使ったう蝕予防はtoothpaste technique(TPT)とよばれ，そのう蝕予防効果は3年で20～30％といわれています．できれば毎食後，少なくとも就寝前にこのtoothpaste techniqueを使うことで，歯周治療で笑って，根面う蝕で泣くということになるリスクを下げることができます．ちなみにこのtoothpaste techniqueはブラッシングと同時にする1回法と，歯磨剤を付けずにブラッシングした後に仕上げとしてフッ化物配合歯磨剤を使用する2回法の2つの方法がありますが，食後は1回法，就寝前は2回法というのが著者のお勧めです．

前項と本項の2項にわたって歯周治療におけるブラッシングについて考えてみました．あえてブラッシングの方法には触れず，そのコンセプトや歯周治療の各ステージ別の注意点など，教科書にはあまり載っていないことだけを取り上げました．各論に関しては成書を参考にしていただければ幸いです．

第6章
根面デブライドメント

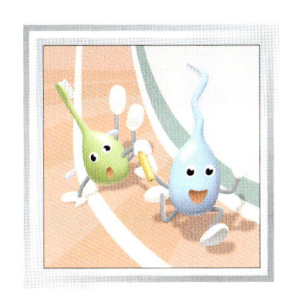

10 根面デブライドメントの必要性　102

ブラッシングの限界

根面デブライドメントという言葉について

歯周治療における根面デブライドメントの概念

歯周基本治療における根面デブライドメントの効能

根面デブライドメントの限界

根面デブライドメントのゴール

アンダーデブライドメントとオーバーデブライドメント

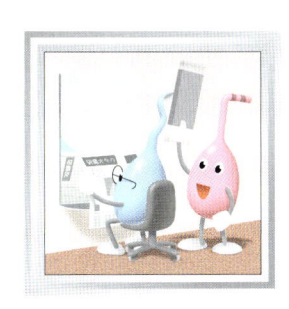

11 根面デブライドメント用器具とそのメインテナンス　111

どんな器具を揃えるべきか？（手用スケーラー編）

ちょっと横道

どんな器具を揃えるべきか？（手用スケーラー復活編）

どんな器具を揃えるべきか？（超音波スケーラー編）

揃えた器具をどのように管理するか？

コラム・ザ・ペリオ⑦超音波スケーラーの種類

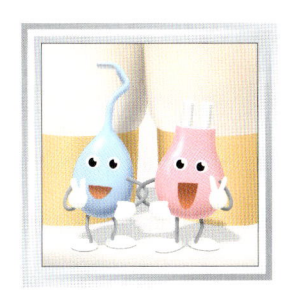

12 根面デブライドメントの術式と治癒形態　123

SRPの術式：手用スケーラー編

SRPの術式：超音波スケーラー編

スケーラーの使い分け

SRP後の治癒形態

SRP後の歯肉溝は？

10 根面デブライドメントの必要性

Indispensability of Root Debridement

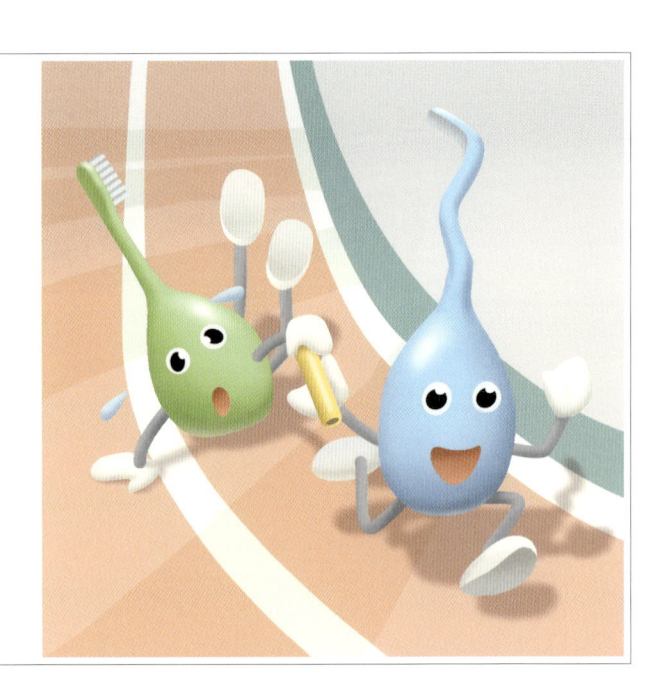

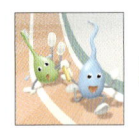

はじめに

前章では歯肉縁上のプラークコントロールの主役であるブラッシングについて考えてみました．本章では，歯肉縁下のプラークコントロールの主役である根面デブライドメントについてまとめていきます．

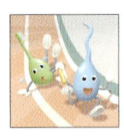

ブラッシングの限界

ブラッシングと歯肉炎の関係は明らかです．ブラッシングを止めると歯肉炎になり，ブラッシングを再開するとその歯肉炎が消退することは40年前に証明されました[1]．それでは，ブラッシングと歯周炎の関係はどうでしょう？　1日1回以上ブラッシングをする習慣のある人は，そうでない人と比べて26年の間に49％歯を失うリスクが低かったというデータからすると，どうやら関係がありそうです[2]．しかし，これは歯周病の一次予防(primary prevention)も二次予防(secondary prevention)も含まれていますので，純粋に歯周炎に罹患している患者さんや歯周治療を受けている患者さんにとって，ブラッシングがどれだけ大切なのかはわかりません．歯肉炎が進展すると歯周炎になると一般的に考えられていますので，歯肉炎を予防，改善するブラッシングが歯周炎の予防，改善に結びつくというようにも考えられます．ただし，歯肉炎から歯周炎への移行のメカニズムはいまだに不明のままです．

前章のブラッシングの話のなかでは，アンダーブラッシングが骨吸収に結びつくというように単純に結びつけていましたが，実はそれを証明することは非常に困難なことなのです[3]．歯周病の予防(prevention)や健康増進(health promotion)という位置づけで考える場合はよいのですが，歯周病の治療ということになるとブラッシングは説得力に欠けるようです(図10-1)．

しかしながら歯周治療のデータをみてみますと，スケーリング・ルートプレーニング(Scaling／Root planing：以下SRPと略)単独よりもSRP＋Oral Hygiene Instruction(歯科衛生士による口腔清掃指導．以下OHIと略)のほうが，Professional Mechanical Tooth Cleaning(以下PMTCと略)単独よりもPMTC＋OHIのほうがより効果的であることからしても(図10-2)，ブラッシングによるセルフケア(self care)がわれわれの行うプロケア(professional care)をより有効なものに後押ししてくれることは明らかです(図10-3)[4]．ただし，進行した歯周病に対して，患者さん自身のブラッシングだけで治そうとするのは

[セルフケアとプロケアのバランス(イメージ図)]

図 10-1a, b 予防や健康増進という目的ではセルフケアが大きいウエイトを占めるが、歯周病の治療という目的になると、プロケアのウエイトが大きくなってくる(図 10-1a). どのような状態であっても、セルフケアは必須という意味では図 10-1b のようなバランスが正しいのかもしれない.

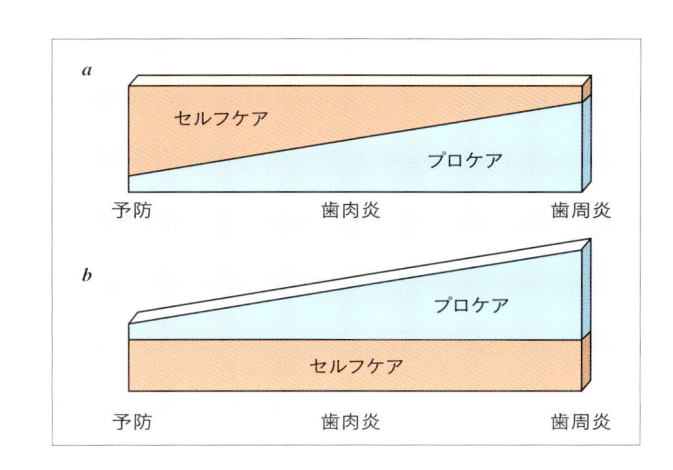

[OHI の重要性]

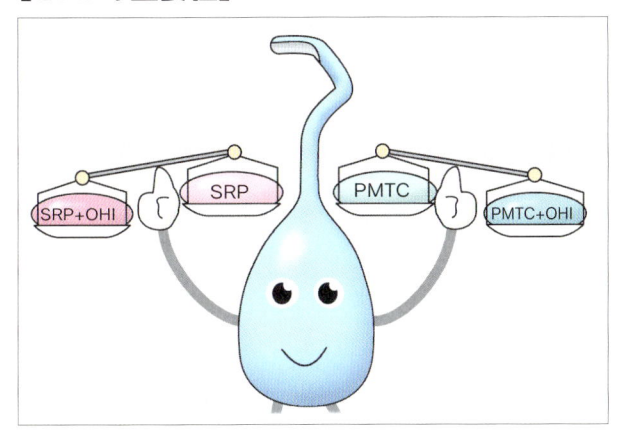

図 10-2 SRP や PMTC は、OHI を並行して行うことにより成績が向上する. つまり、プロケア単独よりもそこにセルフケアがプラスされることにより相乗効果がでてくる.

[セルフケアによるプロケアの後押し]

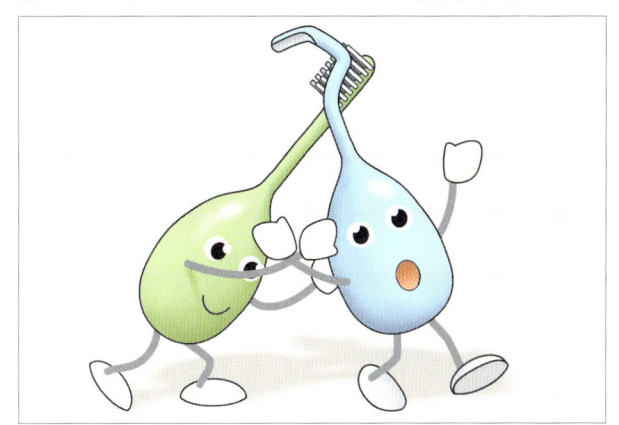

図 10-3 進行した歯周病に対する治療ではセルフケアだけで立ち向かうのは困難であるが、プロケアを援護する強い力をもっている.

[ブラッシング指導だけ行った場合]

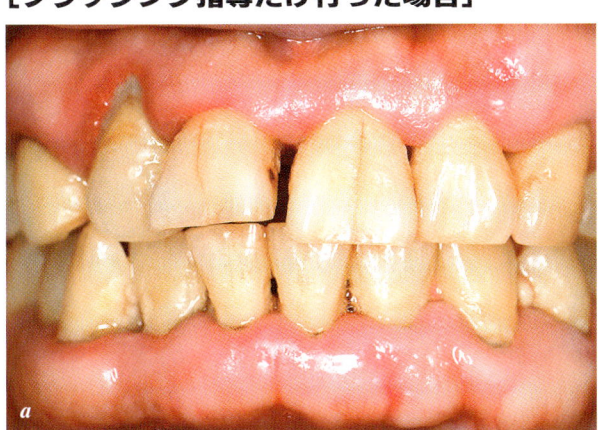

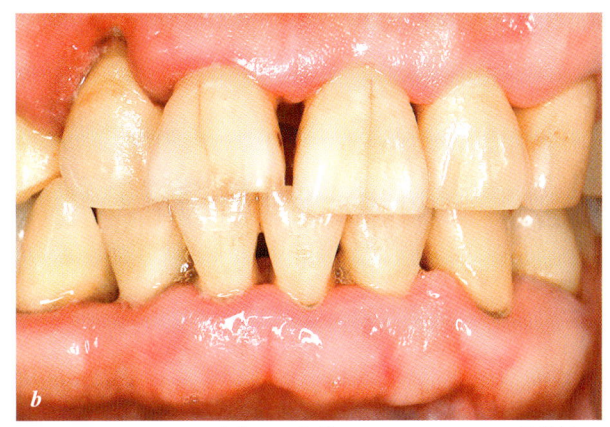

図 10-4a, b 進行した歯周病では(図 10-4a)、ブラッシング指導のみでは表面上の炎症の改善しか期待できない. とくに線維性の歯肉ではその効果は現れにくい(図 10-4b).

[根面デブライドメントの私的定義（図10-5）]

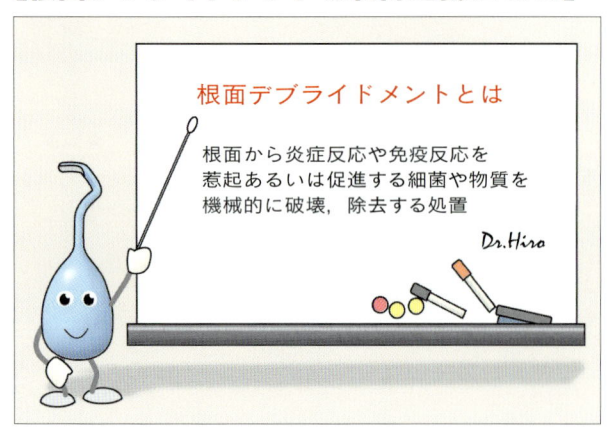

[炎症反応や免疫反応を惹起，促進するもの]

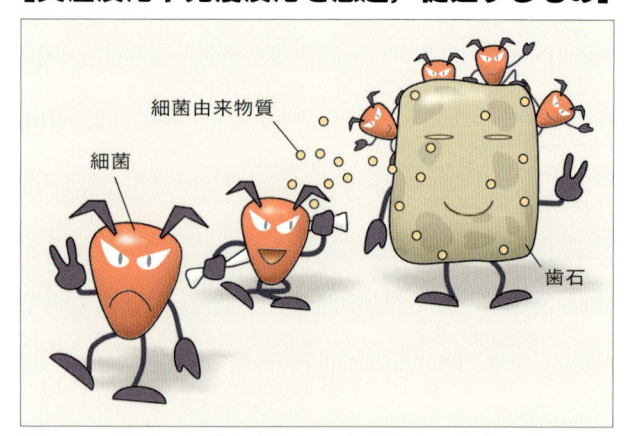

図10-6 細菌や細菌由来物質が炎症反応や免疫反応を引き起こすが，歯石はそれらの温床になるという意味でデブライドメントの対象となる．

限界があります（図10-4）[5]．ブラッシングだけでは付着の喪失をゆるしてしまうリスクが高いのです．ここに，われわれがプロケアとして根面デブライドメント（root debridement）を行う根拠があります．

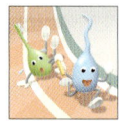

根面デブライドメントという言葉について

根面，あるいは歯面に対して行う機械的除去療法にはいろいろな言葉が存在します．根面デブライドメント以外にもSRP，デプラーキング，PMTC，細菌バイオフィルム破壊，クリーニング，除石など，それぞれニュアンスの違いがあるのはわかっていても混乱してしまいます．そこで，本書では強引に著者なりに定義して話を進めていきたいと思います．

ここでは，根面デブライドメントをつぎのように定義します．

> 根面から炎症反応や免疫反応を惹起あるいは促進する細菌や物質を機械的に破壊，除去する処置（図10-5）

ちょっと固い表現になってしまいましたが，ねらいは前述した根面に対する機械的アプローチを広く含めたものにすることです．つまり，かなり広い意味で根面デブライドメントという言葉を使っていこうと思います．

炎症反応や免疫反応を"惹起"するようなものにはどのようなものがあるでしょうか？　根面に付着した細菌やそれらが生みだした内毒素のような物質がこれにあたります．では，反応を"促進"という表現もあえて添えた理由は何でしょう？　根面に形成される歯石はそれがたとえ歯肉縁上であれ，歯肉縁下であれ，それ自体は炎症反応や免疫反応を惹起しません．これは無菌動物による実験[6]や宿主の細胞との共培養の実験[7]で明らかです．しかしながら，歯石は細菌や細菌が産生した物質の宝庫ですので，やはり除去の対象になります（図10-6）．また，着色も表面が粗糙ですので，細菌バイオフィルム形成の足場になる可能性があり，患者さんの審美的要求にも後押しされて機械的除去の対象にしました．

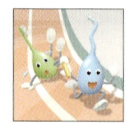

歯周治療における根面デブライドメントの概念

根面デブライドメントを広義で定義しましたので，歯周基本治療からメインテナンスに至るまであらゆるステージで行う根面への機械的アプローチは，根面デブライドメントという1つの言葉で網羅できるようになりました．1つの言葉で表現できるのはたいへん便利なのですが，その反面落とし穴もでてき

[歯周治療の各ステージ]

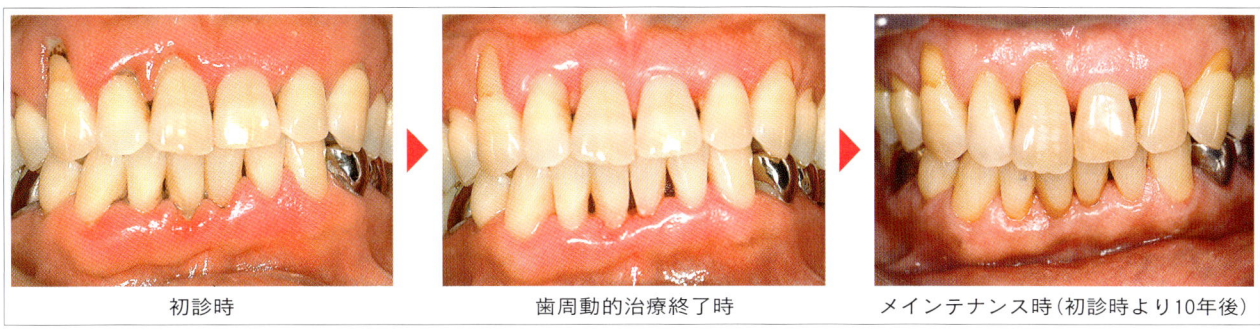

初診時 → 歯周動的治療終了時 → メインテナンス時(初診時より10年後)

図 10-7 歯周動的治療ではよくなることを目標にOHIと根面デブライドメントを行う．それに続くメインテナンスでは悪くならないことを目標にOHIと根面デブライドメントを行う．

ます．つまり，各ステージにおける根面へのアプローチの仕方が違っても同じ言葉で表現されるということです．そこで，歯周基本治療における根面デブライドメントの話をする前に，この落とし穴についてまとめておきたいと思います．

歯周治療は，歯周動的治療とメインテナンスの2つのステージに大きく分かれることはブラッシングの項(第5章8)で書きました．根面デブライドメントでもこの分類が役に立ちます．

動的治療では，根面に付着した歯石や細菌バイオフィルムを除去していきます．根面には小さな陥凹に歯石が入り込んで機械的に嵌合していることがありますので，ルートプレーニングとよばれる処置も必要になることもあります．これらにより根面を平滑にして生物学的に為害性のない状態をつくりだしていくわけです(図 10-7)．

それに対して，メインテナンスではすでに歯石の除去は終わっていますので，主に平滑になった根面に再付着してくる細菌バイオフィルムを破壊，除去することが根面デブライドメントの目的になります(図 10-7)．

このように，根面デブライドメントといってもステージによって目的が変わってきます．目的が変われば使う道具も当然変わってきます．動的治療では，歯石という強敵がどこにどれくらいいるのかを察知しながら効率よく除去していかなければなりませんので，察知能力に富んだキュレットに代表される手用スケーラーと除去効率に富んだ超音波スケーラーを併用することが多くなります．それに対して，メインテナンスの場合は軟らかい細菌バイオフィルムを破壊，除去するのがメインとなります．しかも，全顎を一気にデブライドメントするわけですから，効率も考えないといけません．そのような理由から，メインテナンスでは超音波スケーラーの使用頻度が高くなります．

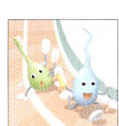

歯周基本治療における根面デブライドメントの効能

根面デブライドメントにより根面上の歯石や細菌が除去できます．歯石そのものは為害性がありませんが，表面が粗糙で透過性が高く，細菌やその産物の温床となるために除去する必要があります(図 10-8)．もちろん，歯周病の原因は細菌ですから，細菌さえ除去できれば歯石を取らなくてもよいという少数意見もあります．しかし，たとえ抗菌剤の使用などで一次的に細菌を減らすことはできても，ポケット内という環境で無菌的な歯石を維持することはできませんので，あえて歯石を取らないでおくというチャレンジは患者さんのためにも避けるべきでしょう(図 10-9)．

根面デブライドメントによる細菌の減少は劇的です．量は激減し，歯周病菌もなりを潜めます．歯周病の原因が減るわけですから，当然臨床的なパラメータは軒並み良い値になります(図 10-10)．根面

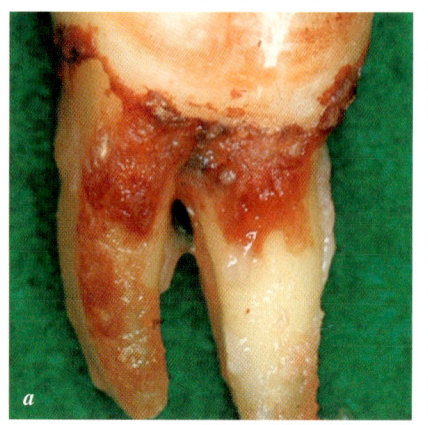

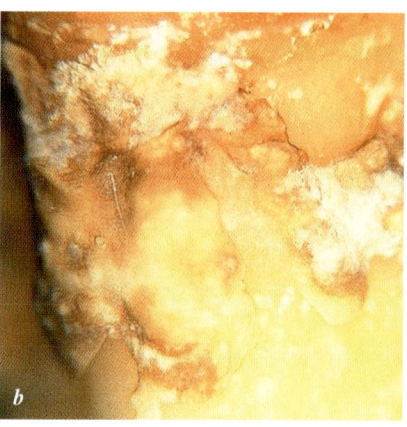

第II部　歯周基本治療

[根面上の歯肉縁下歯石]

図 10-8a, b　歯周基本治療では，根面上に大量の硬い歯肉縁下歯石が沈着していることが多いため（図10-8a），取り残しのないようにしっかり根面デブライドメントする必要がある．図10-8bは根面上の歯肉縁下歯石の10倍拡大．

[ビッグチャレンジ！]

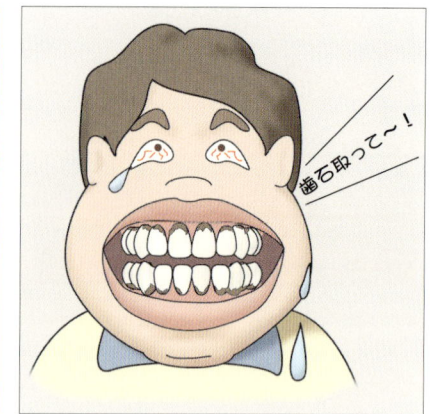

図 10-9　ポケット内の歯石を長期間にわたって無菌的な状態に保つことは不可能である．つまり，ポケット内の歯石は感染あるいは汚染していると考えるべきである．

[歯周基本治療における根面デブライドメントの効果]

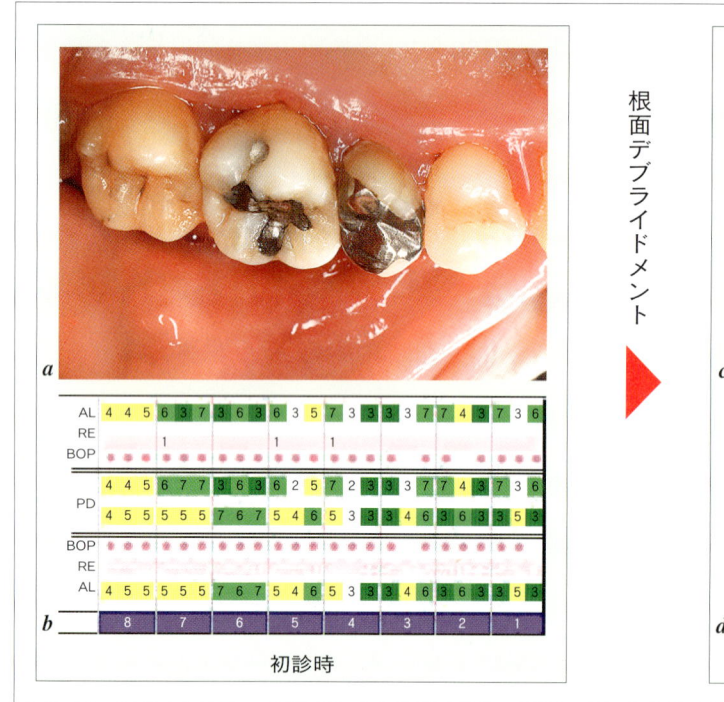

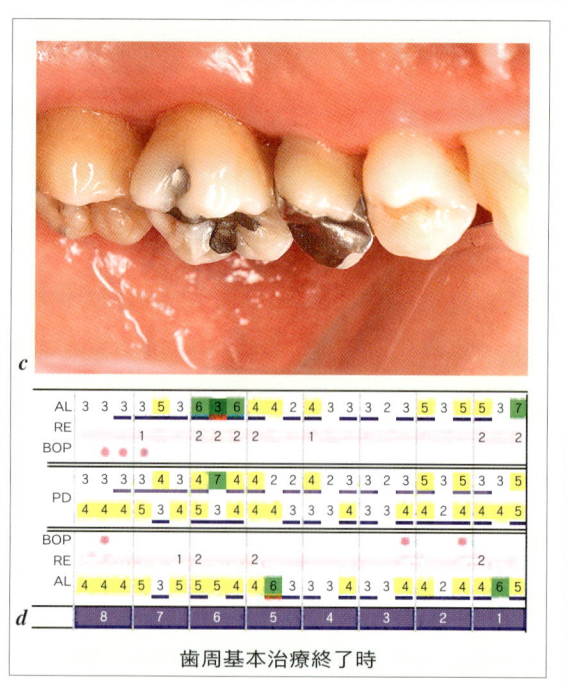

図 10-10a～d　初診時（図10-10a, b）には深いポケットと大量の歯肉縁下歯石が認められたが，浸潤麻酔下の根面デブライドメントにより大幅に改善した（図10-10c, d）．PD：Probing Depth，BOP：Bleeding on Probing，RE：Recession，AL：Attachment Level．プロービング値が2mm以上小さくなった部位には青線，2mm以上大きくなった部位には赤線のアンダーラインが入っている．

には内毒素も付着していますが，それも根面デブライドメントにより除去できます．内毒素は浸透したり強く付着したりしているわけではありませんので，根面を削り取るような必要はありません[8]．

　根面デブライドメントは宿主に対しても良い効果を及ぼします．根面デブライドメントにより細菌や

第6章　根面デブライドメント⑩

[歯石の取り残し]　　　　　　　　　[根近接]

図 10-11　根面デブライドメントによる全身指名手配.

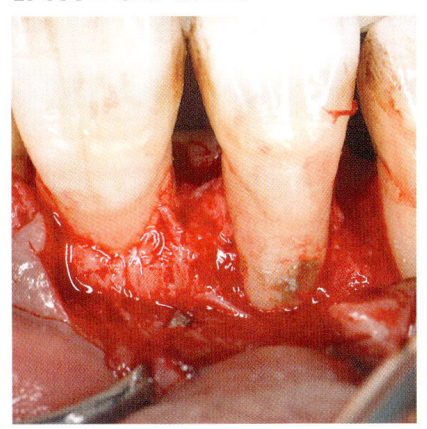

図 10-12　深いポケットや歯肉のテンションが強くて器具の到達しにくいようなところは，歯石の取り残しが多い.

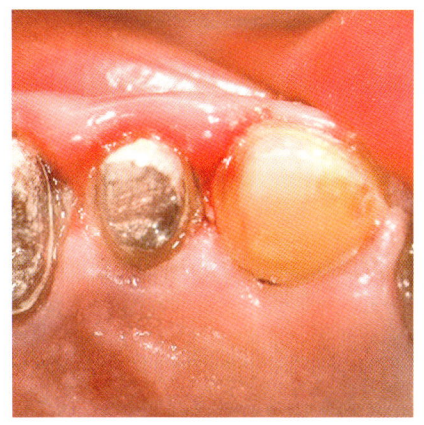

図 10-13　根の近接があると，ブラッシングによるセルフケアも根面デブライドメントによるプロケアも不十分になる．この図では上顎右側中切歯と側切歯の間に根近接があり，歯肉はコル状になっている．

[歯石の除去率プロアマ勝負]

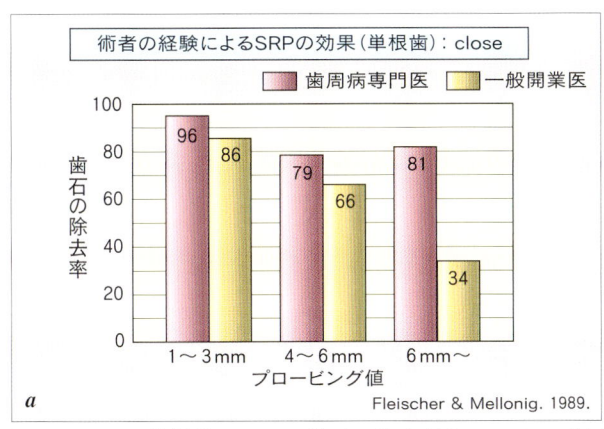

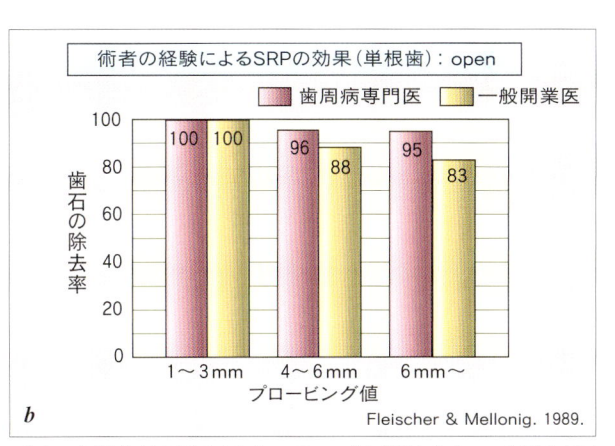

a 術者の経験によるSRPの効果（単根歯）：close
歯周病専門医　一般開業医
1～3mm: 96, 86
4～6mm: 79, 66
6mm～: 81, 34
Fleischer & Mellonig. 1989.

b 術者の経験によるSRPの効果（単根歯）：open
歯周病専門医　一般開業医
1～3mm: 100, 100
4～6mm: 96, 88
6mm～: 95, 83
Fleischer & Mellonig. 1989.

図 10-14a, b　単根歯における歯石の除去率を，フラップを開けない（close）場合（図 10-14a）とフラップを開けた（open）場合（図 10-14b）に分けて検討している．歯周病専門医（プロ）は深いポケットでもcloseで81%除去できるのに，一般開業医（アマ）はopenにしてやっと83%でプロに追いついている点に注目．

それに関係した物質などが組織内に撒き散らされてしまいます．これが多量になりますと術後の膿瘍形成などになりますが，そこまで至らない場合は撒き散らされた異物が体中の免疫システムにモンタージュ写真として出回り，抗体や特異的なリンパ球という特殊部隊が動員されます（図 10-11）[9]．これにより根面デブライドメントで敵の数の減ったポケット内はさらにきれいになるわけです．

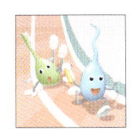

根面デブライドメントの限界

根面デブライドメントは器具を用いて行うわけですから，器具が届かないことには話が始まりません．つまり，器具の到達性が重要なポイントです．深いポケットや根分岐部では当然到達性が悪くなっていて，5mm以上のポケットでは歯石の取り残しが多くなることがわかっています（図 10-12）．また，根

107

第Ⅱ部　歯周基本治療

［根面の触知］

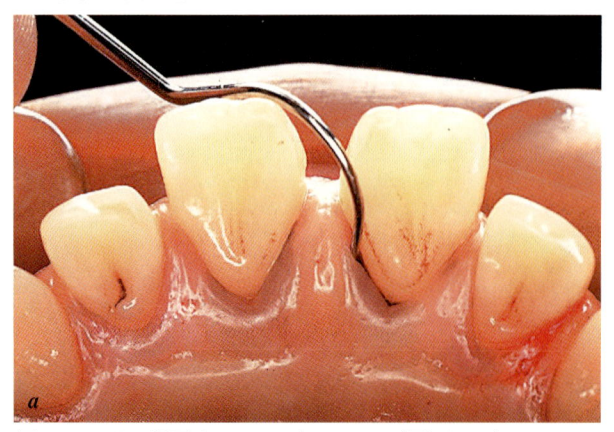

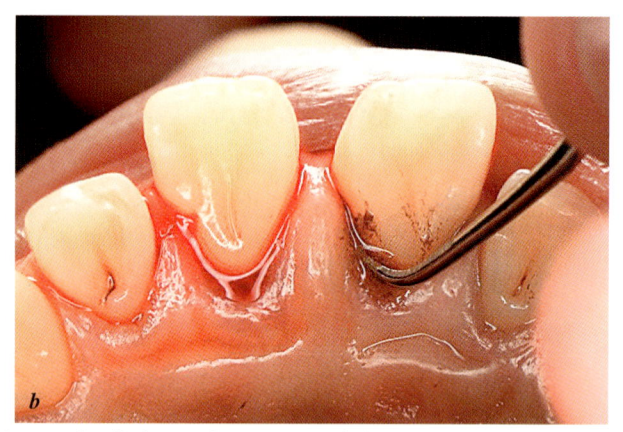

図 10-15a, b　根面をエキスプローラー（図10-15a）やキュレット（図10-15b）で探索して歯石の存在を触知することは，根面デブライドメントに必須である．

の近接や不良補綴物の存在，患者さんの開口量なども到達性に影響します（図10-13）．

　器具が到達してもうまくデブライドメントできるとは限りません．届いているのに歯石が取れないこともあります．側方圧が不十分であったり，器具の研磨が不十分でもこのようなことが起こりますし，たとえ届いてもうまくストロークができないために歯石を取り残すこともあります．たとえば，根分岐部にキュレットが入ったとしても，ストロークできなければ歯石は取れません．その点，超音波スケーラーはチップが届けば，あとは超音波振動で歯石が取れる可能性があります．根分岐部では超音波スケーラーのほうがキュレットよりも成績が良いという文献が多いのもうなずける話です．このように，器具の到達性といってもその場所や器具の種類によって限界が違うわけです．

　器具をうまく到達させたり，うまくストロークするには，そのテクニックを磨いておかなければなりません．つまり，個人の習熟度によって根面デブライドメントの限界が左右されます．図10-14 をみてください[10]．単根歯における根面デブライドメントの結果をポケットの深さ別に示しています．縦軸はどれだけ歯石が除去できたかということですから，値の大きいほうが成績優秀ということです．歯周病専門医というプロがデブライドメントするのと，一般開業医というアマチュア（？）がデブライドメント

するのとで歴然とした差がでています．浅いポケットではあまり差はなくても，深くなるにつれてその差は大きくなります．フラップを開けて明視下で根面デブライドメントをすると当然プロ，アマともに成績は急上昇しますが，注目に値するのは6mm以上の深いポケットの場合，プロがフラップを開かないで81％除去できるのに対して，アマはフラップを開いてやっと83％除去できるという点です．これをもってわれわれはアマだからフラップを開けようと考えるのではなく，われわれはプロになってフラップを開けることなくきれいにしてあげようと考えるのが正しい方向性でしょう．審美性の重要な前歯部でフラップを開けたいと思う患者さんは少ないはずですから．

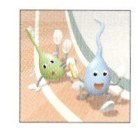

根面デブライドメントのゴール

　それでは何をゴールにデブライドメントすればよいのでしょうか？　根面デブライドメントは根面に対して行う処置ですから，"根面が生物学的に許容できる状態"になればよいわけです．そのような状態にすることを目標に行う処置を，根面デブライドメントと定義しましたので当然です．ただ根面デブライドメントによりポケット内全体の細菌叢は健康なものにシフトしますし，その結果周りの歯周組織も炎症が改善していきますので，"生物学的に許容

できる歯肉縁下環境"を目指しているといってもよいでしょう．

生物学的に許容できる根面あるいは歯肉縁下環境という言葉は非常に格好が良いのですが，実際の臨床ではどのように判断すればよいのでしょうか？メインは根面から伝わる感触です．付加的なものとしてデブライドメント中の音や，ポケット内からでてくるものの見た目の変化もありますが，ほとんどがスケーラーを介して伝わってくる感触に頼ることになります（図10-15）．これで根面のざらつきがなく，他の健康な根面と同じような感触になれば，生物学的に許容できる根面になったと判断します．そして最低2週間，できれば1か月の期間を空けて再評価を行い，ポケット内の細菌叢が正常化し，歯周組織の改善が確認されれば，生物学的に許容できる歯肉縁下環境になったと判断するわけです．

根面の平滑性という言葉が昔からあります．平滑な根面は，細菌バイオフィルムが付きにくく除去しやすいと考えられたのが始まりですが，数ミクロンの細菌が付着できないような根面をつくることは不可能に近いことです．それでは，根面が平滑になることは意味がないのかというと，そうではありません．平滑な根面ほど歯石の取り残しが少ないと考えられます．つまり，平滑な根面では歯石が残っていないであろうから清潔になっていて，それにより生物学的に許容できる根面になっているはずという発想です（図10-16）．

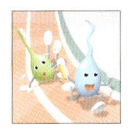

アンダーデブライドメントとオーバーデブライドメント

歯周基本治療では根面には歯石が付着し，その上に細菌バイオフィルムが大量に付着しています．根面をエキスプローラーやキュレットで探るとガタツキあるいはザラツキを感じますが，これは主に根面に付着した歯石による感覚です．そこで，歯周基本治療では根面に付着した歯石や細菌バイオフィルムを除去するために，根面が平滑になることを目指して根面デブライドメントをします．平滑であることは歯石が除去できた指標になるからです．

[平滑な根面の意味するもの（図10-16）]

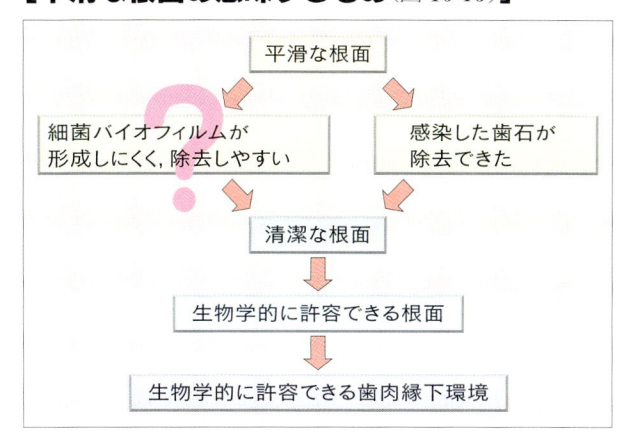

平滑になってきているかどうかを知るためには，根面の感触がよく伝わるスケーラーが望ましいわけで，そのためにキュレットを中心としたハンドスケーラーが歯周基本治療では好んで使われます．また，大量に付着した歯石を除去するのは大変ですので，除去効率のよい超音波スケーラーを併用します．超音波スケーラーでは水や薬液で削りかすなどを洗い流す効果も付加的にあります．

このように，歯周基本治療では取り残しのないように，つまりアンダーデブライドメント（under-debridement）にならないように根面デブライドメントするわけですが，ついつい頑張りすぎて度を超してしまうことがあります．それがオーバーデブライドメント（over-debridement）です（図10-17）．

ちょうど平滑になったところでうまく終了できればよいのですが，それを通り越してしまうと根面にはどんどん傷や凹みができるようになります．根面を過剰に除去しているわけですから強度が下がったり知覚過敏の原因になったりしますし，また細菌バイオフィルムの温床にもなりかねません．しかも，傷や凹みに新たな歯石が形成されると除去しにくいだけでなく，除去できたかどうかさえ感触で判断しにくくなります（図10-18）[11]．

このオーバーデブライドメントを防ぐにはどうすればよいのでしょう？　まず，平滑な根面をつくるテクニックと平滑になったことを判断できる診断力を磨くことから始まります．つまり，アンダーデブ

第II部　歯周基本治療

［アンダーデブライドメントと
オーバーデブライドメント］

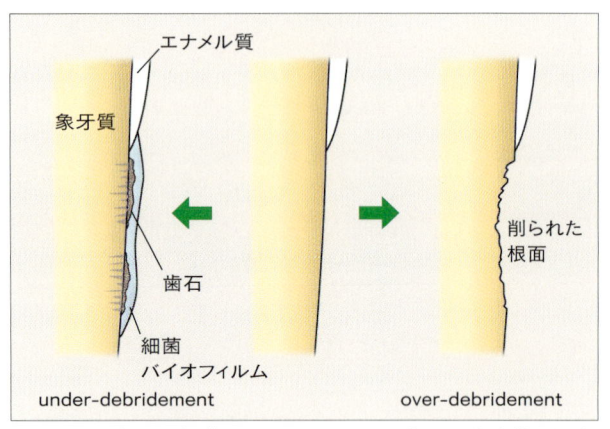

図 **10-17**　歯石や細菌バイオフィルムが宿主の許容範囲を超えて残っていれば、それはアンダーデブライドメントであり、逆に根面を削りすぎた状態をオーバーデブライドメントという。

［術者による歯石探知の一致率］

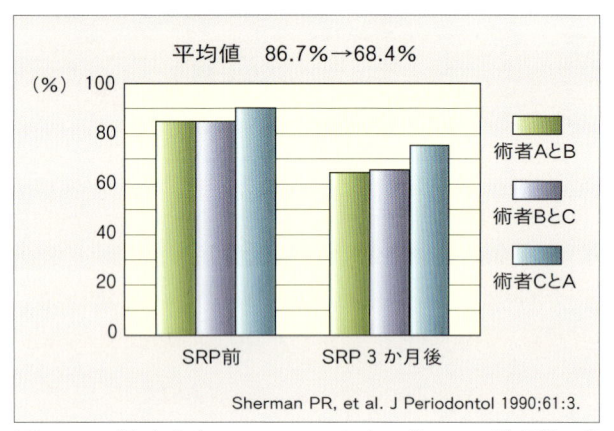

図 **10-18**　根面デブライドメントをする前には、術者間で歯石があるかないかという意見の一致率は高い（平均86.7％）が、いったん根面デブライドメントを行った後に意見の一致率をみると、20％近く低下している。つまり、いったんデブライドメントした後の根面の状況はだんだん判断しにくくなってくるわけであり、これは歯周基本治療においてしっかり根面デブライドメントをしておくことの重要性を暗に示している。

ライドメントにならないためのトレーニングが第一歩ということです。これは行きすぎるといきなりオーバーデブライドメントになりますが、生物学的に許容できる根面をつくれない人に限ってオーバーデブライドメントが怖いといういいわけをする傾向があるように思えます。おそらく平滑になったことを判断できないためにいつまでも根面を過剰に削ってしまうのでしょう。

いったん平滑な根面になっていると判断したら、それ以上歯質を削るようなことをしないことです。たとえば、メインテナンス治療でも患者さんが来院されるたびにキュレットと超音波スケーラーでデブライドメントしていたらどうなるでしょう？　歯周基本治療と同じような方法でデブライドメントすれば、オーバーデブライドメントになるのは目にみえています。患者さんは、歯科医院に定期的に通っているにもかかわらず知覚過敏がひどくなっていくことでしょう。平滑と感じる根面にもしキュレットを使うのであれば、側方圧に気をつけて極力歯質を削らないようにしなければなりません。しかし、平滑になっている根面へのデブライドメントの目的は、そこに形成された細菌バイオフィルムの破壊ですから、パワーを抑えた超音波スケーリングでも十分目的を果たすことはできるはずです。メインテナンスで超音波スケーラーの出番が増えてくる理由はここにあります。ブラッシングというセルフケアにアンダーとオーバーがあったように、われわれの行うプロケアにもアンダーとオーバーがあることを認識しておく必要があるでしょう。

本項では根面デブライドメントの出発点になる話をまとめてみました。根面にアプローチする根面デブライドメントといっても、治療の時期によって目的や方法が異なりますし、道具や方法を考えないとアンダーやオーバーになるわけですから、単なるひとつの術式ととらえるのではなく、もっと大きな視点で根面デブライドメントを理解しておくことが大切です。根面デブライドメントのコンセプトをマスターすれば、あとは技術を磨くだけです。

11 根面デブライドメント用器具とそのメインテナンス

Instruments for Root Debridement and its Maintenance

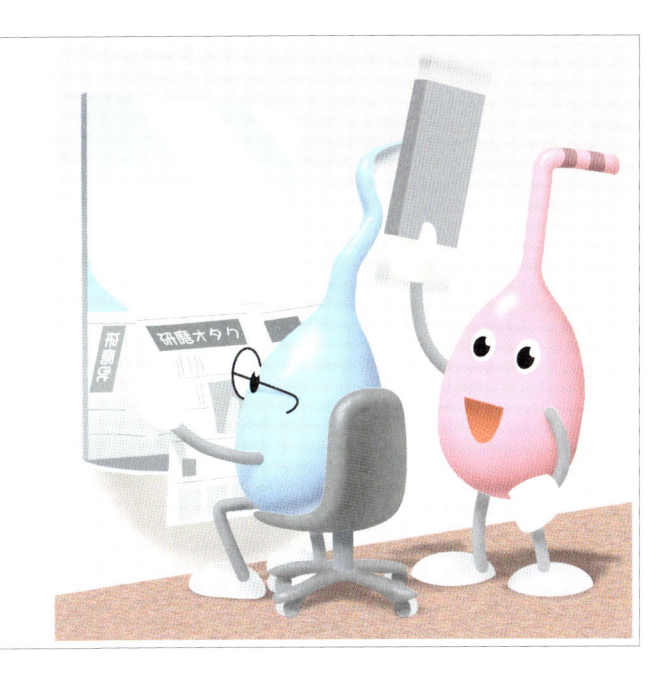

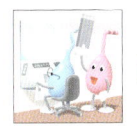

はじめに

前項では根面デブライドメントの必要性やその限界、またその弊害について考えてみました。本項では実際に使う器具と、そのメインテナンスについてまとめてみたいと思います。

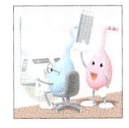

どんな器具を揃えるべきか？（手用スケーラー編）

根面とくに歯肉縁下の根面をデブライドメントする場合、キュレット（curet scaler）を中心とした手用スケーラー（hand scaler）と超音波スケーラー（ultrasonic scaler）が主役になります。エアスケーラー（air scaler）も音の軽減、チップの開発、パワーの調整など近年は進歩がありますが、歯肉縁下に使うにはまだ発展途上というのが著者の意見です。

まず手用スケーラーからみていきましょう。

手用スケーラーのなかにもいろいろ種類がありますが（表 11-1）、もっとも一般的なものはシックル（sickle scaler）とキュレットでしょう。シックルは臼歯部のような根面の凹みや根分岐部などには使いにくいのですが、下顎前歯部のような部位では重宝しますので、まだ現役選手です（図 11-1）。キュレットはユニバーサルタイプ（universal type）と特殊タイプ（specific type）に大きく分けられ、その特殊タイプのなかでトップシェアがグレーシーキュレット（Gracey curet）です（図 11-2）。

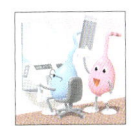

表 11-1　各種根面デブライドメント用器具.

手用スケーラー（hand scaler）
　・キュレット（curet）
　・シックル（sickle）
　・ホウ（hoe）
　・チゼル（chisel）
　・ファイル（file）
超音波スケーラー（ultrasonic scaler）
エアスケーラー（air scaler）
回転用器具（rotary instrument）

ちょっと横道

ここで、まずスケーラーの各部名称を整理しておきましょう。スケーラーは手でもつハンドル（handle）と刃のついたブレード（blade）、そしてそれらをつなぐシャンク（shank）からなります（図 11-3）。シャンクは聞きなれない言葉ですが、これは膝から下の脚の部分を指しています。つまり、シャンクが「脚」で、ブレードが「足」というように考えると、これからの説明が理解しやすいでしょう（図 11-4）。

第Ⅱ部　歯周基本治療

[シックルスケーラー (sickle scaler)]

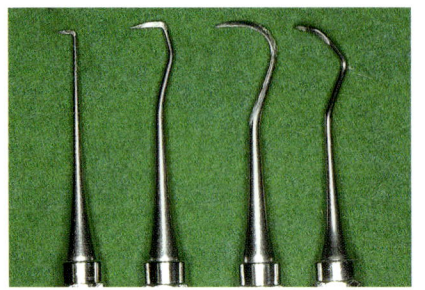

図 *11-1*　シャンクの角度の関係で大臼歯部には使いにくいが，前歯部などでは根の近接があっても挿入しやすく重宝することがある．左から順に Morse 0/00, H 6/7, GH 6/7, 204S．

[グレーシーキュレット (Gracey curet)]

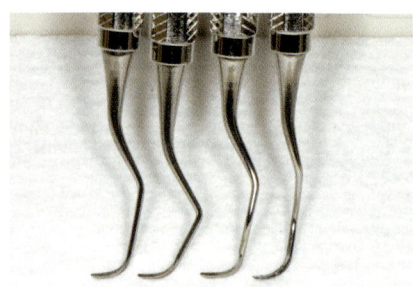

図 *11-2*　手用スケーラーの代表選手がグレーシーキュレットである．各部位に適したシャンクやブレードの組み合わせがラインナップされている．左から順に 5/6, 7/8, 11/12, 13/14．

[スケーラー(scaler)の各部名称]

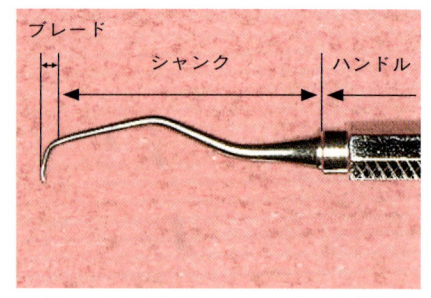

図 *11-3*　手で把持するハンドルと根面をデブライドメントするブレードはシャンクによりつながっている．

[シャンクとブレードの関係]

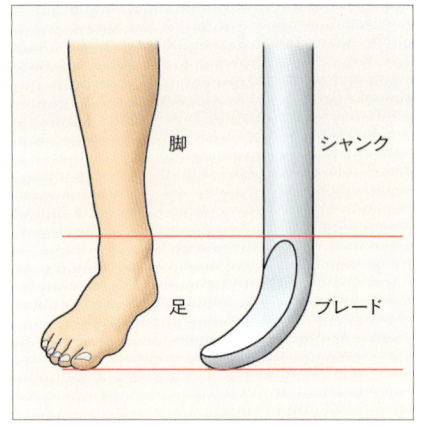

図 *11-4*　シャンクは膝から下の脚のことを意味するので，ブレードは足に相当すると考えれば名称を理解しやすい．

[ブレード(blade)の各部名称]

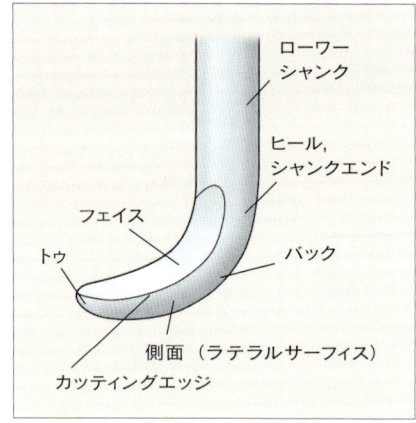

図 *11-5*　ブレードの各部位は足と対比すると理解しやすい．

[シャンク(shank)]

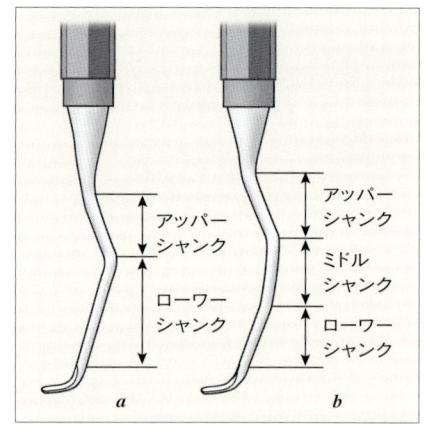

図 *11-6a, b*　グレーシーキュレットの場合，5/6 や 7/8 は図 *11-6a* のようにシャンクがアッパーシャンクとローワーシャンクの2つあって二次元的にシャンクが屈曲しているが，11/12 や 13/14 になるとその間にミドルシャンクがあって三次元的にシャンクが屈曲している．

　ブレードの実際に切れるエッジのことをカッティングエッジ(cutting edge)といいますが，これはフェイス(face)とよばれる平らな上面と側面(ラテラルサーフィス：lateral surface)の2面が接する部分にできるエッジです．フェイスの反対側はバック(back)，ブレードの先はトゥ(toe)といいます．トゥとは足の爪先を意味します．ブレードからシャンクに移行する部分は，ヒール(heel)あるいはシャンクエンド(shank end)といいます．靴を想像すればイメージしやすいかもしれません(図 *11-5*)．

　シャンクも途中で屈曲していますが，ブレードにいちばん近いシャンクをローワーシャンク(lower shank)，遠いシャンクをアッパーシャンク(upper shank)といいますが，間にもうひとつシャンクを挟む場合はそれをミドルシャンク(middle shank)といいます(図 *11-6*)．あるいはブレードから近い順に第1シャンク，第2シャンクというように表現することもあります．

[ユニバーサルキュレット(universal curet)]

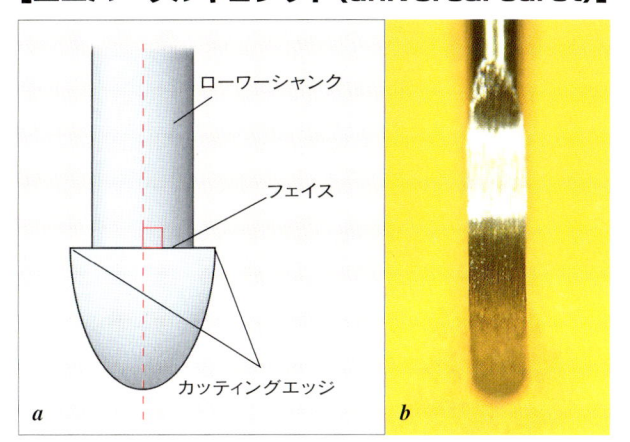

図 **11-7a, b** ユニバーサルキュレットの断面をみるとローワーシャンクとフェイスが直角でエッジの両方がカッティングエッジになっている(図 **11-7a**)．ブレードの湾曲はループコースターのようである(図 **11-7b**)．

[グレーシーキュレット(Gracey curet)]

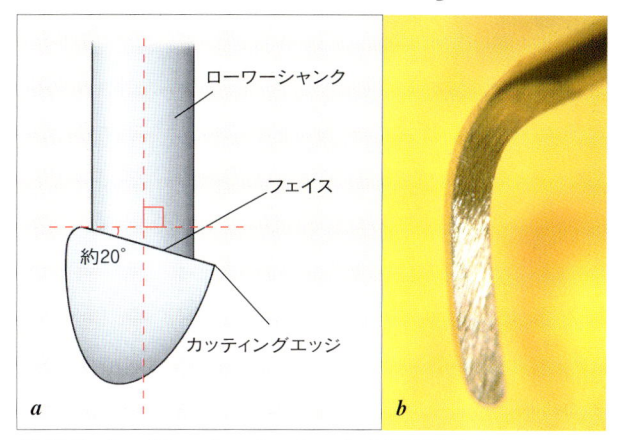

図 **11-8a, b** グレーシーキュレットの断面をみるとローワーシャンクに対してフェイスが傾いている．水平面に対して約20°ほど傾いており，その下がったほうのエッジだけがカッティングエッジになっている(図 **11-8a**)．ブレードの湾曲は競輪場のバンクのようである(図 **11-8b**)．

どんな器具を揃えるべきか？（手用スケーラー復活編）

さて，ひととおり各部名称を理解したうえでキュレットの特徴をみてみましょう．ユニバーサルキュレット(universal curet)は両刃，つまり両方ともカッティングエッジになっていて，フェイスとローワーシャンクが直角になっています(図 **11-7**)．これに対して，グレーシーキュレットでは片刃，つまり片方にだけカッティングエッジがついていて，フェイスとローワーシャンクは20°ほどの角度がついています．つまりフェイスが傾いているわけで，下がっているほうがカッティングエッジになっています(図 **11-8**)．

グレーシーキュレットのフェイスが約20°傾いているのは，ローワーシャンクを根面に平行に位置づければ自然に根面とフェイスのなす角度が70°ほどになるようにするためです．この角度はスケーリング・ルートプレーニング(Scaling・Root Planing：SRP)の作業効率のもっとも良い角度で，ブレードがポケット内に入っていてもシャンクと根面の平行性さえ維持すれば，理想的な角度でカッティングエッジが根面に当たってくれるというわけです(図

[グレーシーキュレットのフェイスが傾いている理由]

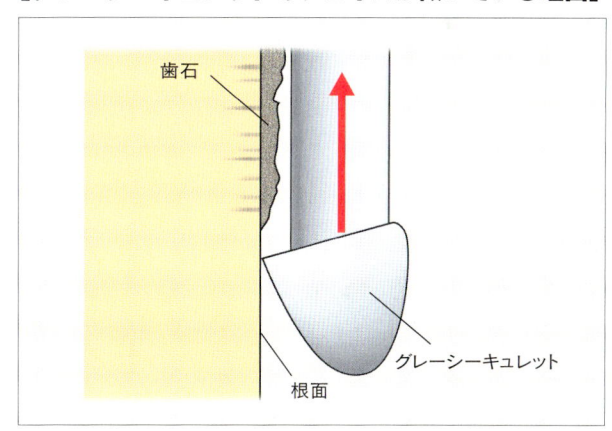

図 **11-9** ローワーシャンクに対してフェイスを約20°傾けているためにローワーシャンクを根面と平行にするだけでフェイスと根面のなす角度が約70°になり，もっとも効率のよい作業角度になる．

11-9)．グレーシーキュレットは部位別に18番までありますが(基本は14番まで)，すべてにこの原則が採用されています．

フェイスと根面が70°ほどの角度をもっている必要があるということは，ユニバーサルキュレットを使う場合はローワーシャンクを根面の方向に20°ほど傾けないといけないということです(図 **11-10**)．つまり，ユニバーサルキュレットは隣接面に入れる

第 II 部　歯周基本治療

［ユニバーサルキュレットの使い方］

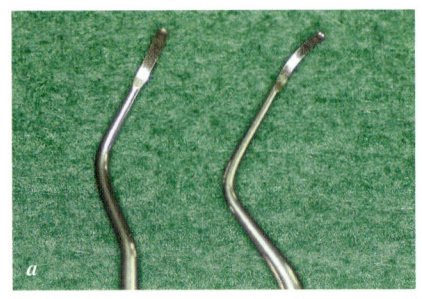

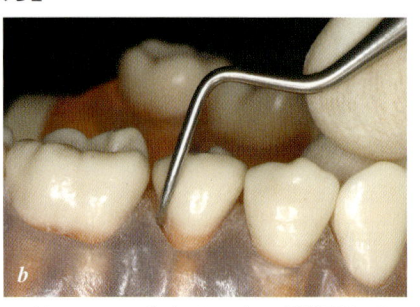

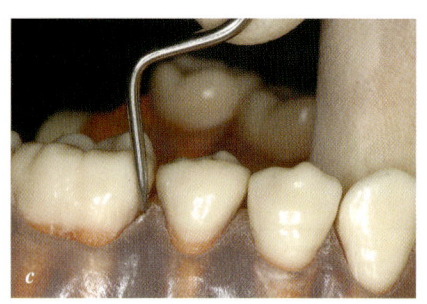

図 *11-10a〜c*　ユニバーサルキュレットはローワーシャンクとフェイスが直交しているので，作業効率の高い角度で根面デブライドメントするためには根面に向けて約20°傾けなければならない．図 *11-10a* は両方ともユニバーサルキュレットで左がコロンビア4R/4L(Colombia 4R/4L)，右がバーンハート1/2(Burnhart 1/2)．図 *11-10b* は 5| の遠心頬側を，図 *11-10c* は 6| の近心頬側をデブライドメントしている．使用キュレットはクレイマー・ネビンズのユニバーサルキュレット．

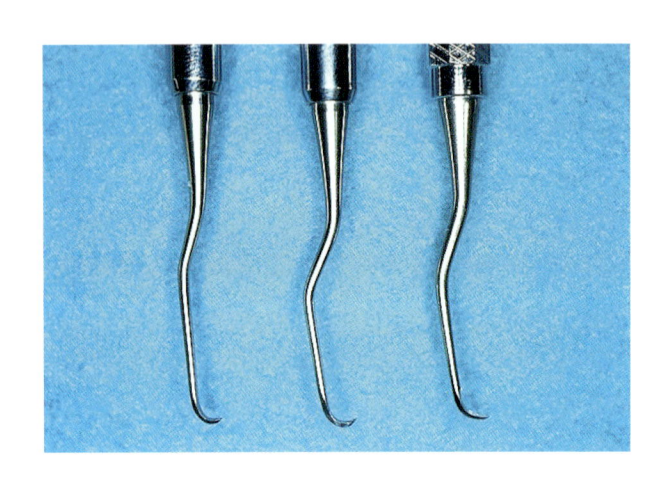

［シャンクが長くてブレードの小さいキュレット］

図 *11-11*　シャンクが長くないと深いポケットにキュレットを入れることができないが，ポケットは根尖に近いほど狭くなるためにブレードが小さくなければ周りの組織を傷つけてしまう．左から順にサブゼロ(Sub 0®：GC American)，グレーシーカーベット(Gracey curvet®：GC American)，ミニファイブ(Mini five®：Hu-Friedy)．

　と両面を SRP できますが，SRP する根面に合わせて少し角度を調節しなければならないわけです．ユニバーサルキュレットは歯周基本治療でも使えますし，歯周外科のときにも重宝します．なにせ部位ごとにキュレットを交換する必要がありませんので，時間の節約になりますし，歯周外科では肉芽の搔爬など，ほかの用途にも使えます．

　それに対して，グレーシーキュレットは各歯面に適合するように何種類も用意されていますので，歯周基本治療でしっかり SRP するには最適なキュレットです．超音波スケーラーよりも根面の感触が伝わりやすいので，歯石の付着状況を把握しながら SRP を行うことができます．

　グレーシーキュレットは各メーカーからでていますが，微妙にシャンクの角度やブレードの角度が異なりますので，同じメーカーのもので揃えるのが望ましいでしょう．そうでないとデブライドメントのときの微妙な角度やシャープニングのときの角度が変わってしまいます．また，グレーシーキュレットにはシャンクの長さやブレードの長さを変えたものもラインナップされています．これもメーカーによって異なりますが，ローワーシャンクが長くてブレードの小さいタイプのキュレットは深いポケットで非常に有効ですので，レギュラータイプと一緒にぜひ揃えたいキュレットです(図 *11-11*)．

　グレーシーキュレットは基本的には1番から14番までありますが，あるメーカーではシャンクの角度を強くした15番から18番までが追加されました．ただしこれらをすべて買い揃える必要はないと思います．よく使うのはダブルエンドの場合(ハンドルの

[グレーシーキュレットのラインナップ]

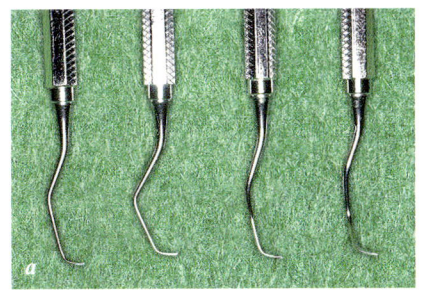

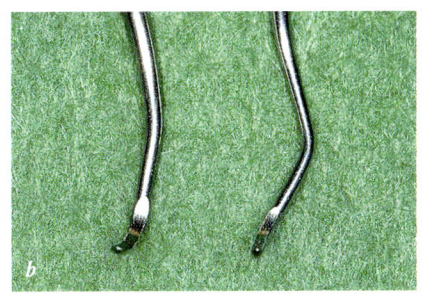

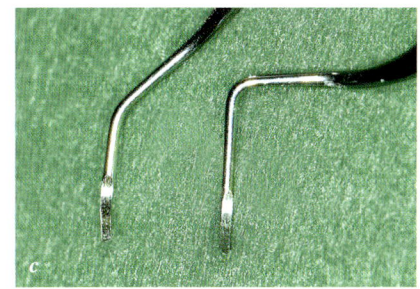

図 *11-12a〜c* グレーシーキュレットは18番まであるが，5/6，7/8，11/12，13/14の4本があればだいたいの状況に対応できる．図 *11-12a* は左から順に5/6，7/8，11/12，13/14．図 *11-12b* は左から順に11/12，15/16．図 *11-12c* は左から順に13/14，17/18．

両方にブレードのついているタイプ），5/6，7/8，11/12，13/14の4種類で好みに応じて1/2や9/10を加えてもよいでしょう（図 *11-12*）．シングルエンドは本数が多くなりすぎるのでお勧めしません．

最近はいろいろなキュレットが開発されています（図 *11-13*）．それぞれの特徴をよく理解したうえでそれを使いこなすようにすれば，グレーシーにこだわる必要はありません．ただし，同じ歯科医師や歯科衛生士がたくさんの種類のスケーラーを使いこなすことは大変ですので，種類はしぼったほうがよいでしょう．

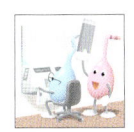

どんな器具を揃えるべきか？（超音波スケーラー編）

それでは，超音波スケーラーはどうでしょう？手用キュレットと比較して超音波スケーラーはかなり進化しています．しかも各メーカーによりいろいろな特徴を押しだしているので，なにを基準に選べばよいか迷ってしまいます．ここでは，歯周基本治療のみならず歯周治療全般に使える超音波スケーラーのポイントを考えてみましょう．

バイオフィルム感染症の基本的アプローチは機械的除去ですから，超音波スケーラーのチップの形態とパワーコントロールが重要です．とくにキュレットの到達性の悪い深いポケットや根分岐部のようなところに届きやすいチップが揃っていることが必要条件です（図 *11-14*）．チップの種類はたくさん用意されているとさまざまな状況に対応できるように

[その他のキュレット（AA Curette®：ヨシダ）]

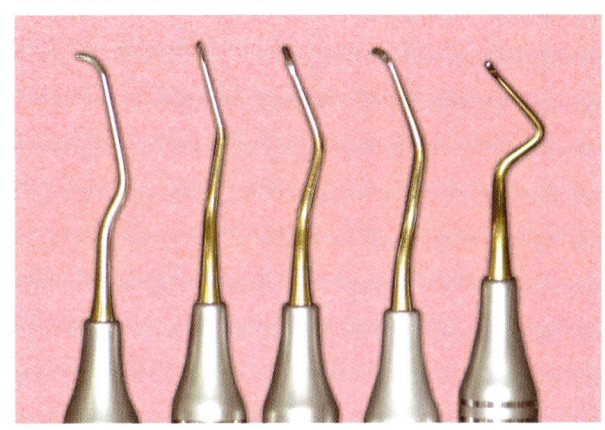

図 *11-13* グレーシーキュレットを基本にしているが，シックルやエキスプローラー，プローブまでラインナップされている．軽くてグリップ性が優れている．左から順に5/6，11/12，13/14，15/16，17/18．

思いますが，実際は部位に応じてチップを交換することは少ないわけですから，使用頻度の高いチップが使いやすいということのほうが大切です．また歯周基本治療で頑固な歯石を除去するような状況にも，メインテナンスで細菌バイオフィルムを破壊するだけのような状況にも対応できるように，パワーコントロールのレンジが広いものが望まれます．

キュレットと違って超音波スケーラーでは水が使われます．これはキャビテーション効果だけでなく，削りかすを洗い流す効果（rinsing effect）やハンドピースを冷却する効果なども兼ねています．チップを振動させない洗浄モードも装備されていると，術前・術後の洗浄も超音波スケーラーでできることに

第II部　歯周基本治療

[超音波スケーラー]

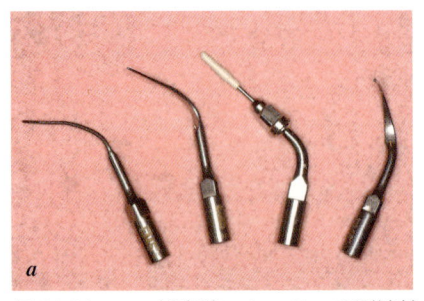

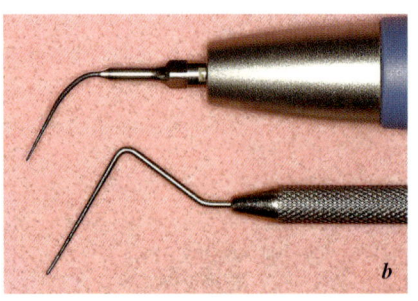

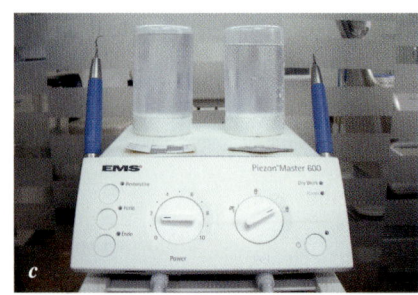

図 11-14a〜c　超音波スケーラーは到達性のよいチップ(図 11-14a)が揃っていてパワーコントロールがきめ細かくできるものが望ましい．キュレットの挿入，ストロークの難しい深いポケットにはプローブのようなチップがあれば便利である(図 11-14b)．図 11-14c はダブルボトルタイプの松風ピエゾンマスター600．

[超音波スケーラーのモード]

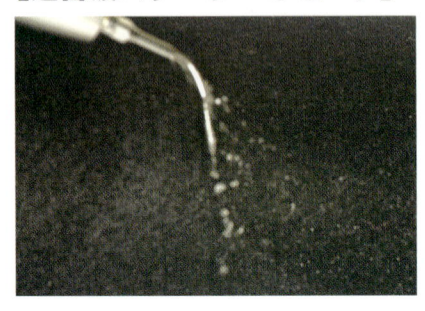

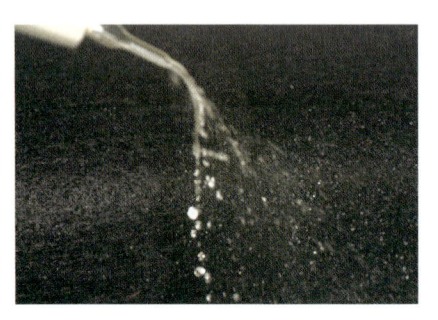

図 11-15a | 図 11-15b

図 11-15a, b　パワーの微調整はもちろんのこと，モードに洗浄モード(図 11-15a)と超音波モード(図 11-15b)があれば便利である．

[薬液の併用]

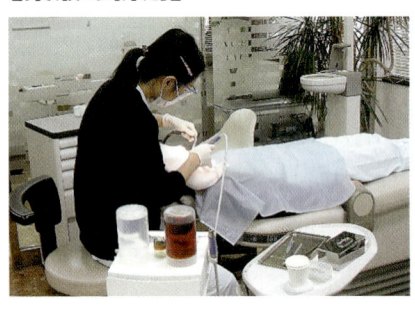

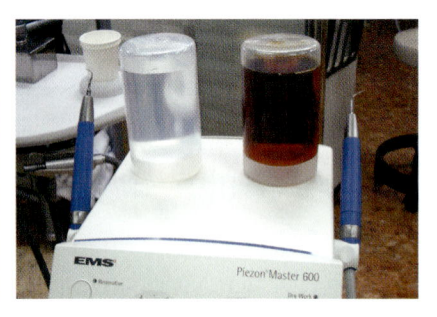

図 11-16a | 図 11-16b

図 11-16a, b　超音波スケーリングのときに薬剤を併用すると深いポケットにおいて付加的な効果が期待できる．図 11-16a はポビドンヨード液を使った超音波スケーリングをしているところ．図 11-16b はポビドンヨード液をセッティングしたところ．ボトル給水タイプは薬剤の使用が容易にできるのが利点のひとつである．

なり便利ですし(図 11-15)，超音波モードでもその水量をコントロールできれば状況に応じた使い分けもできます．また，水の代わりに薬液を使うことができれば，細菌バイオフィルムの機械的除去に加え，薬液による付加的な効果も期待できます(図 11-16)．通常，薬液は深いポケットに使用すると効果が現れますので，到達性のよいチップと併用することにより，超音波スケーリングのメリットを最大限に生かすことができるでしょう(コラム・ザ・ペリオ⑦)．

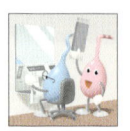

揃えた器具をどのように管理するか？

最後に，器具の管理について考えてみましょう．まず手用スケーラーからです．手用スケーラーは刃物ですから研磨状態はきわめて大切です．必要に応じて適切なシャープニング(sharpening)をすることは絶対条件です．十分に研磨されていないスケーラーは歯石を感知しにくいだけでなく，取り残しの

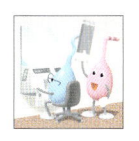

コラム・ザ・ペリオ⑦　超音波スケーラーの種類

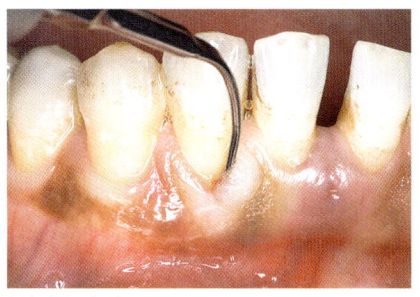

図⑦-1　ピエゾ電流式超音波スケーラー．
　チップは前後に振動するために根面に当てる方向によっては除去効率が落ちるだけでなく，根面に傷ができる．

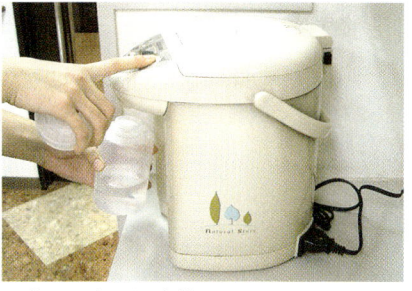

図⑦-2　水の温度管理．
　ボトルタイプの超音波スケーラーの場合，薬液を使えるだけでなく，中に入れる液体の温度を変えることができるために，知覚過敏症状のある患者さんにも対応しやすい．

　超音波スケーラーには大きく分けて2種類あります．ひとつは電磁式(Magnetostrictive type)，もうひとつはピエゾ電流式(Piezoelectric type)です．電磁式はモーターのようにコイルに電流を流すことでできた磁界を使ってチップを振動させるタイプですが，最近ではあまり見かけなくなってきました．現在の主流はピエゾ電流式で，これは水晶のような結晶に電流を流して発振させるタイプです．これは逆圧電効果によるもので，荷電の方向によって結晶が変形することを利用したものです．交流電流を使えば時間とともに結晶の変形の向きが変わるので，チップの振動になるわけです．ちなみにクォーツ時計はこの水晶発振を針の動きに変換しています．

　ピエゾ電流式ではチップの動きは通常直線的です．そのため根面へのチップの当て方が非常に重要になります．根面に対してチップがぶち当たる方向に当ててしまうと根面に傷がつきやすくなりますので，根面をチップがこする方向に当てるようにしなければなりません(*図⑦-1*)．

　超音波スケーラーにはその原理による分類以外に，セッティングによる分類もあります．チェアに直接セッティングしてあるものは，いつでもすぐに使える便利さがあります．ただし薬液との併用はセッティング上なかなか難しいでしょう．それに対してカートなどに本体を置いて使用する場合は，チェア台数分確保されていなければ，使用のたびに移動させなければならない煩わしさがあります．その反面，ボトル給水タイプですと薬液の使用や水の温度管理(*図⑦-2*)などがやりやすいというメリットがあります．いずれにしても，それぞれの利点，欠点を考え，医院のシステムに合った超音波スケーラーをセッティングしておくことは，これからの歯周治療では必須となると考えていいでしょう．

第II部　歯周基本治療

[どこをシャープニングするか？]

鈍くなったカッティングエッジ
フェイス
ラテラルサーフィス

フェイスを削ると → カッティングエッジ／厚みがなくなって折れやすくなる

側面を削ると → カッティングエッジ／幅がなくなっていく

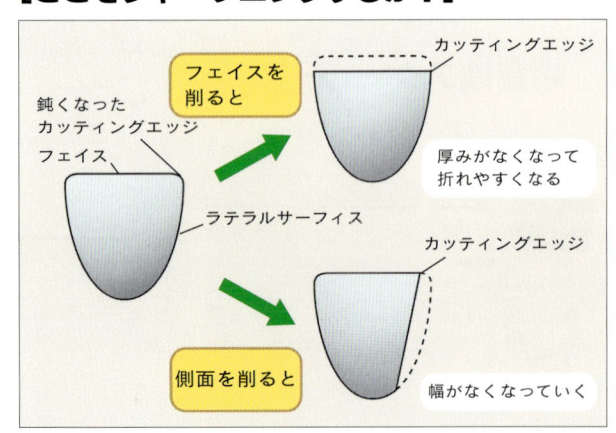

図11-17　幅の狭くなったキュレットはメインテナンスなどで重宝することがあるが，厚みのなくなったキュレットは破折の危険性があるため，シャープニングの基本は側面で削ることである．

[グレーシーキュレットの解剖学]

ローワーシャンク
約70°
カッティングエッジ
約70°
側面（ラテラルサーフィス）

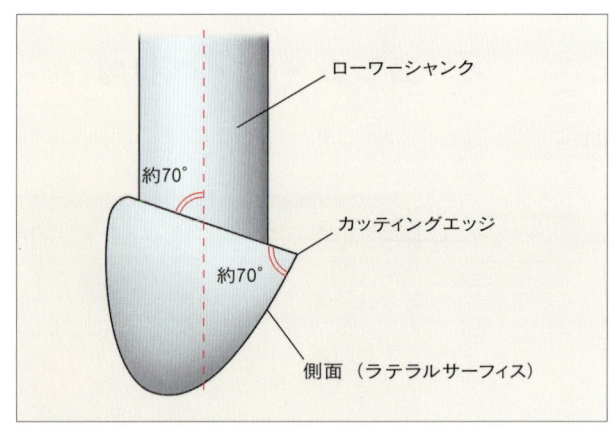

図11-18　メーカーによる違いはあるが，ローワーシャンクとフェイスの角度もフェイスと側面の角度も約70°と覚えておけば大きくははずれない．

[シャンクエンドからトゥへ]　[wire edge を防ぐ]

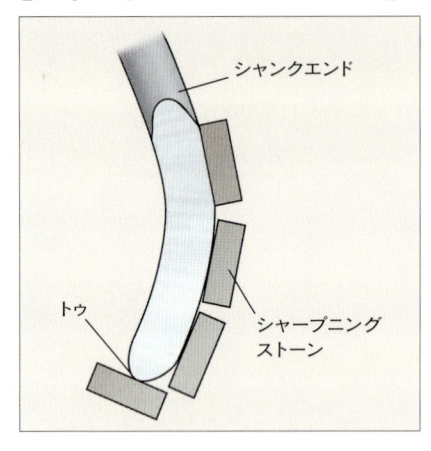

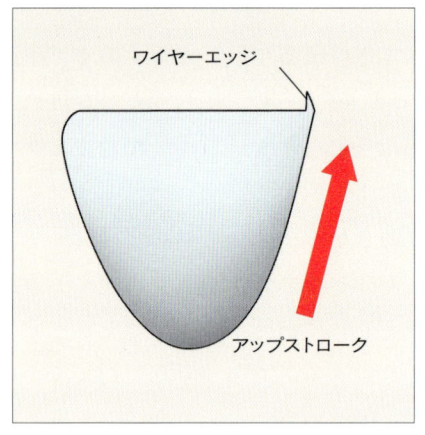

シャンクエンド
トゥ
シャープニングストーン

ワイヤーエッジ
アップストローク

図11-19｜図11-20

図11-19　シックルやユニバーサルキュレットと違ってグレーシーキュレットではカッティングエッジは湾曲しているため，シャンクエンドからトゥに向かって少しずつずらしながらシャープニングしていく．

図11-20　アップストロークで終わるとエッジの部分の金属がめくれ上がり，ワイヤーエッジとなって残ってしまう．ダウンストロークで終わることによりそれを防ぐことができる．

[グレーシーキュレットのシャープニング]

約20°　約40°

図11-21　フェイスを床面と平行にしてストーンを垂直に当てるとローワーシャンクが約20°傾いているので，その角度が倍（約40°）になるようにストーンを傾けるとフェイスとストーンのなす角度が約70°になる．

[スラッジ(sludge)の確認]

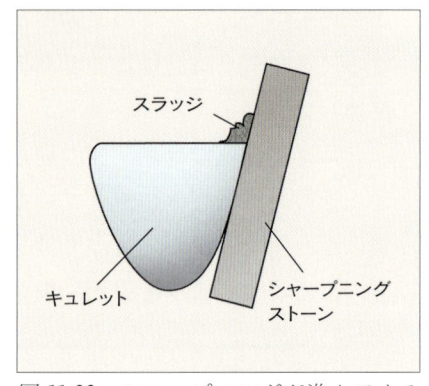

スラッジ
キュレット
シャープニングストーン

図11-22　シャープニングが進んでくるとフェイスの上に削りかす（スラッジ：sludge）が乗ってくる．スラッジが現れない場合は削り足りないか，角度が間違っていることを疑う．

[研磨状態の確認①]

図 *11-23a, b* 親指の爪(図 *11-23a*)やプラスティックスティック(図 *11-23b*)にローワーシャンクを平行にしてカッティングエッジを当てたときに,食い込むようであれば研磨状態良好である.

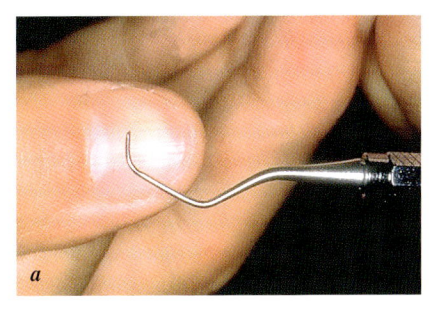

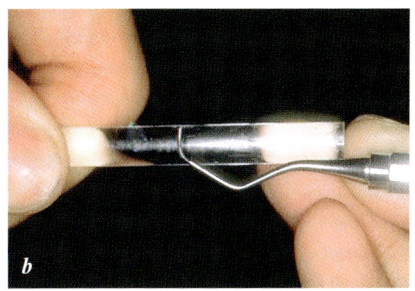

[研磨状態の確認②]

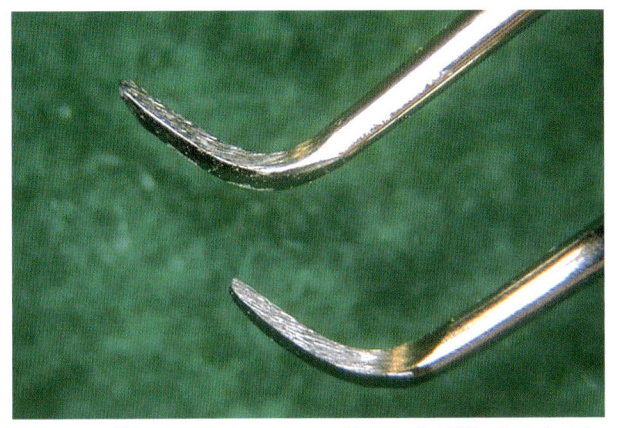

図 *11-24* 鈍になったカッティングエッジは面になるために光を反射する.そのため,キュレットの角度をいろいろ変えながらカッティングエッジを眺めると白い線(white line)が見えることがある.このホワイトラインが見える間は研磨が必要である.上図のキュレットはホワイトラインが見えており研磨が必要.下図のキュレットは研磨したためにホワイトラインがなくなっている.

[ブレードをみる目を養う]

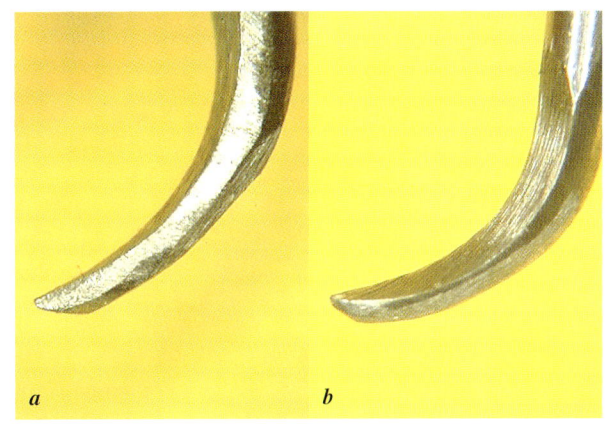

図 *11-25a, b* シャープニングのときにホワイトラインをみる癖をつけておくとブレードをみる目が養われる. *a* 図はバックが削られて厚みがなくなってきているのがわかる. *b* 図は側面が2面できているのがわかる.

原因にもなるからです.また,スケーラーの切れ味が悪くなるとどうしても側方圧が強くなってしまいますので,われわれの手が疲れやすくなるだけでなく患者さんに痛みを与えてしまったり,器具がすべって傷つけてしまうことにもなりかねません.

刃こぼれを起こしたカッティングエッジを鋭利にするには,フェイスを削るか,側面を削るかしか方法がありません(図 *11-17*).フェイスを削るとブレードの厚みがなくなっていきますので破折を起こしやすくなります.そのため手用スケーラーの研磨の基本は側面を削るということになります."刃物は角度が命"ですから,もともとのスケーラーの角度を変えずに研磨するのが重要なポイントです.この角度,つまりフェイスと側面のなす角度はメーカーやスケーラーの種類によって微妙に異なりますが,70°ほどになっていることが多いようです.そこでフェイスとローワーシャンクのなす角度(これもだいたい70°)とフェイスと側面のなす角度を頭にインプットして研磨していきます(図 *11-18*).

グレーシーキュレットは微妙に湾曲していますので,シャンクエンドからトゥまで一気に研磨することはできません.通常,シャンクエンドから少しずつトゥまでずらしながら研磨していきます(図 *11-19*).また砥石を動かす方向はダウンストローク(down stroke)が基本です.アップダウンもよいのですが最後はダウンで終わるようにしましょう.それにより,カッティングエッジでの金属のめくれ(wire edge)を防ぐことができます(図 *11-20*).

第Ⅱ部　歯周基本治療

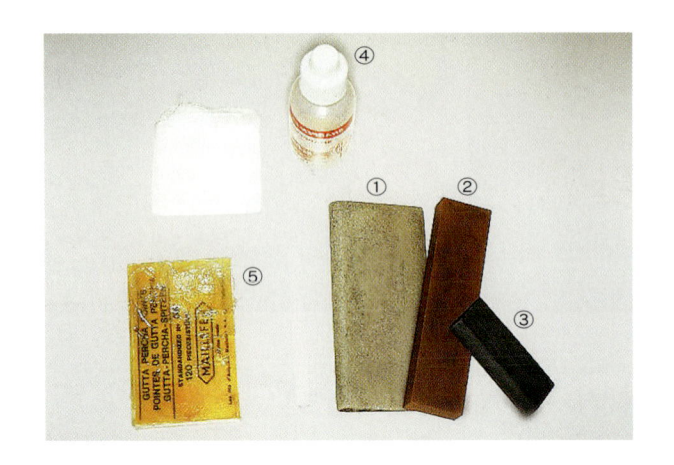

[シャープニングストーンとオイル，ワセリン]

図 11-26　アーカンサスストーン(①)，インディアオイルストーン(②)，カーボランダムストーン(③)．天然石をシャープニングするときにはシャープニングオイル(④)やワセリン(⑤)を塗る．ワセリンはストーンの砥粒に入り込んだスラッジを浮き上がらせる効果もあるので，オイルを塗ることとストーンをきれいにすることが同時にできる．

[マイスケーラー(my scaler)]　[スケーラーの滅菌]

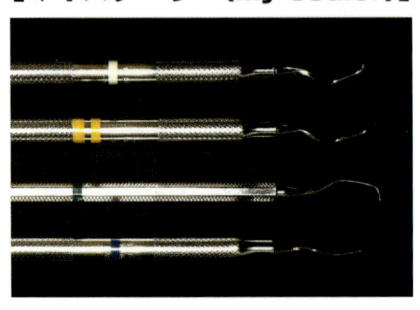

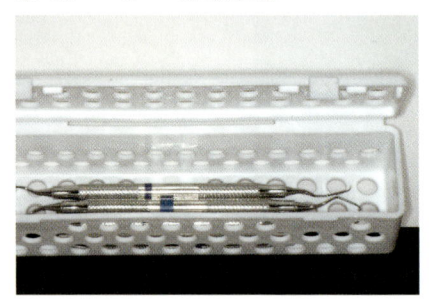

図 11-27 | 図 11-28

図 11-27　同じスケーラーは同じ人が使うようにすべきである．ハンドルに色テープを巻いて自分のスケーラーがどれかわかりやすくしている．
図 11-28　他の器具とぶつかると刃こぼれを起こすので，専用のボックスに入れて滅菌する．

　シャープニングの方法にはいくつかありますが，図11-21に一般的な方法の流れだけを示しておきます．ポイントはスケーラー本来の刃の角度を変えないということ，そして削りすぎないということです．フェイスと側面の角度が鈍になると切れ味が長続きしませんし，逆に鋭利になりすぎると根面に引っかかりすぎます．削りすぎを予防するにはシャープニング中にスラッジ(sludge)という黒い削りかすがフェイスにたまってくるのを確認しながら(図11-22)，ときどきカッティングエッジが正しくできてきているかどうかをチェックします．そのチェックには，親指の爪やプラスティックスティックに食い込むかどうかを調べる方法(図11-23)やホワイトライン(white line)が見えないかどうかを調べる方法(図11-24)があり，後者の方法を習熟されることをお勧めします．カッティングエッジを見る癖をつけることにより，不均一な研磨状況や角度の変化などの細かいことにも目がいくようになるからです(図11-25)．

　ついでに砥石(sharpening stone)のことについても触れておきます．これも各メーカーがいろいろな種類の石をいろいろな粗さで作っていますので，たくさんの製品が出回っています．天然石や人工石がその代表ですが，金属にダイヤモンドをちりばめたバブリーなものも存在します．ここではもっとも一般的な天然石にしぼってお話ししたいと思います．
　天然石ではアーカンサスストーン(Arkansas stone)とインディアオイルストーン(India oil stone)が有名です(図11-26)．日本ではアーカンサスストーンが大きいシェアを占めているようです．これは白い石で小さな空胞を含んでいますので適度な硬さになっています．削れやすいために，研磨しているうちにどんどん石のほうが削れていきます．砥粒の粗さによってレギュラー(regular)やファイン(fine)がありますが，ファインは仕上げくらいにしか使えませんので，通常はレギュラーで十分でしょう．

[超音波スケーラーのメインテナンス]

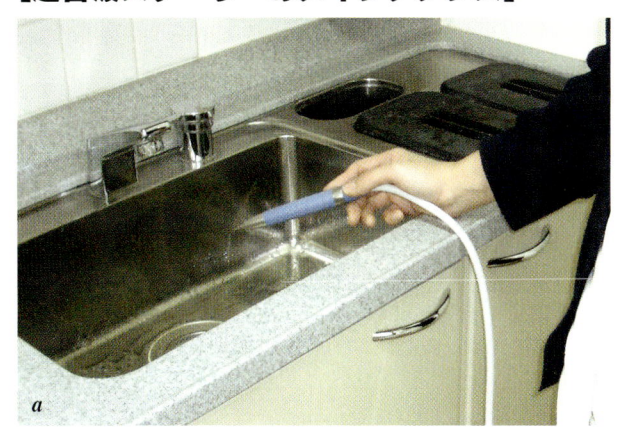

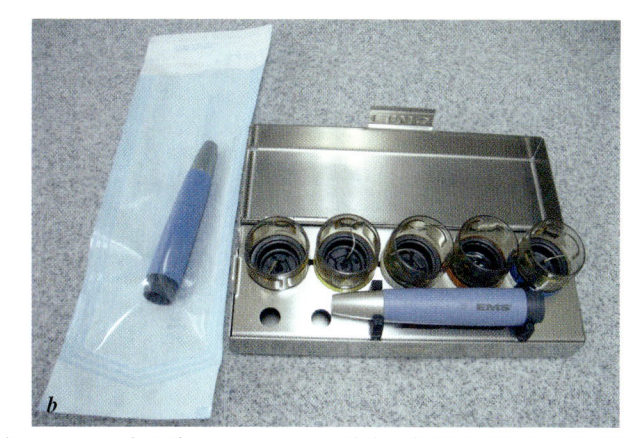

図 *11-29a, b*　ホース内の清掃は困難であるが，最大注水量でしばらくホース内を洗うことにより，清潔な状態が維持できる（図 *11-29a*）．チップやハンドピースは専用のボックスあるいは滅菌パックに入れて滅菌する（図 *11-29b*）．

[チップウエアガイド]　　[細くなった手用スケーラー]

図 *11-30*　図 *11-31*

図 *11-30*　超音波スケーラーのチップは先から短くなっていく．2mmの摩耗で50％の効率ダウンといわれているので，どれだけ摩耗しているのかをチェックする必要がある．ガイドの赤のラインよりも摩耗したら交換したほうがよい．

図 *11-31*　手用スケーラーは側面をシャープニングするために幅が狭くなっていく．変形してしまうほど細くなれば廃棄したほうがよいが，症例によっては細くなったスケーラーも重宝するのでセットを組んでおいておけばよい．

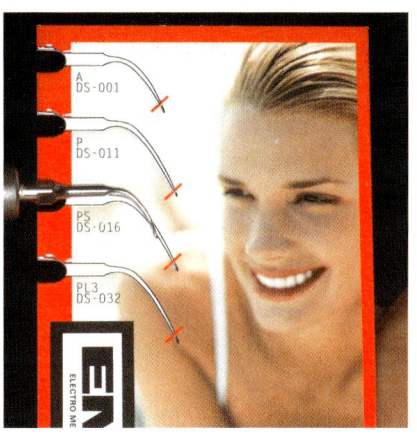

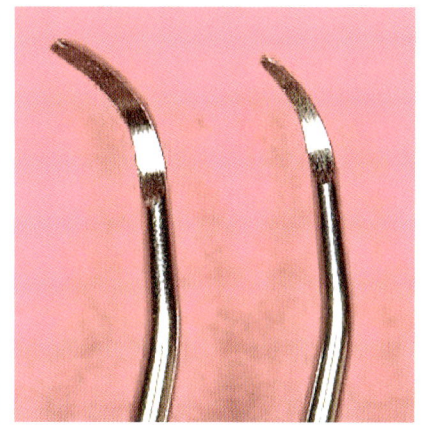

　インディアオイルストーンは茶色の石で，アーカンサスストーンと比べてかなり緻密ですので，削れにくく，長期間使用していても石自体はあまり削れていきません．これにもレギュラーやファイン，コース（coarse）などの種類がありますが，レギュラーやコースは粗すぎてすぐにスケーラーがなくなってしまいますので，購入する場合はファインがお勧めです．

　これらの天然石はオイル（sharpening oil）あるいはワセリンを塗ってから使用する必要があります（図 *11-26*）．何もつけないと石がどんどんガタガタになっていくからです．著者は昔からインディアオイルストーンを好んで使っていますが，その理由は石自体が削れにくいということに尽きます．つまり金属がよく削れるわけですから，同じ量を削るにも回数が少なくてすみますし，買い替えも少なくてすみます．またチゼルやナイフなどの外科器具を研磨する場合は，砥石の中央が凹んでいるとうまく研磨できないという理由もあります．ただし研磨に慣れていない初心者が使うと削りすぎてしまうことがあるのでご用心！

　同じ患者さんには同じ歯科衛生士が担当すべきと考えられますが，同じ歯科衛生士は同じ器具を使うということも大切でしょう．つまりマイスケーラー（my scaler）をもつということです．自分のスケーラーを自分で研磨し，自分で管理するのはプロと

して当然ですし，ステップアップにもつながります．スケーラーの研磨は根面デブライドメントと同じくらいレベルの差がでますので，そのチェックができるように同じスケーラーは同じ歯科衛生士が研磨する必要があります(図11-27)．

マイスケーラーにはテープやリングをつけてすぐに区別できるようにしておくと便利です．またスケーラーの刃はほかの器具とぶつかると刃こぼれを起こしますので，ほかの器具とは別に滅菌するようにしたほうがよいでしょう(図11-28)．

それでは，超音波スケーラーはどうでしょう？これはなかなかマイ超音波スケーラーというわけにはいきませんので，これは共有物ということで管理していくことになります．チップやハンドピースは滅菌し，ホースのなかは最大水量でしばらく水を流して清潔にする習慣をつけましょう(図11-29)．細菌バイオフィルム破壊装置のホースが細菌バイオフィルムで汚染されているというのは洒落になりません．

また，チップは使っていると短くなっていきます．2mm短くなると作業効率は50％も下がるといわれていますので，短くなってしまったチップは交換しましょう．メーカーによって換えどきの指示があると思いますので，それに従うのがよいでしょう(図11-30)．それに対して，手用スケーラーは側面を研磨しますので，どちらかというと短くなるというよりも細くなっていきます．あまり細くなりすぎると変形を起こし，破折の原因になりますので処分すべきですが，通常は細くなったスケーラーも根の近接や薄い歯肉のような症例では威力を発揮しますので，おろしたての太いスケーラーとともに症例によって使い分けるようにしたいものです(図11-31)．

本項では器具に注目してみました．紙数の関係でキュレットと超音波スケーラーの話に終始しましたが，各メーカーは工夫を凝らしてさまざまなスケーラーを開発していますので，実際に手にとって自分好みのマイスケーラーを見つけてみてはどうでしょう？

12 根面デブライドメントの術式と治癒形態

Root Debridement, Its Method and Healing

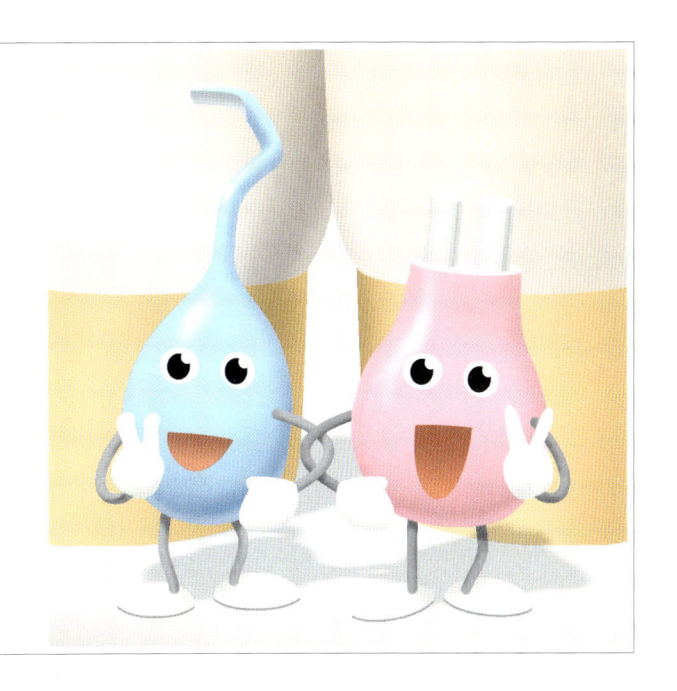

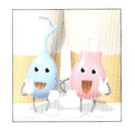

はじめに

　根面デブライドメントのコンセプト，器具と話を進めてきました．本項では術式や器具の選択とその後の治癒形態についてまとめていきたいと思います．本書では広い意味で根面デブライドメントという言葉を使っていますが，ここでは歯周基本治療を念頭においてスケーリング・ルートプレーニング(Scaling, Root Planing：SRP)という言葉で話を進めていきます．

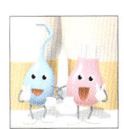

SRPの術式：手用スケーラー編

　手用スケーラーでは根面とスケーラーのフェイスがだいたい70°前後くらいになるようにして，掻き上げていきます(図12-1)．この角度はメーカーのセッティングによって多少変わりますが，だいたい70°くらいになっていると作業効率が非常に高い，つまりよく削れるといわれています．この角度にするにはグレーシーキュレットの場合，ローワーシャンクを根面に平行にするだけですが，ユニバーサルキュレットでは20°ほど根面の方向に傾けなければなりません．キュレット以外のスケーラーの場合はフェイスとローワーシャンクのなす角度を確認してセッティングしてください．

　グレーシーキュレットは発売当初はプッシュストローク(push stroke)でしたが，今ではプルストローク(pull stroke)になっていて，現在はすべての手用スケーラーはこのプルストロークに統一されているといってよいでしょう(チゼルスケーラーはプッシュストロークですが，市民権を失いました)．

　歯石が多量についているときや場所では側方圧を強くして刃先を多用してストロークします．これをスケーリングストローク(scaling stroke)といいます(図12-2)．この場合の側方圧とはスケーラーを根面に押し付ける圧力のことです．歯石が徐々になくなり根面が少しずつ平滑になってきたと感じたらこの側方圧を弱め，できるだけ広くカッティングエッジが根面に当たるようにしながら長いストロークに変えていきます．これをルートプレーニングストローク(root planing stroke)といいます(図12-3)．そして根面が平滑になったと感じた時点でSRPは終了です[12]．これ以上のルートプレーニングはオーバーデブライドメントになってしまいます．

　もちろん，細菌バイオフィルムを破壊するためだけのストロークであれば，側方圧は極力少なくして根面に付着した細菌バイオフィルムを掻き出すよう

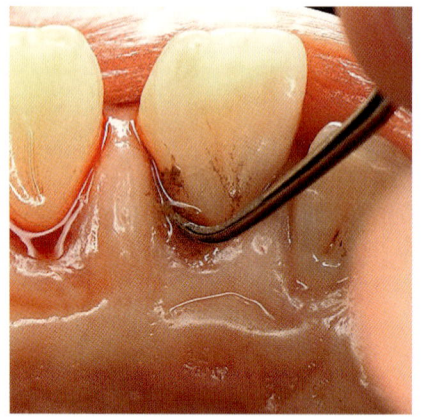

第Ⅱ部　歯周基本治療

[スケーリングストローク(scaling stroke)]

図12-1　強固に付着している歯肉縁下歯石を手用スケーラーで効率よく除去するには，フェイスを根面に対して70°ほど傾けた状態でストロークするのがよいといわれている．

[スケーリングストローク(scaling stroke)]

図12-2　主に刃先1/3を使って側方圧を強くした状態で力強く短いストロークで歯石を除去していく．

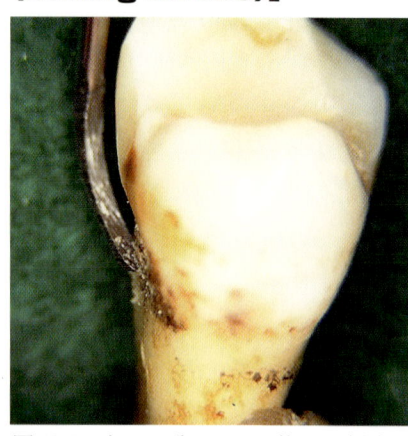

[ルートプレーニングストローク(root planing stroke)]

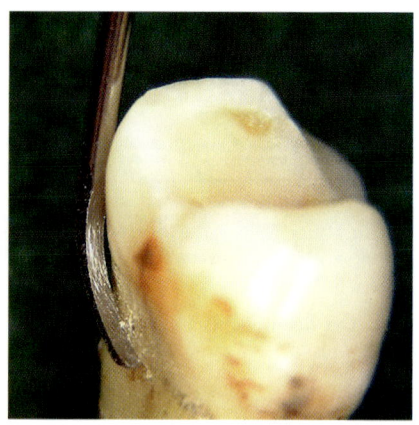

図12-3　ルートプレーニングではできるだけ刃全体が根面に当たるように適合させ，側方圧は少しずつ弱めていく．ストロークも長く削るようにするが，根面が平滑になったと判断したらそこで終了する．

にしなければなりません．このようなときに硬い歯石を除去するときのようなSRPをすると，いきなり最初からオーバーデブライドメントになってしまいます．メインテナンスで手用スケーラーを使う場合はとくにこのような配慮が必要です．

　超音波スケーラーと比べて，手用スケーラーは手指の感覚で根面の状態が把握しやすいというメリットがあります．実際SRPしているときにも歯石が除去できている感覚が伝わってきますが，側方圧を弱めて軽く根面を探るようにすると，どのあたりにどれくらいの歯石が残っているかがわかることがあります．これを探索ストローク(exploratory stroke)といいます(図12-4)．これはかなり経験や勉強を要しますが，手用スケーラーのパワーを最大限に引きだすための必要なスキルですので，ぜひマスターしましょう．

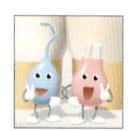

SRPの術式：超音波スケーラー編

　超音波スケーラーではチップの超音波振動とキャビテーション効果で歯石や細菌バイオフィルムを破壊していくわけですから，手用スケーラーのような強い側方圧は必要ありません(図12-5)．逆に側方圧を加えすぎると根面に傷や凹みをつくってしまいオーバーデブライドメントになります．頑固な歯石にはチップを直接当てて多少の側方圧を加えてもよいですが，細菌バイオフィルムが付着しているだけの根面にはチップは軽く触れる程度で十分です．

　また，現在もっとも一般的な超音波スケーラーはピエゾ電流タイプという水晶発振などを応用したものですが，これらではチップは直線的に動きますので，根面に沿ってチップが動くようにする注意が必要です．チップの動きに対して垂直的に根面に当たると傷の原因となってしまいます(図12-6)．

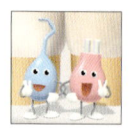

スケーラーの使い分け

　ここではグレーシーキュレットの何番をどこに使うかというような話をするつもりはありません．SRPをしようとする部位の状況に応じてスケーラーをどのように使い分けるかということを考えてみたいと思います．

　使い分けるというからには何種類かのスケーラーが用意されていなければなりません．どのようなラ

[探索ストローク(exploratory stroke)]

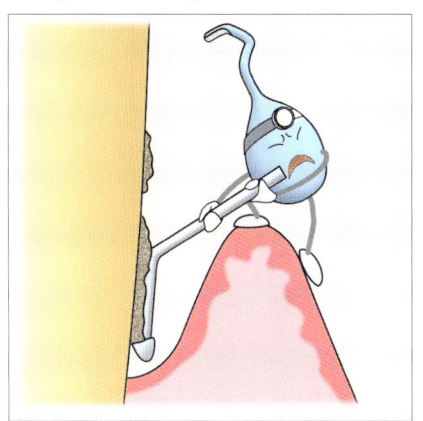

図12-4 根面のざらつきをスケーラーで探るときには側方圧をほとんどかけずに根面をなぞるように掻き上げていく．シャープニングが不十分だと感触が鈍るので要注意である．

[超音波スケーラーのキャビテーション効果]

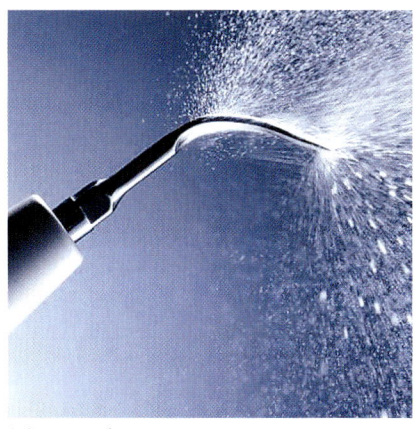

図12-5 水をキャビテーションすることにより細菌バイオフィルムを破壊するだけでなく，歯石や細菌を洗い流すことができる．また薬液を水の代わりに使うことにより補助的な抗菌効果を期待することもできる．

[チップの振動方向]

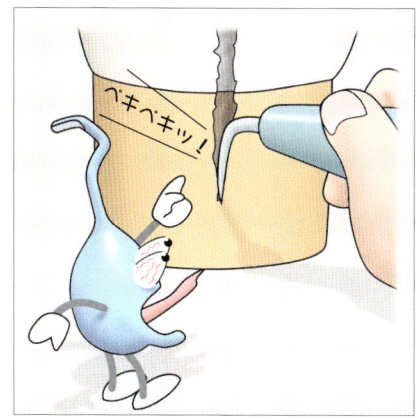

図12-6 現在主流のピエゾ電流タイプの超音波スケーラーのほとんどはチップが直線的に動くので，根面に当てる方向に注意しないと根面を傷つけることがある．

インナップを考えればよいでしょうか？ 表12-1は著者の医院に常備しているスケーラーです．グレーシーキュレットのレギュラーとミニファイブ（ローワーシャンクが長くてブレードの短いタイプ），それぞれが使い古して細くなったもの，ユニバーサルキュレット，シックルスケーラー，AAキュレット，超音波スケーラー，エアースケーラーです．

表12-1 著者の医院に常備している根面デブライドメント用器具．

①手用スケーラー
・グレーシーキュレット（レギュラー，ミニファイブ）
・ユニバーサルキュレット（コロンビア4R/4L，バーンハート1/2，クレイマー・ネビンズ）
・シックルスケーラー（H6/7）
・AAキュレット
②超音波スケーラー
③エアースケーラー

1）歯肉が線維性で多量の歯石の沈着を認める場合
（図12-7）

このような場合には比較的新しいレギュラーのグレーシーキュレットと超音波スケーラーの併用が中心になります．ポケットが深くなければエアースケーラーの使用もOKです（図12-7a：術前，図12-7b：術後）．レギュラーのキュレットでシャンクがしなってしまい側方圧を加えにくい場合は，リジッドのキュレットを使う手もあります．図12-7cの左がリジッドのグレーシーキュレット，右がレギュラーのグレーシーキュレットで，シャンクの太さが違うことがわかります．

2）歯肉が非常に薄い場合（図12-8）

歯肉を傷つけると歯肉退縮を起こす可能性がありますので，使い古しの細くなったグレーシーキュレットやチップの細い超音波スケーラーを使用します．歯肉が薄くて炎症が存在する場合（図12-8a）はオーバーデブライドメント，オーバーブラッシングに注意しながら炎症の改善を図ります（図12-8b）．

3）深いポケットが存在する場合（図12-9）

器具の到達性が悪いので，ミニファイブのようなブレードが小さくシャンクの長いキュレットや

第Ⅱ部　歯周基本治療

[スケーラーの使い分け]

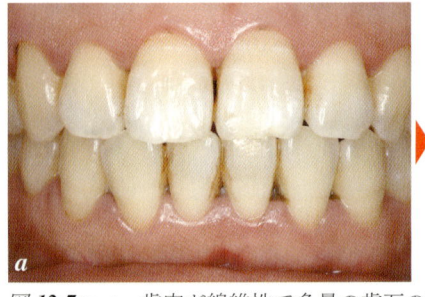

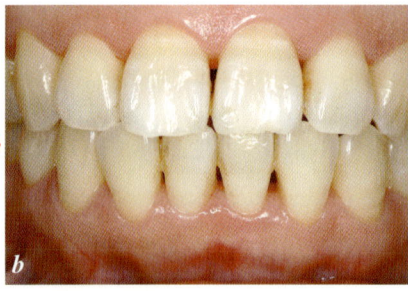

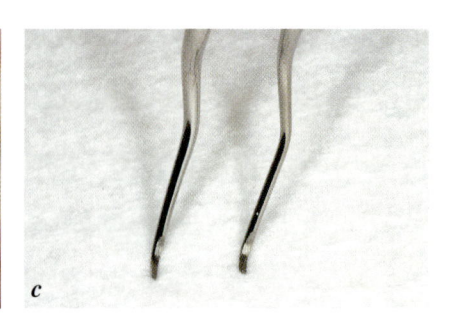

図 12-7a〜c　歯肉が線維性で多量の歯石の沈着を認める場合.

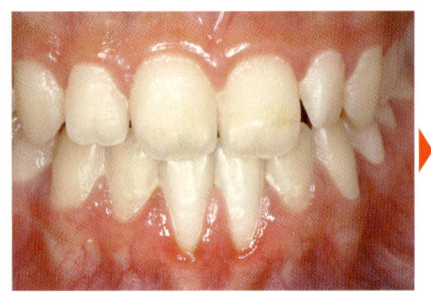

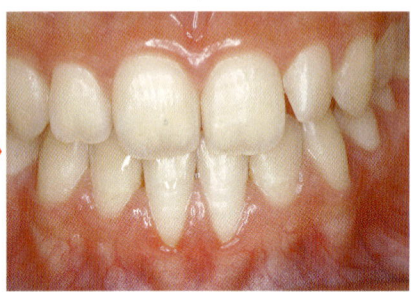

図 12-8a | 図 12-8b

図 12-8a, b　歯肉が非常に薄い場合.

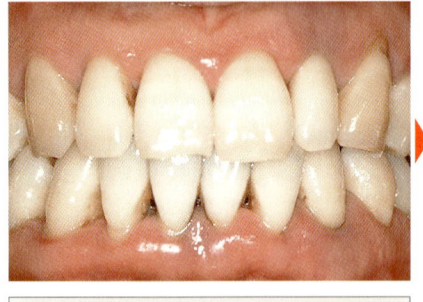

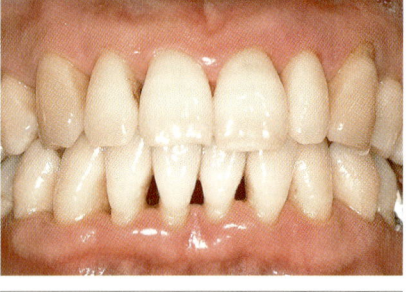

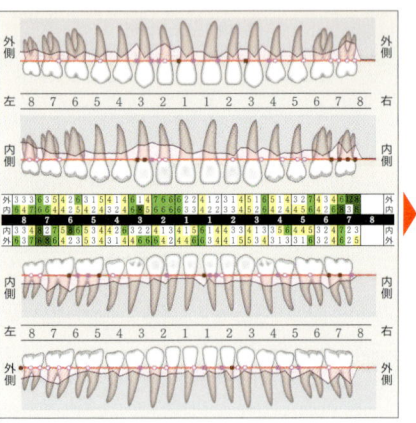

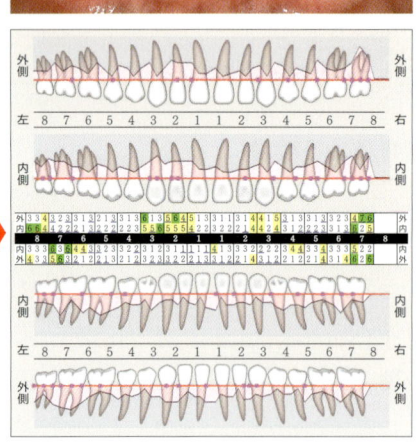

図 12-9a | 図 12-9c
図 12-9b | 図 12-9d

図 12-9a〜d　深いポケットが存在する場合.

到達性のよいチップを装着した超音波スケーラーを使用します．超音波スケーラーでは薬液の併用も付加的効果が期待できます．痛みをともなうような場合は浸潤麻酔下で SRP が必要な場合もあります．

図 12-9a, b は術前の口腔内写真と診査データ，図 12-9c, d は術後の口腔内写真と診査データです．根面デブライドメントの限界はありますが，かなりの改善が認められます．

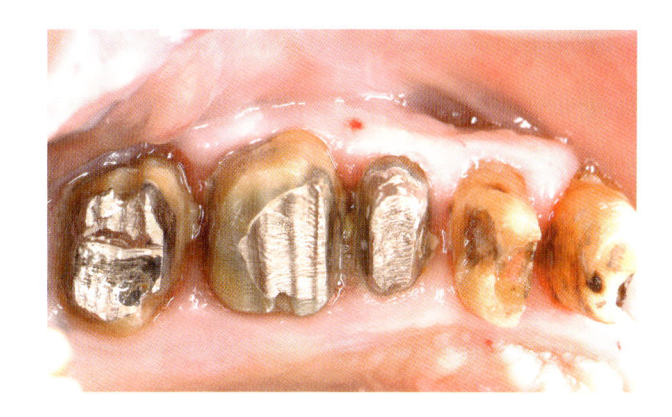

図 *12-10* 根近接が存在する場合．現状でデブライドメントする場合は細くなったグレーシーキュレットや細いチップの超音波スケーラーを使用するが，ポケットがあまり深くなければシックルスケーラーも使用可能．

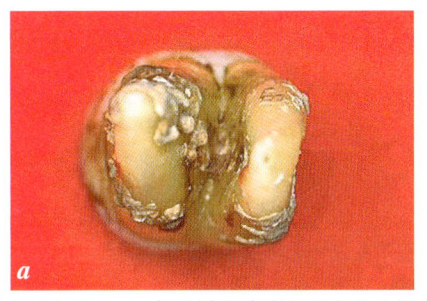

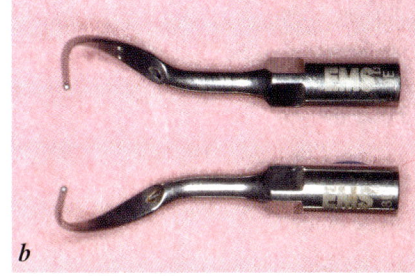

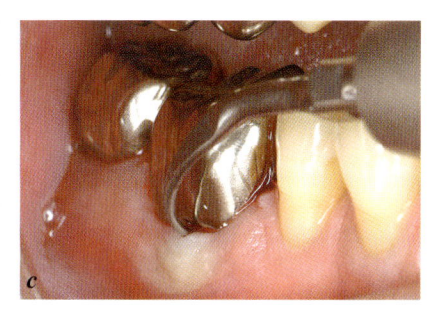

図 *12-11a〜c* 根分岐部病変が存在する場合．

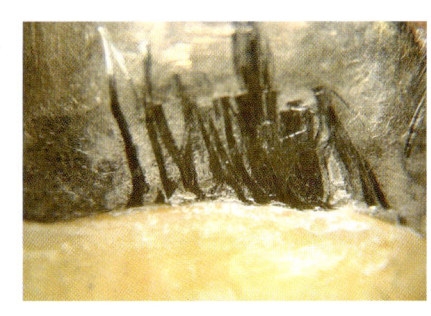

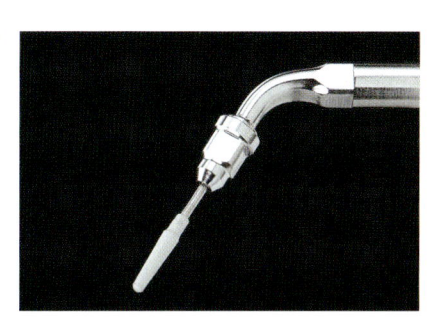

図 *12-12a〜e* 補綴物が入っている場合．

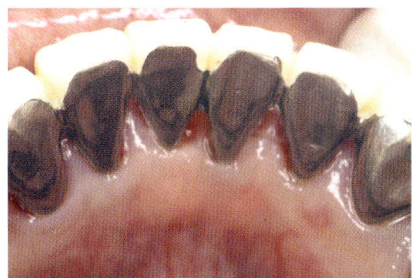

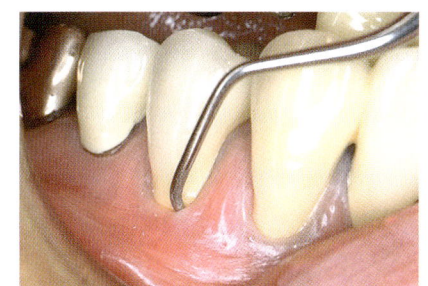

4）根近接が存在する場合(図 *12-10*)

　根近接を改善しようと思えば矯正治療や抜歯，歯周外科などをしないといけませんが，現状でデブライドメントする場合は細くなったグレーシーキュレットや細いチップの超音波スケーラーを使います．ポケットがあまり深くなければシックルスケーラーも使用可能です．

5）根分岐部病変が存在する場合(図 *12-11*)

　根分岐部は根面デブライドメントのもっとも困難

第II部　歯周基本治療

[SRPによる歯肉退縮]

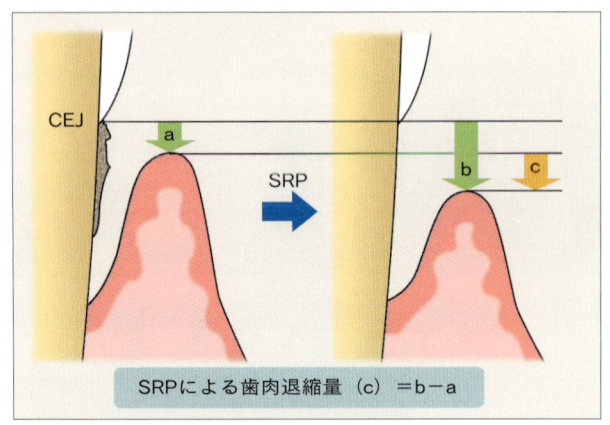

図12-13　CEJからの歯肉頂までの距離が大きくなっているようなら歯肉退縮を起こしたことになる.

[付着レベルと歯肉退縮量, プロービング値の関係]

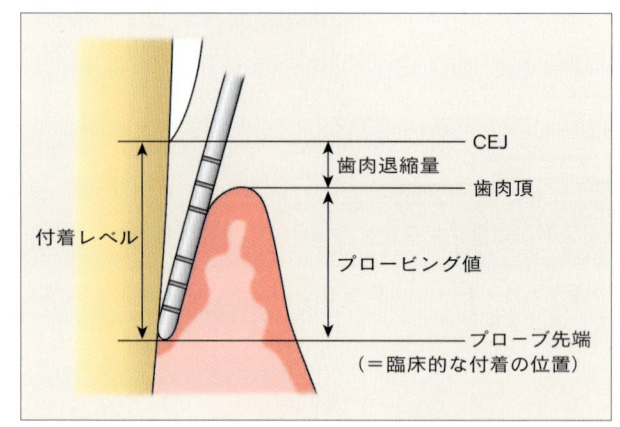

図12-14　CEJからの距離を測定すれば絶対的な付着の喪失量がわかる.

[SRPによる付着の獲得]

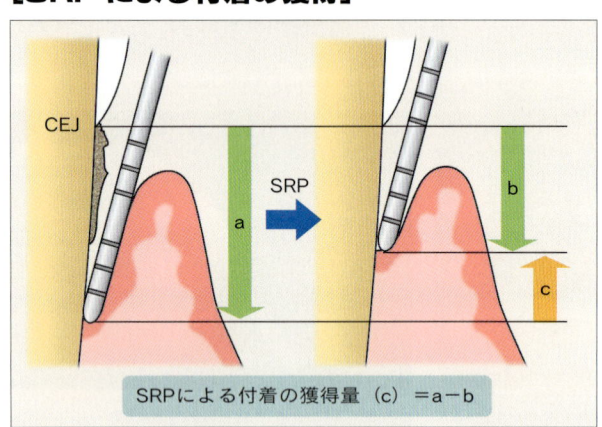

図12-15　歯肉退縮量とプロービング値の合計が減少すれば付着の獲得, 増加すれば付着の喪失ということになる.

6) 補綴物が入っている場合 (図12-12)

　補綴物にSRP用器具が触れると傷をつけてしまい, それを研磨することはきわめて困難です (図12-12a). そこで補綴物や修復物のマージンを傷つけないことが大前提になります. 縁上マージンでチップを当てないようにできる場合は超音波スケーラーやエアースケーラーが使えますが, 歯肉縁下にマージンのある場合は要注意です. プラスチックのチップなどは歯肉縁上には重宝しますが, 歯肉縁下までは挿入不可です. 図12-12bはプラスチックコーティングした超音波チップで, 図12-12c, dではそれを使って補綴物に付着した歯肉縁上歯石をスケーリングした術前と術後です. ポケット内はキュレットでSRPするか (図12-12e), 注意しながら細い超音波チップを使うほうがよいでしょう.

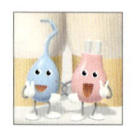

SRP後の治癒形態

　SRPをしたらプロービング値が小さくなりました. さて, どのように治ったのでしょう? プロービング値が小さくなるには歯肉退縮を起こすか, 付着の獲得があるかどちらか, あるいはその両方ということになります. どちらが起こったのかは診査データをみればわかります. まず歯肉退縮量の変

な場所です (図12-11a). キュレットを使用する場合は根の開き具合と根分岐部病変の進行度によってキュレットの太さを考えます. 当然, 根と根の間が狭いほど細いキュレットしか入りません. ただキュレットが挿入できたとしてもストロークできないような状況であれば, 根分岐部用のチップ (図12-11b) を装着した超音波スケーラーのほうが効果があります (図12-11c). チップの到達性に不安があれば薬液の併用もよいでしょう.

[骨欠損形態によるSRP後の治癒様式の違い]

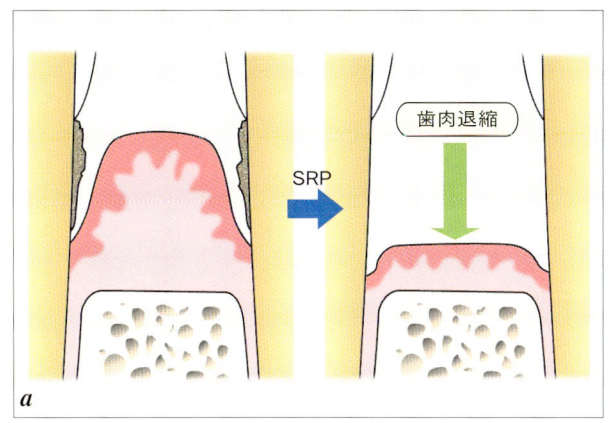

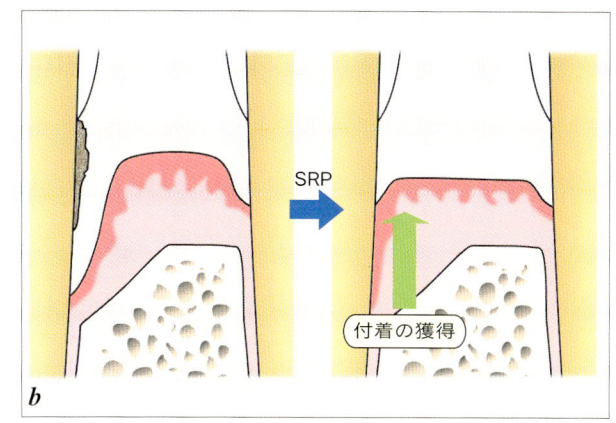

図 12-16a, b　水平的骨欠損ではSRP後歯肉退縮しながら歯肉はフラットになれるが(a)，垂直性骨欠損では歯肉がフラットになるためには付着の獲得が起こらなければならない(b).

化をみてみましょう．歯肉退縮量はセメント-エナメル境(Cement-Enamel Junction：CEJ)から歯肉頂までの距離ですが，その距離が大きくなっているようでしたら歯肉退縮を起こしたことになります(図12-13)．付着の獲得はどうでしょう？　臨床的な付着の位置はプローブが止まったところということになり，これもCEJからの距離を測定すれば絶対的な付着の喪失量がわかります．これを付着レベル(attachment level)といいますが(図12-14)，この付着レベルは前述の歯肉退縮量(CEJ～歯肉頂)とプロービング値(歯肉頂～プローブ先端)の合計ですから，この合計がSRPの前後でどれだけ減少したかが付着の獲得量ということになります(図12-15)．当然ながら増加すれば付着の喪失量です．

　SRPでは歯肉退縮と付着の獲得の両方が起こりますが，いくつかの傾向があります．そのひとつはもともとの歯肉の性格です．浮腫性の歯肉の場合は歯肉退縮で，線維性の歯肉の場合は付着の獲得で治る傾向があります．またもともとのポケットの深さも関係します．深いポケットほど付着の獲得で治る割合が増えていくからです(第1章2参照)．骨欠損の形態も影響します．一般的に水平性骨欠損では歯肉退縮，垂直性骨欠損では付着の獲得で治りやすいと考えられます(図12-16)．歯肉は半流動体といわ

[スプリンター上皮細胞]

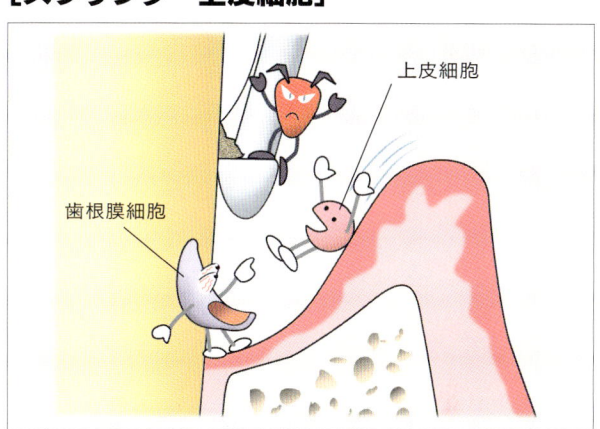

図 12-17　骨欠損底部をSRPした後はすぐに上皮細胞が進入してきてバリアーを張る．それにより内部組織が守られるが，反面，歯根膜細胞が再生を起こそうとしてもその場所がなくなってしまう．

れ，短期的には骨形態に沿って治りますが，長期的には平坦になっていきますので，垂直性骨欠損の部分では付着の獲得でないと平坦になれません．垂直性骨欠損部で付着の獲得が起こらなければ，あとはポケットの残存ということになります．

　このようにSRPではもともとの歯周組織の状況によって治癒形態がだいたい予想できるわけです．しかしここでもう少しディープに考えてみましょう．付着の獲得とはどのような付着なのでしょう？　臨

第Ⅱ部　歯周基本治療

[SRPによる骨欠損の改善？]

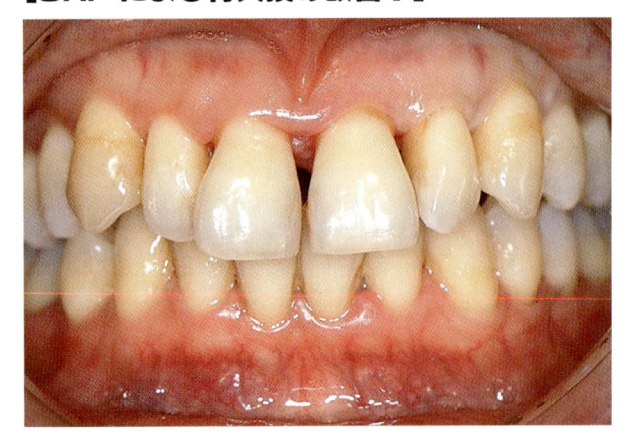

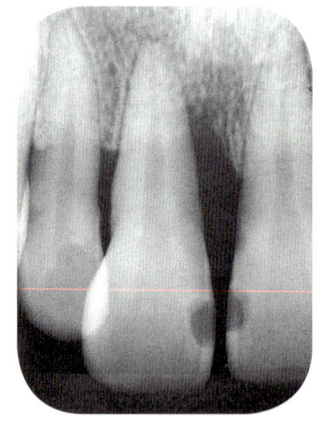

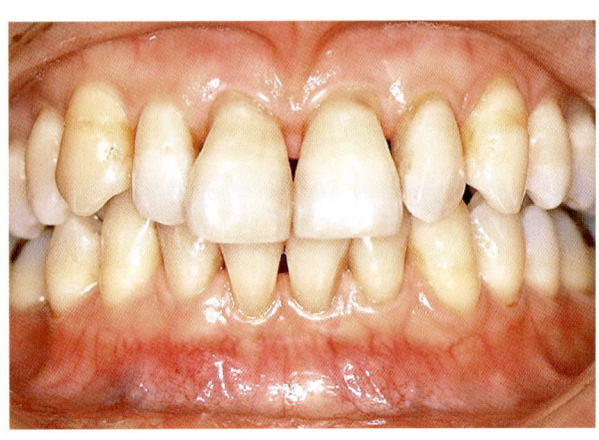

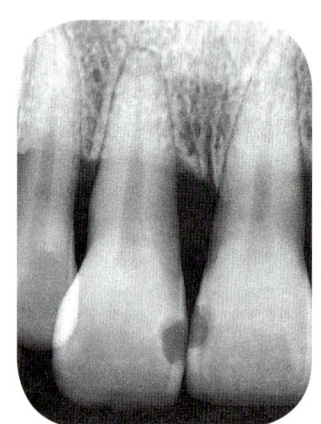

図 12-18a *図 12-18b*
図 12-18c *図 12-18d*

図 12-18a〜d　歯周病で深い骨欠損がある前歯部(*a, b*)を浸潤麻酔下でSRPを行ったところ，歯肉の炎症は消退し，歯間離開も自然に閉鎖した．また1年後にはエックス線像上で骨欠損の改善を認めた(*c, d*)．これは本当に真の再生が起こったのだろうか？

　床的にはプローブが止まるということはプローブの進入を阻止する臨床的な付着があると考えられますが，付着といってもいくつか種類があります(第1章②参照)．骨吸収を起こした部分の理想的な治癒は骨が再生し，結合組織性付着が新たにできる，いわゆる新付着(new attachment)といわれるものですが，残念ながらSRPでは期待薄です．なぜならそのような再生が起こる前に上皮細胞が骨欠損底までいち早くやってくるからです(図*12-17*)．上皮細胞は骨や結合組織を外部から守るためにバリアーをすぐつくるように命令されているわけですから当然です．上皮細胞のそのような律儀な性格のためにSRPでは再生が起こりにくくなっています．つまりSRP後にできる付着の獲得は主に上皮性付着によるものであるということです[13]．

　第1章②で上皮性付着にはヘミデスモゾーム結合をともなう本物の上皮性付着とヘミデスモゾーム結合をともなわないニセ物の上皮性付着があると書きました．SRPではどちらができるのかということは予想がつきません．これは組織切片をみて初めて判断できることですので，あきらめるより仕方がありません．少なくともプローブが入らないということは，それが本物であろうとニセ物であろうと細菌が入り込めない付着ができていると判断してOKとするというのが著者の意見です．どちらにしてもSRP後にできる付着の獲得は主に上皮性付着によるもので，深いポケットであったところに付着の獲得が起これば長い接合上皮による治癒，つまり長い距離で上皮性付着が起こったというように考えられます．

[SRP後の細菌叢の変化]

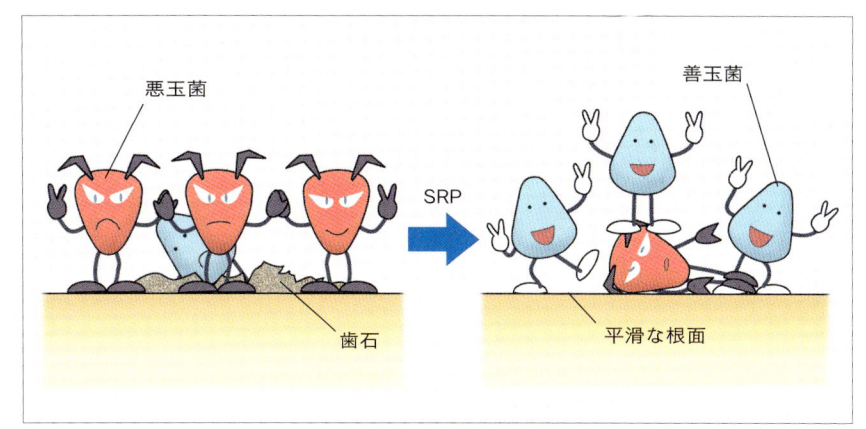

図 *12-19* 悪玉菌優位の状態の根面はSRPにより根こそぎクリーニングされた後，善玉菌優位な平和な根面に変わっていく．

[シャローサルカスとディープサルカス]

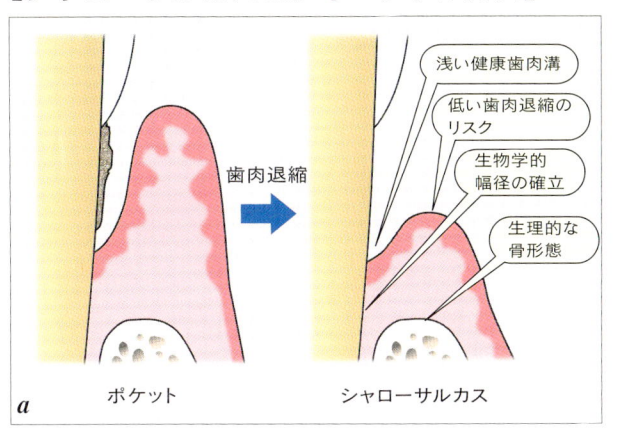

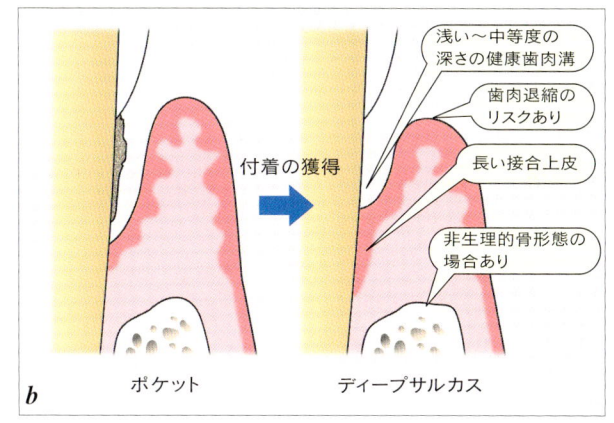

図 *12-20a, b* 歯肉退縮が主に起こるとシャローサルカスが，付着の獲得が主に起こるとディープサルカスができる．

　それでは再生はまったく起こらないかというと，そんなことはありません．再生量は限定的ですが，ポケット底の一部で再生が起こることは十分ありえます．ポケット底で形成された血餅が維持され，上皮の進入を阻止することにより血餅内で再生が起こるような場合です．このような再生は骨欠損が垂直性であり，しかもその角度が急であるほうが起こりやすいようです．急というのは根面と骨壁のなす角度が小さいということを意味します．

　たまにSRP後エックス線写真で骨の再生をみかけることがあります(図 *12-18*)．これは色眼鏡をかけてみたほうがよさそうです．というのもこのようなエックス線写真上の再生というのはいくつかのトリックが隠れているからです．エックス線写真というのは管球からでたエックス線がフィルムに届くまでにどれだけの放射線が吸収，散乱されたかが濃淡の差としてでてくるだけですので，途中に骨組織が少なければ素通りして現像フィルム上で黒くなります．これは骨の壁が少し残っていても素通りしてしまってフィルム上で骨を確認できないことがあるということも意味します．つまり骨壁が残っていても炎症が強くてミネラルが少なければ素通りしていたのが，SRP後に炎症がなくなり少し骨壁が見えてくるということがあるわけです．つまり骨ができたというよりも，見えなかった骨が見えるようになったというのが正しいいい方なのです．やはりSRPによる再生には限界があるようです．

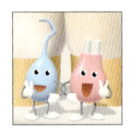

SRP後の歯肉溝は？

SRP後の軟組織や骨の治癒について考えてきましたが，ポケット内はどのような変化があるのでしょう？ SRPは根面に対して行うインスツルメンテーション(instrumentation)ですが，結果的にポケット内全体の細菌叢が変化します．深いポケットでは歯周病菌がはびこっているだけでなく，細菌の量そのものが爆発的に増えています．このようなポケット内でSRPを行うと細菌量が激減します．善玉菌も悪玉菌も含めて激減します．その後歯肉溝で増えてくる細菌には善玉菌が多いということがわかっています．つまりSRPにより細菌量が激減するとともに，悪玉菌優位の状態から善玉菌優位の状態にシフトするわけです(図12-19)[14]．

この善玉菌優位の状態が一生続くのであればメインテナンスフリーなのですが，残念ながらそうはなかなかいきません．歯周病菌が復活しにくい浅い健康歯肉溝になっていればよいのですが，深い歯肉溝が残っていると，そこは絶好の歯周病菌復活の場となります．深いポケットでは多かれ少なかれSRPだけでは細菌の後戻りという現象が起こります．これは患者さんのプラークコントロールのレベルが影響することがわかっていて，大まかにいいますとプラークコントロールの良い患者さんですと後戻りに数か月かかるのに対して，プラークコントロールの悪い患者さんですと数週間で後戻りしてしまうようです．つまり患者さんの行うセルフケアはわれわれの行うプロフェッショナルケアの効果を長もちさせてくれる効果があるわけです[15]．

歯肉溝は健康歯肉溝(サルカス：sulcus)と病的歯肉溝(ポケット：pocket)に分かれ，さらにサルカスはシャローサルカス(shallow sulcus)とディープサルカス(deep sulcus)に分けられます(図12-20)．シャローサルカスは一般的に3mm以内の深さで生物学的幅径がだいたい確立されています．また歯肉の厚みが最低限になっていますので，歯肉退縮が起こりにくくなっています．なぜならシャローサルカスで歯肉退縮が起こるためには，骨吸収が起こらないかぎりそれ以上歯肉は下がることができないことになるのですが，骨吸収の一番の原因である歯周病菌は浅い歯肉溝では暴れにくいからです．それに対してディープサルカスは比較的深い歯肉溝が残っていたり，長い接合上皮で付着しているために歯肉が分厚くなっています．ディープサルカスができた当初は歯肉の退縮が少ないので喜ばれますが，長い接合上皮が剥がれてしまうとすぐにポケットになったり，長期的には歯肉退縮のリスクが高いという欠点があります．

歯周治療は歯肉溝という観点からみるとポケットをサルカスに変える治療ですから，治療法もシャローサルカスをつくりだすシャローサルカスセラピー(shallow sulcus therapy)とディープサルカスをつくりだすディープサルカスセラピー(deep sulcus therapy)に分かれることになります．SRPはこの分類ではどちらに入るでしょうか？ それはSRP前の組織の状態が大きく影響します．

歯肉炎のような状態や歯周炎でも水平性の骨欠損で浮腫性の炎症の場合は，SRP後歯肉の退縮が起こることによってシャローサルカスができることがあります(図12-16a)．それに対して垂直性の骨欠損をともなうような歯周炎や線維性の炎症の場合は歯肉の退縮が起こりにくく，上皮性付着の獲得が起こりやすいため，ディープサルカスになる傾向があります(図12-16b)．つまり前述のようにプロービング値が改善するときには歯肉退縮か付着の獲得が起こっているわけですが，歯肉退縮が主に起こるとシャローサルカスが，付着の獲得が主に起こるとディープサルカスができるわけです(図12-20)．これで組織の治癒形態とそこにできる歯肉溝の形態が結びついたことになります．

SRPに使う器具の使い分けからSRP後の歯周組織の治癒までみてきました．生物学的に許容できる歯肉縁下環境をつくるための基本的処置としてのSRPは非外科療法の中心です．このことは薬の進歩してきた現在でも変わりありません．

第7章
歯周治療における薬の役割

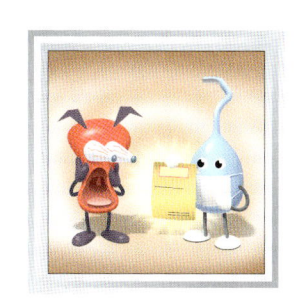

13 歯周治療における薬の役割　134

細菌バイオフィルムには薬が効きにくい！

なぜ細菌バイオフィルムには薬が効きにくいのか？

口腔内細菌のライフスタイル

細菌のライフスタイルを考慮した抗菌療法

どのような抗菌剤を使えばよいのか？（内服編）

コラム・ザ・ペリオ⑧その他の化学療法

どのような抗菌剤を使えばよいのか？（外用編）

13 歯周治療における薬の役割

The Role of Antimicrobial Agents in the Periodontal Treatment

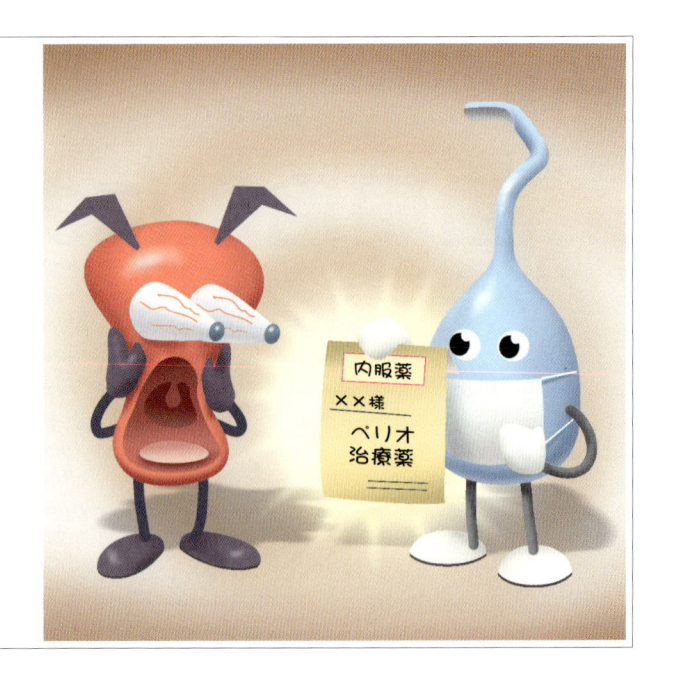

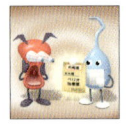

はじめに

歯周病は感染症です．医科における感染症治療の中心は抗菌剤の投与ですが，歯周病では機械的除去が中心になっています．どうして歯周治療では抗菌剤が主役になれないのか，そして脇役である抗菌剤をどのように使えばよいのかを考えてみたいと思います．

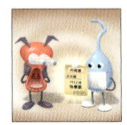

細菌バイオフィルムには薬が効きにくい！

表13-1をご覧ください[1]．細菌に抗菌剤を作用させたときにどれだけの濃度で細菌をやっつけられるか，あるいは抑制できるかというデータです．ここでは細菌を浮遊性細菌とバイオフィルム形成細菌に分けてデータが表示されています．たとえばS. aureusという細菌に対してVancomycinという抗菌剤を作用させると，浮遊性細菌の状態では2 μl/mlの濃度で死滅させることができるのに対して，細菌バイオフィルムを形成すると20 μl/mlもの濃度が必要になります．これは実に10倍の濃度差です．つまり同じ細菌，同じ抗菌剤であっても，細菌が浮遊性なのかバイオフィルムを形成しているのかによって薬の効き方が大きく違うわけです．一般に細菌バイオフィルムを形成すると，数倍から数千倍抗菌剤が効きにくくなることがわかっています．

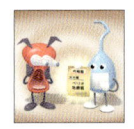

なぜ細菌バイオフィルムには薬が効きにくいのか？

現在，細菌バイオフィルムに抗菌剤が効きにくい理由として3つの仮説が考えられています．それらについて著者なりに解説を加えておきたいと思います．

まず抗菌剤が細菌バイオフィルム内に浸透しにくいということが考えられます（図13-1）．バイオフィルム内のグリコカリックスは物理化学的に中性ではありませんので，電気を帯びている抗菌剤や親水性の抗菌剤などは浸透する前にグリコカリックスに捕まってしまいます．ただしこのメカニズムは，抗菌剤と細菌の組み合わせによっては正しいことがあると解釈するほうがよさそうです（表13-2）[2]．

つぎに細菌バイオフィルム中の細菌が冬眠状態になっているということが挙げられます（図13-2）[3]．抗菌剤は一般的に増殖が盛んなときに一番よく効くのですが，成熟した細菌バイオフィルム中の細菌や深部にいる細菌は活動停止状態になっているために，たとえ抗菌剤が届いても有効に作用できないという

表 13-1　浮遊性細菌とバイオフィルム形成細菌の抗菌剤に対する感受性(文献1より一部改変して引用).

細菌	抗菌剤	浮遊性細菌	MIC or MBC(μg/ml) バイオフィルム形成細菌	比率
S. aureus NCTC8325-4	Vancomycin	2 (MBC)	20	10
Pseudomonas aeruginosa ATCC27853	Imipenem	1 (MIC)	1,024以上	1,024以上
E. coli ATCC25922	Ampicillin	2 (MIC)	512	256
P. pseudomallei	Ceftazidime	8 (MBC)	800	100
Streptococcus sanguis804	Doxycycline	0.063(MIC)	3.15	50

表 13-2　バイオフィルム内への抗菌剤の浸透実験(文献2より一部改変して引用).

抗菌剤	細菌	浸透性	文献
Piperacillin	P. aeruginosa	(−)	Hoyle, et al. 1992
Rifampin	S. epidermidis	(+)	Dunne, et al. 1993
Vancomycin		(+)	
Gentamicin	P. aeruginosa	(−)	Yasuda, et al. 1993
Ofloxacin		(+)	
Vancomycin	S. epidermidis	(+)	Darouiche, et al. 1994
Latamoxef	E. coli	(+)	Jouenne, et al. 1994
Ciprofloxacin	P. aeruginosa	(+)	Suci, et al. 1994, Vrany et al. 1997
Levafloxacin		(+)	
Ofloxacin	S. epidermidis	(+)	Yasuda, et al. 1994
Cefotiam		(+)	
Amikacin	P. aeruginosa	(−)	Shigeta, et al. 1997
Ciprofloxacin		(+)	
Gentamicin		(−)	
Imipenem		(+)	
Levafloxacin		(+)	
Ofloxacin		(+)	
Piperacillin		(+)	
Sparfloxacin		(+)	
Ampicillin	K. pneumoniae	(−)	Anderl, et al. 2000
Ciprofloxacin		(+)	
Rifampin	S. epidermidis	(+)	Zheng, Stewart. 2002

※30%の濃度の抗菌剤が浸透した場合を(+)とする.

[バイオフィルムには抗菌剤が浸み込みにくい]

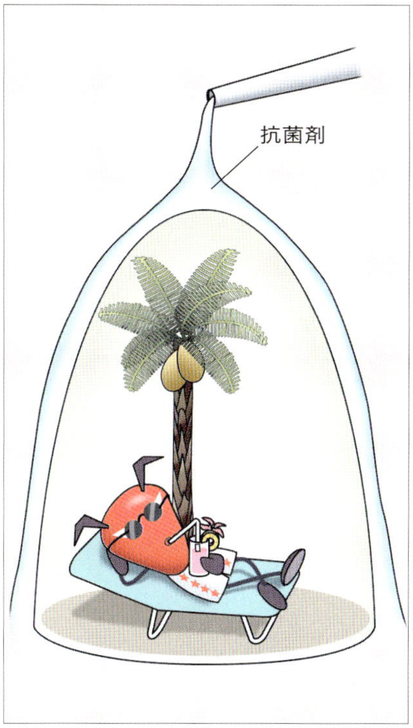

図 13-1　抗菌剤と細菌の組み合わせによっては抗菌剤がバイオフィルム内まで浸透しにくいことがある.

ことがあります.

　最後に，マンション暮らしを始めると細菌も性格が変わるということが考えられます(図13-3)[2]．人間も集団生活を始めると性格が変わるように，細菌も集団生活になるといろいろな情報を得て性格が変わります．その情報のなかには抗菌剤に対して耐性をもつようになる遺伝情報などもあり，細菌はこの情報を基に抗菌剤に対して強い体をもつようになります．

　いずれにしても，細菌バイオフィルムには薬が効きにくいわけですから，その根絶には機械的除去が中心になります．

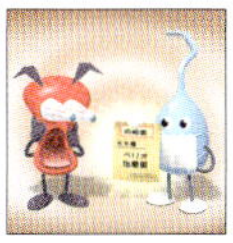

口腔内細菌のライフスタイル

　このように口腔内細菌には2つのライフスタイルがあります．ひとつが一人暮らし(浮遊性細菌：図13-4)，もうひとつがマンション暮らし(細菌バイオ

第II部 歯周基本治療

[バイオフィルム内の細菌は冬眠状態]

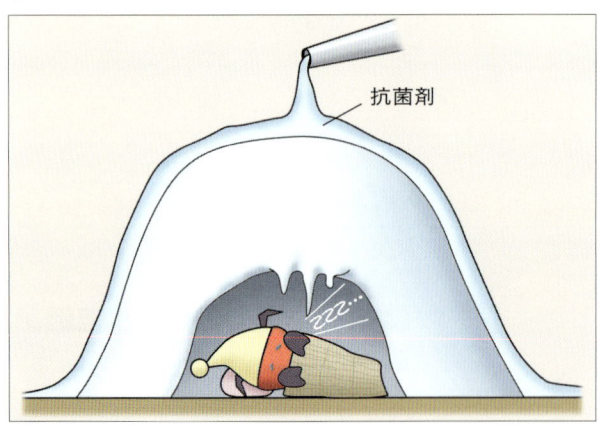

図 **13-2** バイオフィルム深部の細菌は活動を停止しており，抗菌剤が効きにくい．

[バイオフィルム内の細菌は性格が変わる]

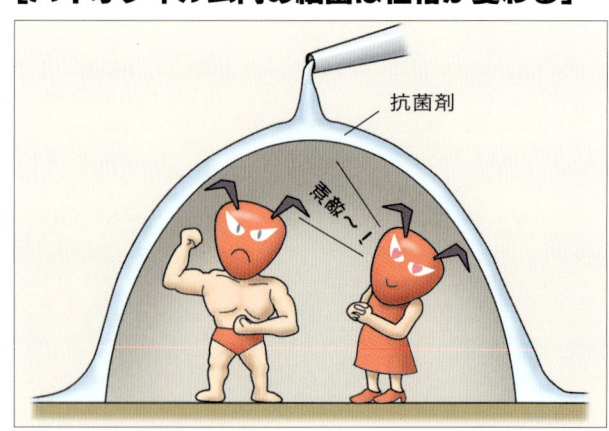

図 **13-3** 集団生活を始めると薬剤に対する耐性をもつようになったりして，抗菌剤に対して強くなる細菌が出現してくることがある．

[一人暮らしの細菌]

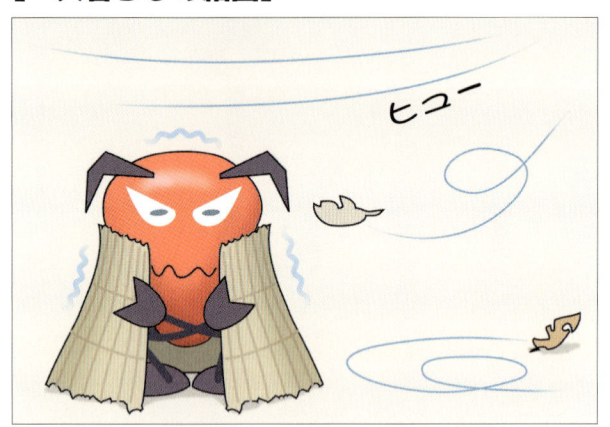

図 **13-4** 唾液中や歯肉溝滲出液中でプカプカ浮かんでいる浮遊性細菌．優雅にみえるが案外生活は厳しい．

[マンション暮らしの細菌]

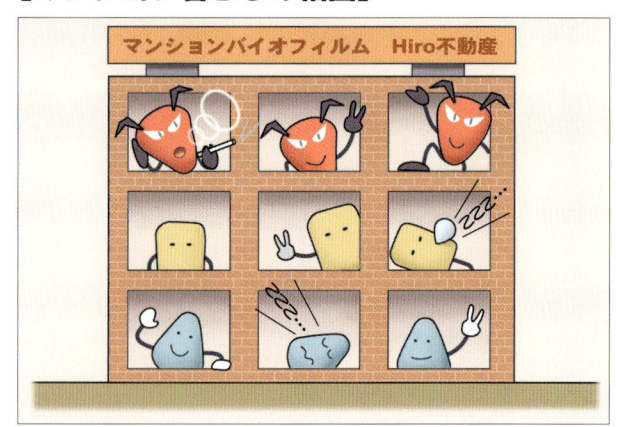

図 **13-5** バイオフィルム内で集団生活することのメリットは大きいようだ．

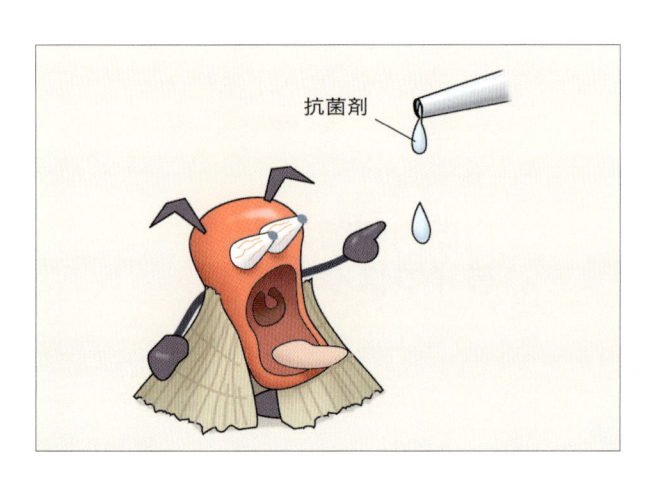

[一人暮らしは危険！]

図 **13-6** 一人暮らしの細菌は抗菌剤でやられやすく，マンション暮らしの細菌はやられにくい．

[バイオフィルム感染症における抗菌剤の効果]

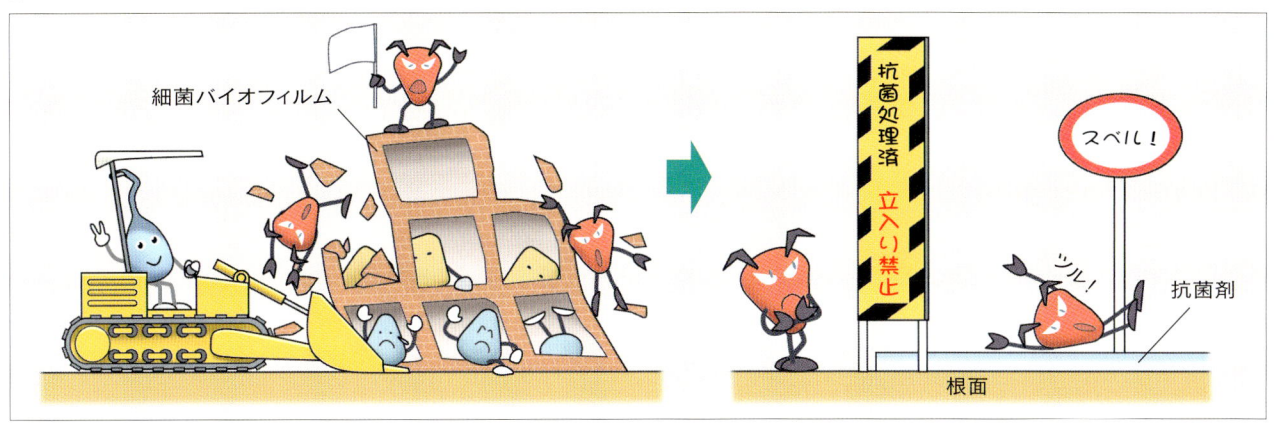

図13-7　成熟した細菌バイオフィルムの上から抗菌剤を振りかけても効果は弱いが，細菌バイオフィルムをいったん機械的に除去した後に抗菌剤が作用すると，細菌バイオフィルムが再形成されるのを遅らせる効果がある．

表13-3　バイオフィルム形成細菌を5分間で殺菌するのに必要な最小濃度(%)（文献4より一部改変して引用）．

バイオフィルム形成細菌	クロルヘキシジン	ヨウ素	フッ化スズ
A. actinomycetemcomitans	2.0	0.5	4.0
P. gingivalis	0.5	0.25	0.5
P. intermedia	2.0	0.5	8.0
F. nucleatum	0.5	0.5	4.0

フィルム形成細菌：図13-5）です．こんな分類を細菌学者がみると目をむいてびっくりするかもしれません．通常，細菌は形態や染色性，DNAなどによって分類されていますので，今までとはまったく別の分類ということになります．この一人暮らしとマンション暮らしの分類は歯周治療という臨床的観点に基づくものですから，細菌学の教科書の分類よりはよっぽど役に立ちます．

まず一人暮らしの細菌には抗菌剤はよく効きますが，マンション暮らしの細菌には抗菌剤はあまり効きません（図13-6）．たとえばクロルヘキシジン（chlorhexidine：以下CHXと略）という抗菌剤は世界的にもっとも実績のある抗菌剤としてGold Standardといわれていて，濃度にもよりますが，1日2回の洗口で細菌を90%以上減少できることがわかっています．ところでこの場合の細菌とはどの細菌でしょう？　実はこれは唾液中で一人暮らししている細菌なのです．歯面などにマンション暮ら

ししている，つまり細菌バイオフィルムを形成している細菌に対してCHXを使う場合はどうでしょう？　たとえCHXといえどもマンション暮らしの細菌には効きが弱いことがわかっています．歯周病菌として有名なP. gingivalisがマンション暮らしをしていると，それを5分以内に殺菌するには0.5%もの濃度のCHXが必要ですし，A. actinomycetemcomitansにいたっては2.0%もの濃度が必要です（表13-3）[4]．これらの濃度はそれぞれ現在日本で市販されている洗口剤中のCHXの実に10倍と40倍です．

それではバイオフィルム感染症である歯周病に抗菌剤は意味がないのでしょうか？　そんなことはありません．いったんでき上がった細菌バイオフィルムに抗菌剤を振りかけてもなかなか効いてはくれませんが，いったん歯面から機械的に除去した後に抗菌剤を振りかけると，細菌バイオフィルムが再形成してくるのを遅らせる効果があります（図13-7）．

第II部　歯周基本治療

[洗口剤]

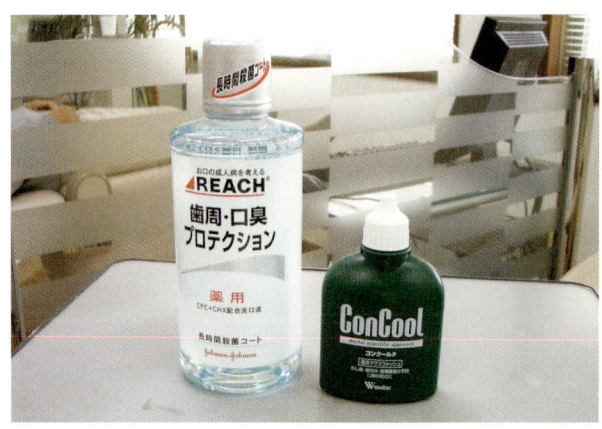

図13-8　右が0.05% CHX配合の洗口剤で，左が0.01% CHXと0.05%のCPC配合の洗口剤．

[洗口剤の奏効部位]

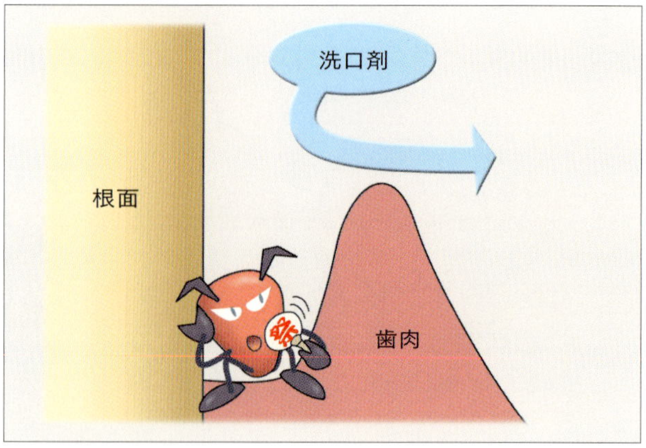

図13-9　洗口剤はポケット内まで入らないので，歯肉縁上の細菌限定で奏効する．

[洗口剤の効果]

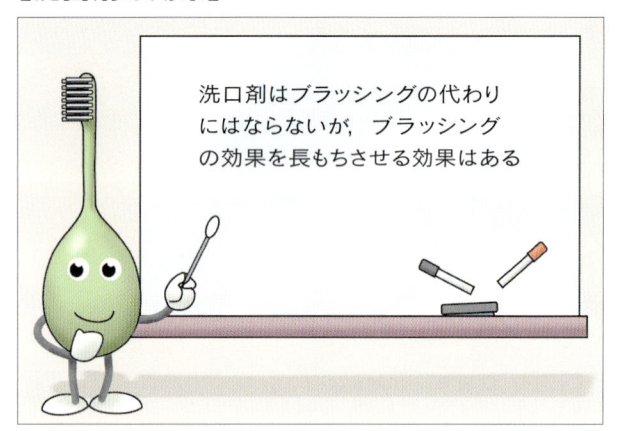

図13-10　歯肉縁上での抗菌剤の効果．

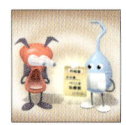

細菌のライフスタイルを考慮した抗菌療法

それでは歯肉縁上と歯肉縁下（つまりポケット内）に分けて抗菌療法を考えてみましょう．まず歯肉縁上からです．

歯肉縁上で抗菌剤を作用させるものの代表格は洗口剤（mouth rinse）です．市販でもたくさんの種類があって患者さんから質問されることも多いと思います（図13-8）．まず歯肉縁上での話として取り上げているとおり，洗口剤はポケット内まで侵入できません（図13-9）．これは文献を紐解くまでもなく，染色液で洗口した後に歯肉縁下の根面が染まっていないことからも簡単に理解できることです．つまり，もともと洗口剤は歯肉縁上の細菌に対する抗菌療法であるということが大前提です．

この洗口剤を使用すると抗菌剤は一人暮らしの細菌にはよく効きますので，唾液中で浮かんでいるような細菌を減少させることができます．しかしながら歯面に付着した細菌バイオフィルム，つまりマンション暮らしの細菌にはあまり効果がありません．そこでブラッシングなどで機械的にそれらの細菌を除去した後に洗口剤を使うと，歯面に再付着してくる細菌を抑制することができます．つまり洗口剤はブラッシングの代わりにはならないけれども，ブラッシングの効果を長もちさせる効果はあるということです（図13-10）．

それでは歯肉縁下，つまりポケット内に抗菌剤を作用させる場合はどうでしょう？　その代表格はポケット内洗浄（Subgingival Irrigation：SI）[5]やLDDS（Local Drug Delivery System）[6]です（図13-11）．LDDSは日本ではペリオクリン®やペリオフィール®というテトラサイクリン系の抗菌剤をペースト状にしてシリンジで使うものがよく知られています（図13-12）．これらをポケット内で作用させるとどうでしょう？　ポケット内は歯肉溝滲出液で満たされていますので，そこで一人暮らししている細菌にはよく効くでしょう．しかしながら，やはり根面に形成

第7章 歯周治療における薬の役割 13

[LDDSの奏効部位]

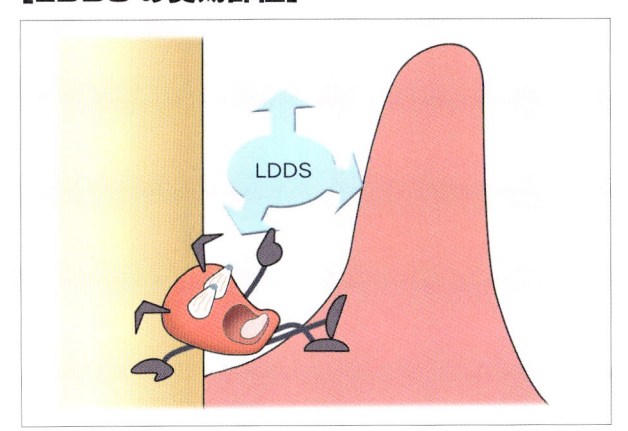

図 13-11 LDDSではポケット内に貯留した抗菌剤が持続的に作用する．

[LDDS用薬剤]

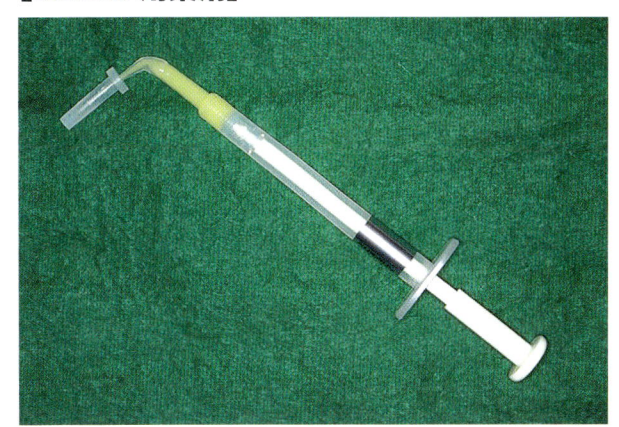

図 13-12 テトラサイクリン系の抗菌剤をキャリアーと結合させた形でシリンジに入れている．洗浄よりも長時間ポケット内貯留が期待できる．

[SIやLDDSの効果]

SIやLDDSはSRPの代わりにはならないが，SRPの効果を長もちさせる効果はある

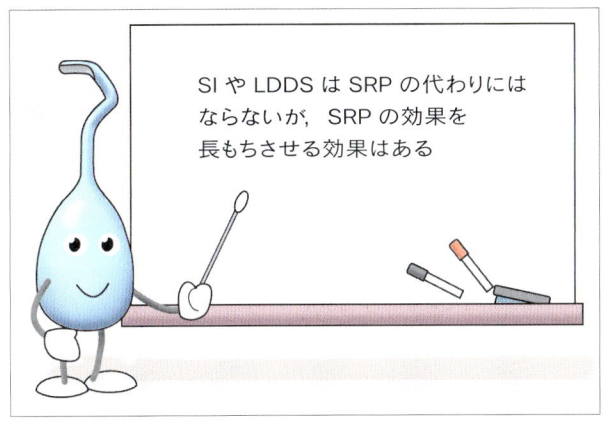

図 13-13 歯肉縁下での抗菌剤の効果．

[内服抗菌剤の奏効部位]

内服抗菌剤
血管

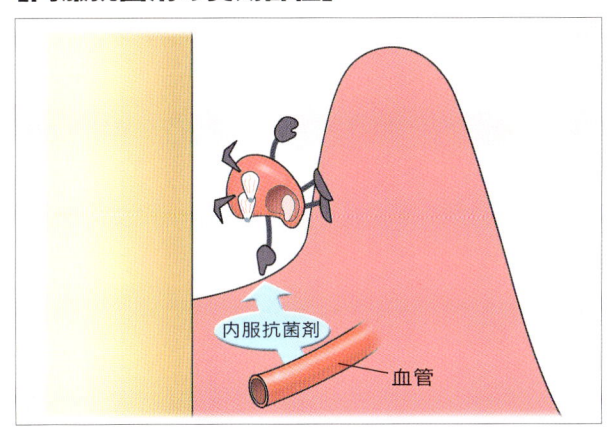

図 13-14 内服した抗菌剤は血流で歯周組織まで運ばれ，毛細血管から滲出した後，歯肉溝滲出液とともにポケット内にでてくる．

された細菌バイオフィルムには効き目はあまり期待できません．いったんスケーリング・ルートプレーニング(Scaling・Root Planing：SRP)で根面から細菌バイオフィルムを除去した後に抗菌剤が根面をコーティングすると細菌の再形成を遅らせる効果はありますので，抗菌剤はSRPの代わりにはならないけれども，SRPの効果を長もちさせる効果はあるということになります(図 13-13)．また，超音波スケーリングのときに抗菌剤を併用すると，細菌バイオフィルムの機械的除去と抗菌剤による補助効果が同時に期待できます[7]．

結局，歯肉縁上，歯肉縁下ともに現時点では抗菌剤の使用は補助的なもので，まだまだ機械的除去はその主役の座をゆずれないようです．

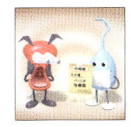

どのような抗菌剤を使えばよいのか？(内服編)

歯周治療における抗菌療法では全身的に使う，つまり内服と局所的に使う場合が考えられます[8]．内服では血管を介して歯肉溝滲出液に抗菌剤が混入してくることで作用を発揮します(図 13-14)．ペニシリン系やセフェム系は血中濃度より歯肉溝滲出液中

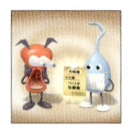

コラム・ザ・ペリオ⑧　その他の化学療法

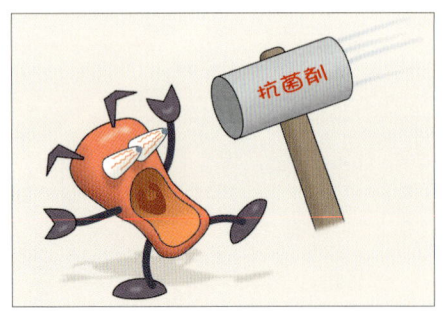

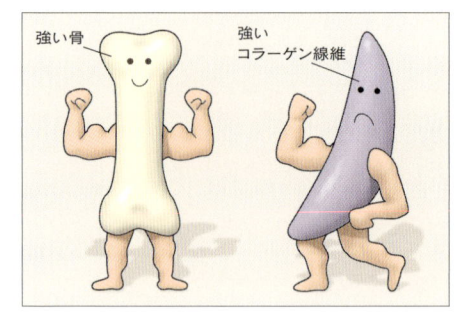

図⑧-1

図⑧-2

表⑧-1　宿主に作用する薬.

薬　名	作　用
NSAID	COX 抑制による骨吸収の抑制
テトラサイクリン	抗菌作用．コラゲナーゼ抑制
ビスフォスフォネート	破骨細胞抑制による骨吸収の抑制
スタチン	骨添加

　歯周病はバイオフィルム感染症ですから化学療法では抗菌剤の使用が基本となります(図⑧-1).しかし歯周病菌が住み着いていても発症しない患者さんがおられるということからも，宿主のファクターが大きいことが想像できます．そこで骨やコラーゲン線維が溶けにくい体を目指す化学療法も存在します(図⑧-2, 表⑧-1).

　古くからあるところでは，非ステロイド系抗炎症剤(Non-steroidal anti-inflammatory drug, NSAID)はアラキドンカスケードのシクロオキシゲナーゼ(Cyclooxygenase, COX)をブロックすることによりプロスタグランディンの生成が抑制され，骨吸収が抑えられるという報告があります．最近では生理的に必要な COX-1 は抑制せず，病的なときに増える COX-2 のみを抑制するような NSAID が使われるようになってきました．

　テトラサイクリン(Tetracycline)は抗菌剤ですが，コラゲナーゼを抑制する効果もあることから宿主に対してプラスにはたらくとされています．分子中の抗菌作用を示す部分とは違う部分でコラゲナーゼ抑制作用があるため，その部分を取り出した薬剤の開発が進んでいます．

　ビスフォスフォネート(Bisphosphonate)は破骨細胞を抑制するために骨吸収が起こりにくくなる薬剤として，骨粗鬆症や癌の骨転移に対して使われています．おそらくは歯周病に対しても良い方向にはたらく可能性がありますが，長年骨中にビスフォスフォネートが蓄積していると，抜歯などの外科処置に際して正常な治癒機転がはたらかず，いつまでも骨が露出するという報告も散見するようになりました．歯周治療で使うというよりも，どちらかというと使用中の患者さんを治療する場合，要注意と考えたほうがいいでしょう．

　スタチン(Statin)は高コレステロール血症に対する治療薬として使われていましたが，骨に対してプラスにはたらくという報告がでていますが，歯周治療に使う段階には至っていません．

　抗菌剤にしても宿主にはたらく薬剤にしても基本的には短期間の使用で止めたいものです．しかし歯周病という病態を考えると長い期間の使用が必要になることも考えられ，その意味では他の疾患で長期使用している薬剤が歯周治療においてプラスにはたらくのであればしめたものです．梗塞性疾患予防に使われている低容量アスピリン(NSAID)，ビスフォスフォネート，スタチンなどの歯周病への影響がどうなのか，これからの疫学データに期待したいところです．

[CHX の効果]

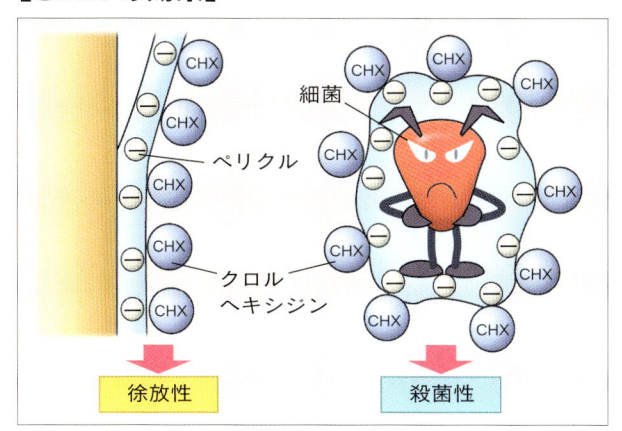

図 13-15　CHXはプラスの電気を帯びているためにマイナスの電気を帯びたペリクルに付着することにより徐放性が，マイナスの電気を帯びた細菌に付着することにより殺菌性が発揮される．

[CHX 洗口後の濃度の変化]

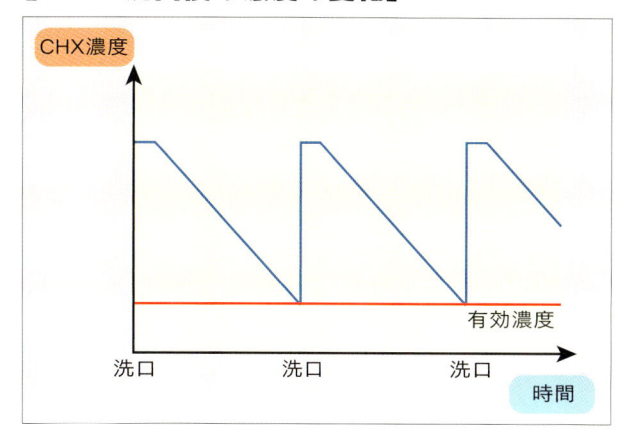

図 13-16　CHXは徐放性があるために洗口後の濃度の低下が緩やかである．そのために有効濃度を保つために必要な洗口回数を少なく抑えることができる．このように殺菌性と徐放性をあわせもった洗口剤は第二世代とよばれている．

濃度が下がってしまいますが，テトラサイクリン系は逆に上がりますので内服にはうってつけです．テトラサイクリン系は静菌的作用ですが，コラゲナーゼの抑制作用もあり，結合組織破壊を防ぐ効果もありますので，歯周治療では昔からよく使われています[9]（コラム・ザ・ペリオ⑧）．

メトロニダゾールという，嫌気性菌に対してよく効く抗菌剤を使ったり，アモキシシリンとメトロニダゾールの併用で嫌気性菌，好気性菌の両方に効かせる工夫も報告されています．難治性や急速進行性の症例でピンポイントで使う場合はよいですが，長期にわたる服用はさまざまな副作用を引き起こす可能性がありますので，歯周病という常に細菌が住みついているポケットに使うには限界があると考えたほうがよさそうです．バイオフィルム感染症に奏効しやすいということでニューマクロライド系が注目されているようですが，これも発展途上です．

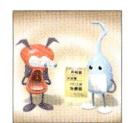

どのような抗菌剤を使えばよいのか？（外用編）

それでは局所的に抗菌剤を使う場合はどうでしょう？　まずは歯肉縁上での使用ということで洗口剤を考えてみましょう．前述のようにCHXがその代表格です．CHXはプラスの電気を帯びていますの

[第一世代洗口剤で洗口後の濃度の変化]

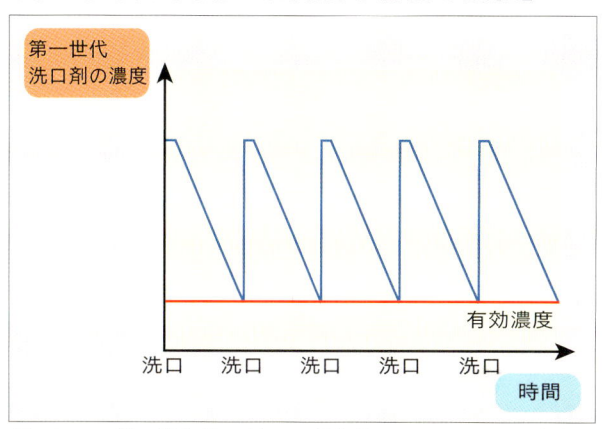

図 13-17　第一世代洗口剤では殺菌性があるものの，徐放性が弱いために洗口後の濃度の低下が早い．そのために有効濃度を保つためには何度も洗口しなければならない．

で，細菌やペリクルのような表面がマイナス電気を帯びているものに付着し，殺菌性，徐放性を発揮します（図 13-15）．これによりCHXは洗口後も長時間効果を発揮しますので，第二世代の抗菌剤とよばれています（図 13-16）[10]．CHX以外の抗菌剤はほとんど第一世代で，この世代の抗菌剤は徐放性があまりありませんので，洗口して吐き出すとすぐに唾液中の濃度が下がってしまいます．つまりCHXと同じような効果を得ようと思うと，何回も洗口しなければならないわけです（図 13-17）．

表 *13-4* CHX の問題点.

・歯や修復物が着色する
・バイオフィルム中の細菌には殺菌効果が低い
・タンパク質により不活化される
・P. gingivalis 由来のベジクルで不活化される
・マイナス電荷の物質を含む歯磨剤と併用すると効果が落ちる

表 *13-5* PVP‐I の問題点.

・歯への着色
・甲状腺機能異常患者へは慎重投与
・ヨウ素アレルギー患者への使用禁忌
・CHX ほど抗菌効果が持続しない
・銀合金が変色することがある

[タンパク質による CHX の不活化]

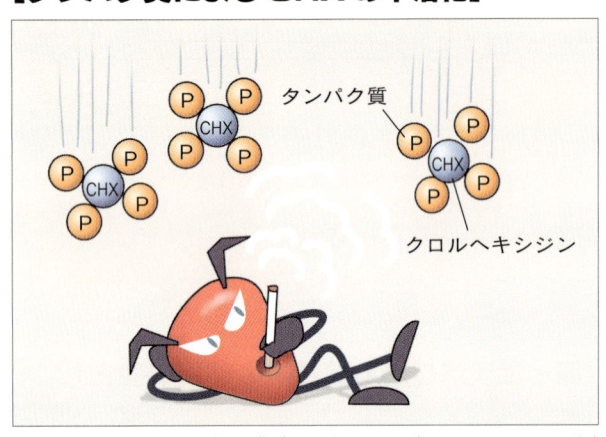

図 *13-18* タンパク質の豊富なポケット内では CHX が不活化されるため，唾液中で一人暮らししている細菌ほどには CHX の効果は発揮できない.

[各種体液のタンパク濃度]

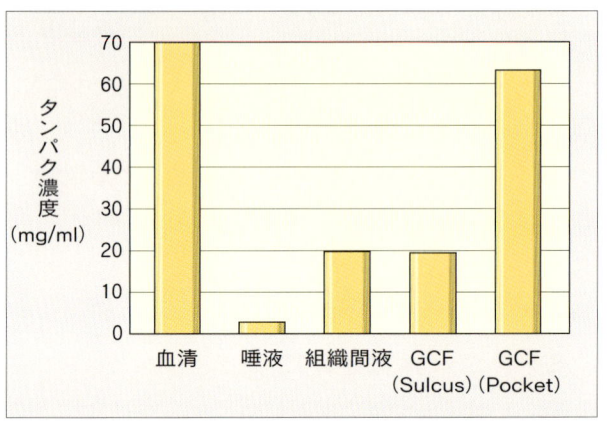

図 *13-19* 歯肉溝滲出液は健康歯肉溝では組織間液と同じ程度のタンパク濃度であるが，ポケットの炎症が強くなると血清と同じくらいのタンパク濃度になる．これは唾液中のタンパク濃度の20〜25倍に相当する．CHX の効いてほしい炎症の強いポケットほどタンパク濃度が高いために CHX は効きにくくなっている.

　このように CHX は洗口剤として使うには現時点ではもっとも確実に効果を期待できる優秀選手ですが，欠点もあります．長期間使用による着色や味覚の変化などのほか，日本では近年アレルギー反応が報告されて歯科業界自体が過敏になっています(表 *13-4*)．現在日本で販売されている洗口剤に含まれる CHX の濃度は最高で0.05％で，これは CHX の抗菌効果の得られる最低限に近いものになっています．そこで CHX の濃度を下げる代わりにほかの抗菌剤も併用して抗菌効果を上げようという試みもされるようになりました．この場合，塩化セチルピリジニウム(Cetylpyridinium chloride：以下 CPC と略)がその配合相手に使われることが多いようです．CPC は第一世代として扱われますが，CHX と同じようにプラスの電気をもっていて抗菌作用も強いことか

ら，単体としても洗口剤によく使われています．この CPC と CHX のダブルの効果で CHX 単体と同じくらいの臨床効果があるという報告もみられます[11]．
　つぎに，ポケット内洗浄や超音波スケーリングとの併用のように歯肉縁下での使用を考えたときはどうでしょう？　同じように CHX を使えばよいと考えるのはごく自然なことです．ただポケット内という特殊な環境では思いどおりには CHX が効いてくれないということがわかっています．CHX の作用を弱める一番のじゃま者がタンパク質です[12]．とくに血清由来のタンパク質で CHX は不活化されることがわかっています(図 *13-18*)．ポケット内はどうかといいますとタンパク質の宝庫なのです(図 *13-19*)[13]．とくに炎症が強くなると唾液中の実に20〜25倍ものタンパク質が存在するのです．つまり

[CHXを併用した超音波スケーリング]

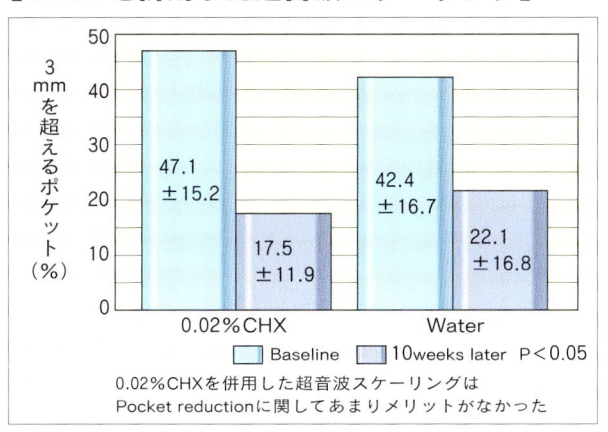

図 13-20　水の代わりにCHXを超音波スケーリングのときに使用した場合のメリットはあまりないようである．

[PVP‐Ⅰの臨床応用]

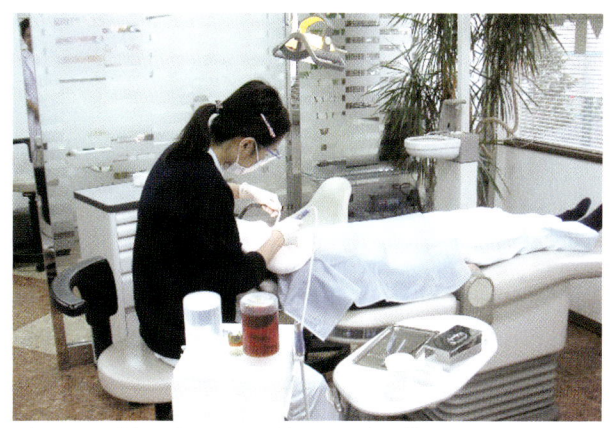

図 13-21　深いポケットに対しては水の代わりにPVP‐Ⅰを用いた超音波スケーリングをすると有効である．衣服への着色を回避するためにビニール製のエプロンを患者さんに使ってもらう．

[PVP‐Ⅰを併用した超音波スケーリング]

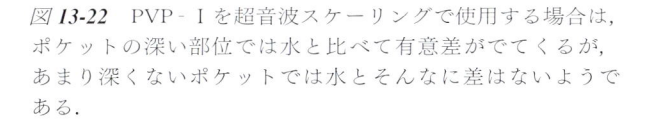

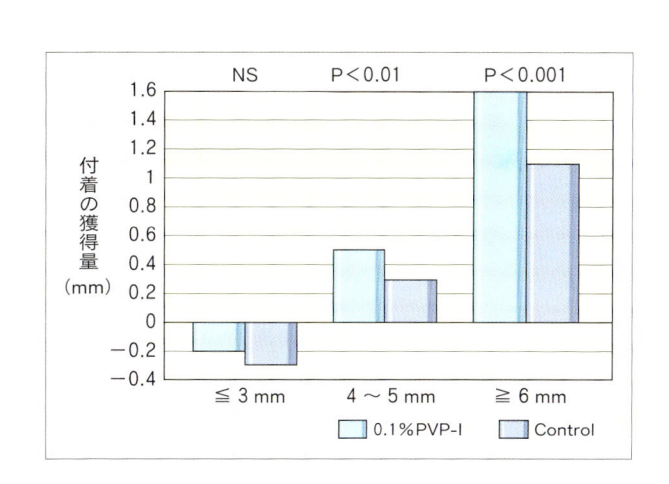

図 13-22　PVP‐Ⅰを超音波スケーリングで使用する場合は，ポケットの深い部位では水と比べて有意差がでてくるが，あまり深くないポケットでは水とそんなに差はないようである．

炎症が強いような，別のいい方をするとCHXが効果を発揮してほしいようなポケットほどタンパク質が多くて，CHXが効きにくくなるわけです．また歯周病菌として有名なP. gingivalisの放出するベジクル（vesicle）には，CHXを不活化する作用があるというCHXにとっては逆風の報告もあります[14]．実際，CHXと超音波スケーリングの併用は，普通の水を使った場合と比べてあまりメリットがないという報告が多いようです（図13-20）[15]．

それではポケット内で使う他の候補はあるでしょうか？　そこで抗菌剤の古株，ポビドンヨード（povidone-iodine，化学名 polyvinylpyrrolidone-iodine：以下PVP‐Ⅰと略）が再注目されています（図13-21）[16]．PVP‐ⅠはCHXよりも抗菌スペクトルが広く，ウイルスにも効きますのでエアロゾルによる感染の心配な超音波スケーリングのときにも安心です．タンパク質による不活化はCHXほど強くないといわれていますので，ポケット内での抗菌効果の低下は少ないようです．ただしCHXのように長時間効果が持続することはありません．CHXと同様，PVP‐Ⅰをポケット内で使う場合はアレルギーが心配ですが，イソジンガーグル®はPVP‐Ⅰの7％液ですから，イソジンでうがいしたことがあるか，あるいはイソジンでうがいをして異常はなかったかを使用

前に聞くことで，大まかなスクリーニングが可能です．ちなみにCHXを使ったことがあるか，あるいは使って大丈夫かを聞いて答えが返ってくることはほとんどありません．まだまだ一般市民の間ではCHXの知名度は低いですから．

　では超音波スケーリングでPVP‐Iを併用するとどれくらい効果があるのでしょう？　文献をみてみますと，術前のポケットの深さによって結果が変わるようです．つまり4〜5mm程度のポケットでは水を使って超音波スケーリングをするのとほとんど有意差がでません．6mm以上の深いポケットになってやっと有意差がでてきます(図13-22)[7]．つまり深いポケットでPVP‐Iと超音波スケーリングを併用すると有効ということです．

　PVP‐Iに欠点はないのでしょうか？(表13-5)．高濃度で長時間，頻回使用していると歯が着色しますが，これは無視できる範囲だと思っています．着色という点ではむしろ患者さんの衣服につけてしまうことのほうが問題かもしれません．その予防としては，水を通さない大きめのエプロンを患者さんに使ってもらうようにしています．ヨードは甲状腺に集まりますので甲状腺機能異常の患者さんがPVP‐Iを飲み込んでしまうようなことがあると問題になることがあります．これは問診でチェックできることが多いと思いますが，甲状腺機能異常の患者さんでは使用しないほうが無難です．また銀合金はヨードと反応してヨウ化銀を形成し黒く変色します．表面に黒い膜のような感じで形成され，シリコンポイントなどで簡単に除去できますが，この銀合金の変色も知っておくべきでしょう．

　現時点では抗菌剤は歯周治療の主役にはなっていません．主役はあくまで機械的除去であり，その主役の効果をよりいっそう引き立てる脇役として抗菌剤があります．ブラッシングという歯肉縁上の機械的除去と，SRPという歯肉縁下の機械的除去の効果を長もちさせるものが抗菌剤であるということを念頭において，抗菌剤の有効利用をしていくというのが今のスタンスだと思います．

第III部

歯周外科

第8章	非外科療法と外科療法	148
第9章	歯周外科総論	158
第10章	切除療法(resective therapy)	172
第11章	組織付着療法(tissue attachment therapy)	210
第12章	再生療法(regenerative therapy)	224
第13章	歯周形成外科療法(periodontal plastic surgery)	248

第 8 章　非外科療法と外科療法
- 14 非外科療法と外科療法の使い分け　148

第 9 章　歯周外科総論
- 15 歯周外科総論　158
  - コラム・ザ・ペリオ⑨縫合法　166

第 10 章　切除療法（resective therapy）
- 16 入門編　172
  - コラム・ザ・ペリオ⑩切開法　176
- 17 臨床応用編　その 1　185
- 18 臨床応用編　その 2　198

第 11 章　組織付着療法（tissue attachment therapy）
- 19 組織付着療法（tissue attachment therapy）　210
  - コラム・ザ・ペリオ⑪組織付着療法の位置づけ　221

第 12 章　再生療法（regenerative therapy）
- 20 再生療法—その原理と GTR 法　224
- 21 EGR 法　236
  - コラム・ザ・ペリオ⑫根面処理　239
  - コラム・ザ・ペリオ⑬ EMD の作用　242

第 13 章　歯周形成外科療法（periodontal plastic surgery）
- 22 基礎編　248
- 23 臨床編　260

第8章

非外科療法と外科療法

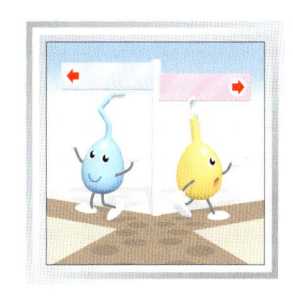

14 非外科療法と外科療法の使い分け　148

歯周治療の基本は非外科療法！

外科療法へのナビゲーション　その1

外科療法へのナビゲーション　その2

非外科療法の限界と外科療法の限界

14 非外科療法と外科療法の使い分け

How to Choose Non-Surgical Therapy or Surgical Therapy

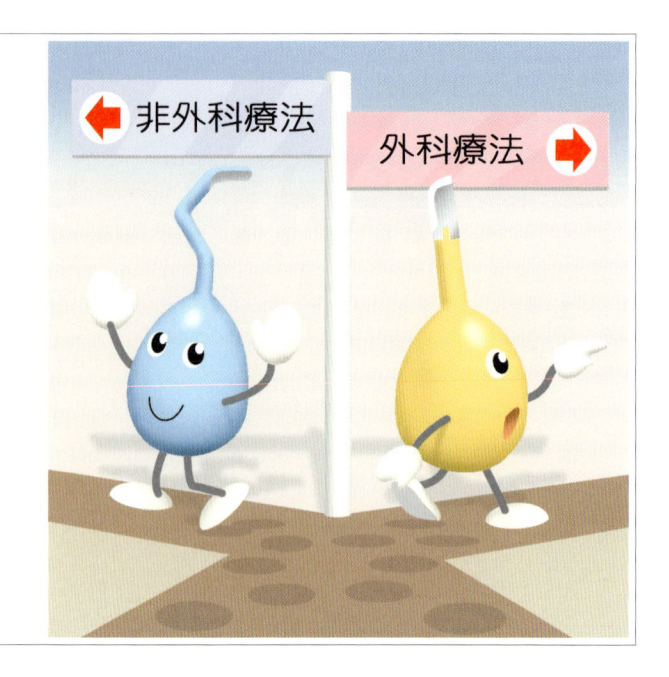

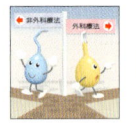

はじめに

本章よりいよいよ歯周外科に焦点を当てたいと思います．ここでは，まず歯周外科の話をする前に，非外科療法と外科療法の使い分けについて考えてみたいと思います．非外科療法も外科療法も，実際の術式のような各論はある程度確立されたものがありますが，実際どちらを採用するのかという段になると，症例次第ということでいきなり私たち自身が判断しなければなりません．ほとんど私見になりますが，ひとつの判断基準として理解していただければ幸いです．

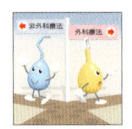

歯周治療の基本は非外科療法！

歯周治療の本を開けてみると，どこにでもすばらしいオペの症例が載っていて，歯周治療が成功する鍵は歯周外科にあるような気がしてしまいます．実際，高度なテクニックを駆使したオペをすることで，長期にわたって安定した状態を維持できている症例はたくさんあります．しかし一方で，オペは行わず非外科療法だけで長期間安定した症例を目にすることもあります．これでは実際，臨床の場で判断しなければならない私たちは迷ってしまいます．

歯周基本治療と歯周外科を合わせて歯周動的治療といいますが，この歯周動的治療にメインテナンスを合わせて初めて歯周治療となります（図 **14-1**）．タイムフレームで考えますと，歯周動的治療は数か月から数年で，それに対してメインテナンスは患者さんが来院される間すべてということになりますから，場合によっては数十年ということになります．つまり，通常歯周治療のほとんどはメインテナンスだということです．

歯周基本治療では予後不良な歯の抜歯なども行いますが，基本的には非外科療法です．もちろんメインテナンスも非外科療法です（図 **14-2**）．メインテナンスで数か月に一度来院されるたびにオペをすることはありませんし，もしすれば患者さんは来院されなくなるでしょう．つまり歯周治療全体のなかで歯周外科はかなり限られた時間しか使っていないわけです（図 **14-3**）．

時間軸に沿って歯周治療をみた場合，そのベースは非外科療法であり，たまに外科療法に移ることもありますが，その後はまた非外科療法に戻るというように考えるべきでしょう．歯周治療の基本は非外科療法なのです．常に外科療法か非外科療法かという分岐点が現れて，そこで悩まなければならないと

[歯周治療の流れ]

図 14-1 歯周基本治療と歯周外科は歯周動的治療としてまとめられる．これにより歯周治療は歯周動的治療とメインテナンスに二分できる．時間的にはメインテナンスが大部分をしめることになる．

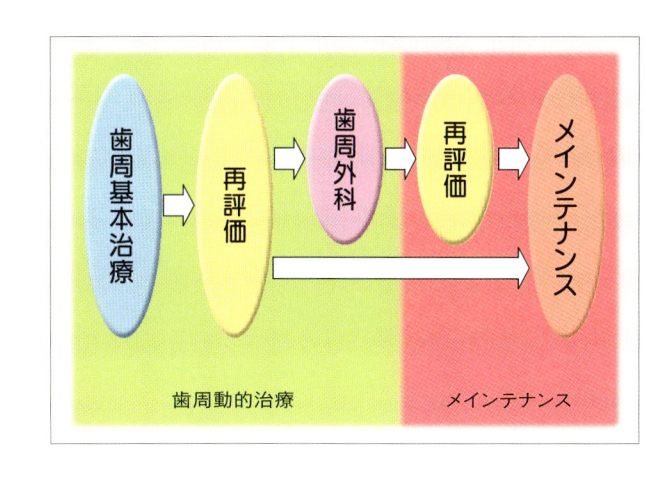

[歯周治療における外科療法と非外科療法]

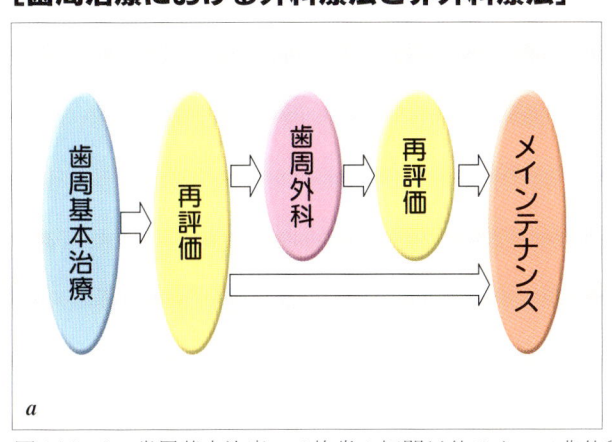

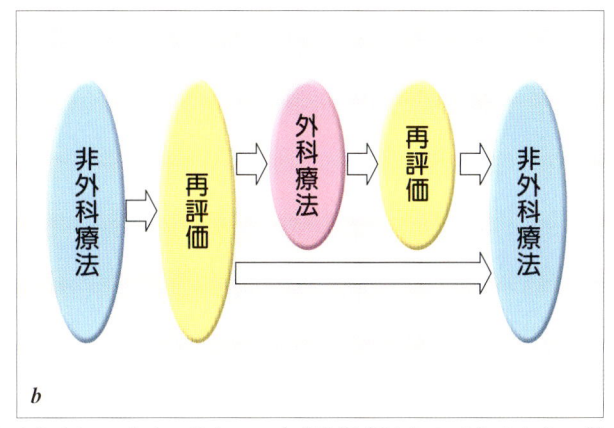

図 14-2a, b 歯周基本治療では抜歯や切開以外はすべて非外科療法であるし，メインテナンスも非外科療法なのであるから，歯周治療においては歯周外科以外の治療はほとんど非外科療法ということになる．a は一般的な歯周治療の流れで，b はそれを外科療法，非外科療法に置き換えた流れ．

いうように考えるのではなく(図 14-4)，非外科療法という道を歩いていて状況に応じて外科療法の道に入り，また非外科療法の道に戻るというように考えると私たちの「二者択一病」という悩みから解放されます(図 14-5)．それではどんな場合に非外科療法という道から外科療法という道に入るのでしょうか？

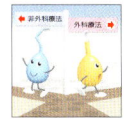

外科療法へのナビゲーション　その1

時間軸に沿ってもう少し考えてみましょう．非外科療法から外科療法に入り，また非外科療法に戻るという行動パターンをとる場合，外科療法前の非外科療法より外科療法後の非外科療法のほうが優れているという前提条件があります(図 14-6)．つまり外科療法をすることによって，その後の非外科療法がより低リスクでより有効にメインテナンスできると考えるからこそ，外科療法をするわけです．

今度は適応症による非外科療法と外科療法の使い分けを考えてみましょう．歯周治療をしていると非外科療法に進むのか，外科療法に進むのか二者択一に迫られ，一方を選択した後にそれで正しかったのだろうかと悩んでしまうことがあります．これは治療法の選択が非外科療法と外科療法の2つに分かれているために，常にその症例の治療法はどちらかが正しくてどちらかが正しくないと思ってしまうからです(図 14-7)．

第Ⅲ部　歯周外科

[時間軸でみた歯周治療の内訳]

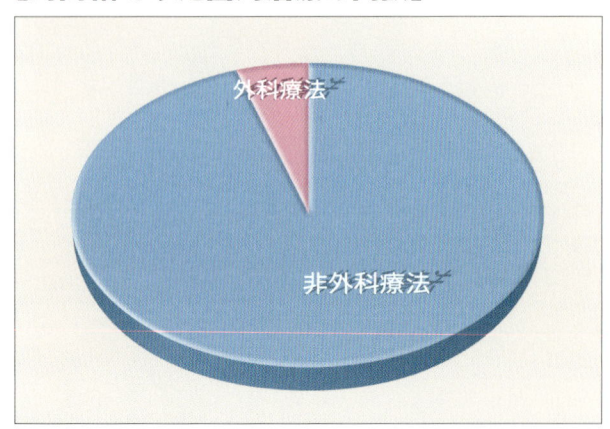

図14-3　歯周治療ではメインテナンスが圧倒的な時間をしめるため，時間軸でみると歯周治療のほとんどは非外科療法ということになる．

[時間軸でみた歯周治療 その1]

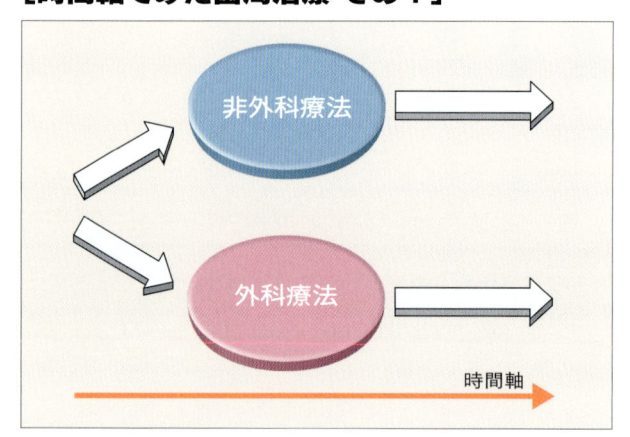

図14-4　歯周治療はそのときそのときで外科療法か非外科療法かという二者択一で考えないほうがよい．

[時間軸でみた歯周治療 その2]

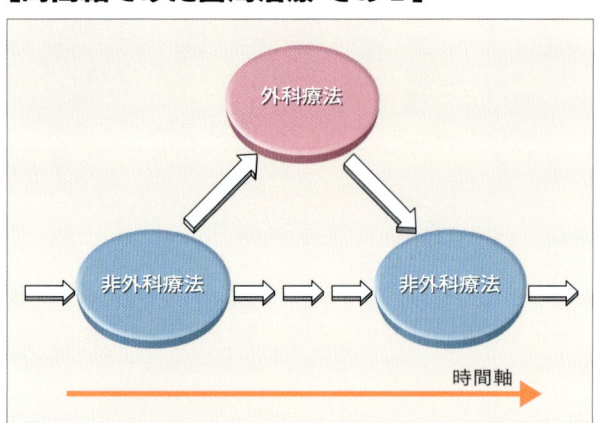

図14-5　歯周治療の基本は常に非外科療法で，ときどき外科療法に寄り道をするというように考える．外科療法を採用してもまた非外科療法に戻るという前提があるわけである．

[外科療法への寄り道のメリット]

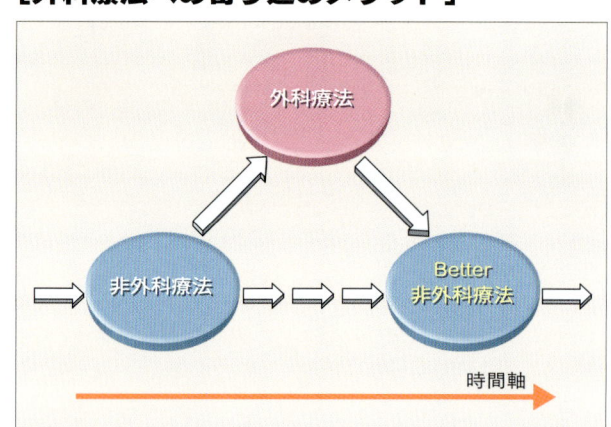

図14-6　非外科療法という基本的アプローチから外科療法に寄り道するのは，その後の非外科療法が寄り道前の非外科療法よりも有効だと判断されるからである．

　実際の臨床はそんなにはっきりとオプションが決まるわけではなく，さまざまな条件の下でいろいろ揺れ動くものです．つまり，図14-8のように非外科療法と外科療法の適応症には重なる部分が多いのです．しかも歯周治療の基本は非外科療法ですから，図14-9のように非外科療法のほうが圧倒的に大きい輪になっているわけです．

　このように，数学における集合の概念を使って適応症を考えると，非外科療法で十分対処できる症例と，非外科療法と外科療法のどちらでも対処できる症例，そして外科療法でないと対処できないような症例という3つの部分に分けて考えることができます．そして，非外科療法を基本に考えながら外科療法に移行する場合は，この非外科療法と外科療法のどちらでも対処できる症例と，外科療法でないと対処できない症例の2つが存在することになります（図14-10）．

　まず外科療法でないと対処できないような症例と

150

[適応症からみた歯周治療 その1]

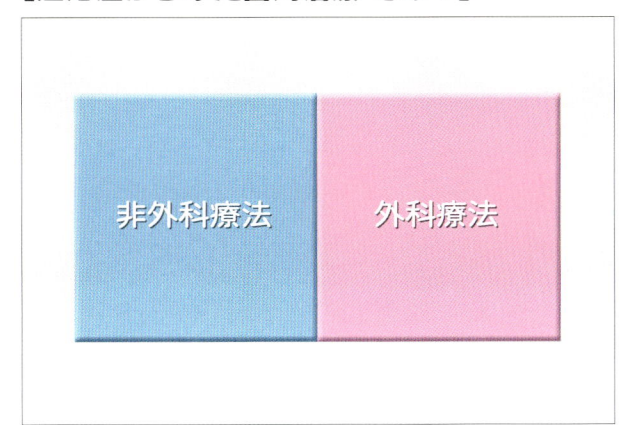

図 *14-7* 外科療法と非外科療法の二者択一で考えてしまう場合.

[適応症からみた歯周治療 その2]

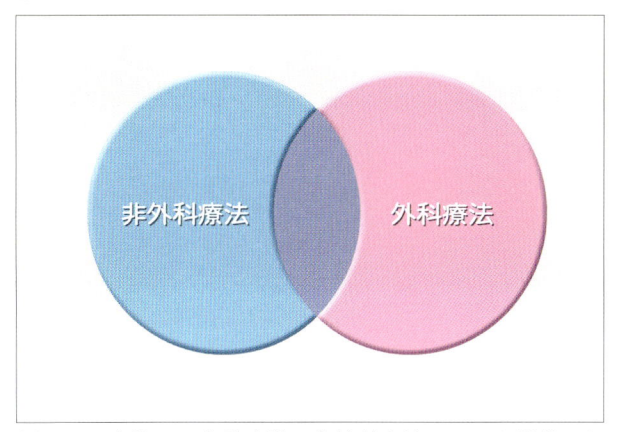

図 *14-8* 実際には外科療法,非外科療法どちらも選択できる症例もあるわけであるから,両者が重なった部分が存在する.

[適応症からみた歯周治療 その3]

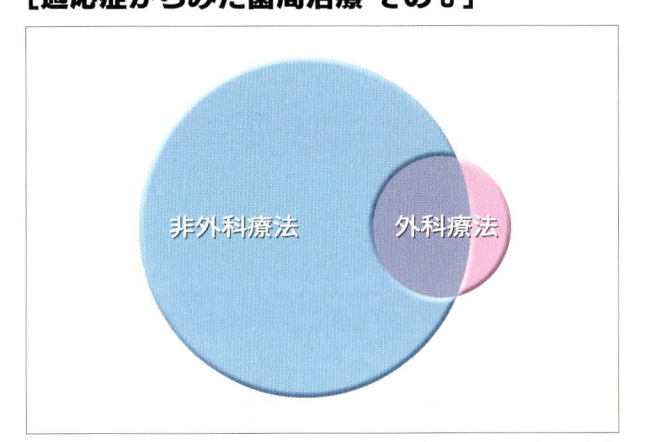

図 *14-9* 適応症の数や時間的な割合を考えると,歯周治療における非外科療法の輪が大きくなるはずである.

[外科療法の内訳]

非外科療法をより有効にしたいとき

非外科療法で対処できないとき

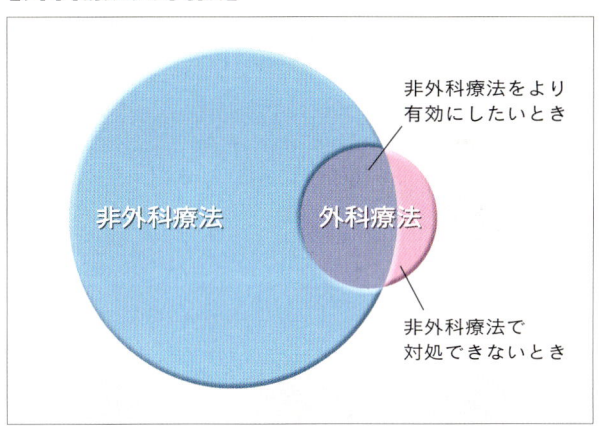

図 *14-10* 外科療法には非外科療法でも対応できるものと,外科療法でなければ対応できない症例がある.非外科療法でも対応できる場合に外科療法を選択するというのは,外科後の非外科療法が有効なものになると考えられる場合ということになる.

はどのようなものでしょう？ ひとつは多数歯にわたる歯肉縁下う蝕の症例です(図 *14-11*).単独歯であれば矯正的挺出,外科的挺出,抜歯などの選択肢があるでしょうが,多数歯にわたる場合は歯周外科により歯冠長延長術をしなければ補綴物と歯周組織の生物学的な関係を獲得できません.これを非外科療法で対処するのは無理な話です.

患者さんがセルフケアできないような状況も考えられるでしょう.たとえば付着歯肉がないために痛くてブラッシングできないようでしたら,非外科療法ができないわけですから,外科的に改善する必要があります(図 *14-12*).つまり,歯周治療における基本である非外科療法を行うことができる環境を整えるために,外科療法を行うわけです.また最近では,審美的な要求などから根面被覆術や歯槽堤増大術を行うことも増えてきました.いわゆる歯周形成外科といわれるもので,これも非外科的には解決できない症例ということになります.

[多数歯にわたる歯肉縁下う蝕]

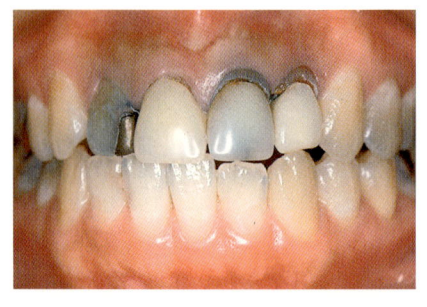

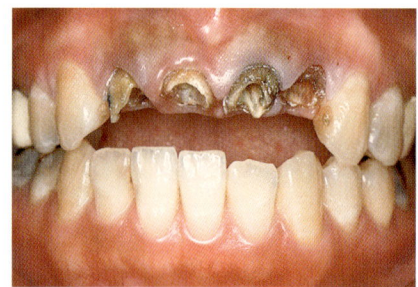

図 14-11a｜図 14-11b
図 14-11c｜図 14-11d

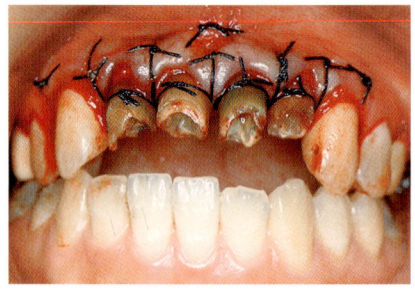

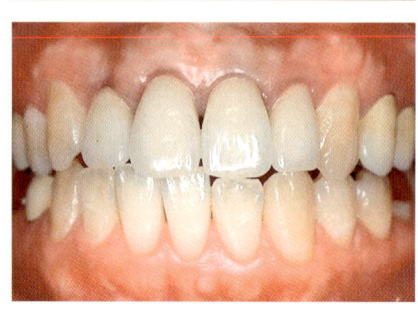

図 14-11a〜d　歯肉縁下う蝕が多数歯にわたると歯冠長延長術での対応が必要になる．a は初診時，b は補綴物と歯肉縁下う蝕除去時，c は歯冠長延長術直後，d は補綴後 3 年．

[痛くてブラッシングできない場合]

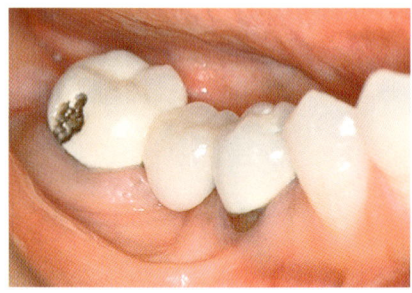

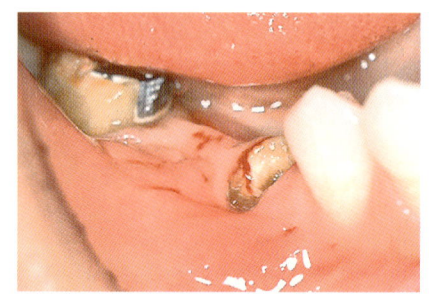

図 14-12a｜図 14-12b
図 14-12c｜図 14-12d

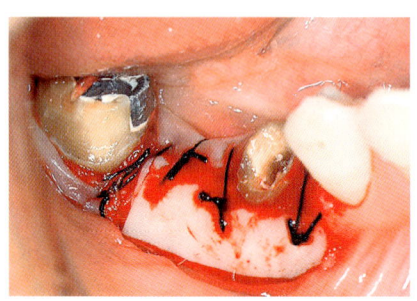

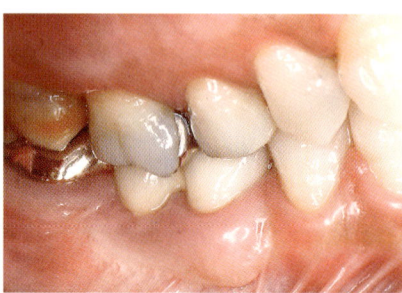

図 14-12a〜d　付着歯肉がないためにブラッシングが痛くてできない場合は，非外科療法ができないので外科的改善が必要になる．この症例では 5̲ 頬側を痛いのをがまんしてブラッシングしているうちに歯肉退縮も進行し，よけいブラッシングしにくくなっていた(a)．付着歯肉が少なく，前庭も浅いために(b)，遊離歯肉移植術を行った(c)．d は術後 8 年の同部で，ブラッシング時の痛みもなく，歯肉退縮も起こさず維持できている．

　このように，非外科療法で対処できない場合は外科療法によって改善を図り，そして再度非外科療法でそれをメインテナンスしていくというパターンがひとつあります．それではもうひとつのパターン，つまり非外科療法でも外科療法でもどちらでも対処できうるような症例とはどのようなものでしょう？

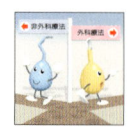

外科療法へのナビゲーション　その 2

　どちらでも対処できるケースというのが，私たちのいちばんの悩みの種です．ここでは骨欠損の深さや角度，角化歯肉の量，ポケットの深さ，根分岐部病変の進行度など局所的な条件について詳述するつ

[プラークコントロールしやすい口腔内環境づくり]

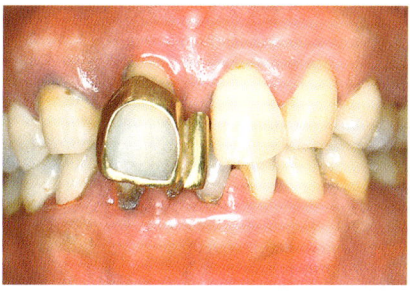

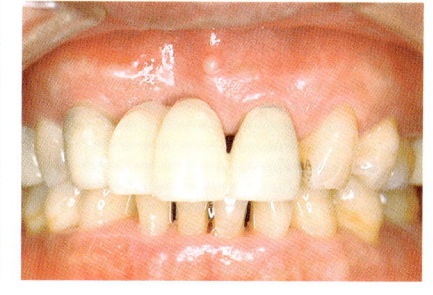

図 14-13a, b　歯周基本治療時.

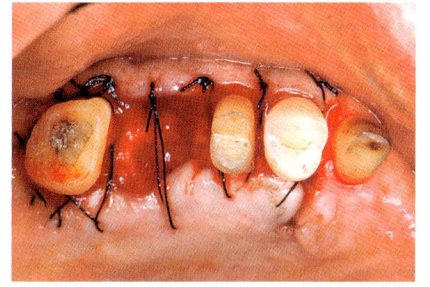

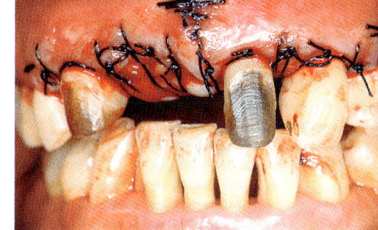

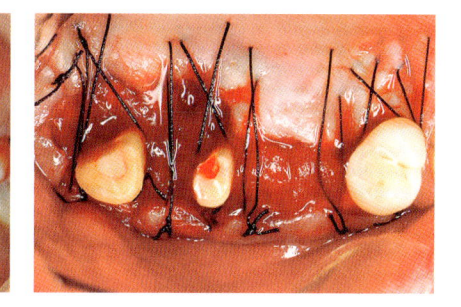

図 14-13c〜e　上顎切除療法時.

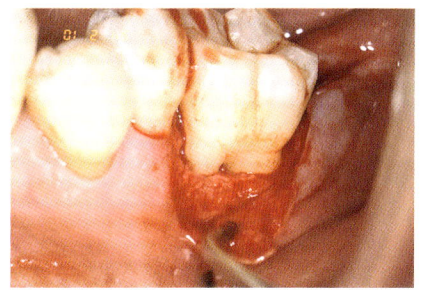

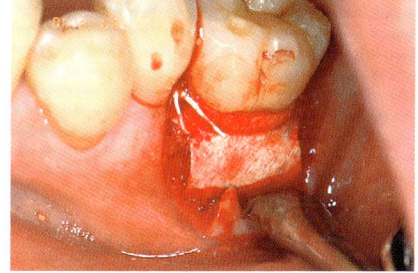

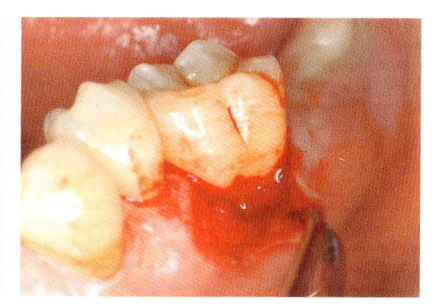

図 14-13f〜h　下顎再生療法時.

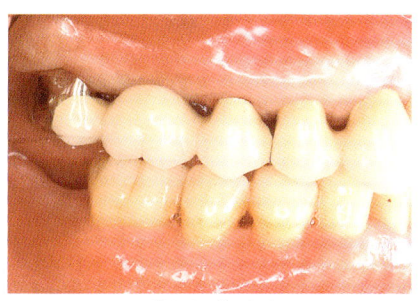

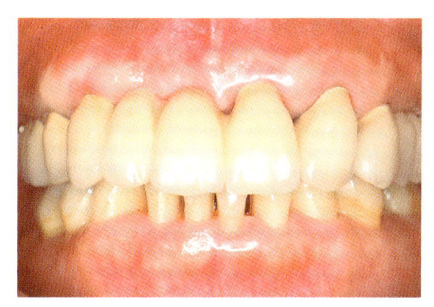

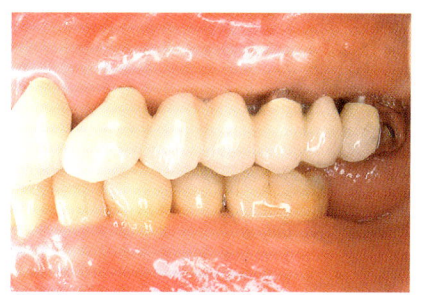

図 14-13i〜k　補綴物装着時.

もりはありません．あくまで総論としての適応症を考えてみたいと思います．

この非外科療法でも外科療法でもどちらでも対処できるという場合こそ，前述のように外科療法はその後の非外科療法をより低リスクで有効なものにな ると考えられる症例にするべきだということになります(図 14-6)．つまり非外科療法でもメインテナンスできるだろうけれども，外科療法をすることによってよりメインテナンスしやすい環境ができるというケースです．

［歯周外科とメインテナンスの関係］

文献1

Lindhe J, Nyman S. J Clin Periodontol 1975 ; 2 : 67.

- プラークコントロールがきわめて良好な75人の歯周病患者
- GV or Reverse bevel flaps with or without bone contouring
  → 3〜6か月メインテナンス
  → 5年後　オペ後の健康を維持できていた
  （減少したプロービング値が維持され,動揺度は改善し,さらなる骨吸収はなかった）

Surgery＋Maintenance（good PC）→ 5年後 安定

文献2

Rosling B, et al. J Clin Periodontol 1976 ; 3 : 233.

- 50人, 2週間に一度のプロケア による Plaque-free dentition
- GV, APF with OR, APF without OR, MWF with OR, MWF without OR
  → 治癒形態に多少の差はあるがどの術式でもポケットは浅くなり（平均4mm減少）,歯周病の進行がストップした
  → 2年後でも安定

5 types Surgery＋Maintenance（good PC）→ 2年後 安定

文献3

Nyman S, et al. J Clin Periodontol 1977 ; 4 : 240.

- 25人,メインテナンスを行わないPlaque-infected dentition
- GV, APF with OR, APF without OR, MWF with OR, MWF without OR
  → 2年後　すべての術式で悪化
  ポケット再発（とくに隣接面と舌側）
  付着の喪失（隣接面1.5〜1.9mm, 舌側1.2〜1.6mm）

5 types Surgery＋No Maintenance → 2年後 悪化

文献4

Axelsson P, Lindhe J. J Clin Periodontol 1981 ; 8 : 281.

- 90人の歯周病患者
- MWF 後2か月間, 2週間に一度の プロケア
  2〜3か月に一度のメインテナンス → 6年後 安定
  紹介歯科医へ → 6年後 平均1.8mmの付着の喪失
  （メインテナンスなし）

Surgery＋Maintenance　　→ 6年後 安定
Surgery＋No Maintenance → 6年後 悪化

GTRの予後とコンプライアンスの関係

Cortellini P, et al. J Clin Periodontol 1994 ; 21 : 606.

23 Patients　　GTR後1年で平均4.1mmの付着の獲得

予後
15 Patients（＝Good Complier）
　　⋯⋯→ 3年間安定していた
8 Patients（＝Poor Complier）
　　⋯⋯→ 1年で平均2.8mmの付着が喪失した

再生療法に影響を与える因子

Tonetti MS, et al. J Clin Periodontol 1995 ; 22 : 229.

プラークコントロールレベルによる再生量の違い

プラークスコアが10％未満の患者は, 20％以上の患者より, 平均1.85mm付着の獲得量が多かった

図 14-14a〜f　文献1〜3（a〜c）では切除療法や組織付着療法で改善があるものの, 患者さんのセルフケアと私たちのプロケアがそれに引き続かないと長期にわたる結果の維持ができないことを示している. また e, f では再生療法でも同様のことがわかっている.
GV : Gingivectomy, APF : Apically Positioned Flap, MWF : Modified Widman Flap, OR : Osseous Resection, PC : Plaque Control.

図 14-14a	図 14-14b
図 14-14c	図 14-14d
図 14-14e	図 14-14f

　このようなケースは, 昔からいわれている"プラークコントロールしやすい環境をつくるため"にオペを選択肢として考えるもので, 深いポケットや根分岐部病変, 根近接, 骨の形態異常などの問題を抱えているケースです（図 14-13）. ポケットは深いより浅いほうが有利に決まっていますし, 根分岐部病変もないに越したことはありません. 根近接や骨の形態異常もないほうがよいのが当然です. それではそ

のような問題があればすぐにオペに踏み切ればよいではないかということになりますが，臨床はそんな単純なものではありません．実際オペをしても何年後かにまたトラブルを起こすことがありますし，しかもそれはオペのテクニック以外に原因があることもあるのです．

それは患者さんのコンプライアンス(compliance)であり，患者さん自身が自分の身体の健康を獲得して維持したいという欲求の強さです．実は切除療法や組織付着療法などの従来のフラップオペからGTR法，エムドゲイン®療法に代表される再生療法に至るまで，プラークコントロールしやすい環境をつくるためのオペの予後は，その後のメインテナンス次第という疫学データが集まっています(図14-14)[1-6]．オペで一次的によくなっても，その後のメインテナンスがうまく機能しなければ，短期間のうちに後戻りというわけです．外科療法によりその後の非外科療法を有効なものにしようと思ってオペに踏み切っても，患者さんがそのオペの重要性やその後のメインテナンスの重要性を理解していなければ，オペそのものがむだなものに終わってしまう可能性があります．

非外科療法でも外科療法でも対処できるような症例で外科療法に踏み切るには，術者サイドのテクニックの熟練だけでなく，患者さんサイドがセルフケアを含めたメインテナンスという非外科療法の重要性を十分理解し，それを有効にするために外科療法をするという認識が必要です．オペがわれわれの単なる自己満足で終わらないよう，患者さんの口腔機能のLongevityを常に視野に置いた歯周治療を目指したいものです．

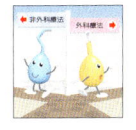

非外科療法の限界と外科療法の限界

非外科療法で対処できないからオペをするという考え方があります．逆に，オペではもう対処できないくらい進行した症例だから，非外科療法で妥協的に対応するという考え方もあります．このように各治療法の適応症の範囲や限界を知っておくことはた

[Critical Probing Depth]

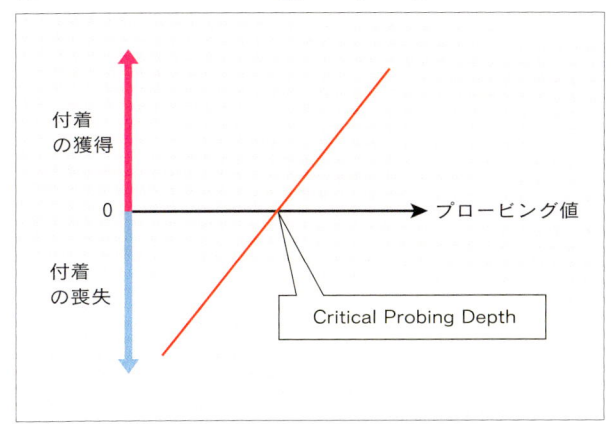

図14-15 ある歯周治療をするときに付着の獲得と付着の喪失が起こる境界点があり，それをCritical Probing Depthという．SRPの場合は2.9mm，Modified Widman Flapという組織付着療法では4.2mmといわれている．これらは適応症の下限といってもよいだろう．

いへん大切なことです．まずは非外科療法の限界について考えてみましょう．

限界といっても下限と上限があるでしょうから，下限からみてみます．この場合の下限とは，たとえばこれ以上浅いポケットに非外科療法を行うとかえって悪くなるというようなことと解釈してください．Critical Probing Depthという言葉をご存じでしょうか？[7] ある処置をしたときに付着の獲得と喪失の起こるちょうど境目になるプロービング値のことで，これより大きい値で処置をすると付着の獲得が，逆にそれより小さい値で処置をすると付着の喪失が起こるとされています(図14-15)．非外科療法の代表選手であるSRPではこの値は2.9mmとされています．つまり2.9mmよりも浅い歯肉溝にSRPを行うとかえって付着の喪失が起こるということですから，見方を変えればこれが非外科療法の下限といえるかもしれません．ちなみに外科療法におけるCritical Probing Depthは4.2mmとされていますので，外科療法のほうが下限となるプロービング値が大きいということになります．

非外科療法の上限はあるのでしょうか？ つまりこれ以上深いポケットに非外科療法をしてもむだだということはあるのでしょうか？ 付着が根尖

第Ⅲ部　歯周外科

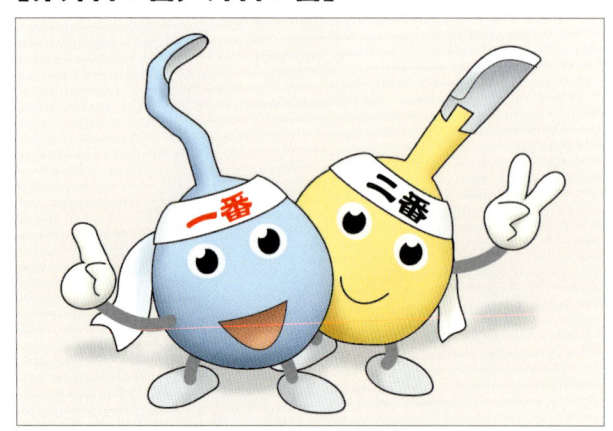

[非外科1番, 外科2番]

図 **14-16** 非外科療法と外科療法の両方の適応症では侵襲の少ない非外科療法を試みて, 結果が思わしくなければ外科療法に進むというのもひとつの選択肢である.

[守備範囲]

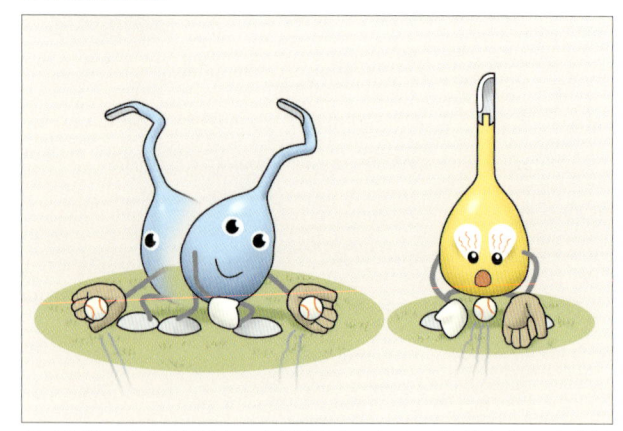

図 **14-17** 非外科療法の守備範囲は広く, 外科療法の守備範囲は案外狭い.

までなくなってしまえば別ですが, 非外科療法の上限はかなり高いものです. つまり非外科的に細菌バイオフィルムを破壊, 除去するわけですから, これ自体が状況を悪化させることはまれです. もちろんプロービング値が大きくなればなるほど確実に歯石や細菌を除去することは不可能になってきます. 5mmを超えるようなポケットでは歯石の取り残しが多いことは30年ほど前からわかっていることです. しかしながら5mmを超えるような, つまり取り残しがあるようなポケットでも, 非外科療法により宿主の許容範囲以下に細菌を抑制できれば, 長期にわたって安定した状況をつくりだせる可能性があるということも事実です. この場合, 非外科療法で宿主の許容できる範囲まで抑制できるかどうかは術前に知ることはできませんので, まずは非外科療法を行って, 思ったような治癒が得られなければ, そのつぎに外科療法を行うという発想が生まれるわけです(図 **14-16**). どちらにしても非外科療法はマイナスの少ない治療法です. そのために守備範囲が広くなっているのが特徴といえるでしょう(図 **14-17**).

それでは外科療法はどうでしょう？ 外科療法といってもいろいろな種類がありますので, ここでは切除療法を念頭に話を進めていきたいと思います. 外科療法の下限は非外科療法よりも高いわけですから, 軽度の歯周病の段階でオペをすることはかえって失うものが多くなってしまいます. 当然, この失うものとは付着であり, 骨です. それでは上限はどうでしょう？ 非外科療法でうまく対処できない深いポケットはオペの適応症でしょうか？ 実はこれは微妙な問題なのです.

どんなに深いポケットでも, オペをするほうがしないよりメリットがあるかというとそうとは限りません. オペでフラップをあけると多少なりとも骨が吸収しますので, もし残存する骨がきわめて少ないようなときにオペをすると, 根面はきれいになったが残り少ない骨がなくなってしまったということになりかねません. もちろんそれは動揺度の増加につながり, 結果的に患者さんは咬みにくくなってしまいます. おまけに根面が露出することによるデメリットに悩まされることもあるわけです.

このように外科療法は伝家の宝刀のように思われがちですが, そのメリットが最大限生かされる適応範囲というのは, 案外限られているということです. つまり上限が想像以上に低いのです. 外科療法は非外科療法よりも下限が高く, 上限が低いわけですから, その適応には慎重さを要します. プラスも多い治療法である反面, マイナスも多い治療だということを肝に銘じる必要があるでしょう.

# 第9章

歯周外科総論

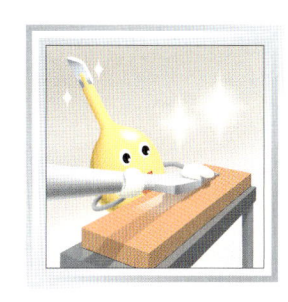

15 歯周外科総論　158

歯周外科の基本はプロービング値を小さくすること

歯周外科は盛りだくさん！

さて，どんな器具を揃えたらよいのか？

コラム・ザ・ペリオ⑨縫合法

外科器具のメインテナンスは？

第III部　歯周外科

15

歯周外科総論

Periodontal Surgery Overview

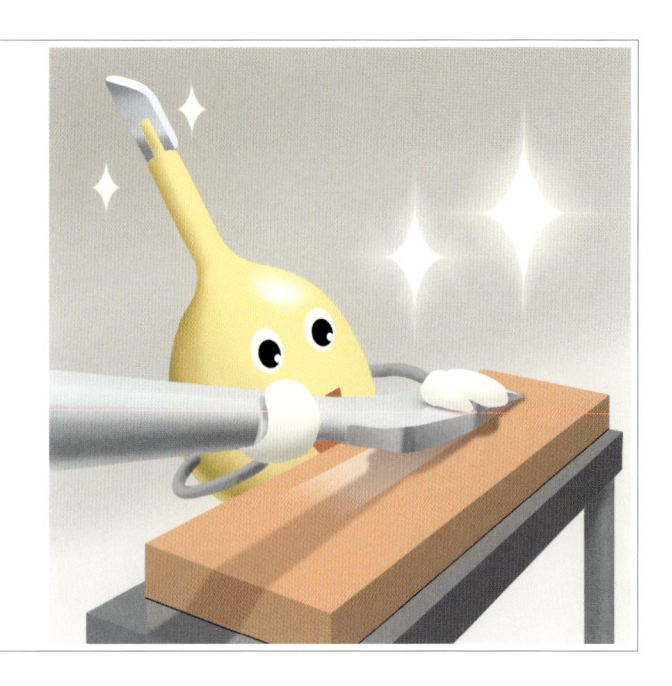

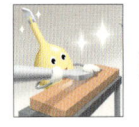

はじめに

　前章では非外科と外科の分かれ道の話をまとめてみました．本章では外科への道を選ぶ場合に知っておきたい道しるべを，外科への導入編ということでまとめてみたいと思います．あわせて，外科を始める前に用意すべき外科器具についてもみておきましょう．

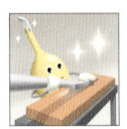

歯周外科の基本はプロービング値を小さくすること

　非外科的にうまく対応できないところの多くはポケットが深いので，歯周外科ではその深いポケットを少しでも浅くして，それに続く非外科療法でメインテナンスしやすい環境をつくりたいわけです．最近では，審美的な要求などのポケットの深さとは直接関係のないところでも歯周外科をする機会が増えてはいますが，歴史的にみても歯周外科の基本はプロービング値を小さくすることといってもよいでしょう．

　すでに第6章③に書きましたように，プロービング値が小さくなるには歯肉退縮（gingival recession）か付着の獲得（attachment gain）のどちらか，あるいは両方が起こらなければなりません（図 15-1）．これはスケーリング・ルートプレーニング（Scaling・Root Planing：SRP）のみならず歯周外科でも同じことで，歯周外科後の治癒を考えるときに，歯肉退縮と付着の獲得という2方向からとらえると理解しやすいでしょう．そこで歯周外科を分類するときに，この2方向から眺めてみたいと思います．

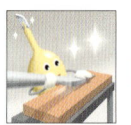

歯周外科は盛りだくさん！

　歯周外科（periodontal surgery）とひと言でいってもたくさんの種類があり，それぞれ目的や術式が異なります．それを整理するためにまたたくさんの分類があります．内斜切開か外斜切開か，フラップに骨膜を含むかどうか，フラップの位置づけ方，骨へのアプローチの仕方など，考えだしたらどんどん分類が細かくなる一方で，基本的な考え方が不鮮明になっていきます．そこで，ここでは著者の独断と偏見で，1989年に米国歯周病学会が proceeding としてまとめた分類[1]を基に，著者の考えも取り入れながら解説していきたいと思います．少々古いかもしれませんが，創傷治癒を基本に考えられた優れた分類ですので，理解に役立つことと思います（表 15-1）．

　切除療法（resective therapy）[2] は言葉のとおり，歯

[歯周治療によるプロービング値の改善]

[歯肉退縮によるプロービング値の改善]

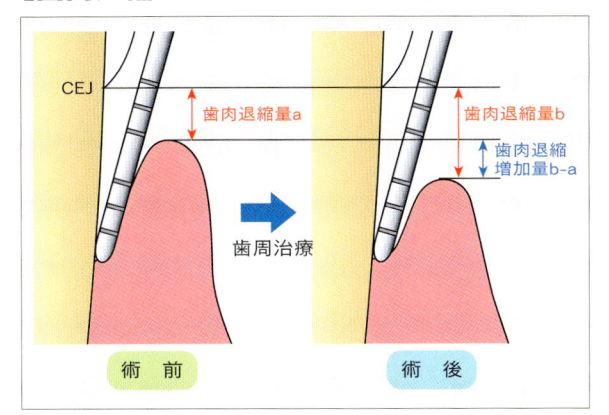

図 15-1a　どれだけの歯肉退縮が起こったのかを知るためには，術前の歯肉退縮量 a と術後の歯肉退縮量 b の差 b－a を求めればよい．

[付着の獲得によるプロービング値の改善]

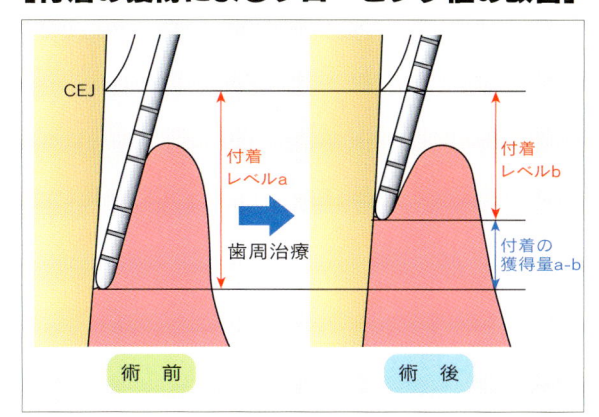

図 15-1b　どれだけの付着の獲得があったのかを知るためには，術前の付着レベル a と術後の付着レベル b の差 a－b を求める．その際，付着レベルはプロービング値＋歯肉退縮量により計算すればよい．

図 15-1　歯周治療でプロービング値が改善したときには歯肉退縮(*a*)と付着の獲得(*b*)，あるいはその両方が起こっている．

周組織を切り取ることが多い治療法です．基本的にはもっとも悪くなった部分の形態に合わせて切除していって，生理的な形態をつくり上げていきますので，後ほど述べる再生療法とは反対方向のアプローチになります[3]．骨や歯肉を切除するために，治癒の基本は歯肉退縮です．つまり切除療法後にプロービング値が小さくなるのは主に歯肉退縮によるものです(図 15-2)．

組織付着療法(tissue attachment therapy)は付着の獲得によってプロービング値が小さくなる治療法です．付着には大きく分けて上皮性付着と結合組織性付着の２種類がありますが，組織付着療法後にできる付着は主に上皮性付着です．しかもそれは長い接合上皮(Long Junctional Epithelium：LJE)による治癒といわれています(図 15-3)．

再生療法(regenerative therapy)[4]も付着の獲得によりプロービング値が小さくなる治療法ですが，こちらの場合は結合組織性付着による付着の獲得です(図 15-4)．また多くの場合，骨の再生も含まれます．組織付着療法では骨の再生は限定的です．

表 15-1　歯周外科の種類と術後の治癒形態．

- 切除療法　　　→ 歯肉退縮
- 組織付着療法 → 付着の獲得（主に上皮性付着）
- 再生療法　　　→ 付着の獲得（主に結合組織性付着）
- 歯周形成外科 → 付着の獲得（主に上皮性付着）

最後に**歯周形成外科**(periodontal plastic surgery)ですが，実にはこれには前述の３つの治療法を目的によって使い分けますので一概にはいえませんが，根面被覆術[5]をその代表と考えれば，主に上皮性付着により失った軟組織を再生させる治療法といってもよいでしょう(図 15-5)．

このように，ひと言で歯周外科といっても治癒形態によって４種類に分類でき，それぞれ治療の目的や術式が異なります．そして治癒形態が異なるということは，それぞれメインテナンスしていくときのポイントも異なってきます．各治療法に関しては，次章から各論としてまとめていきます．

第Ⅲ部　歯周外科

［切除療法］

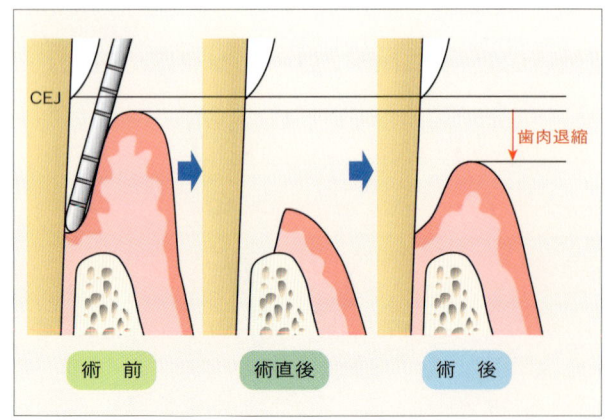

図 15-2　骨形態を修正しながらポケットを除去すれば，歯肉退縮によってプロービング値が減少する．ポケットの除去の仕方には，歯肉を切除する方法や歯肉を保存しながらフラップを根尖側に移動する方法（上図）などがある．

［組織付着療法］

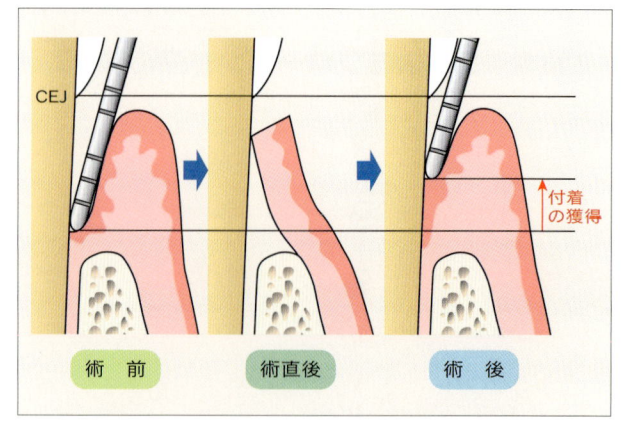

図 15-3　歯肉を極力保存して軟組織の付着を獲得しようとする治療法で，主に長い接合上皮による治癒によりプロービング値が改善する．術直後の歯肉退縮を最小限に抑えることができることも特徴である．

［再生療法］

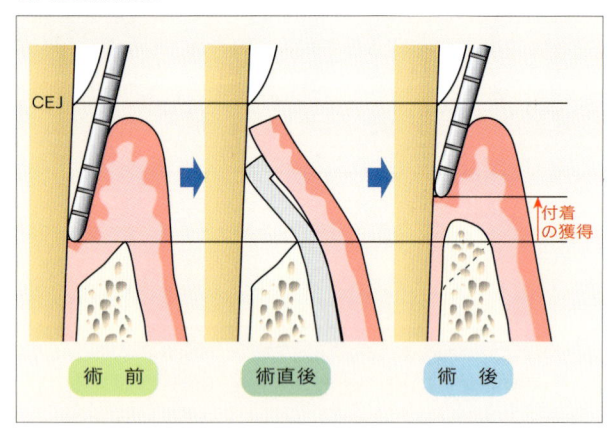

図 15-4　再生を誘導する材料を骨欠損部に使用することにより付着器官の再生が起こる．主に新しい結合組織性付着により治癒することで付着の獲得が起こる．

［歯周形成外科（根面被覆術）］

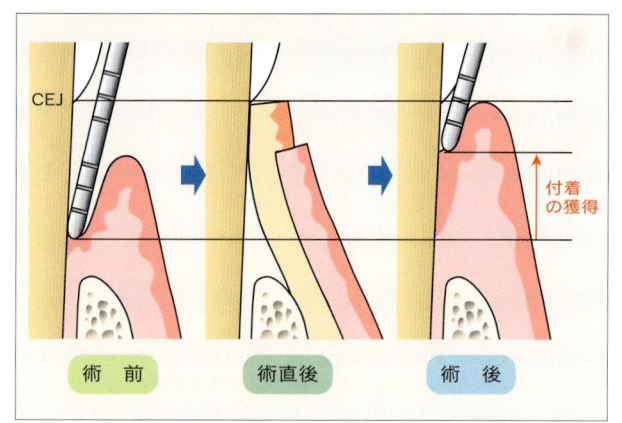

図 15-5　結合組織移植術による根面被覆術を行うと，主に長い接合上皮による治癒により付着の獲得が起こる．このときに歯肉退縮が改善される．

［歯周外科用器具］

図 15-6　歯周外科の基本セットで組んでおいて，歯周外科の種類によって器具を加減すればよい．

表 15-2 歯周外科用器具.

- プローブ
- メス
  ♯15, ♯12
- ピンセット
  有鉤, 無鉤
- ナイフ
  キドニーシェイプ(カークランド), スピアーシェイプ
- 粘膜骨膜剥離子
- スケーラー
  超音波スケーラー, エアスケーラー, 手用スケーラー
- チゼル
  オーシャンビーン, ミニ, バックアクション
- 破骨鉗子
- ティッシュニッパー
- バー
  ラウンドバー, カーバイドバー
- 持針器
- 縫合糸
  非吸収性, 吸収性
- 鋏
- パック

[プローブ(probe)]

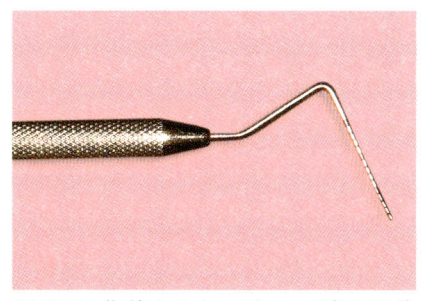

図 15-7 術前のサウンディング(*図 15-8*)だけでなく, 移植片の大きさの設定, 骨欠損の形態測定, 歯冠長の延長量の測定など用途は広い. 図は UNC15 タイプ.

[サウンディング(sounding)]

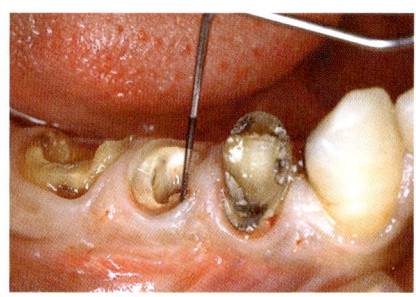

図 15-8 浸潤麻酔後に骨に達するプロービングを行い, 骨形態を術前に予測する. それに基づいて切開線が設定できる.

[メス(scalpel)]

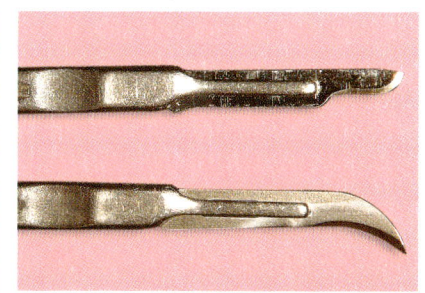

図 15-9 使用頻度の高いメスはディスポの♯15(上図)で, 臼歯遠心部などには♯12(下図)が使いやすい.

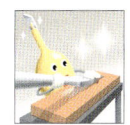

さて，どんな器具を揃えたらよいのか？

オペをするためには器具がなければできません(*図 15-6*). 具体的なオペの概念や術式の話を始める前に, 器具とそのメインテナンスについてまとめておきたいと思います. オペ器具といっても基本的なものだけでも表 15-2 に挙げるようにたくさんあります. こだわりのある先生はこれにもっとオタクな器具を加えていただくとして, ここでは基本的な器具について解説していきたいと思います.

1) プローブ(probe)(*図 15-7*)

オペ前にいまさら診査とはおかしい話と思われるかもしれません. もちろん再評価をきっちりした結果オペをするわけですから, 術前診査は無用と感じられると思います. しかしこれは大きな間違いで,
浸潤麻酔下でポケットにプローブをしっかり突き刺し, 骨がどのあたりにあるかを確認しなければなりません. これをサウンディング(sounding)あるいはトランスジンジバルプロービング(transgingival probing)といいます(*図 15-8*). これによりフラップを開ける前に骨の形態を想像できますので, それに合わせた切開線の設定ができます. オペの種類によって切開線の設定は変わりますが, サウンディングはメスを持つ前に必ずする癖をつけたいものです.

2) メス(scalpel, blade & blade holder)(*図 15-9*)

歯周外科でいちばんよく使うメスは♯15です. おそらくほとんどのオペはこれだけですませることができるでしょう. もちろんマイクロスコープレベルでのオペをされる場合は, それに対応したものを使わないとマイクロスコープを使う意味がありませんが, 一般的なオペの場合は♯15のメス刃とそのホル

第Ⅲ部　歯周外科

[ピンセット(tweezers)]

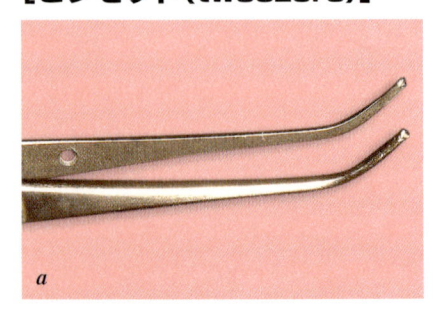

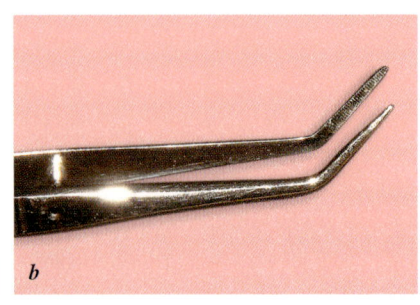

図 15-10a, b　ピンセットはフラップや移植片のような軟組織をつかむには有鉤ピンセット(***a***)，縫合針や縫合糸をつかむには滑り止め付きの無鉤ピンセット(***b***)が使いやすい．

[ナイフ(knife)]

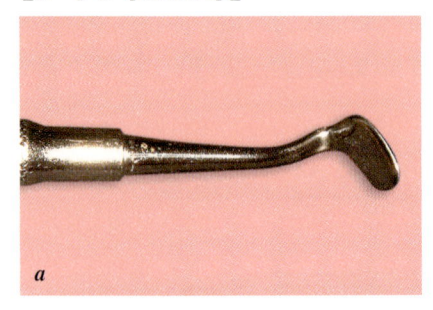

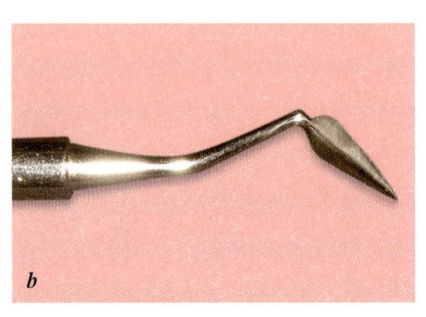

図 15-11a, b　メスでは到達性の悪い場所や骨面から軟組織を剥離するような場合は，シャンクのついたナイフ類のほうが使いやすい．***a*** は頬舌側や最後臼歯部遠心に使うキドニーシェイプナイフ，***b*** は歯間部に使うスピアーシェイプナイフ．

[粘膜骨膜剝離子(periosteal elevator)]

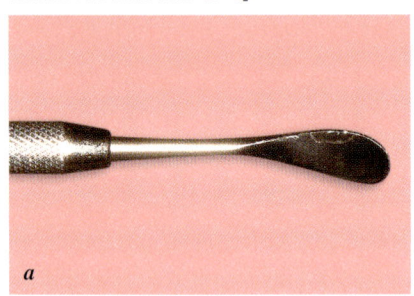

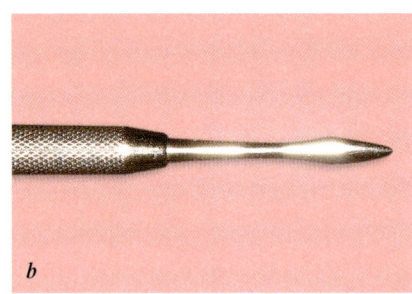

図 15-12a, b　全層弁の剝離やフラップの保持などに多用する．術者用とアシスタント用を用意しておいたほうがよい．状況に応じた使い分けができるように，大きさの違うものがあれば便利である．***a*** は大きい粘膜骨膜剝離子，***b*** は小さい粘膜骨膜剝離子．

ダーを用意しましょう．ただ大臼歯の遠心部などは到達性が悪いので，＃12も揃えておいたほうがよいでしょう．メスは骨や根面といった硬組織に当たると切れなくなりますので，骨に達するオペをする場合は通常数枚必要です．

3）ピンセット (pincette, tweezers)（*図 15-10*）

日常診療で使っているピンセットでも使えないことはありませんが，オペのときには小回りのきく大きさでフラップやグラフトをつかみやすい有鉤のピンセット（*図 15-10a*）と，縫合針や縫合糸をつかみやすい無鉤のピンセット（*図 15-10b*）の2種類があると便利です．

4）ナイフ (knife)（*図 15-11*）

メスでは到達性の悪い場所（大臼歯部遠心など）での切開や骨面から軟組織を剝離するような場合はメスではなく，腎臓のような形をしたキドニーシェイプナイフ (kidney-shaped knife：*図 15-11a*)や，槍のような形をしたスピアーシェイプナイフ (spear-shaped knife：*図 15-11b*)などを使うと便利です．キドニーシェイプナイフに尖った部分がついたカークランドナイフもよく使います．

5）粘膜骨膜剝離子 (periosteal elevator)（*図 15-12*）

フラップの剝離だけでなく，オペ中のフラップの保持など使い勝手はいろいろありますので，術者用

[スケーラー(scaler)]

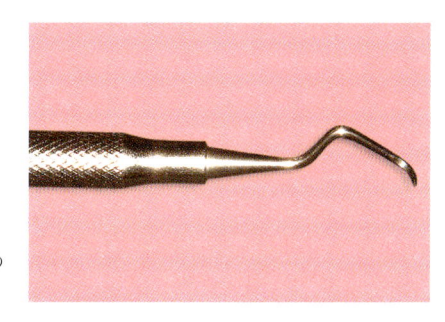

図15-13 術中のSRPだけでなく，肉芽の搔爬などにも便利である．術中は器具の持ち替えの時間を短縮する意味でもユニバーサルキュレット(図15-13)が活躍する．

[チゼル(chisel)]

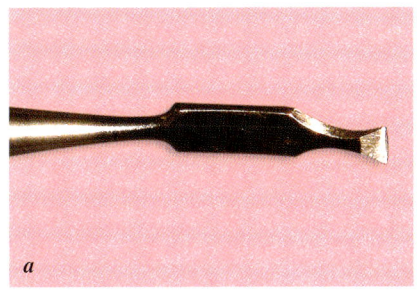

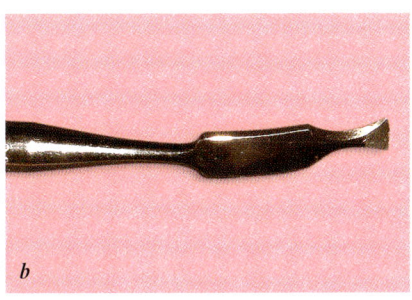

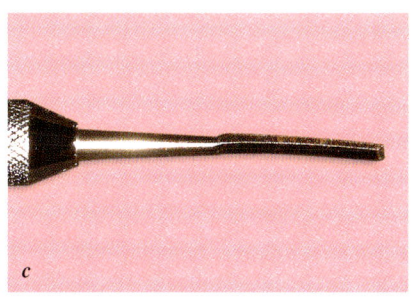

図15-14a〜c チゼルは骨整形だけでなく，根面に付着した結合組織の除去や，骨膜の付着の強い部分での全層弁の剝離などでも使用する．♯1(*a*)と♯2(*b*)があり使用頻度としては♯2が多い．また歯間部のように大きいチゼルの入らないところではミニチゼル(*c*)が便利である．

とアシスタント用に複数用意しておいたほうがよいでしょう．できれば大きさの違うものがあれば便利です．

6) スケーラー(scaler)(図15-13)

歯周基本治療で取りきれなかった歯石を効率的に除去するには超音波スケーラーやエアスケーラーが便利です．手用スケーラーでは，ユニバーサルキュレット(universal curet：図15-13)ですとグレーシーキュレットのように，部位によって変えなくてもよいのでお勧めです．キュレットは根面だけでなく，骨面に向けて搔き出すように使うと肉芽の除去にも使えます．もちろん再生療法のように深い骨欠損が残ったままSRPをしなければならない場合は，その部位に適した器具を選択する必要があります．

7) チゼル(chisel)(図15-14)

チゼルは骨整形だけでなく，根面からの結合組織性付着の除去，硬いフラップの剝離など，案外用途が広い器具です．オーシャンビーンチゼル(Ochsenbein chisel)が一般的で，♯1(図15-14a)と♯2(図15-14b)の2種類があります．ただしこれは刃が大きいので部位によっては使いづらく，小さいタイプのミニチゼルもあれば便利です．ミニチゼルはウエーデルシュタット(Wedelstatt)，ピーターフェディ(Peter-Fedi)，クレイマーネビンズ(Kramer-Nevins：図15-14c)などを好みに応じて選べばよいでしょう．

チゼルは通常押して使う器具ですが，引いて使うバックアクションチゼル(backaction chisel)もあります．舌側などで使いますが，使用頻度としてはそんなに高くありません．

8) 破骨鉗子(ronger)(図15-15)

ロンジャーは，名前のとおり骨を砕くために使うことは実際はきわめて少なく，むしろ軟組織を除去したり，分割抜歯のときに抜歯鉗子代わりに使います．

9) ティッシュニッパー(tissue nipper)(図15-16)

骨面に残った軟組織を除去するのに使います．と

第III部　歯周外科

[破骨鉗子(ronger)]　**[ティッシュニッパー(tissue nipper)]**

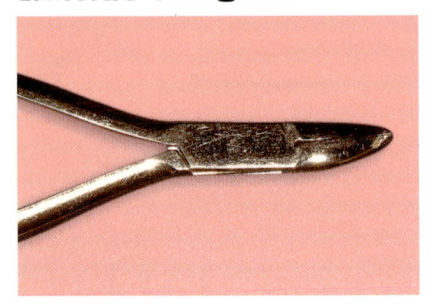

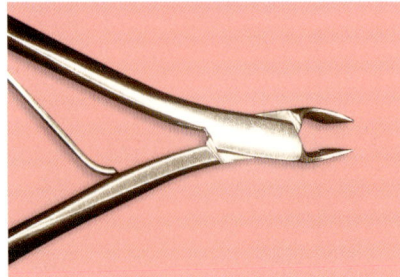

図 15-15 ｜ 図 15-16

図 15-15　肉芽の除去や分割抜歯など，比較的大きな組織片を除去するときによく使う．
図 15-16　骨面に残った小さな組織の除去やフラップ断端の形態修正などに使用する．

[バー(bur)]

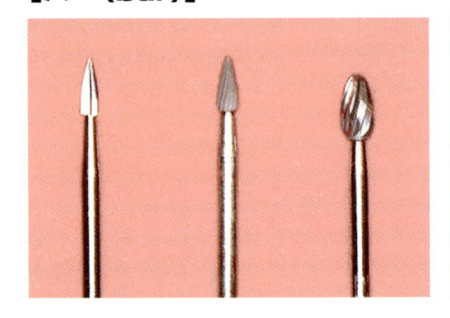

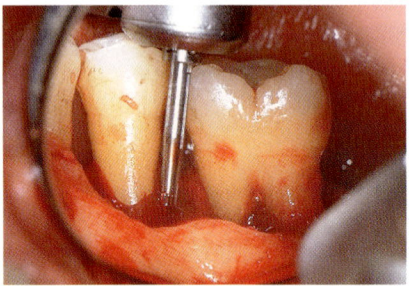

図 15-17a ｜ 図 15-17b

図 15-17a, b　根面に傷のつきにくいカーバイドバーで到達性のよい長いシャンクのバーが望ましい(*a*)．SRPや根面の形態修正，エナメルプロジェクションの除去，骨の穿孔(*b*)など使用範囲は広いが，使い方を誤ると危険である．

[持針器(needle holder)]

a　*b*　*c*

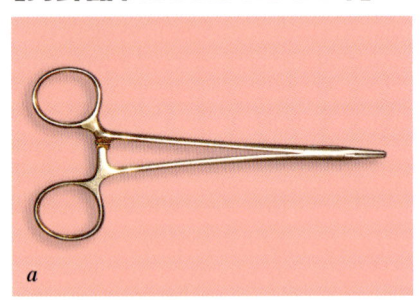

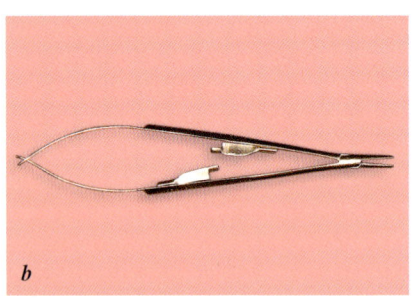

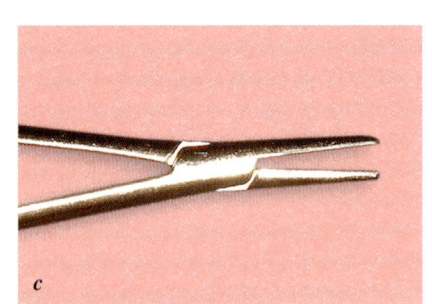

図 15-18a〜c　確実に縫合針を把持できて，細かい動きができるものがよい．*a*はライダー型で抜歯後の縫合などでも広く使えるものだが，細かい動きをするためには指を穴に通さず，ペングリップで把持したほうが使いやすい．骨膜縫合のような繊細な縫合をする場合は，*b*, *c*にあるカストロビジョーがお勧めである．

くに骨膜を残してフラップを剥離する場合は，骨膜に付着する軟組織量が不均一になることがあり，その場合は過剰な軟組織をニッパーで除去します．

10）バー(bur)（図 15-17）

　骨整形や根の分割，歯根の形態修正，エナメル突起の除去など硬組織に対するアプローチにバーを使うことがあります．また，SRPをバーですることもあります．うまく使えば非常に強力な武器になりますが，使い方を誤れば非常に危険なものになりますので，慎重に使いたいものです．

11）持針器(needle holder)（図 15-18）

　歯周外科では非常に細かい縫合をすることがありますので，繊細な動きのできるものが好まれます（図 15-18a）．とくに骨膜縫合では乱暴な力がかかるとすぐに骨膜がちぎれてしまいますので，カストロビジョー（図 15-18b）のような持針器があれば便利です．ただしこのカストロビジョーは先が非常に繊細ですので（図 15-18c），太い縫合針をつかんでしまうと微妙に変形して針の把持が不安定になってしまいます．縫合針の太さに合わせて持針器を使い分ける必要があるでしょう．

[縫合糸と縫合針(suture)]

[縫合針の断面(cutting)による分類]

[縫合針の湾曲(circle)による分類]

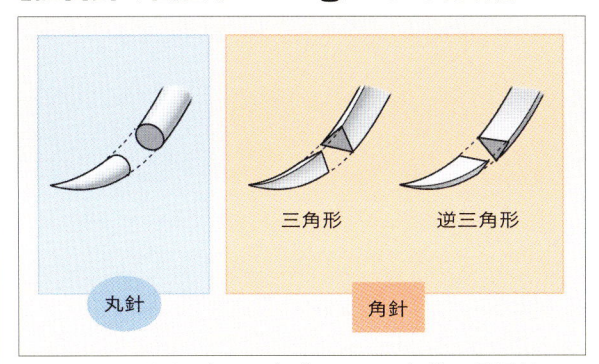

図 15-19a　断面は丸と三角形があり，組織の貫通性は三角形のほうがよい．断面が三角形の縫合針には内側が頂点の三角形と内側が底辺の逆三角形の2種類がある．骨膜縫合をするときに三角形だと頂点のカッティングで骨膜が切れやすいために逆三角形(reverse cutting)を使うことが多い．

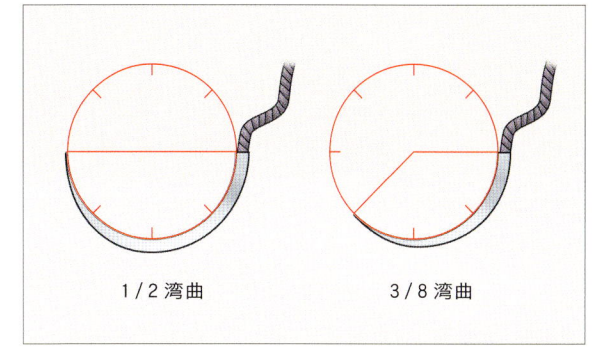

図 15-19b　円を1の湾曲とした場合，どれだけの湾曲かということで湾曲度を表現する．1/2湾曲や3/8湾曲が一般的である．

[シルクの縫合糸]

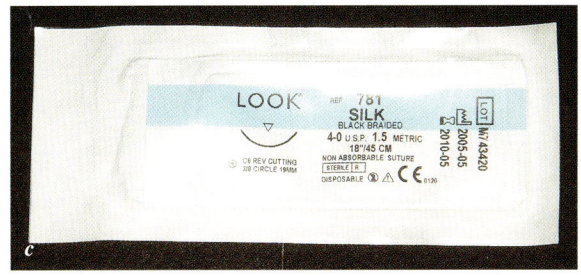

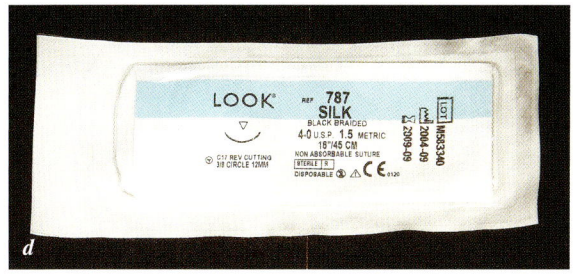

図 15-19c, d　費用がかからず緩みにくい縫合糸材料の代表格がシルク(絹糸)である．c, dともに3/8湾曲の逆三角形の縫合針に4-0の縫合糸が一体化したもので，19cは縫合針が大きく，19dは小さい．縫合の部位や種類によって使い分ける．

[PTFEを用いた縫合糸]

[吸収性縫合糸]

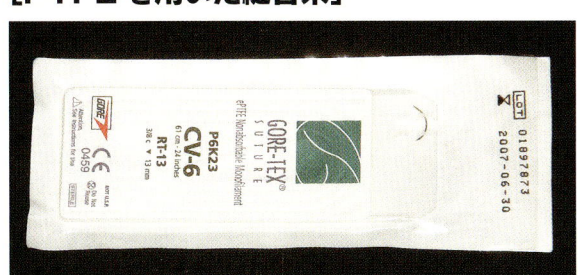

図 15-19e　PTFEのモノフィラメントを用いることにより，組織親和性が向上し，術後の縫合糸へのプラークの沈着が抑制できる．

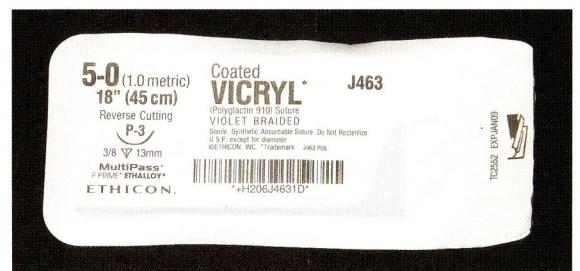

図 15-19f　埋没するような縫合をするときには吸収性の縫合糸を用いる．図はPolyglactin 910という合成材料を使った吸収性縫合糸．

12) 縫合糸と縫合針(suture)（図 15-19）

　現在は針と糸が一体となったものが一般的です．まずは針の話からしましょう．縫合針には丸針，角針がありますが，組織の通りのよい角針がお勧めです．角針では断面が三角形，逆三角形のものが主流ですが，三角形は湾曲の内側が尖っています．薄い骨膜を針で拾うような場合，切れてしまうことがありますので，逆三角形(reverse cutting)が安全で使い

コラム・ザ・ペリオ⑨　縫合法

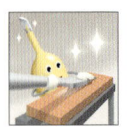

縫合も多岐にわたります．術式によってだいたい使われる縫合法は決まっていますが，その場に応じて目的に合った縫合法を使えるような応用が必要です．

● **断続縫合**(Interrupted suture)，**単純縫合**(Simple suture)(図⑨-1)

もっとも単純な縫合法．フラップ断端から3mm離れた角化歯肉内を刺入点とする．

● **8の字縫合**(Figure 8 suture)

縫合糸が交叉する縫合．

・**垂直8の字縫合**(図⑨-2)

フラップ断端が離れているような場合に使う．針の刺入が楽．

・**水平8の字縫合**(図⑨-3)

刺入点を離した場合は交叉マットレス縫合とも言われる．

● **垂直マットレス縫合**(Vertical mattress suture)

ひとつのフラップに刺入点が2つあり，それが垂直的に配置している縫合法．

・**I型**(Type I．図⑨-4)

フラップを押さえるようにフラップ間の糸が外側に配置する縫合法．

・**II型**(Type II．図⑨-5)

フラップを引き寄せるためにフラップ間の糸が内側に配置する縫合法．

・**変法**(Modified vertical mattress suture．図⑨-6)

II型の変法で歯冠側に引き上げるために糸に糸を引っ掛けている．

● **水平マットレス縫合**(Horizontal mattress suture)

刺入点の配置が水平的なマットレス縫合．

・**I型**(Type I．図⑨-7)

フラップを押さえるようにフラップ間の糸が外側に配置する縫合法．

・**II型**(Type II．図⑨-8)

フラップを引き寄せるためにフラップ間の糸が内側に配置する縫合法．

● **懸垂縫合**(Sling suture．図⑨-9)

歯に縫合糸を引っ掛ける縫合法．フラップの拾い方により，単純懸垂縫合(左図)や垂直マットレス懸垂縫合(右図)がある．

● **アンカー縫合**(Anchor suture．図⑨-10)

1歯離れた歯に懸垂して，フラップを引き上げる縫合法．

● **連続ロック縫合**(Continuous lock suture．図⑨-11)

糸を糸でロックしながら行う連続縫合法．多数歯抜歯後などに使いやすい．

● **骨膜縫合**(Periosteal suture．図⑨-12)

部分層弁でフラップを開いたときに行う縫合法．

第 9 章　歯周外科総論 15

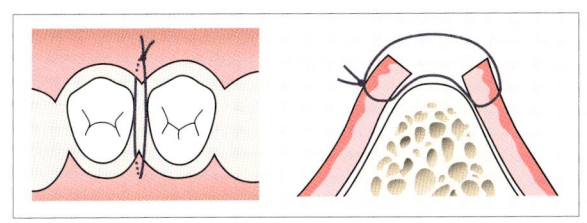

図⑨-1　断続縫合（単純縫合）.

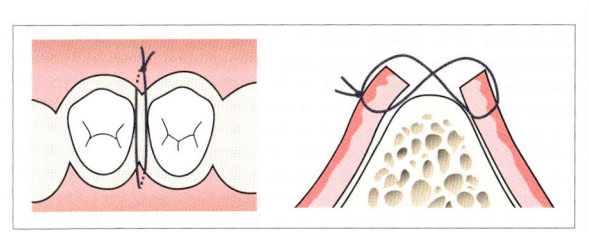

図⑨-2　垂直 8 の字縫合.

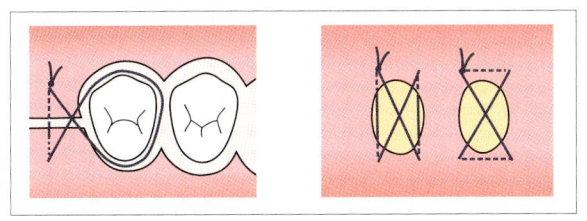

図⑨-3　水平 8 の字縫合.

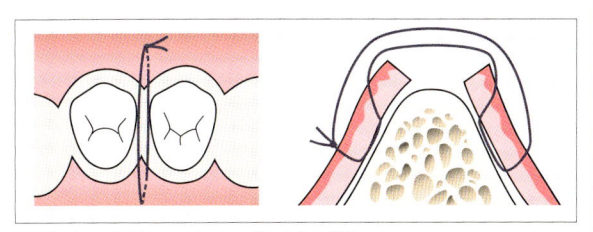

図⑨-4　垂直マットレス縫合（Ⅰ型）.

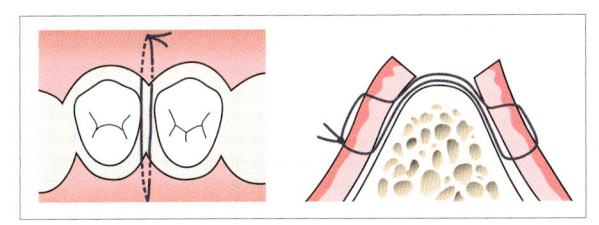

図⑨-5　垂直マットレス縫合（Ⅱ型）.

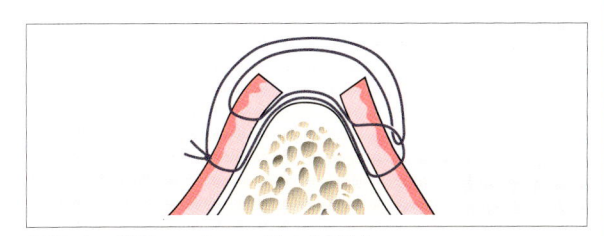

図⑨-6　垂直マットレス縫合（変法）.

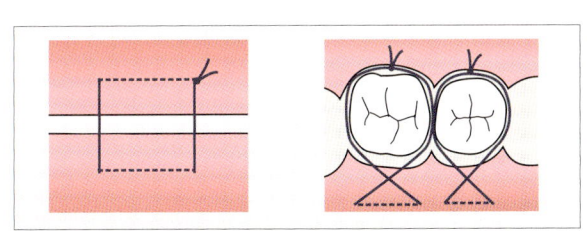

図⑨-7　水平マットレス縫合（Ⅰ型）.

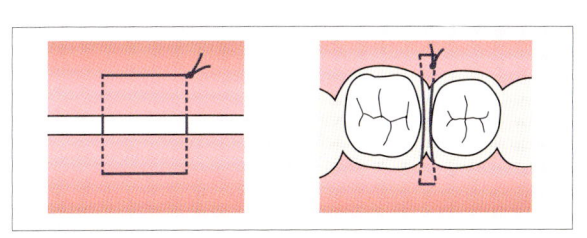

図⑨-8　水平マットレス縫合（Ⅱ型）.

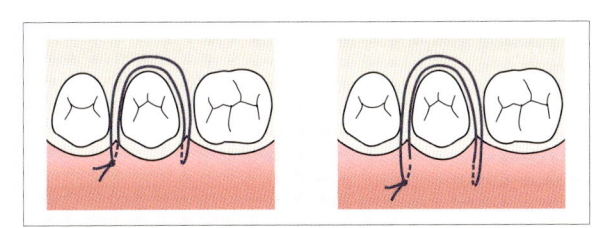

図⑨-9　懸垂縫合.

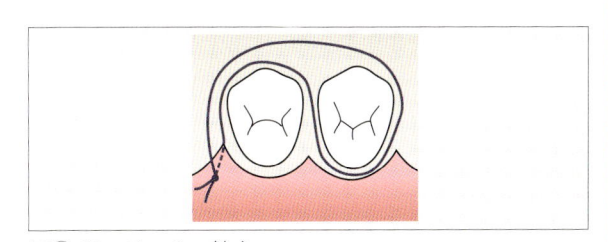

図⑨-10　アンカー縫合.

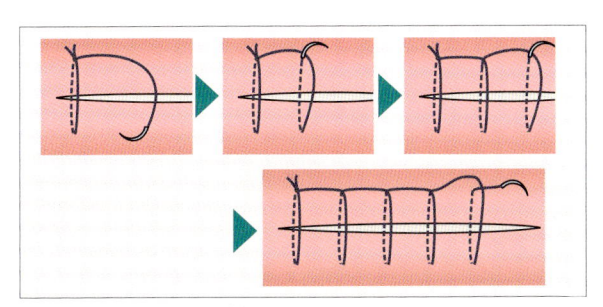

図⑨-11　連続ロック縫合.

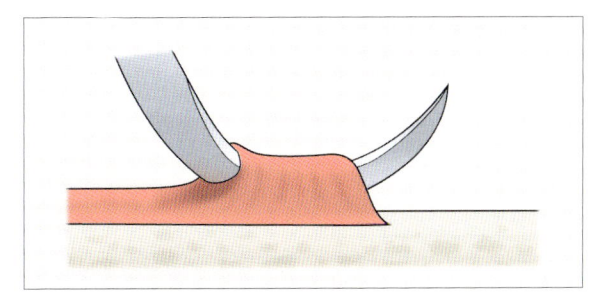

図⑨-12　骨膜縫合.

第Ⅲ部　歯周外科

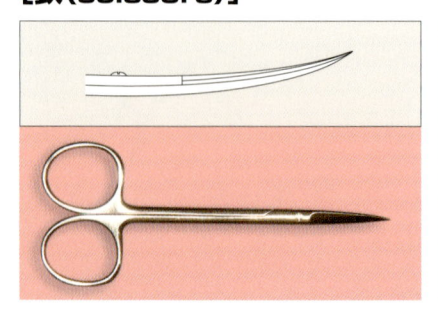

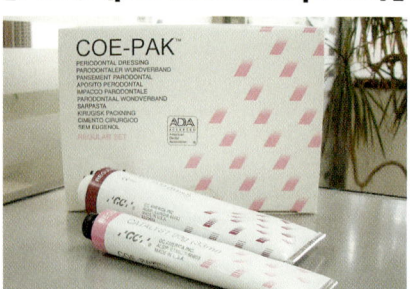

[鋏(scissors)]

[パック(periodontal pack)]

図 15-20 ｜ 図 15-21

図 15-20　どの部位でも使いやすいように刃の部分が湾曲している鋏が使いやすい．
図 15-21　根尖側移動術や遊離歯肉移植術ではパックの技術が経過を左右することがある．

やすいです(図 15-19a)．湾曲には円の何分の一の湾曲かによって各種ありますが，1/2湾曲より一段階小さい3/8湾曲を著者の好みで使っています(図 15-19b)．ちなみに直針は使うことはないでしょう．

　つぎに縫合糸ですが，これは素材と太さで分類されるのが一般的です．素材は大きく分けて非吸収性と吸収性があり，歯周外科では通常非吸収性が使われます．シルクが一般的ですが(図 15-19c, d)，プラークの付着が少ないPTFE(Polytetrafluoroethylene)などを使った合成のモノフィラメントも使われます(図 15-19e)．組織に埋没させるような縫合をする場合は，吸収性の縫合糸を使うことになりますが，ブタなどの動物からつくったものや合成したものがあります(図 15-19f)．縫合糸はシルク以外はかなり高価ですので，費用対効果で決めることになるでしょう．また太さでは4-0が一般的ですが，細かいオペでは5-0など，より細い糸を使うことになります(コラム・ザ・ペリオ⑨)．

13) 鋏 (scissors) (図 15-20)

　鋏は縫合糸を切るだけでなく，フラップなどの軟組織のトリミング，GTR膜のトリミングなどにも使います．あまり大きいと口腔内では使いにくいですし，あまり小さいと大臼歯部などで使用するときに苦労します．まっすぐな鋏だけでなく，少し湾曲したものもあれば，部位によって使い分けができて便利です．

14) パック (periodontal pack, periodontal dressing) (図 15-21)

　パックは術後の包帯代わりに使用することがあります．とくに遊離歯肉移植術や根尖側移動術などの切除療法では，移植片やフラップの安定を図るためにパックをすることがありますが，組織付着療法や再生療法，歯周形成外科などでは使う頻度は非常に少ないでしょう．

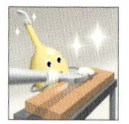

外科器具のメインテナンスは？

　器具はそのメインテナンスの良し悪しで使いやすさや寿命が変わってきます．使用後に洗浄や滅菌で刃こぼれを起こさないように，器具どうしのぶつかり合いに気をつける必要がありますし，ナイフ類やチゼル類は研磨を正しくすることにより切れが蘇ります．ただし鋏類の研磨に関してはかなり"年季"が必要ですので，"素人"は手をださないほうが無難でしょう．

　ナイフ類ではカッティングエッジ(cutting edge)がめくれ上がらないように(図 15-22，表 15-3)，チゼル類ではエッジがまっすぐで角がシャープになるように注意しましょう(図 15-23，表 15-4)．ダウンストロークを基本とした研磨ですが，ちゃんと研磨できているかどうかという基準はスケーラーと一緒です．カッティングエッジがホワイトライン(white line)として見えず，プラスティックスティックなどで食い込みを感じるようでしたら合格です．

[ナイフ類の研磨]

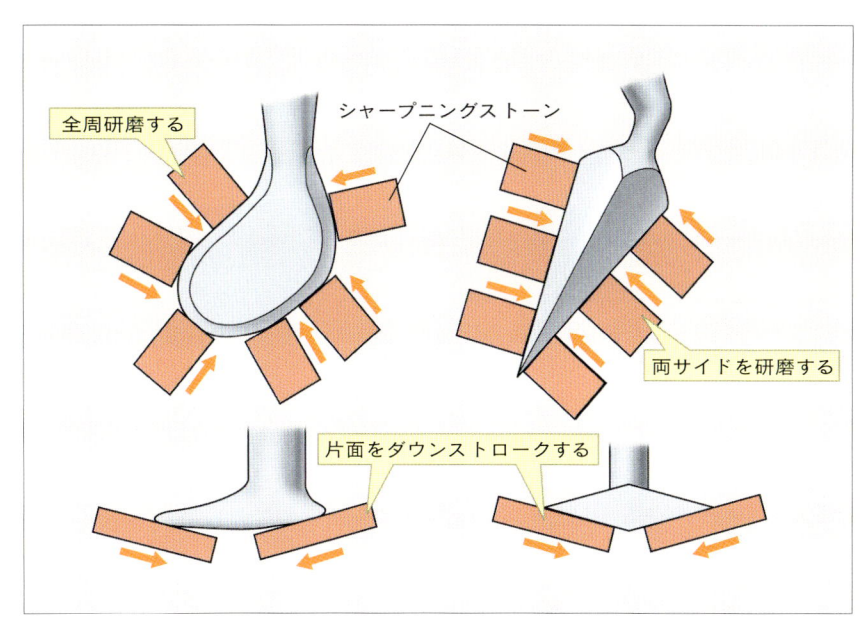

図 15-22　ナイフ類はカッティングエッジのある部分を片面だけ研磨していくが，厚みがあまりないため，めくれ上がり(wire edge)に注意する．

表 15-3　ナイフ類の研磨の注意点．

- 全周にわたって均等に研磨する
- キドニーシェイプナイフではエッジのめくれ上がりに注意する
- スピアーシェイプナイフでは先端のめくれ上がりに注意する

[チゼル類の研磨]

図 15-23　オリジナルの角度と形を変えないように平らなシャープニングストーンを使ってブレないように，必要最小限の研磨を行う．

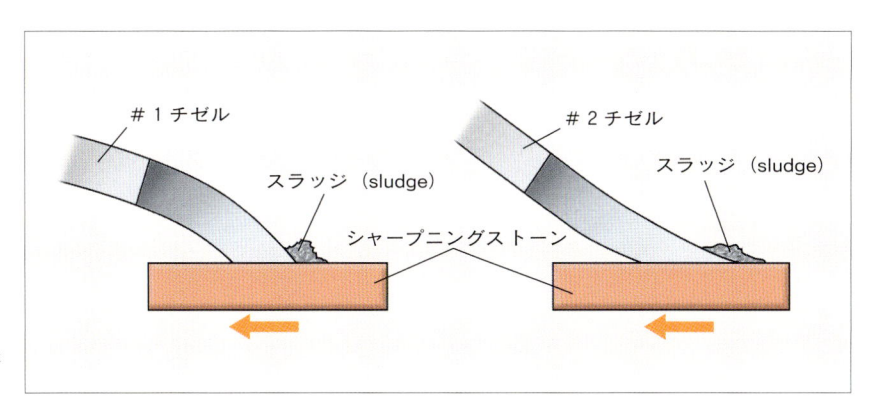

表 15-4　チゼル類の研磨の注意点．

- カッティングエッジとハンドルが直角になるように均一に研磨する
- 角がシャープになるようにする
- ミニチゼルでは削り過ぎないように注意する

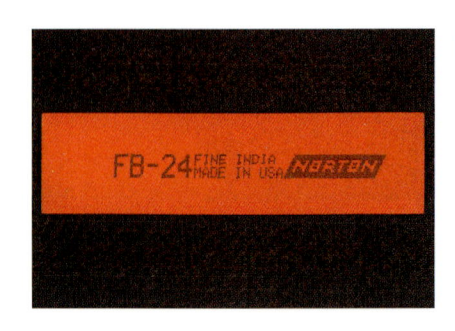

[シャープニングストーン]

図 15-24　ナイフやチゼルは平らな面でないと研磨できない．そのため使い古しの中央が凹んだシャープニングストーンはふさわしくない．使っていても凹みにくいインディアオイルストーン（India oil stone：図）の fine がお勧めである．

　使用するシャープニングストーン（sharpening stone）はスケーラー用を流用できますが，スケーラーと違ってナイフやチゼルはまっすぐなカッティングエッジをつくらないといけませんので，真ん中が凹んでしまったようなストーンは適しません．そういう意味では，天然石では凹みやすいアーカンサスストーン（Arkansas stone）より，凹みにくいインディアオイルストーン（India oil stone）のほうが合っているように思います（図 15-24）．

第10章

切除療法
(resective therapy)

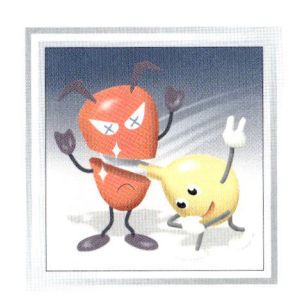

16 入門編　172

切除療法とは？

切除の方法(歯肉編)

切除の方法(骨編)

コラム・ザ・ペリオ⑩切開法

切除の方法(歯編)

切除の方法(根分岐部病変編)

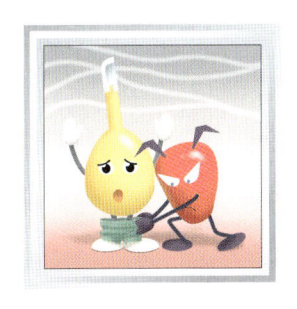

17 臨床応用編 その1　185

切除療法後の治癒形態

切除療法の原則

実際の術式

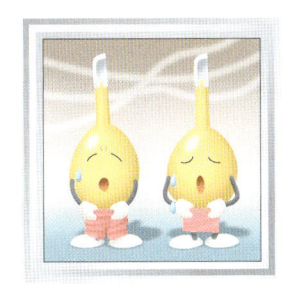

18 臨床応用編　その2　198

実際の術式

16 切除療法 (resective therapy) 入門編

Entrance to Resective Therapy

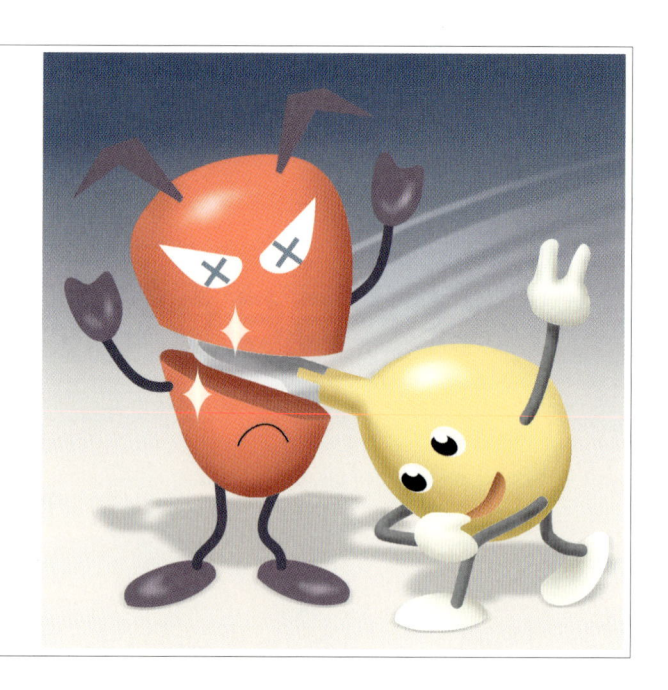

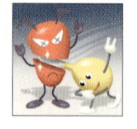

はじめに

本章から歯周外科の各論に入っていきます．まずは歯周外科では最古参ですが，いまだに現役でがんばっている切除療法からみていきましょう．

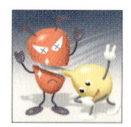

切除療法とは？

悪くなったところを取り去るため，あるいは形態を修正して再発しにくくするために組織を切除していく歯周外科療法を，切除療法といいます[1]．悪くなったところを元に戻すために行う再生療法と対比させて考えれば理解しやすいかもしれません(図16-1)．

前章でも書きましたように，歯周外科ではいかにプロービング値を小さくするかということが大きなテーマですが，この切除療法の場合，切除後に歯肉が退縮することによりプロービング値が小さくなります．ということは，術後に根面が露出するわけで，プロービング値が小さくなった代償として知覚過敏や根面う蝕のリスクが上昇したり，審美的問題が発生したりすることがあります(図16-2)．ただし，切除療法後は生物学的幅径に近い治癒が得られますので，骨面から歯肉頂までの距離，つまり歯肉の厚みが小さくなり，さらなる歯肉退縮は起こりにくくなります．なぜなら，歯肉はそれ以上薄くはなれないわけですから，歯肉退縮が起こるためには骨が吸収する必要があり，浅い健康歯肉溝(シャローサルカス：shallow sulcus)に生息する細菌ではそれが起こりにくいからです．

このように，切除療法ではプロービング値が小さくなり，予後としてのさらなる歯肉退縮が起こりにくくなる反面，根面が露出し，それにともなうトラブルが起こる可能性がでてきます．切除療法をカリエスアクティビティの高い患者さんに行うと，術後に根面う蝕で泣くことになりますし，審美的要求の強い患者さんに行うと，患者さんからクレームがつけられる可能性があります．歯周基本治療の段階で強い知覚過敏のある患者さんに行うと，抜髄処置に追われることになるでしょう．しかしながら，確実にプロービング値を小さくする方法としてはピカイチの術式ですので，歯周外科の基本と考え，じっくりマスターしておきたい術式です．

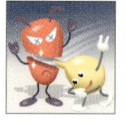

切除の方法(歯肉編)

切除療法における切除には，歯肉，骨，歯の3つ

[切除療法と再生療法]

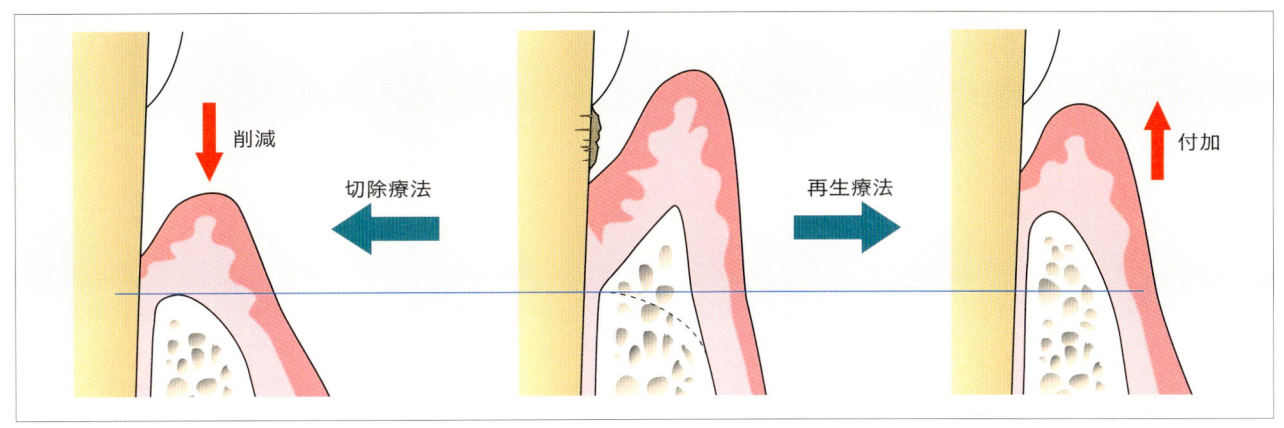

図16-1 切除療法は削減(subtraction)，再生療法は付加(addition)によって深いポケットを浅いサルカスにする治療法である．

[切除療法による歯肉退縮と根面露出]

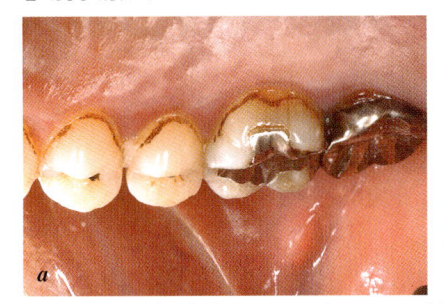

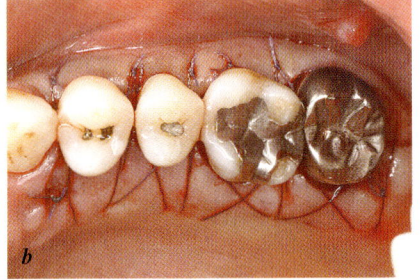

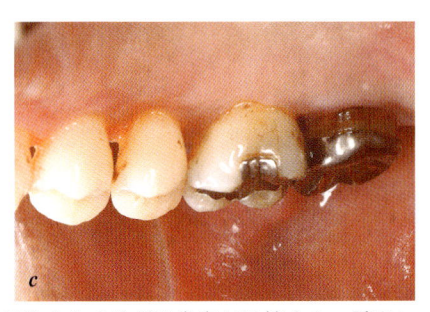

図16-2a〜c 切除療法によりポケットの深さは歯肉退縮に変換される．つまり歯肉溝が浅くなる分だけ歯肉が退縮する．露出した根面は知覚過敏や審美障害，根面う蝕のリスクをかかえることになる．*a*は術前，*b*は術直後，*c*は術後．

の組織が対象となります．まずは歯肉からみてみましょう．

歯肉を切除してプロービング値を小さくするには2通りの切除の仕方があります．ひとつは外斜切開(external bevel incision：*図16-3*)といわれ，歯肉切除術(gingivectomy)で使われます[2]．これは根尖方向から歯冠側方向にメスやナイフを向けて切開していく方法で，切除後創面は開放創になります(*図16-4*)．ポケット底が骨縁上ですとポケットを除去できますので，シャローサルカスをつくることが可能です．ただし，ポケット底が骨縁下にあるとポケットの除去はできませんし，骨の形態異常があっても骨にアプローチできませんので，再発の可能性があります．薬剤などによる歯肉の線維性増殖症などが適応症になるでしょう．

[外斜切開]

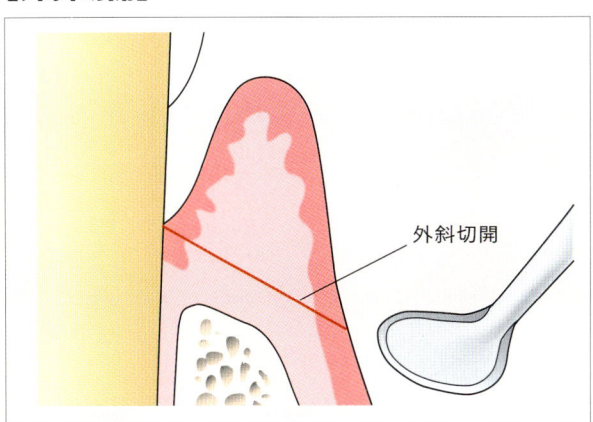

図16-3 根尖側から歯冠側に向けてポケット底に到達するように切開をする．これにより二次的創傷治癒が起こるためにポケットの除去ができる．ただし骨形態に問題がある場合や角化歯肉の少ない場合は非適応となる．

第III部　歯周外科

[歯肉切除術]

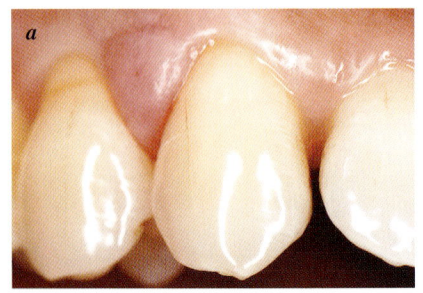

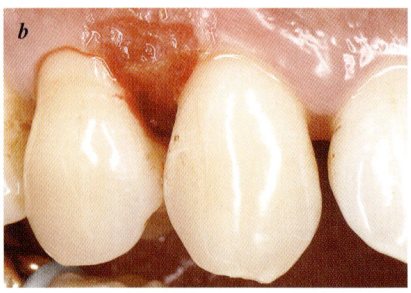

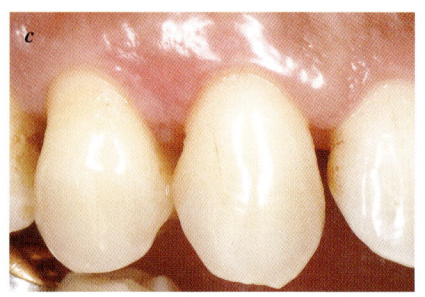

図16-4a〜c　骨形態に問題がなく，線維性に増殖した歯肉のような場合，歯肉切除術で比較的簡単に処置できる．図は歯間部の線維性増殖がみられたため(**a**)，エレクトロサージェリーにて歯肉切除を行った(**b**)．**c**は術後2週間．

　もうひとつの切除法が内斜切開(internal bevel incision：図16-5)で，これは一般的なフラップオペにおける最初の切開(第一次切開)で使われるものです．内斜切開はどの歯周外科でも使いますが，各外科療法により多少違いがあります．メスの方向は外斜切開と逆で，根尖方向に向かって斜めに切開します．実は切除療法でシャローサルカスをつくろうと思うと，フラップの断端を骨頂あたりに位置づけなければならないのですが，それには2通りあり，それぞれで内斜切開の位置や角度が異なります(図16-6)．

　そのひとつが，歯槽頂予測切開(crestal anticipated incision)という内斜切開です．これは，最終的にフラップを戻したときに，フラップ断端が骨頂になるように予測した位置に切開線を設定するもので，ポケットが深いほど，骨整形量が多いほど，歯肉が厚いほど，歯肉頂から離れた位置に設定することになります(図16-7)．舌側では必ず，頬側でも角化歯肉が十分あるような場合はこの切開をすることができます．この切開後に切除する歯肉はもっとも多いので，角化歯肉の少ないようなところでは適応症になりません．また頬側でこの切開を使う場合，歯肉-歯槽粘膜境まで切開が達してしまうとフラップは歯軸方向に動きやすくなり，縫合するだけで歯冠側に上がってきてしまうため，フラップ断端を骨頂に位置づけることが難しくなります．したがって，頬側で使用するときは角化歯肉が十分ある症例で，歯肉-歯槽粘膜境まで剥離を行わないという工夫が必要です．

　もうひとつの内斜切開は，辺縁切開(marginal incision)あるいは傍辺縁切開(submarginal incision)とよばれるもので，前述の歯槽頂予測切開に比べて歯肉頂あるいはそれから少し(0.5〜1mm)離れた位置に切開線を設定します(図16-8)．これはフラップを形成後，そのフラップを根尖側に移動する，つまり歯肉弁根尖側移動術(apically positioned flap)における頬側のフラップにおいて採用される切開です[3]．舌側は前述の歯槽頂予測切開を使います．頬側では角化歯肉が限定されていますので，角化歯肉を最大限残す代わりにそれを根尖側に移動することにより，フラップ断端を骨頂に位置づけ，シャローサルカスを獲得することができます．

　ここまで述べた切開は一次切開といわれるものです．実際はこの後，根面との付着を切断するための二次切開(歯肉溝内切開，Intrasulcular incision. コラム・ザ・ペリオ⑩．図⑩-1)と，骨面との付着を切断するための三次切開(水平切開，Horizontal incision. コラム・ザ・ペリオ⑩．図⑩-1)を行います．

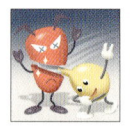

切除の方法(骨編)

　骨レベルは全体としてフラットあるいは滑らかなラインになるのが歯周外科のひとつのゴールです[4]．なぜなら歯肉は半流動体ですので，骨レベルに凹凸があると最初はそれに合わせて歯肉も治りますが，

第10章　切除療法(resective therapy) 16

[内斜切開]

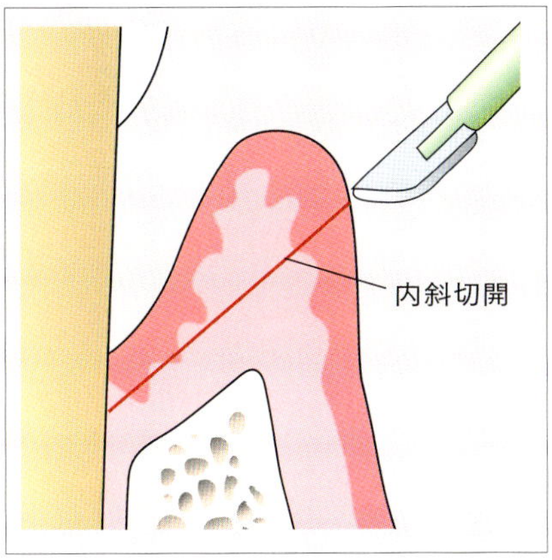

[内斜切開における切開線の位置]

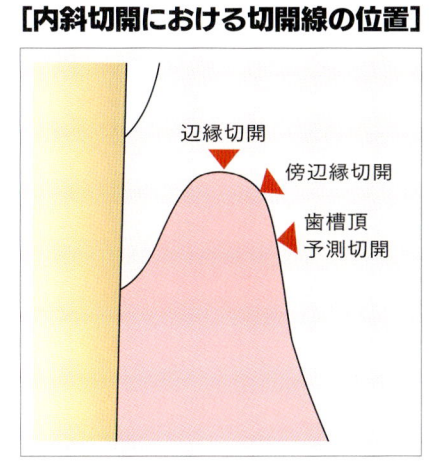

辺縁切開
傍辺縁切開
歯槽頂予測切開

内斜切開

図 16-5 | 図 16-6

図 16-5　歯冠側から根尖側へ向けて切開をする．組織付着療法のように，存在する結合組織性付着を極力残す場合は，ポケット底に到達するように切開するが，切除療法では結合組織性付着も除去するので到達地点にはこだわらない．

図 16-6　目的に応じて切開線をどこに設定するかを決める．

[歯槽頂予測切開]

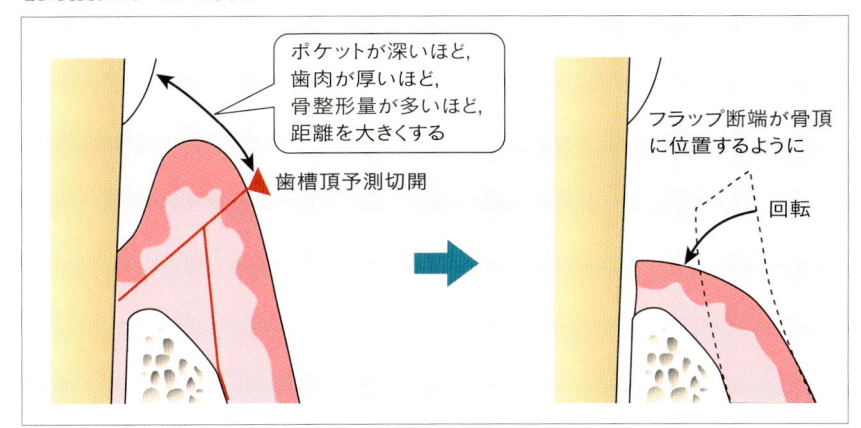

ポケットが深いほど，歯肉が厚いほど，骨整形量が多いほど，距離を大きくする

歯槽頂予測切開

フラップ断端が骨頂に位置するように

回転

図 16-7　舌側のフラップは根尖側に移動しにくく，通常は回転させながら元に戻すように位置づける．そのときにフラップ断端が骨頂になるように切開線を設定する．

[(傍)辺縁切開]

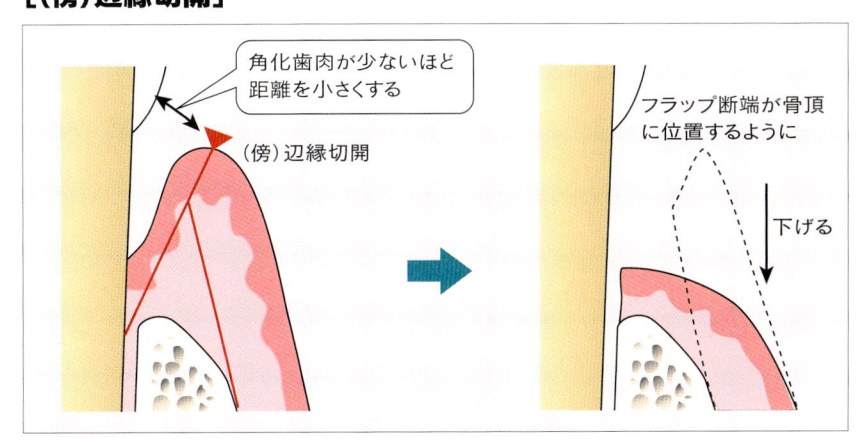

角化歯肉が少ないほど距離を小さくする

(傍)辺縁切開

フラップ断端が骨頂に位置するように

下げる

図 16-8　頬側の歯肉は角化歯肉が限られているため，できるだけ保存して切開し，その代わりフラップを根尖側に移動して断端を骨頂に位置づけるようにする．

コラム・ザ・ペリオ⑩　切開法

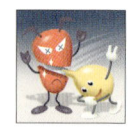

切開は目的や方法によっていくつかに分類されます．代表的な切開法について解説していきましょう．

● メスを入れる方向による分類

・外斜切開（External bevel incision, 図16-3）
　根尖側から歯冠側方向にメスを向けて切開する方法．歯肉切除術などで使われる．

・内斜切開（Internal bevel incision, 図16-5）
　歯冠側から根尖側方向にメスを向けて切開する方法．多くのフラップオペで使われる．

・水平切開（Horizontal incision, 図⑩-1）
　骨面との付着を剥離するための三次切開として使われる．

● 内斜切開のメスを入れる位置による分類

・歯肉溝内切開（Intrasulcular incision）
　歯肉溝内（ポケット内）にメスを入れて切開する方法．組織付着療法や歯周形成外科療法で使われる．根面との付着を剥離するための二次切開としても使われる．

・辺縁切開（Marginal incision, 図16-6）
　角化歯肉の量が少ない場合やできるだけ元の歯肉の位置にフラップを戻したいようなときに使う切開．

・傍辺縁切開（Submarginal incision, 図16-6, 16-8）
　一般的な内斜切開．歯肉頂から離す距離は残存する角化歯肉の量や切開線全体のバランスで設定する．

・歯槽頂予測切開（Crestal anticipated incision, 図16-7）
　フラップを回転しながら戻したときに，断端が骨頂に位置づけられるよう予測して行う切開．一般に舌側で使用される．

● 骨膜の有無による分類

・全層弁（Full thickness flap, 図17-8）
　フラップに骨膜を含む．フラップへの血液供給が良いためにフラップ断端の壊死が起こりにくいが，フラップの位置づけは不正確になりやすい．組織付着療法や再生療法でよく使われる．

・部分層弁（Partial thickness flap, 図17-8）
　フラップに骨膜を含まない．フラップ自体に血管（骨膜上血管）が少ないために壊死する可能性があるが，骨膜縫合をすることができるのでフラップの位置づけをしやすい．切除療法や歯周形成外科でよく使われる．

● その他

・縦切開（Vertical incision）の有無（図⑩-2）
　縦切開をする場合はFull flap，しない場合をModified flapという．縦切開をすると術野の確保がしやすいが，術後に審美的な問題がでることがある．そのような場合はModified flapを

時間が経つと平坦になり，結果として骨の凹部にポケットの再発が起こりやすいからです（図16-9）．そこで切除療法では，骨に凹凸がある場合，凸部を削り落として凹部とレベルを合わせてフラットにしていきます．ちなみに再生療法では，凹部に骨をつくって凸部にレベルを合わせて，骨レベルをフラットにしようとするわけです（図16-10）．

骨の凸部を削るということは，もしそれが支持骨

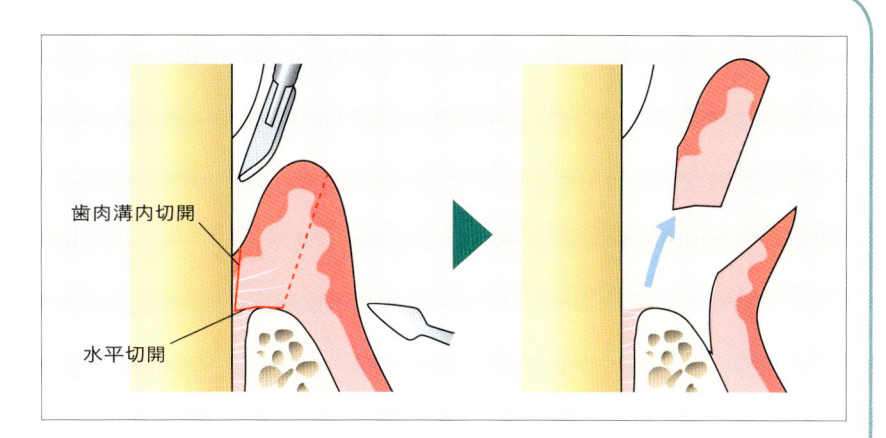

第10章　切除療法（resective therapy）

図⑩-1　水平切開と歯肉溝内切開．

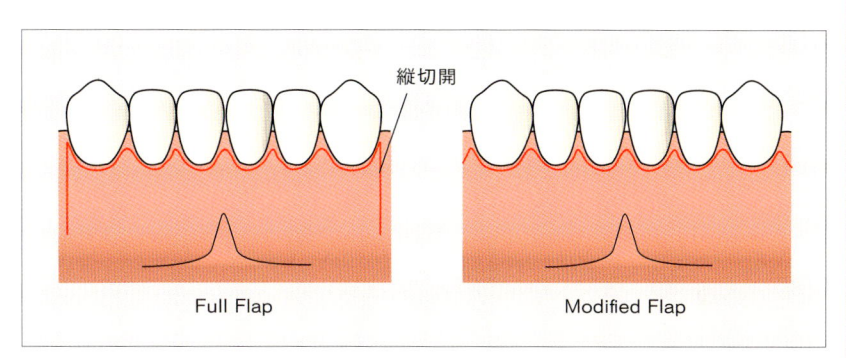

図⑩-2　Full Flap と Modified Flap．

図⑩-3　縦切開の位置．
③は歯肉退縮を助長するので NG．①は硬軟両組織へのアプローチが中途半端．隅角に設定する②が望ましい．

図⑩-4　メスの方向．
治癒後の組織のブレンドを良くするには，術野に向かって斜めにメスを入れる．

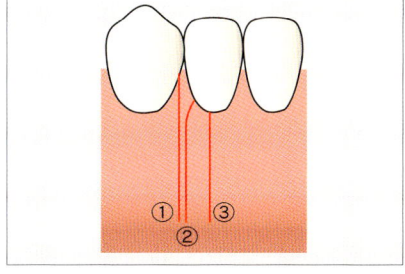

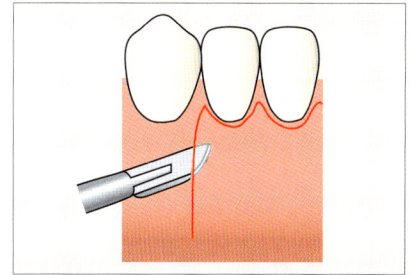

採用し，1歯ないし2歯遠心に歯肉溝内切開を延長することで術野の確保を行う．

・縦切開の位置（図⑩-3）
　歯間乳頭の中央部や頬舌側中央部は避け，隅角部に設ける．

・メスの方向（図⑩-4）
　フラップの固定を重視する場合は垂直にメスをいれ，組織のブレンドを重視する場合は斜めにメスをいれる．

の場合は支えが減るわけですから，デメリットといえるかもしれませんが，それを犠牲にしてでもポケットの再発を抑えることで，このデメリットを上回るメリットがあると判断する場合は切除を行いま す．そうでない場合は，この骨整形は妥協的な範囲ですませることになります[5]．当然，その部位はポケットの再発の可能性が高いわけですから，より注意深い監視が必要です．

177

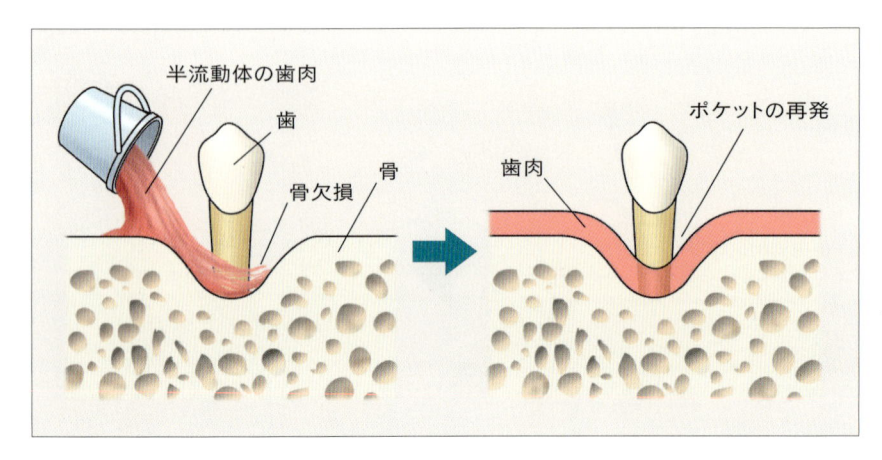

[骨形態と歯肉の挙動]

図 16-9　歯肉は半流動体なので，骨に凹凸があっても最初はその形に沿って治るが，時間の経過とともにフラットになり，その結果凹部にポケットの再発が起こりやすい．

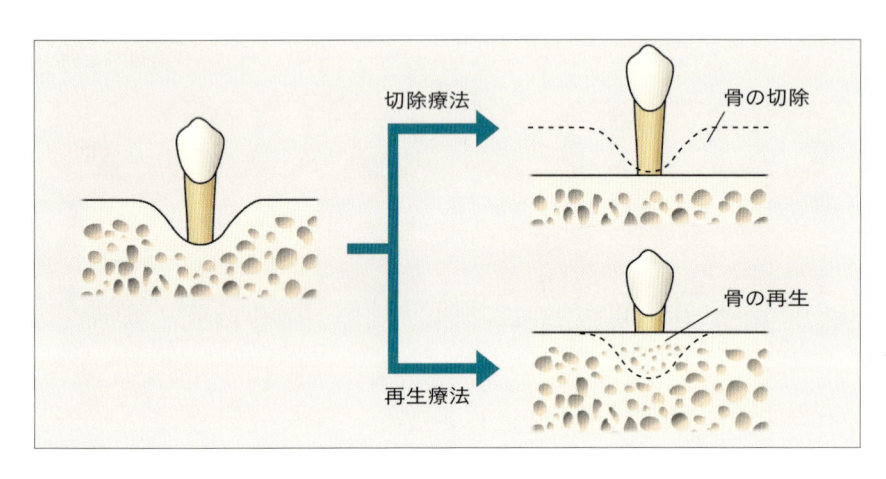

[骨欠損へのアプローチ]

図 16-10　歯の移動をさせずに骨欠損をフラットにするには，凹凸の凸部を削るか（切除療法），凹部を埋めるか（再生療法）しか方法はない．

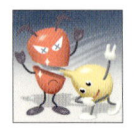

切除の方法（歯編）

　歯を切除する場合は歯全体を切除する，つまり抜歯（tooth extraction）と，部分的に切除する，つまり歯根の分割や歯根の分割抜歯（root resection）に分けて考えることができます[6]．また，抜歯にも保存不可能（hopeless）なために抜歯する場合（図 16-11）と，歯列の安定や隣在歯への影響を考慮して抜歯する戦略的抜歯（strategic extraction）がありますが，ここでは抜歯の話は省略します．

　歯根を分割したり，あるいは分割した一方の歯根を抜歯するのはどうしてでしょう？　この場合，当然複根歯の話になりますが，複根歯になるとひとつの歯根に集中して骨吸収が進んでいたり，進行した根分岐部病変が存在することがあります．またひとつの歯根に治癒の望めない根尖病巣や穿孔が存在することもあります．それぞれの状態によって分割や分割抜歯をする目的は変わりますが，基本的にペリオが原因で行う場合は，局所的な深いポケットをなくすことが目的といってよいでしょう．

　ひとつの歯根に集中して骨吸収が進んでいる場合は，その歯根だけを抜歯することにより垂直的なプロービング値が小さくなり，歯周病の進行のリスクが下がります（図 16-12）．ただしその反面，残した歯根の破折のリスクが上昇するという困った問題も残すことになります．歯根の分割や分割抜歯の最大の敵は破折です[7,8]（図 16-13, 14）．そのため，歯根が細くて弱い場合や，ブラキシズムのようなパラファンクションのある場合はできれば避けたほうが無難です．

[保存不可能な歯の抜歯]

図 16-11a | 図 16-11b

図 **16-11a, b** 支持骨がきわめて少なく，症状もあって咀嚼機能も発揮できない歯は遅かれ早かれ抜歯に至ることが多い．図は急性症状を呈している 7̲(**a**)とそのときのデンタルエックス線像(**b**)．この後抜歯を行っている．

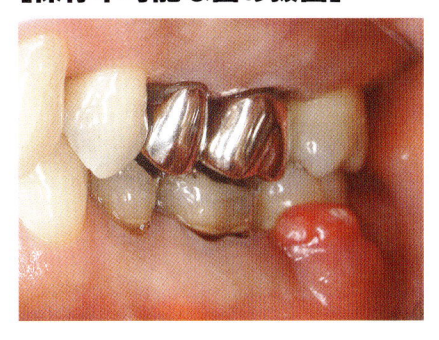

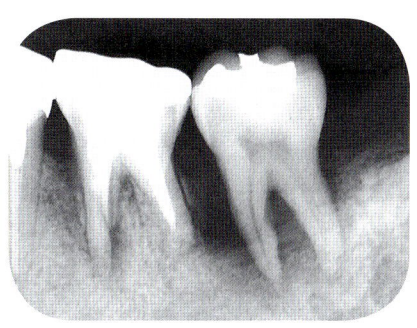

[ヘミセクションによる骨のフラット化]

図 16-12a | 図 16-12b

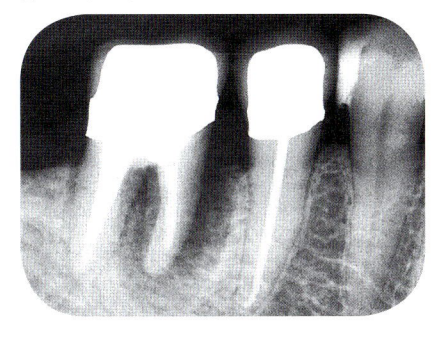

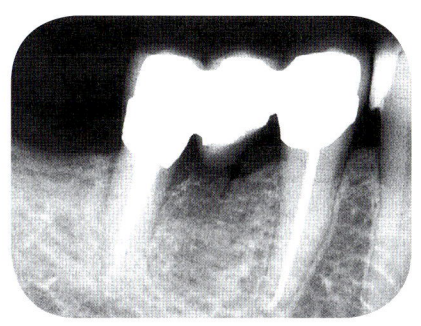

図 **16-12a, b** 6̲近心根を骨吸収のため抜歯し，遠心根と第二小臼歯のブリッジにて修復．**a** は術前，**b** は補綴後のデンタルエックス線像．

[歯根切除後の長期的予後]

著者	期間	対象歯数	喪失歯数	Fr	Perio	Endo	C
Langer, et al	10年	100	38	47	26	18	8
Erpenstein	4～7年	34	9	0	33	66	0
Buhler	10年	28	32	11	22	55	11
Carnevale	10年	175	7	17	24	34	24

Carnevale G, et al. Periodontol 2000 1995；9：69. を改変

図 **16-13** 報告による違いはあるが，歯根切除後，抜歯に至る原因で歯周病の進行は案外少ない．

[歯根切除10年後の予後]

Causes of tooth loss after root resective therapy
- Fracture
- Perio
- Endo
- Caries

Langer B, et al. J Periodontol 1981；52：719.

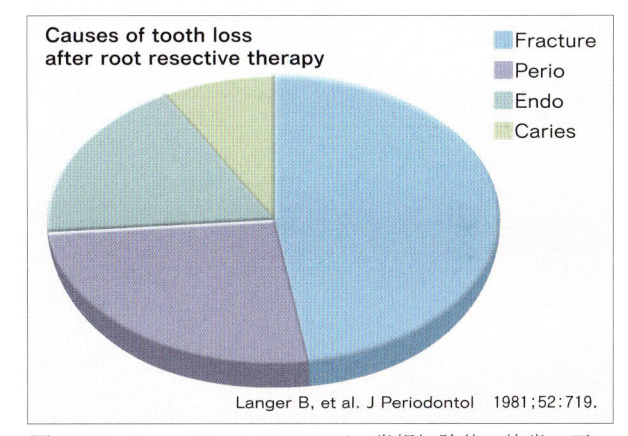

図 **16-14** Langer B, et al によると，歯根切除後に抜歯に至った原因は，1/2 が歯根破折，1/3 が歯周病の進行，1/4 が歯内療法の失敗であった．

切除の方法（根分岐部病変編）

根分岐部病変に対して切除的に対処するには，その進行度や周囲の状況によってアプローチの仕方が変わります．進行度がⅠ度までですと，通常は非外科療法で対処しますが，それを超えると外科的な対処もオプションに加わってきます．

Ⅱ度まで，つまり水平的なポケットが反対側までつながっていない場合は，歯の形を変えるだけで水

第III部　歯周外科

［根分岐部のオドントプラスティ］

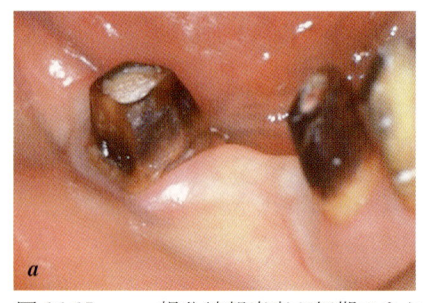

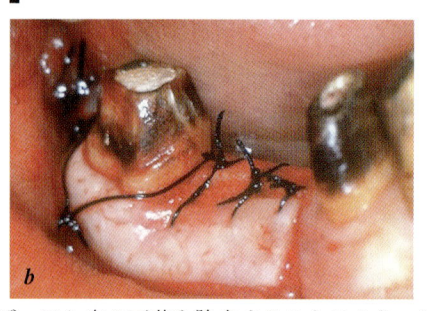

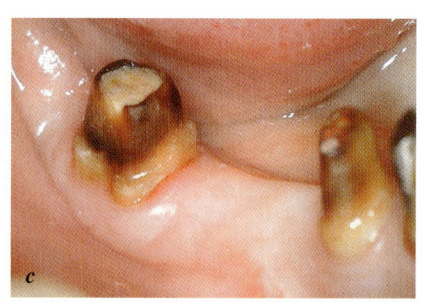

図 16-15a～c　根分岐部病変が初期であれば，ほら穴の天井を除去することにより，ほら穴をなくすことができる．図は7̄頬側にⅠ度の根分岐部病変を認めたため(*a*)，遊離歯肉移植術と同時にオドントプラスティ（odontoplasty）を行った(*b*)．*c* は同部の術後3か月．

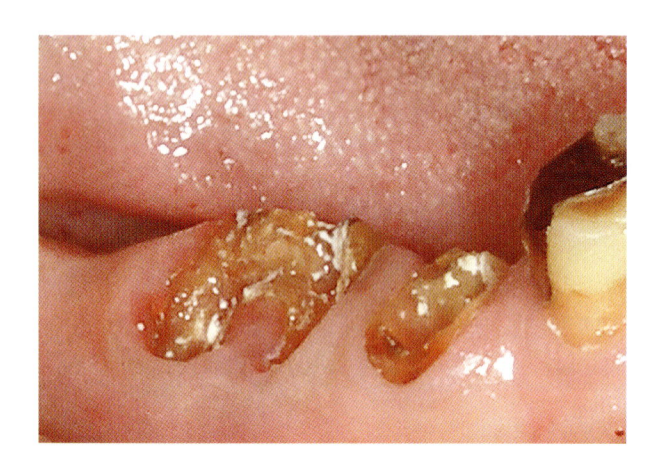

［深すぎる水平的な陥凹］

図 16-16　オドントプラスティの結果，深い凹みが残るとプラークコントロールに問題がでてくる．

［歯の分割］

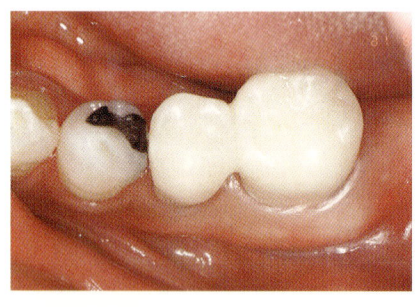

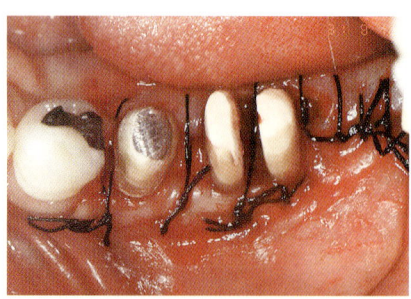

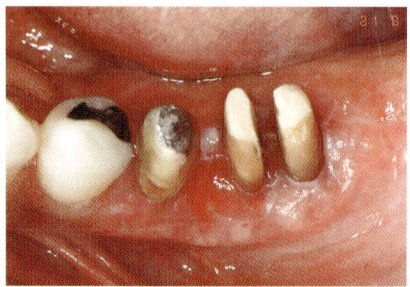

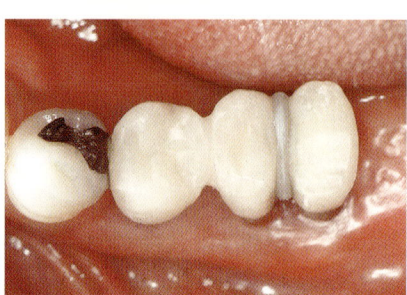

図 16-17a	図 16-17b
図 16-17c	図 16-17d

図 16-17a～d　歯を分割することにより根分岐部は消失する．骨欠損は残るので，隣在歯との間で骨レベルを揃えるための骨整形は必須である．図は根分岐部病変をともなう6̄の分割前(*a*)と分割直後(*b*)．術後(*c*)，清掃に使用する歯間ブラシのサイズが他の歯間部よりも小さいようであれば歯間の離開を行う(*d*)．

180

第10章　切除療法(resective therapy) 16

[歯の分割における骨のフラット化]

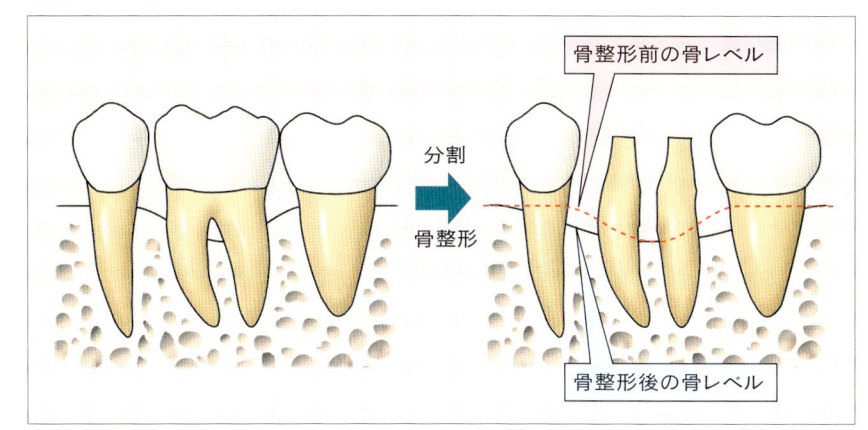

図 **16-18**　分割しただけであれば骨のフラット化ができないので，骨整形を行って隣在歯との間の骨レベルを揃えるようにしなければならない．

[骨整形をともなわない歯の分割]

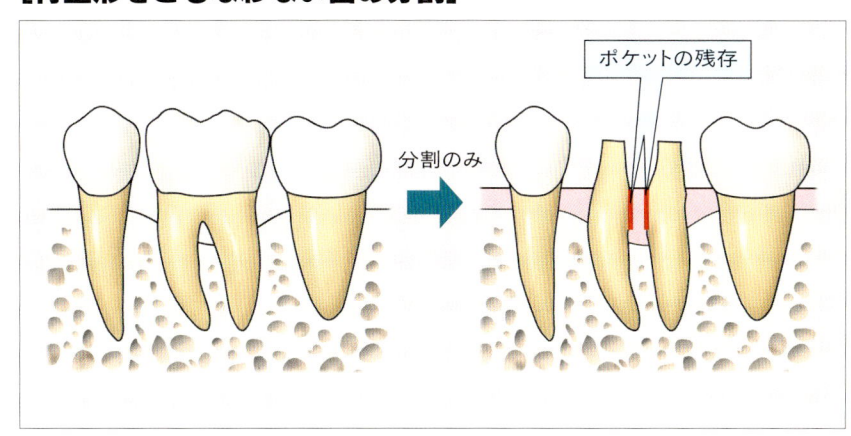

図 **16-19**　骨整形による骨のフラット化を行わないと根分岐部にポケットが残存することが多い．

平的ポケットを除去できることがあります．歯の整形ということでオドントプラスティ（odontoplasty）といわれたり，根分岐部のところを凹ましてお皿のようにするので，ソーサライゼイション（saucerization）と表現されることもあります（図 **16-15**）．根分岐部病変というのは水平方向のほら穴になっていますので，それをなくすには天井や側壁がなくなればよいわけですから，このオドントプラスティでは根分岐部をバーで形成して，天井をなくしてほら穴を露出させる方法ということができます．これで患者さんもブラッシングでプラークコントロールができるようになります．

ただこの場合，当然限界があります．ほら穴が深すぎると，天井をたとえなくしても凹みが強すぎて患者さんはコントロールできません（図 **16-16**）．また，ほら穴が垂直的に深い場合，つまり垂直的なポケットが深い場合は，天井を除去しただけでは垂直的なポケットが残ってしまいます．このような場合は思い切って歯を分割する必要があります（図 **16-17**）．

分割をすることにより，患者さんは歯間ブラシを使えばプラークコントロールができますし，分割後に近遠心と骨レベルを合わせる骨整形を行えば，垂直的なポケットも改善することができます（図 **16-18**）．この歯の分割（tooth sectioning）は下顎第一大臼歯で行うことがほとんどと考えてよいでしょう．下顎第一大臼歯を分割しますと2本の小臼歯のような形になりますので，別名「小臼歯化（bicuspidization）」ともいわれます．このとき，いちばん問題

181

第Ⅲ部　歯周外科

［歯の分割に望ましい条件］

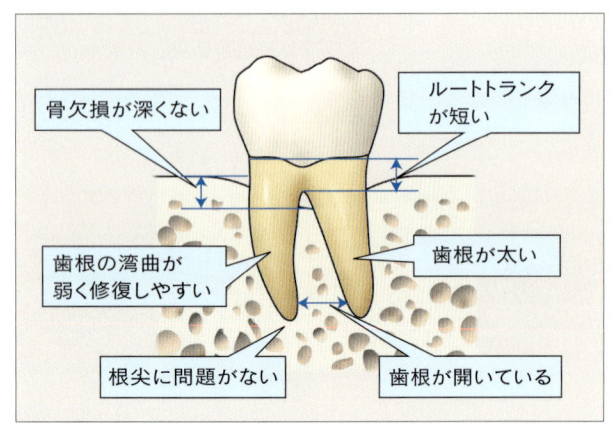

図 16-20　ルートトランクが短く，骨欠損が浅い場合は，分割後に骨レベルを揃えやすい．

［再生療法に望ましい条件］

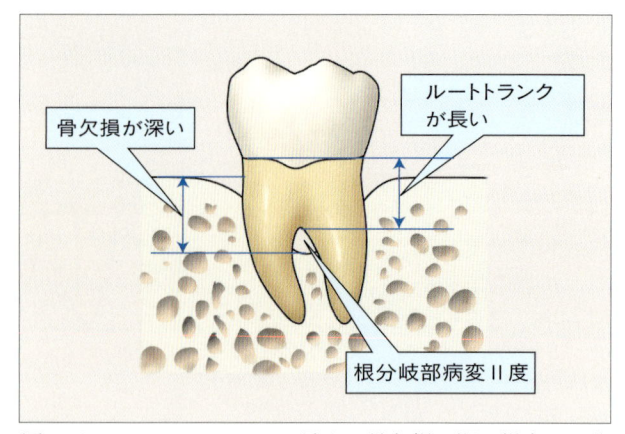

図 16-21　ルートトランクが長く，骨欠損が深い場合は，分割しても深いポケットが残りやすい．

になるのは分割した部分の骨レベルです．近心根近心面の骨レベルや遠心根遠心面の骨レベルと揃っていることが垂直的なポケットが残らない条件ですが，ほとんどの場合，分割部の骨レベルが低いためにその部分にポケットが残りやすくなります．つまり水平的なポケットはなくなったけれども，垂直的なポケットが残るという状況になりやすいわけです（図16-19）．それを改善しようと思うと，近心根近心面の骨レベルや遠心根遠心面の骨レベルを骨整形で削除して，分割部の骨レベルと揃えればよいのですが，そのためにせっかく残っている支持骨が減ってしまいます．

ということは，歯の分割の適応症のひとつとしては，もともと骨レベルが揃っていて歯根の支持骨もある程度残っているということが考えられます．根分岐部病変が進んでいるにもかかわらず骨レベルが揃っているというのは，ルートトランク（root trunk，根幹）が短いケースが多いでしょう（図16-20）．

ところで，歯の分割の多くが下顎第一大臼歯で多いというのはどういうことでしょう？　それは下顎第二大臼歯では分割部の骨レベルが低いことがほとんどであるということと，上顎大臼歯は3根なので，残存する歯根の形態が非常に複雑になってプラークコントロールが難しくなってしまうためです．根分岐部の骨レベルと隣接面の骨レベルがズレている場合，歯を挺出させて骨レベルを揃えるという方法もありますが，挺出後は臨床歯根が短くなりますので，歯根の短い日本人の場合，適応症はかなり限られてくると考えてよいでしょう．骨レベルのズレが大きい症例は，むしろ再生療法の適応症ととらえたほうがよさそうです（図16-21）．

根分岐部病変に対して分割だけで対処できない場合に，複根歯の1根あるいは2根を抜去する方法があります（図16-22, 23）．ヘミセクション（hemisection）として知られるこの方法は，抜去する歯根の条件が極端に悪い場合が適応ですので，根分岐部だけでなく隣接面の骨レベルにも問題があったり，根尖病巣や穿孔などの問題がある場合も適応です．ヘミセクション後の補綴物の形態は，下顎に比べて上顎ではたいへん複雑になります（図16-24）．当然，患者さんのプラークコントロールが困難になりますので，ヘミセクションすることによるメリットと，術後の破折のリスクや患者さんのプラークコントロールレベルなどと秤にかけて判断する必要があります．また上顎大臼歯で1根を抜去して2根を残した場合，残った2根の根分岐部において，髄床底から骨頂までの距離が短くて生物学的幅径を確保できないことが多いということも問題です（図16-25）．

切除療法の入口として，各組織を切除するときの

[6| 遠心根のヘミセクション]

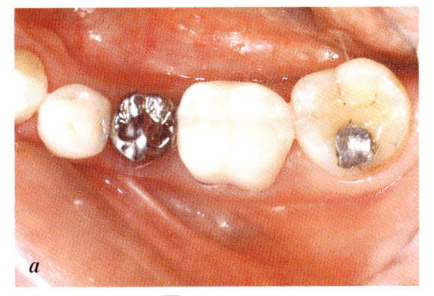

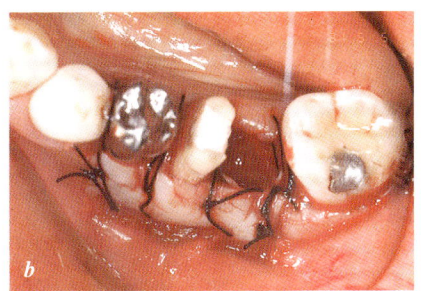

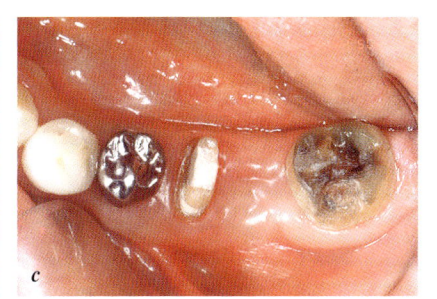

図16-22a〜c　6|近心根遠心面の骨レベルと|7近心面の骨レベルが同程度であれば，遠心根抜歯後，骨レベルがフラットになる．aは術前，bは術直後，cは術後3か月の口腔内．

[6| 近心根のヘミセクション]

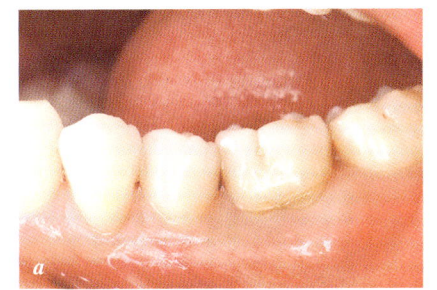

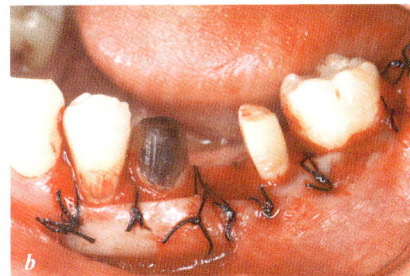

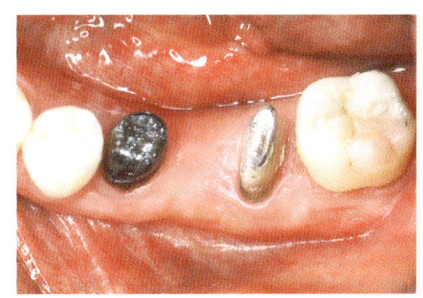

図16-23a〜c　|5遠心面の骨レベルと6|近心根近心面の骨レベルが同程度であれば，近心根を抜歯後，骨レベルがフラットになる．遠心根は歯根の湾曲が少なく，歯内療法や補綴の問題が生じにくいため，近心根と遠心根が同条件であれば近心根を抜歯するケースが多い．aは術前，bは術直後，cは術後3か月の口腔内．

[上顎のヘミセクション]

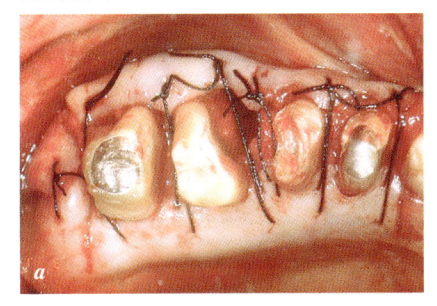

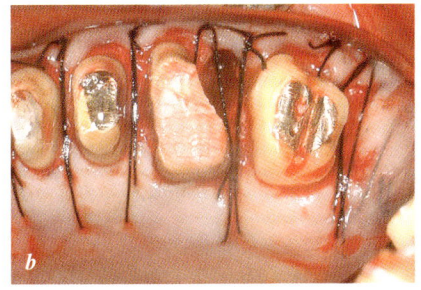

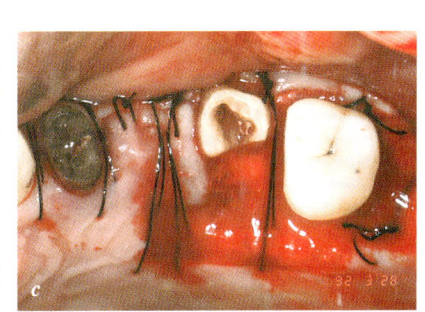

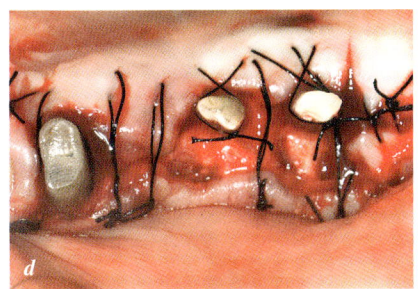

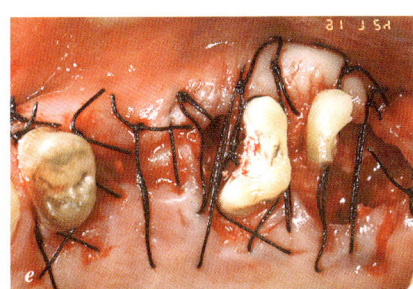

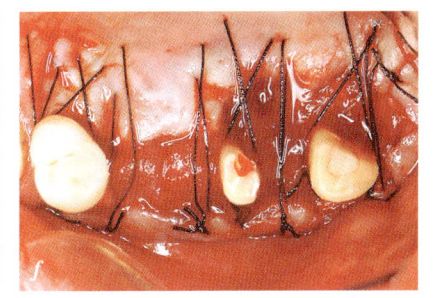

図16-24a〜f　上顎大臼歯は3根あるため，1根だけ抜歯する場合と2根抜歯する場合がある．aは|6の近心頬側根，bは|6の遠心頬側根，cは|6の口蓋根を抜歯している．dでは|6と|7の頬側2根を抜歯，eでは|6の近心頬側根と|7の遠心頬側根，口蓋根を抜歯，fでは|6の遠心頬側根と口蓋根，|7の口蓋根を抜歯している．

第Ⅲ部　歯周外科

［上顎のヘミセクション時の問題点］

近心頬側根の抜歯窩

髄床底から骨頂までの距離
→3mm以上ないと生物学的幅径を確保できない

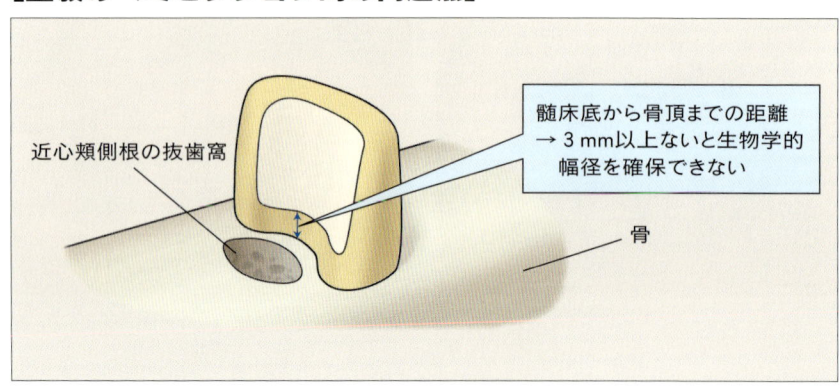

骨

図 16-25　髄床底までコアが入るので，この位置が骨頂に近いと軟組織付着をおかすことになる．

ポイントについてまとめてみました．切除した組織は元に戻らないことが多いですから，切除療法はプラスも多い反面，マイナスも多い治療ともいえるでしょう．そのため，適応症かどうかを見極める診断力が非常に大切です．

17 切除療法（resective therapy）臨床応用編 その1

Resective Therapy—Its Clinical Application 1

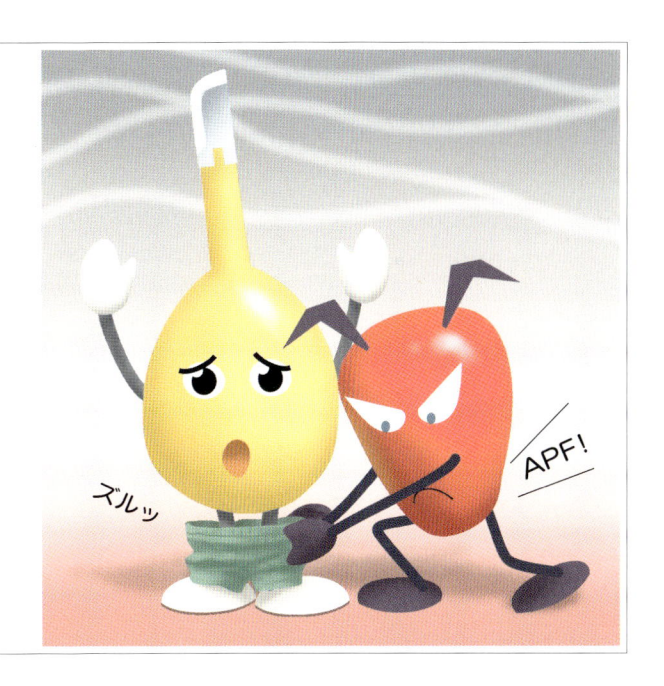

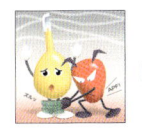

はじめに

本項から具体的な切除療法の術式について解説していきます．ただし，ここでは術式は単なるテクニックの解説ではなく，バイオロジーを意識した構成にしたいと思います．そのほうが結果的に応用のきくものになるでしょう．

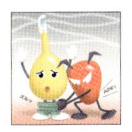

切除療法後の治癒形態

さまざまな目的で切除療法を採用しますが（表17-1），ここでは深いポケットに対する治療法として，切除療法を用いる場合を想定して考えてみましょう．

切除療法で深いポケットを浅いサルカスに変えるということは，主に歯肉退縮によってプロービング値を小さくすることを意味します（図17-1）[9]．でき上がる歯肉溝はシャローサルカス（shallow sulcus）とよばれる生物学的幅径（biologic width）の確立したものを目指します．術直後から歯肉退縮が大きくなりますが，術後の経過としてはさらなる歯肉退縮は起こりにくいと考えられています．というのも，骨頂から歯肉頂までの距離（＝歯肉の厚み）はもっとも小さくなっていますので，それ以上歯肉が退縮する

表17-1 切除療法の応用．

- 歯肉縁下う蝕などに対する歯冠長延長術として
- 非外科療法で反応しない深いポケットに対する処置として
- 根分岐部病変，歯根近接，歯肉‐歯槽粘膜の問題に対する処置として
- 線維性増殖などに対する軟組織形態修正のため
- 骨のレベリングをしてポケット再発のリスクを下げるため

ためには骨吸収が起こらなくてはならないのですが，シャローサルカスは歯周病菌が住みつきにくい環境ですので[10]，骨吸収自体が起こりにくい状況になっているからです（図17-2）．

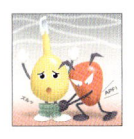

切除療法の原則

それでは，切除療法を成功に導くための3つの原則を理解することで術式の概略を説明することにしましょう（図17-3）．これは各組織に対するアプローチを分けて考えるものです．

①軟組織に対するアプローチ：フラップの断端を骨頂に位置づける

フラップが根面に重なっていると，根面に沿って上皮が結合組織性付着最歯冠側まで（あるいは強い血

［切除療法後の治癒形態］

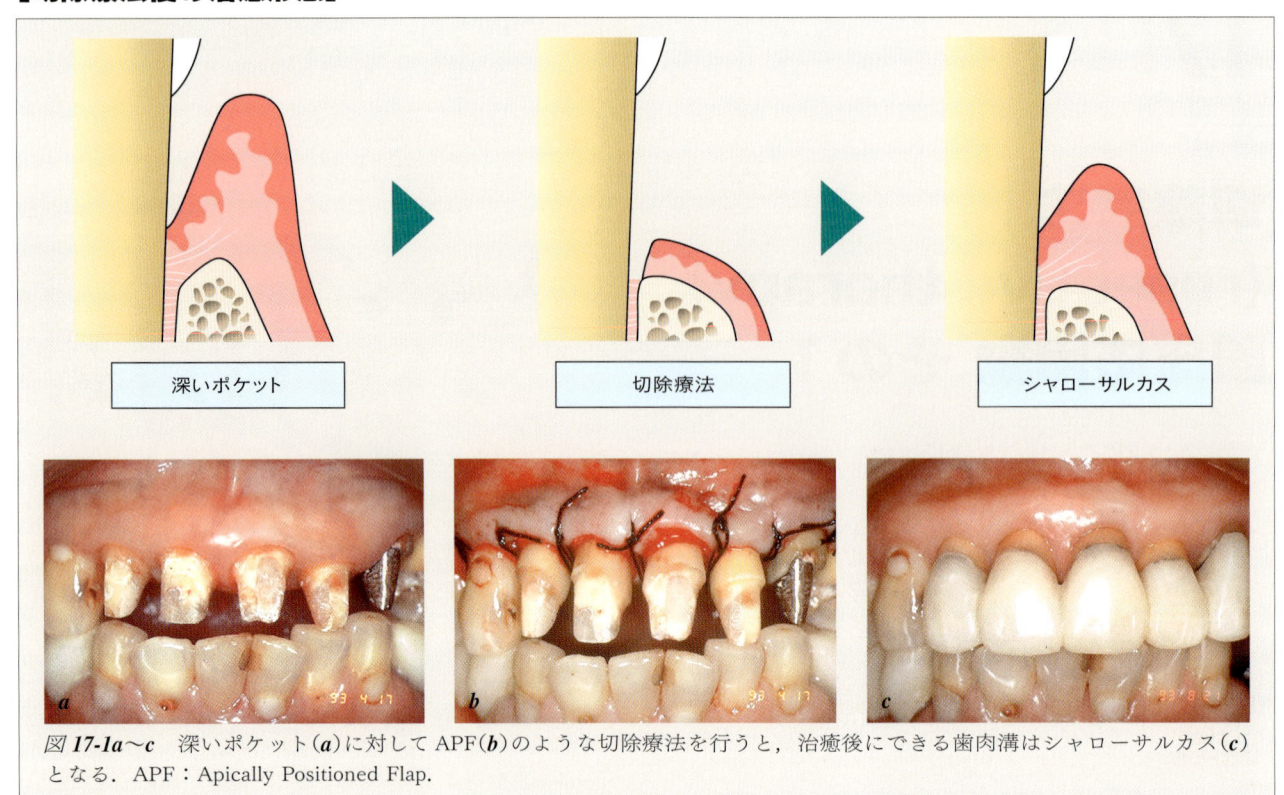

図 17-1a〜c　深いポケット(**a**)に対してAPF(**b**)のような切除療法を行うと，治癒後にできる歯肉溝はシャローサルカス(**c**)となる．APF：Apically Positioned Flap.

［シャローサルカスと歯肉退縮のリスクの関係］

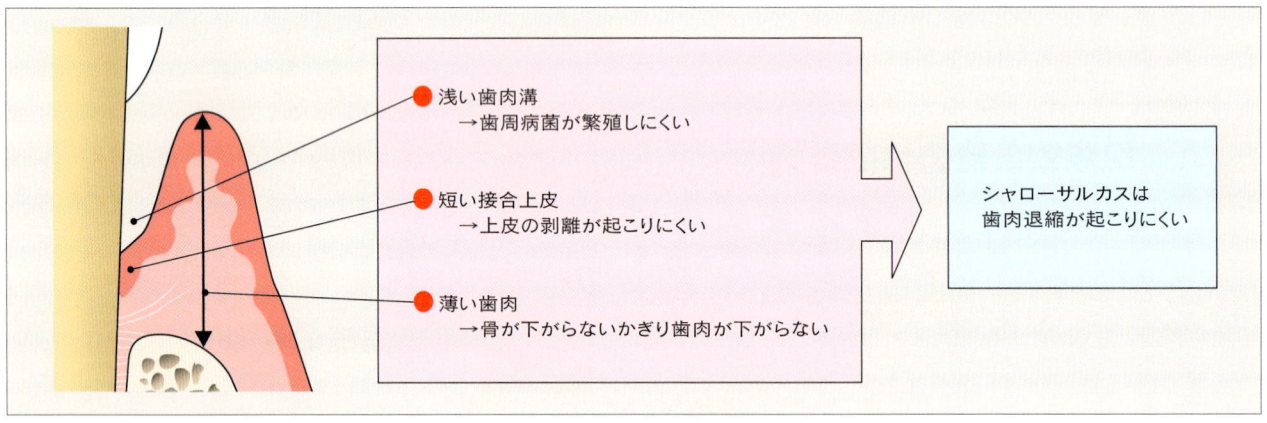

- 浅い歯肉溝
  → 歯周病菌が繁殖しにくい
- 短い接合上皮
  → 上皮の剥離が起こりにくい
- 薄い歯肉
  → 骨が下がらないかぎり歯肉が下がらない

→ シャローサルカスは歯肉退縮が起こりにくい

図 17-2　ポケットやディープサルカスと比べて，シャローサルカスは歯肉退縮しにくいといわれている．

餅の付着部位まで)遊走していきますので，その遊走した道は長い接合上皮が残り，歯肉溝も深いものとして残る可能性があります．それを防ぐにはフラップ断端を骨頂に位置づけ，上皮細胞の遊走を最小限に抑える必要があります(図17-4).

もっとも一般的な術式は歯肉弁根尖側移動術(Apically Positioned Flap：以下APFと略)[3]とよばれるもので，これにはいくつかの方法があります．また歯肉切除術(gingivectomy)[11]もこれにあたりますが，骨へのアプローチができないために，骨縁上ポケットで角化歯肉が十分あるような症例に限られると考えたほうがよいでしょう．

第10章　切除療法（resective therapy） 17

［切除療法の原則］

① 軟組織に対するアプローチ
② 根面に対するアプローチ
③ 骨に対するアプローチ

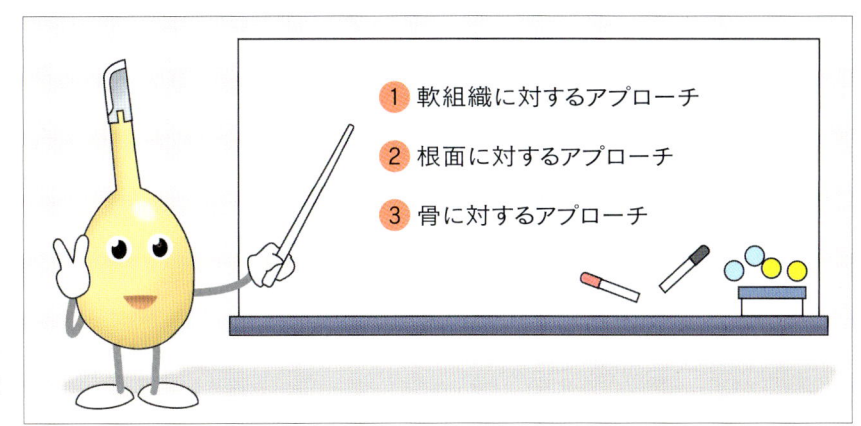

図 17-3　硬軟両組織に対するアプローチを確実にすることが切除療法成功への近道である．

［フラップを戻す位置と治癒形態］

1　フラップ断端を根面に位置づけると
上皮細胞の遊走
深い歯肉溝
長い接合上皮
ディープサルカス（deep sulcus）

2　フラップ断端を骨頂に位置づけると
上皮細胞の遊走
浅い歯肉溝
短い接合上皮
シャローサルカス（shallow sulcus）

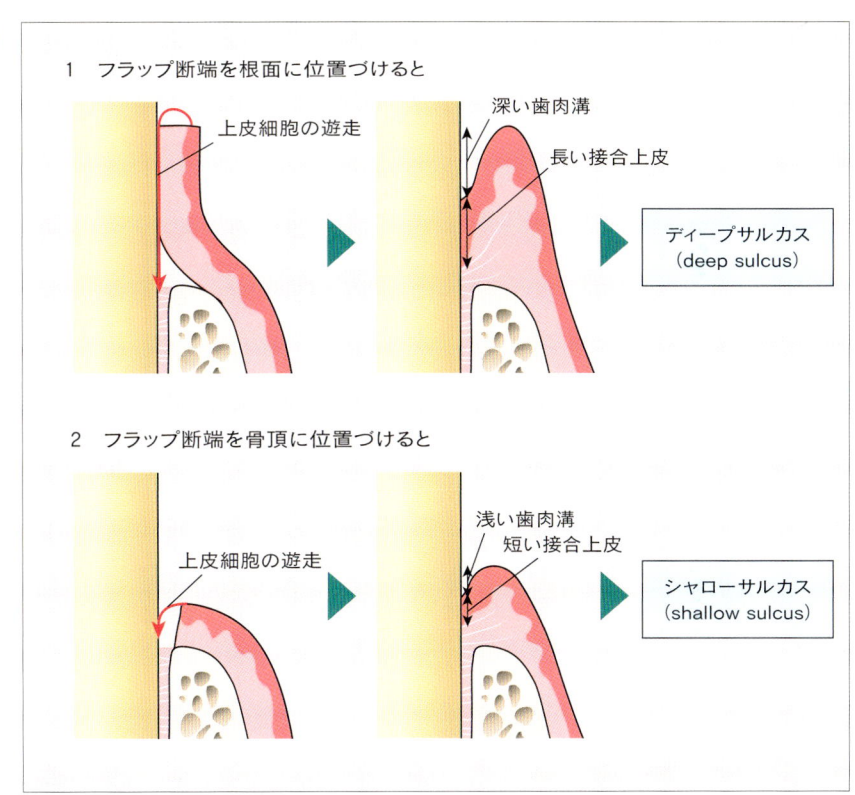

図 17-4　フラップ断端を根尖側に下げて骨頂に位置づけると上皮細胞の遊走が短く，シャローサルカスができ上がる．

［根面デブライドメント］

図 17-5a｜図 17-5b

図 17-5a, b　根面に歯石や細菌バイオフィルムが残っていては治癒が望めない（a）．超音波スケーラー（b）やエアスケーラー，手用スケーラーなど，状況に応じた器具を用いて根面デブライドメントを行う．

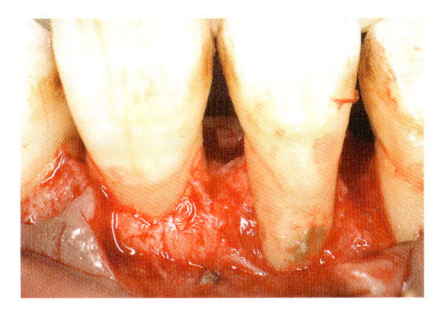

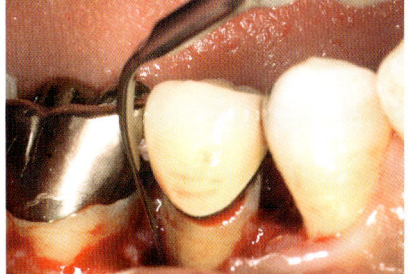

第Ⅲ部　歯周外科

[骨整形のポイント]

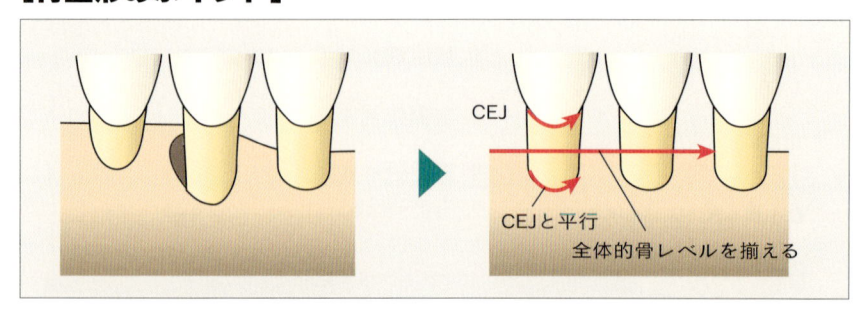

図 17-6　局所的には根面と骨の移行部のラインがCEJと平行になるように，全体的には滑らかな骨ラインを目指して骨整形する．

[APF（部分層弁）]

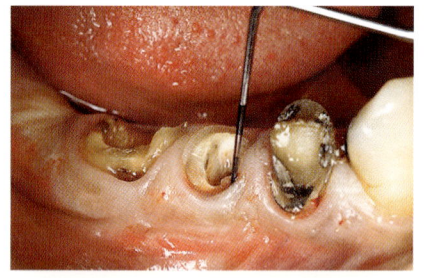

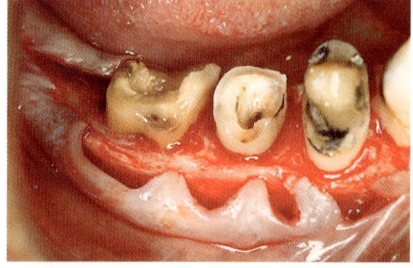

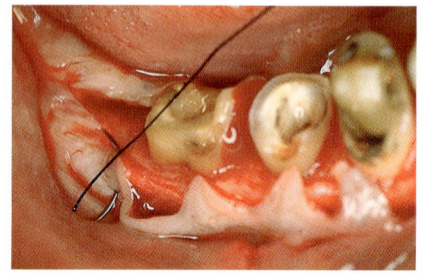

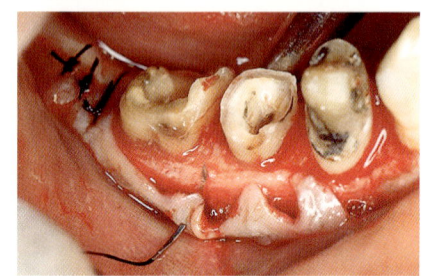

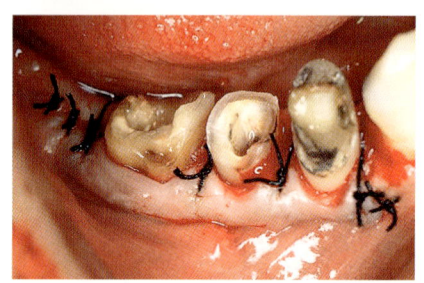

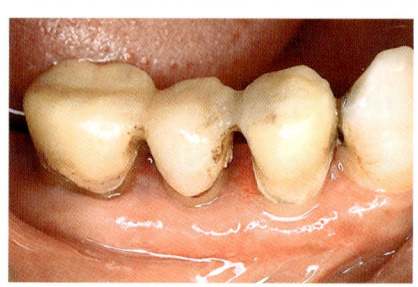

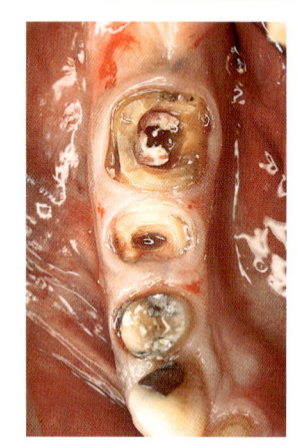

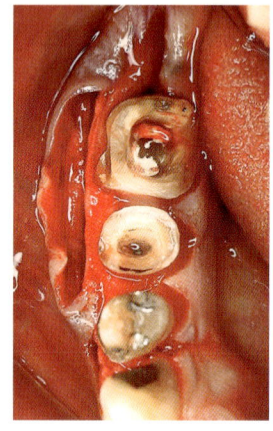

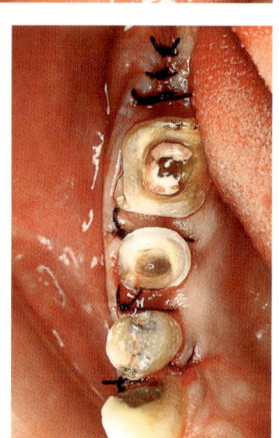

a	b	c
d	e	f
g	h	i

図 17-7a～i　サウンディングをして骨の位置を確認した後(*a, g*)，頬側は部分層弁，舌側は全層弁で剥離する(*b, h*)．骨整形の後，頬側は骨膜縫合によりフラップを骨頂に位置づけていく(*c, d, e, i*)．*f* は術後2週間の側方面観．

②根面に対するアプローチ：生物学的に許容できる根面をつくる

いくらフラップの位置にこだわっても，根面が生物学的に許容できない状態であれば正常な治癒は望めません(図17-5)．そもそも根面が感染しているために深いポケットになったわけですから，原因除去は最低限の条件です．フラップを開けると根面への到達性がグンと向上しますので，ていねいな根面デブライドメントを心がけましょう．

［全層弁と部分層弁］

図 **17-8** 骨膜を含むフラップを全層弁（full thickness flap），含まないフラップを部分層弁（partial thickness flap）という．骨膜には骨膜上血管が含まれるため，全層弁ではフラップへの血液供給がよいが，骨面に骨膜が残っていないためフラップの固定が難しい．

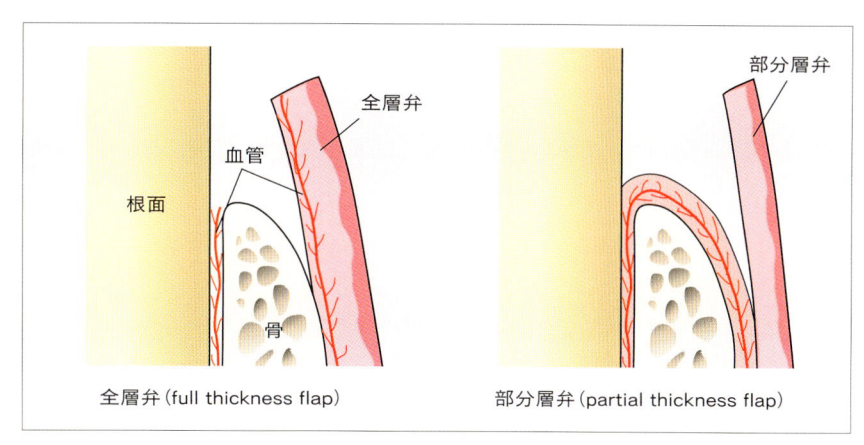

［骨膜縫合（periosteal suturing）］

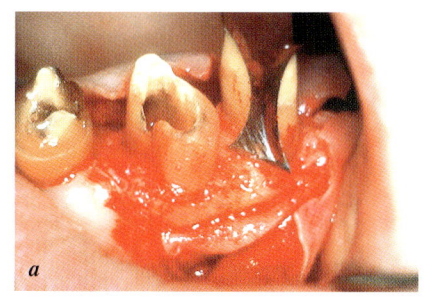

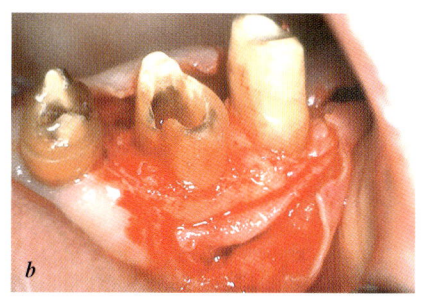

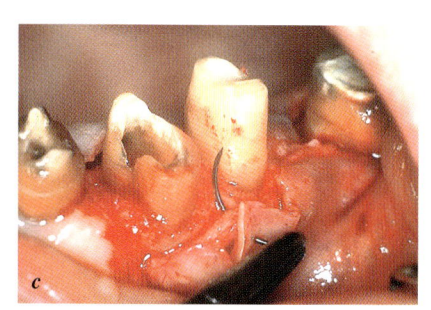

図 **17-9a～e** 歯冠長を延長するためにバーやチゼルを用いて骨切除を行うときに（*a*），骨整形の範囲の骨膜を剝離しておき（*b*），後でフラップを骨膜縫合で固定するときにその骨膜を元に戻すテクニックがある（*c*）．*d* は結合組織を骨膜に固定して歯槽堤を膨らませているところ（ridge augmentation）．*e* は術直後．

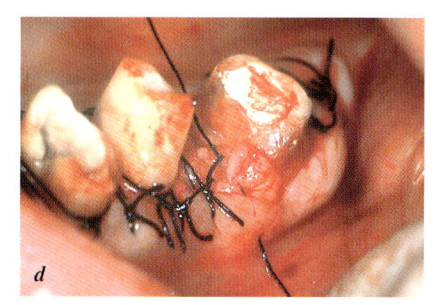

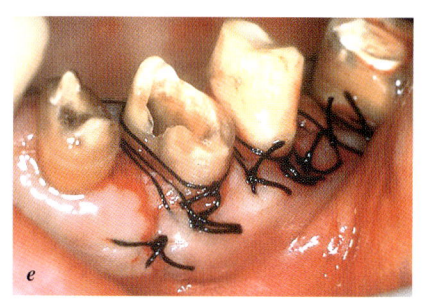

［骨膜縫合用縫合針］

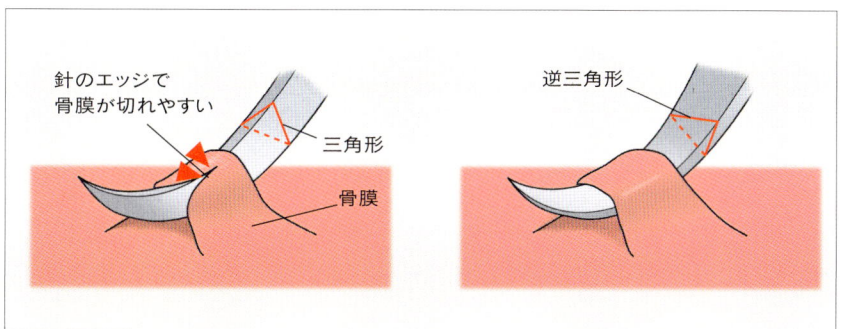

図 **17-10** 骨膜は切れやすいので，断面が逆三角形で骨膜を拾う部分が平面になっている reverse cutting がお勧めである．針の湾曲は 3/8 湾曲程度が使いやすい．

［カストロビジョー］

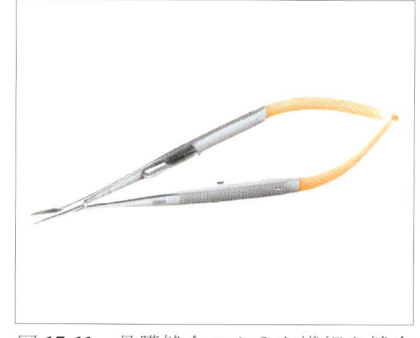

図 **17-11** 骨膜縫合のような繊細な縫合をする場合は，カストロビジョーのような持針器を用いるのが好ましい．

［APFの術式：切開］

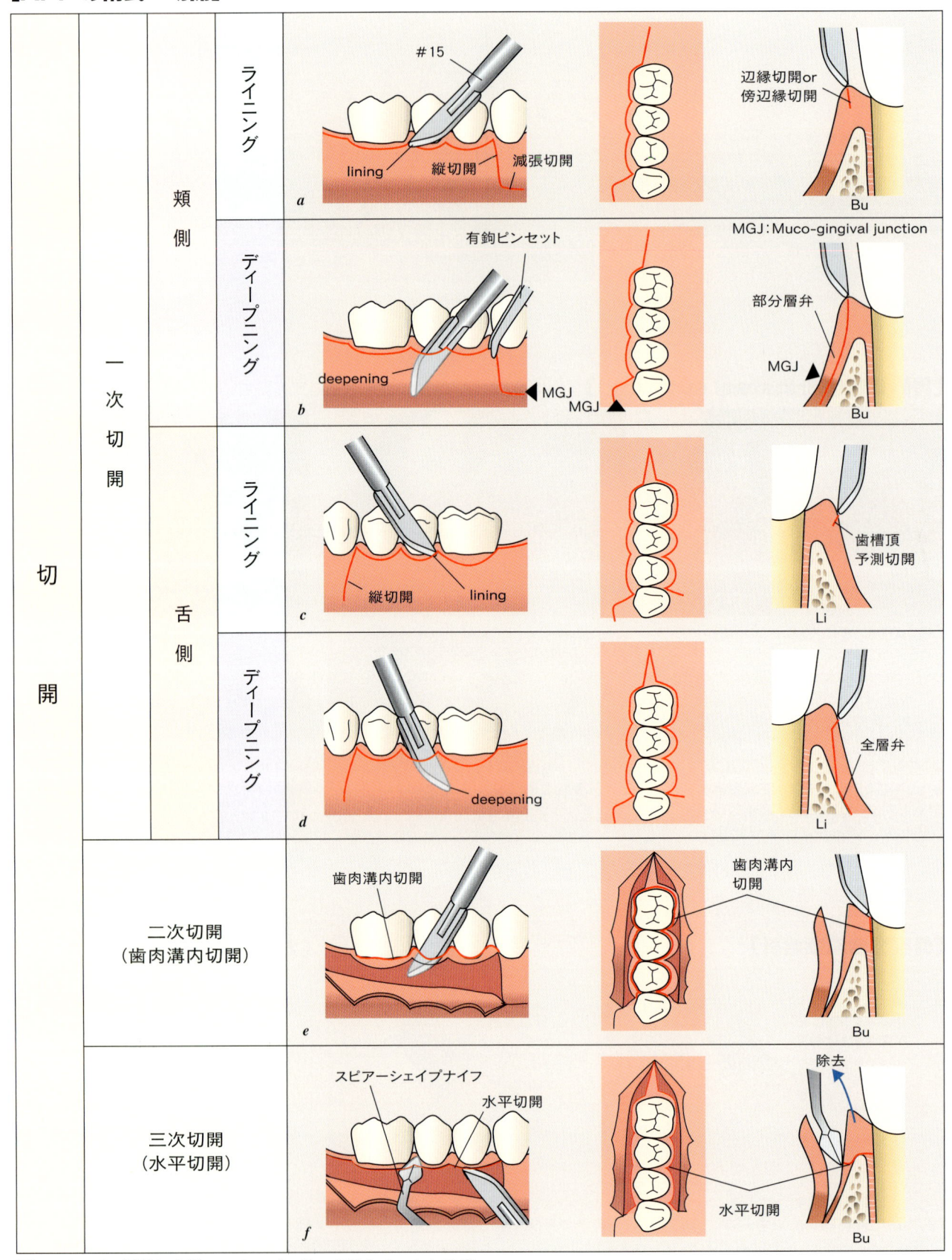

切開	一次切開	頬側	ライニング			
			ディープニング			
		舌側	ライニング			
			ディープニング			
	二次切開 （歯肉溝内切開）					
	三次切開 （水平切開）					

図 17-12a〜f　頬側と舌側でフラップの扱いが異なることに注意．

[APF の術式：根面デブライドメント〜歯周包帯]

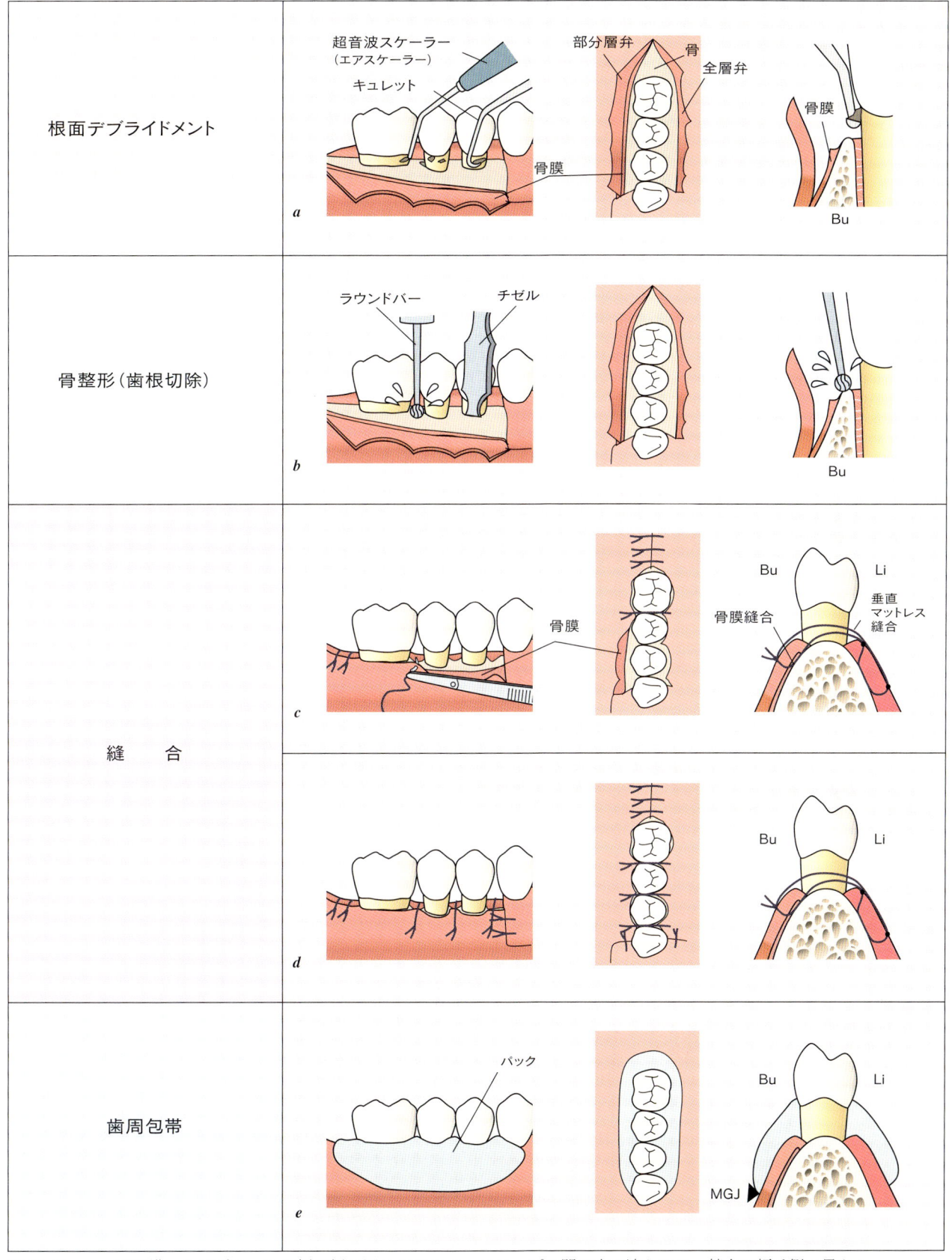

根面デブライドメント	a
骨整形（歯根切除）	b
縫　合	c d
歯周包帯	e

図 17-13a〜e　硬組織へのアプローチは頬舌側で同じであるが，フラップの開け方が違うため，縫合が頬舌側で異なる．

第Ⅲ部　歯周外科

[縦切開]

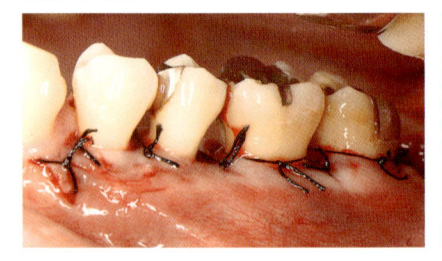

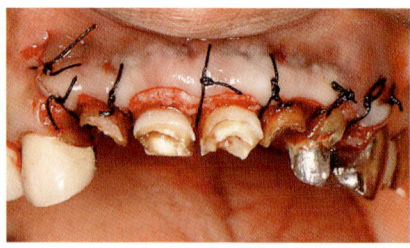

図 17-14a | *図 17-14b*

図 17-14a,b　術野から1歯ないし，2歯離れた位置に縦切開をするのが原則である．*a*ではフラップの近心側に1本，*b*ではフラップの両側に縦切開を入れている．

③骨に対するアプローチ：生理的な骨形態をつくる

　根面をきれいにして，フラップを骨頂に位置づけたとしても，そのときの骨形態が異常であれば理想的な治癒が望めません．セメント-エナメル境（Cement-Enamel Junction：以下 CEJ と略）と平行な骨形態を意識するとともに，全体的な骨レベルが揃うことが必要です（図 17-6）[5]．局所的に CEJ と離れた骨頂があったり，全体的骨レベルが不揃いであると，骨レベルの低いところに深いポケットが再発するからです．

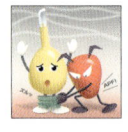

実際の術式

①部分層弁による歯肉弁根尖側移動術（図 17-7）

　フラップ（flap：歯肉弁）を開けるときに骨膜を骨面上に残す場合を部分層弁（partial thickness flap），骨膜をフラップに含める場合を全層弁（full thickness flap）といいます（図 17-8）．骨膜には太い血管（骨膜上血管：supraperiosteal vessels）が含まれますので，骨膜をフラップに含めるか含めないかでフラップへの血液供給が変わってきます．もちろん部分層弁のほうが血液供給という点で劣ります．ここで紹介する APF では，あえて血液供給の良くない部分層弁を使います．その目的はズバリ！　フラップの位置づけです．骨面上に残した骨膜にフラップを縫合することにより，思いどおりの位置にフラップを固定できるからです．これを骨膜縫合（periosteal suturing）といいます（図 17-9）．

　骨膜は2層で構成されており，骨に面する層には休止状態の骨形成細胞（bone lining cells）がびっしり並んでいて，その上の層は結合組織でできています．この結合組織に歯肉結合組織が絡み合うことで，歯肉が骨膜に張り付いています．骨面上に骨膜を残すときには，実は骨膜だけを残すのではなく，骨膜とそれに張り付いた多少の歯肉結合組織を残します．そうでないと，とても縫合針が通りません．

　通常，このときに使う縫合針は，組織の抜けがよくて骨膜を切らないリバースカッティング（reverse cutting）を使います（図 17-10）．縫合針には丸針と角針がありますが，一般的に角針のほうが組織の抜けがよくなっています．角針の断面は三角形になっていて，通常は角が湾曲の内側に向いていますが，これを骨膜縫合で使おうとすると，この角で骨膜が切れてしまうことがあります（図 17-10）．そのため，角が外側に向いたリバースカッティングのほうがデリケートな骨膜縫合には向いています．また，縫合針の湾曲が強すぎたり弱すぎると使いにくいので3/8湾曲程度が適当でしょう．持針器もカストロビジョーのような繊細な動きのできるものが望ましいでしょう（図 17-11）．少なくとも，抜歯などで使う持針器を流用する場合は，その持ち方をペングリップにしたほうが，ロックを外すときに骨膜を切ってしまうというトラブルを少なくできるはずです．

　いきなり縫合の話になってしまいましたが，ここでフラップの形成に戻りましょう．まず頬側のフラップ形成からです．部分層弁をつくる場合は#15のメスで歯肉結合組織中を切っていきます．ピンセットでフラップを開きながら切断面を見ながら

[歯槽頂予測切開]

図17-15　フラップを薄くした後，根面に向かって押さえたときにフラップ断端が骨頂になるように，切開線を歯肉頂より離れた位置に設定する．

[よくある歯槽頂予測切開の失敗]

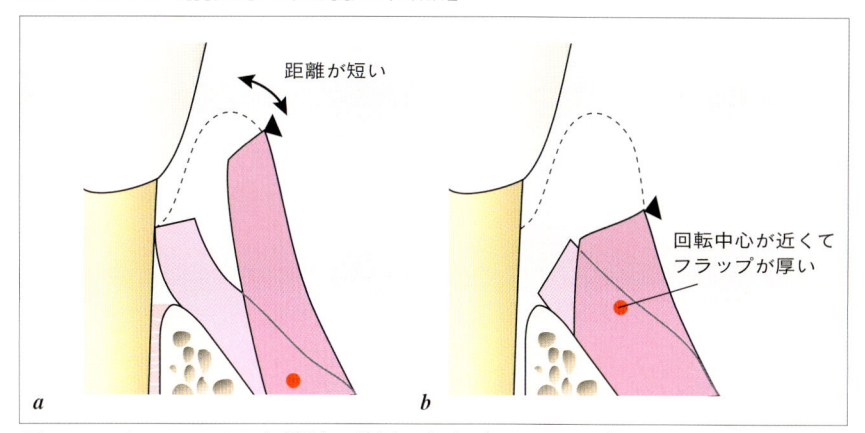

図17-16a, b　aのように切開線の位置が歯肉頂からあまり離れていないと，フラップ断端が根面に重なってしまう．またbのように切開線の位置が正しくても，フラップ下組織の中抜きが正しくできていないと，フラップの回転中心が近くなってフラップを回転できなくなり，骨面が露出してしまう．

切ろうとしても，出血があるので確認はきわめて困難です．そのため，歯肉の側面からメスによる膨らみを確認しながら切開を進めるほうが楽です(図17-12b)．切開はいきなり深くするのではなく，まず浅くライニング(lining)で切開線の設定をしてから(図17-12a, c)，深く入れていきます(ディープニング：deepening, 図17-12b, d)．頬側の切開線は角化歯肉をできるだけ保存するように，あまり歯肉頂から離さないほうがよいでしょう．ディープニングを歯肉‐歯槽粘膜境(muco-gingival junction)まで進めます．ここを越えないとフラップの移動ができないからです．フラップの移動をしやすくするために通常，縦切開(vertical incision)を入れます(図17-12a, c)．処置をしたい部位の1歯あるいは2歯離れた隅角部に設定しますが，近心に1本だけすることもあれば近遠心に2本することもあります(図17-14)．

　ここまでの切開を一次切開(primary incision)といいます．どうしてここまで部分層弁にこだわって剝離するのでしょう？　骨膜を骨面に残して骨膜縫合をしたいからです．それではどうして骨膜縫合をしたいのでしょう？　その理由は頬側では角化歯肉も少なく，前庭も浅いために少ない角化歯肉を根尖側に下ろしながら，そこで固定したいからにほかなりません[12]．

　二次切開(secondary incision)は歯肉溝内切開(intra-sulcular incision)ともいわれ，ポケット内を骨に達するまでメスで切開していきます(図17-12e)．これにより根面への軟組織の付着を切断することになります．軟組織はまだ骨膜に付着していますので，それを切断するためにするのが水平切開(horizontal incision)で三次切開ともよばれます(図17-12f)．この水平切開をするために，まず骨頂から少し離れたところを近遠心的にメスで切開をし，その後スピアーシェイプナイフ(spear shape knife)で隣接面の骨膜と軟組織(あるいは骨)の付着を剝離していきます．これにより歯の周囲の軟組織の付着がなくなりますので，ロンジャーやキュレットで除去できるはずです．もし除去できずにどこかに付着が残っている場合は，無理に引っ張って除去しようとせず，もう一度メスやナイフによる切開に戻ったほうがきれいに組織が取れてきます．

　ここまでは頬側のフラップの話ですが，舌側ではどうでしょう(図17-12c, d)？　案外勘違いされていることが多いのですが，実は部分層弁でAPFをする場合でも，舌側は全層弁でフラップ形成をします．上顎の口蓋側はすべて角化歯肉でできていますので，

第Ⅲ部　歯周外科

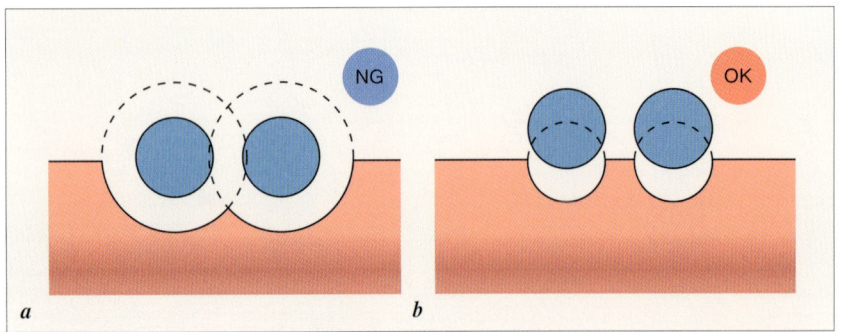

[歯槽頂予測切開のOKデザインとNGデザイン]

図 17-17a, b　aのように歯と同心円上に切開線を設定すると，歯の形態に絶対沿わすことはできない．bのように歯と同じ半径の円にしてそれをずらすことで，フラップを回転させたときに歯の形態に沿わすことができる．舌側中央部では歯から離し，隣接面では歯に近寄らせるイメージが大切．

[歯槽頂予測切開のデザイン]

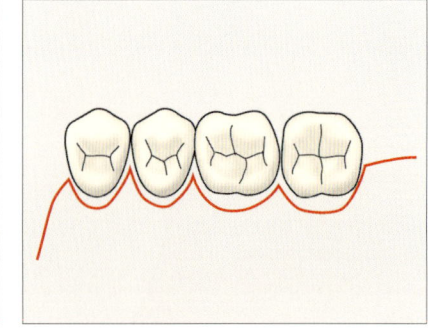

図 17-18　歯間部で歯に近づき，舌側中央部で歯から離れるイメージをする．どれくらい離れるかは図 17-15, 16 を参照．

[根近接の改善]

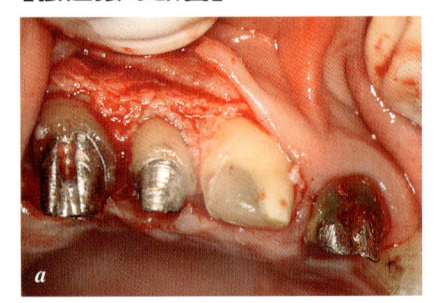

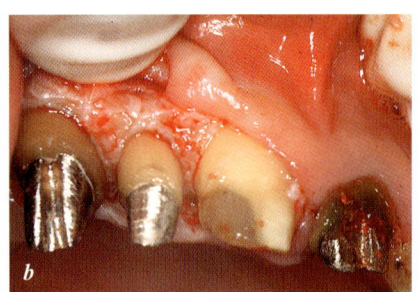

図 17-19a, b　歯根が近接している場合，骨からの立ち上がりの部分から歯を形成し，角化歯肉が入り込めて，キュレットが入るだけのスペースを確保することがある．a では 1| と |2 の間に器具の入らない歯根近接が認められる．そのため歯をカーバイドバーで形成することにより，器具が入るだけのスペースを確保する（b）．

　角化歯肉の保存を考えなくてよいわけですし，下顎の舌側は歯肉が薄くて部分層弁で開けるのがきわめて困難なうえ，骨膜と骨との結合が弱くてすぐに剥がれてしまいますので，部分層弁はあきらめて全層弁にします．全層弁でフラップ断端を骨頂に位置づけるためには，切開の位置を厳密に設定しなければなりません．このときに採用する切開は歯槽頂を予測した切開（crestal anticipated incision）です（図 17-15）．これは三次切開までして骨整形も終わった後，フラップを戻したときにフラップ断端が骨頂にくるように切開の位置を設定するというものです．一般的にはポケットが深いほど，骨整形量が多いほど，歯肉が厚いほど，切開線の位置を歯肉頂から離します（図 17-16）．フラップは根尖側に下ろしたりするのではなく，フラップ基部を中心とした回転で骨頂に位置づけられます．また，このとき歯頸部の形態と同心円状に切開線を設定すると，けっしてきれいに骨頂に戻りません（図 17-17）．歯頸部の湾曲を強調した形にするのがポイントです（図 17-18）．

　この後，肉芽の除去をして根面デブライドメントを行います（図 17-13a）．また歯の分割やヘミセクション，歯根近接の処置などもこのときに行います（図 17-19）．よけいな軟組織がなくなり，骨と根面だけの状態になってから歯や骨に対するアプローチをします．その後，骨整形をします（図 17-13b）．できるだけ生理的な骨形態を目指します[13]．骨整形にはラウンドバーなどを注水下で用いますが，根面に残る結合組織や骨に対して使うのはオーバーインスツルメンテーション（overinstrumentation）になりますので，チゼルでていねいに除去しましょう（図 17-9a）．

　この後縫合になりますが，頰側のフラップは骨頂から1mmほど根尖側に位置づけて縫合すると，

第10章　切除療法（resective therapy）17

[垂直性マットレス縫合の OK デザインと NG デザイン]

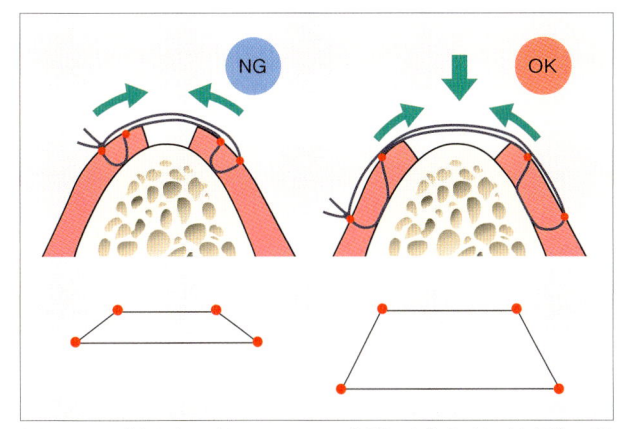

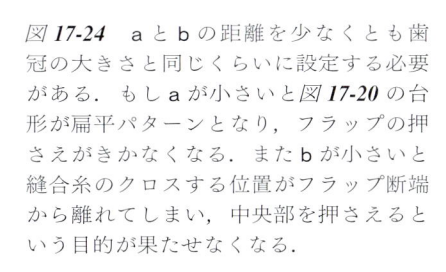

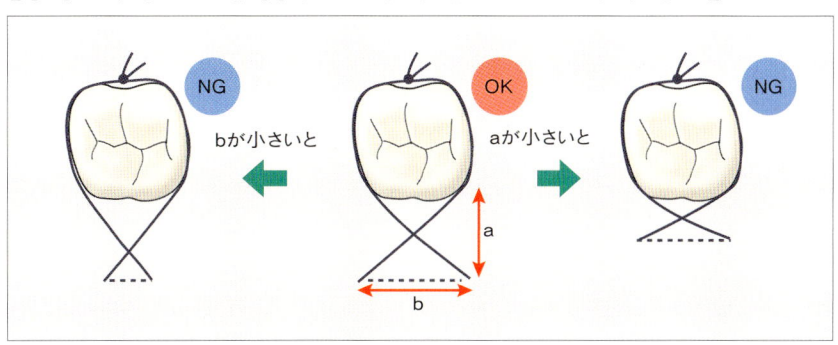

図 17-20　刺入点を結んでできる台形が扁平だと（左図），縫合してもフラップを互いに寄せる力しかはたらかないが，台形の高さがあると（右図），寄せる力に加えてフラップを押さえる力が加わる．つまり1つのフラップの刺入点を離すことにより，フラップの押さえがきくようになる．

[APF における縫合の刺入点]

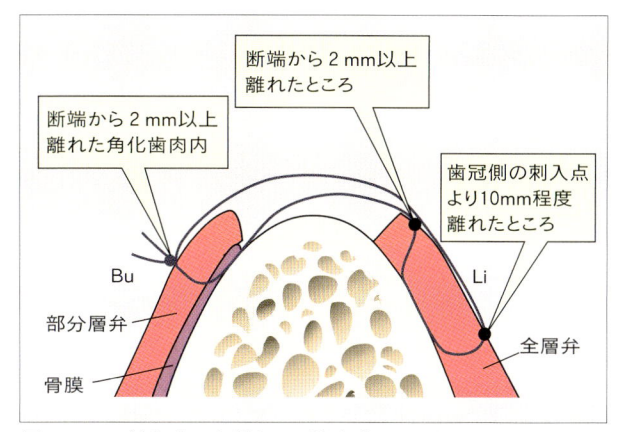

図 17-21　刺入点の原則は，縫合力でちぎれないためにフラップ断端から 2 mm 程度離れた角化歯肉の範囲内である．マットレス縫合では押さえがきく程度刺入点を離す．

[マットレス縫合刺入点のバリエーション]

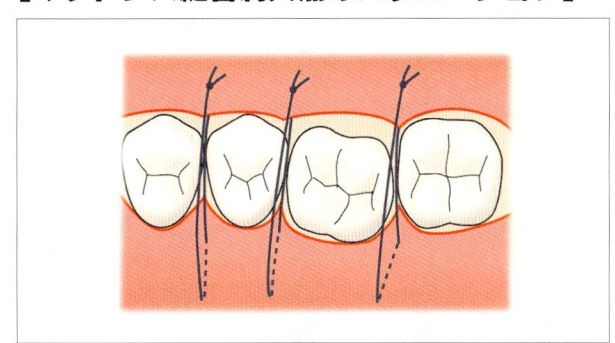

図 17-22　刺入点を近遠心的に少しずらすことにより，歯間部の広いフラップを効率的に押さえることができる．

[水平マットレス縫合]

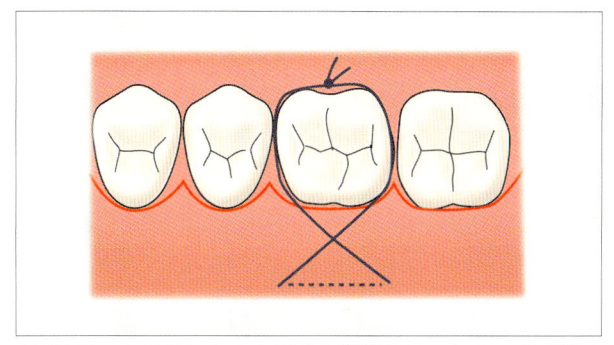

図 17-23　大臼歯になると近遠心距離が長いため，中央部でフラップと根面の間に隙間ができやすい．それを防ぎながらフラップの死腔をなくすために水平マットレス縫合（horizontal mattress suture）を追加する．正確には刺入の仕方は水平マットレスで，縫合糸の位置関係は8の字縫合（figure 8 suture），しかも歯に引っ掛けるので懸垂縫合（sling suture）というコンビネーション縫合である．

[水平マットレス縫合の OK デザインと NG デザイン]

図 17-24　a と b の距離を少なくとも歯冠の大きさと同じくらいに設定する必要がある．もし a が小さいと図 17-20 の台形が扁平パターンとなり，フラップの押さえがきかなくなる．また b が小さいと縫合糸のクロスする位置がフラップ断端から離れてしまい，中央部を押さえるという目的が果たせなくなる．

第Ⅲ部　歯周外科

［マットレス縫合］

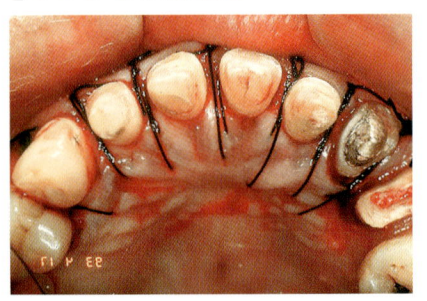

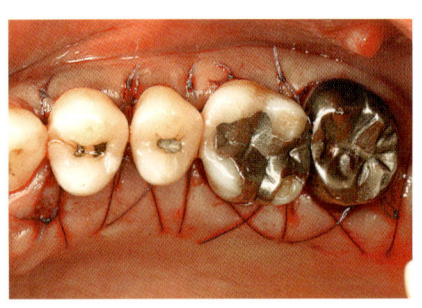

図 17-25a｜図 17-25b

図 17-25a,b　前歯部のように歯の近遠心距離が短い場合は垂直マットレス縫合で対応できるが(a)，大臼歯部のように近遠心距離が長くなると，フラップの押さえをきかせるために水平マットレス縫合を追加する(b)．

［通法のディスタルウェッジ］

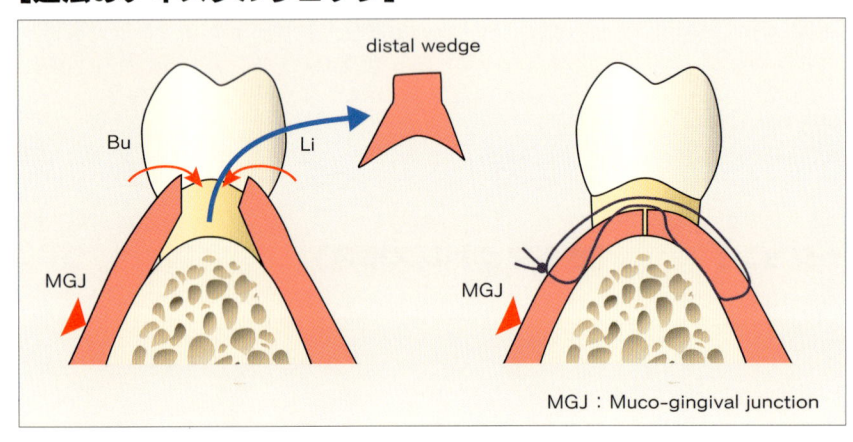

図 17-26　角化歯肉が十分ある場合，頬舌側ともに全層弁で開いてクサビ状に結合組織をくり抜くことで歯肉を薄くできる．

［APFにおけるディスタルウェッジ］

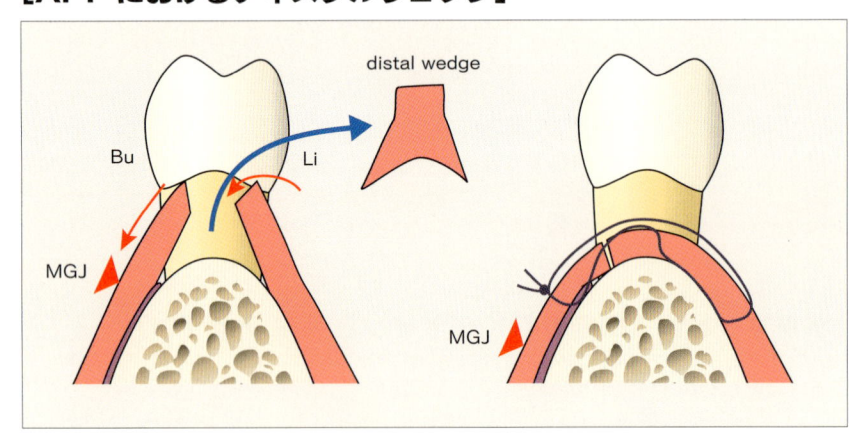

図 17-27　頬側の角化歯肉がなくてAPFを行う場合，頬側は部分層弁で剥離し骨膜縫合で根尖側に下げる．舌側は全層弁で剥離してマットレス縫合で固定する．APFでディスタルウェッジ部を通法で行うと，頬側のフラップが歯冠側に上がってしまう．

結紮をしたときにちょうど骨頂にフラップがきます．しっかり位置づけたい場合は，頬側でも垂直マットレス縫合(vertical mattress suture)をすればよいでしょうが，もともと頬側は角化歯肉が少ないので，そんな余裕がない場合がほとんどです．そのためフラップ断端から2mmほど離れた部分から縫合針を刺入して骨膜を拾った後，舌側に移行します(図*17-13d*)．

舌側はフラップが厚いことが多いので，しっかりと押さえ込むために垂直マットレス縫合をします(図*17-20*)．このとき舌側のフラップの断端数ミリのところから縫合針を刺入して，1cmほど離れたところから針を出すようにしましょう(図*17-21*)．マットレス縫合は十分距離を離さないと押さえがききません．また，隣接面部のフラップの近遠心径が大きい場合は，マットレス縫合の刺入部と刺出部を近遠心的にずらすと，より押さえがきくようになります(図*17-22*)．

また大臼歯部では中央部のフラップに隙間ができることがありますので，水平マットレス縫合(horizontal mattress suture)を追加します(図*17-23〜25*)．最遠心部はディスタルウェッジ(distal wedge)を形成しますが(図*17-25*)，そこの縫合も少なくとも1針は骨膜縫合をしなければなりません(図*17-26, 27*)．それを怠りますと遠心部のフラップが歯冠側に引っ張られてしまい，この部分だけ歯冠側移動術になってしまいます．

濡れた滅菌ガーゼでしっかり押さえて止血が確認できればパック(periodontal dressing：歯周包帯)をします(図*17-13e*)．パックの脱離が起こらないようにするためには歯面をよく乾燥させておくこと，止血を確認してから行うこと，パックの根尖側は歯肉‐歯槽粘膜境を少し越えた当たりで丸みをもたせて終わること，咬合時に当たらないようにすることを注意すればよいでしょう．

18

切除療法（resective therapy）臨床応用編 その2

Resective Therapy—Its Clinical Application II

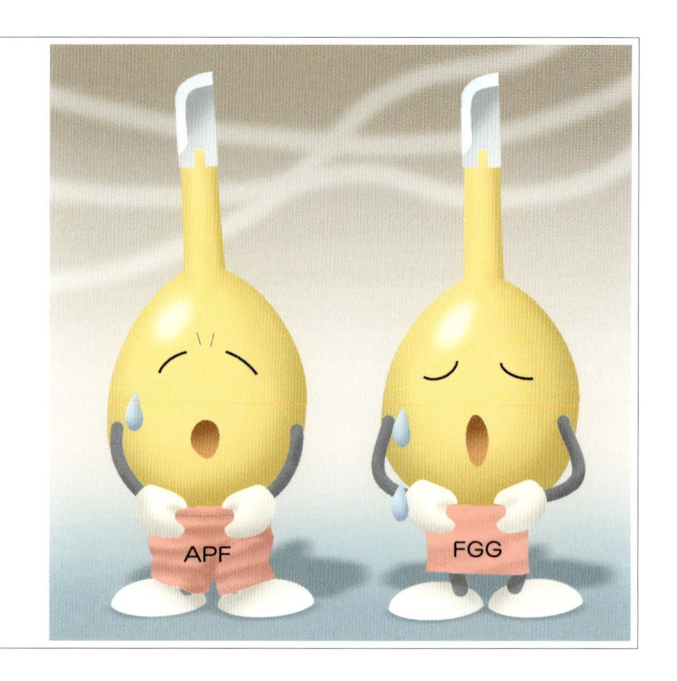

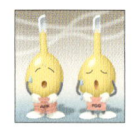

はじめに

　前項に引き続き，切除療法の術式についてみていきます．テクニックの解説がほとんどになりますが，基本的な治癒形態は前項で説明した切除療法の原則と同じです．

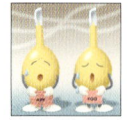

実際の術式

②全層弁による歯肉弁根尖側移動術（図18-1）

　前項の①で解説した歯肉弁根尖側移動術（Apically Positioned Flap：APF）では，頬側に部分層弁を，舌側に全層弁を使用しましたが，ここでは頬側，舌側ともに全層弁を用いる方法について説明したいと思います．舌側に関しては①と同じですので，頬側の取り扱いに絞って話をしていきます．

　フラップ自体は血液供給を考えると全層弁が望ましいのですが，それをあえて部分層弁を使う理由は"骨膜縫合ができる"ということでした．つまり骨面上に残した骨膜にフラップを縫合することにより，フラップを好きな位置に固定することができるからです．とくにフラップを根尖側に移動したり，側方に移動したりするような場合は，移動した位置にしっかりと固定できるかどうかはたいへん重要なことです．舌側は角化歯肉が十分あることが多いので，多少の犠牲を払っても歯槽頂予測切開（crestal anticipated incision）を使うことで結果的に骨頂にフラップ断端を位置づけることができますが，頬側は角化歯肉が少ないことが多いため，角化歯肉を可及的に残した部分層弁にして，それを根尖側に移動して骨膜縫合にて固定したわけです．

　それでは舌側と同じような処理で頬側を全層弁で開けるのはどうでしょう？　もちろんそれも可能です．そのかわり角化歯肉をある程度失うことを覚悟しておかなければなりません．逆に考えれば多少の角化歯肉を失っても問題のないような症例が適応症ということになります（図18-1a, b）．

　そのためには術前のボーンサウンディング（bone sounding）が欠かせません．ボーンサウンディングとは骨頂まで深くプロービングすることで骨の形態を術前に探る方法で，別名トランスジンジバルプロービング（transgingival probing）ともいいます．頬側に歯槽頂予測切開をするためには，どこに骨頂があるかをプローブで予測しなければなりません．頬側の歯肉は口蓋側のように厚くありませんので，だいたい骨頂あたりに切開線を設定します（図18-1c）．そしてフラップの剥離は歯肉‐歯槽粘膜境（muco-

[全層弁による歯肉弁根尖側移動術（Apically Positioned Flap：APF）]

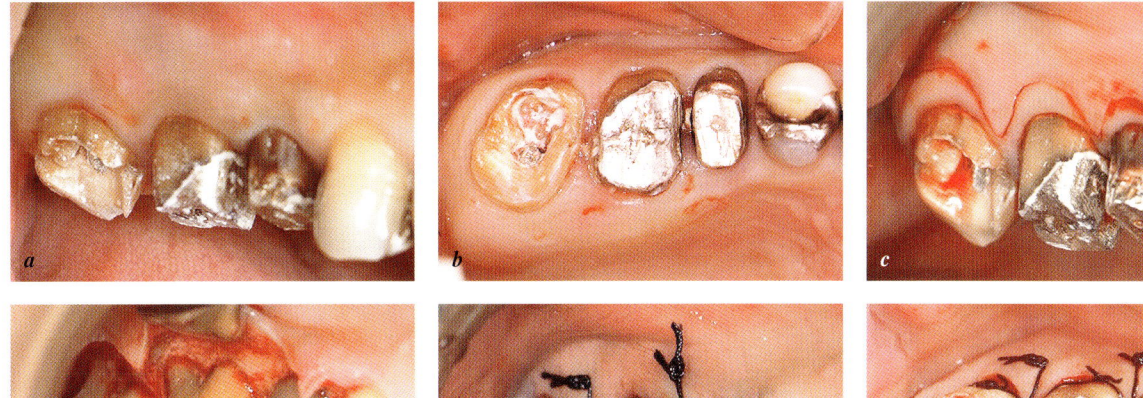

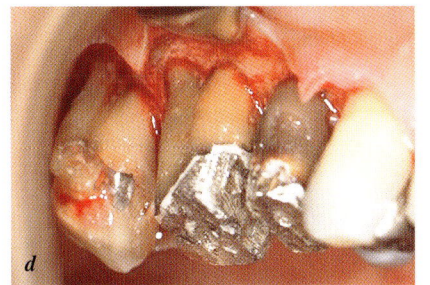

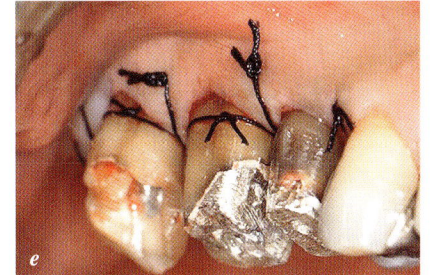

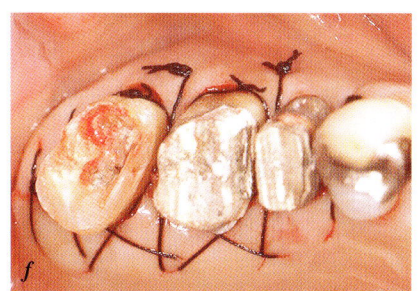

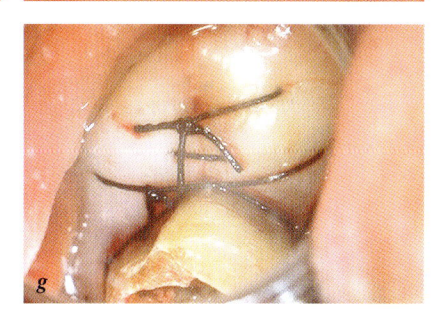

図18-1a〜g　角化歯肉が十分ある症例（*a*, *b*）では頬側も歯槽頂予測切開を行い（*c*），歯肉‐歯槽粘膜境の範囲内で剥離して（*d*），硬組織の処理を行えばフラップ断端はだいたい骨頂に位置づけることができる（*e*〜*g*）．厳密にはフラップを根尖側に移動しているわけではないが，結果としてAPFと同じ治癒形態を獲得できる．

gingival junction：MGJ）を越えない範囲で止めるようにしなければなりません（図18-1d）．この境界を越えるとフラップの自由度が増しますので，縫合の際にフラップが歯冠側に上がってしまいます．角化歯肉が十分あるような症例であれば，このような技が使えるはずです．その後の処置は部分層弁と大きな違いはありません．ただ縫合に関しては，頬側には骨面上に骨膜が残っていないわけですから骨膜縫合はできません．フラップに十分な角化歯肉が残っていれば，垂直マットレスになるように2点縫合針を通してもよいですが，すでに角化歯肉を切除していてそんなに余裕はないはずですので，たいていは単純縫合（simple suture）あるいは断続縫合（interrupted suture）といわれる縫合法で1点のみ縫合針を通します（図18-1e〜g）．

舌側は前項の①と同じように垂直マットレスにすることが多いでしょう．この方法はフラップを移動しているわけではなく，フラップ断端を骨頂に位置づけているだけですので，厳密な意味ではAPFではありませんが，APFと同じ治癒形態ですから，ここで扱いました．

それでは頬側の角化歯肉が少ない場合はどうしましょう？　このような症例で全層弁で対応するのはかなり難しくなります．歯肉頂切開や歯肉溝内切開をして角化歯肉をできるだけ残し，その後，縦切開の部分の縫合で根尖側に下げた位置に固定したり，術後の圧迫やパックで固定することになります．生体適合性の高い接着材で固定するという裏技もありますが……．

第Ⅲ部　歯周外科

[遊離歯肉移植術（Free Gingival Graft：FGG）]

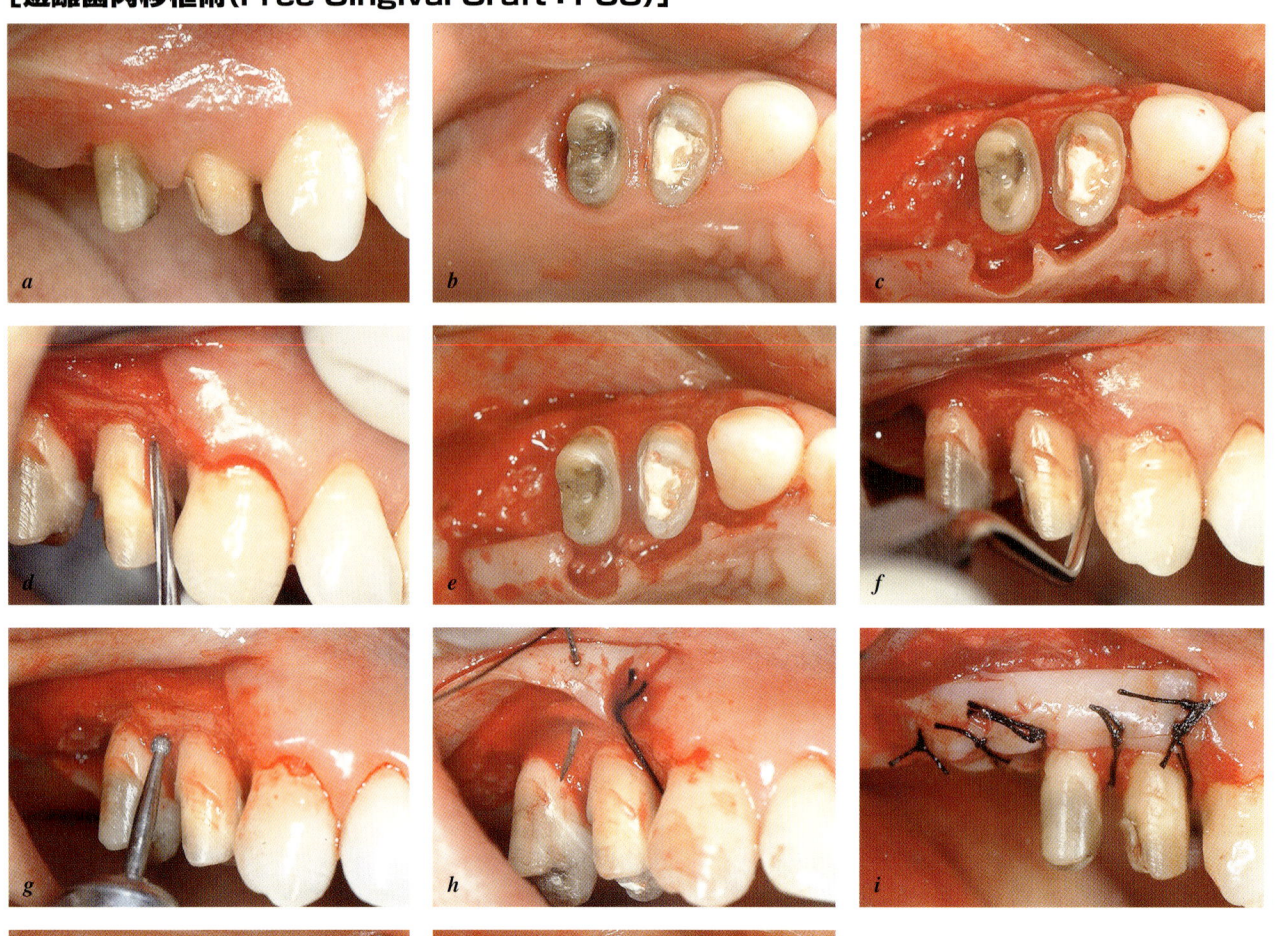

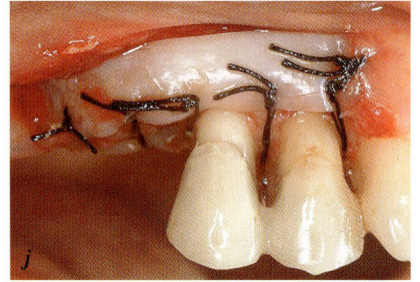

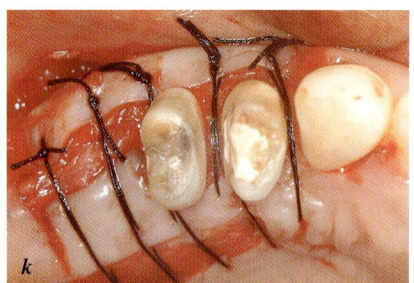

図 18-2a〜k　角化歯肉がない症例（**a, b**）では頬側の粘膜を除去後（**c**），根近接の処理（**d, e**）や肉芽の除去（**f**），骨整形（**g**）を行い，口蓋側歯肉を頬側に移植する．その際，骨膜縫合により移植片を骨頂に位置づけることにより（**h, i**），角化歯肉の獲得と同時にポケットの除去ができる．**j, k** は術直後．

③**遊離歯肉移植術**（Free Gingival Graft：FGG）（図 **18-2**）[14]

FGG は通常，付着歯肉が少ないといった歯肉-歯槽粘膜の問題がある場合に行う muco-gingival surgery という位置づけになるのですが，切除療法と似た創傷治癒形態をとりますので，ここで取り上げたいと思います．

APF では頬側に存在する角化歯肉を根尖側に移動することにより，角化歯肉を失わずにポケットをなくすことができます．しかしながら，この角化歯肉自体がなければ歯肉弁を根尖側に移動しても角化歯肉の量はさほど変わりません．もし角化歯肉がないことで患者さんのセルフケアがうまくできないとか，過去に歯肉退縮を起こしているような場合ですと，ポケットを浅くすると同時に角化歯肉を増やすほうがメリットが多いと考えられます．そこで採用される術式の1つに FGG があります．

この場合，フラップという有茎弁ではなく，歯肉を他の場所から移植してきますので，まったく術式

[APFとFGGの違い]

図18-3　頬側においてAPFでは部分層弁によるフラップ，FGGでは移植片を骨膜縫合してフラップや移植片の断端を骨頂に位置づける．これにより前者では角化歯肉を保存しながらポケット除去ができ，後者では角化歯肉の獲得をしながらポケット除去ができることになる．

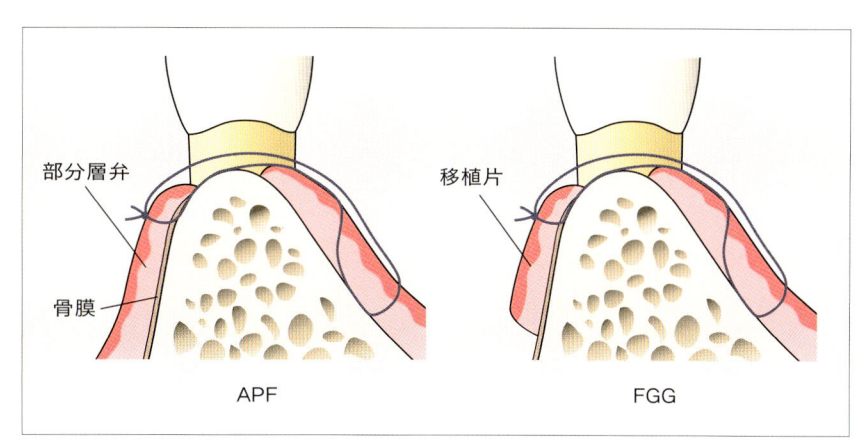

が違うように思いますが，基本は前項でまとめた部分層弁によるAPFと同じです．違うところは頬側が部分層弁というフラップではなく移植片（FGG）だということです（図18-3）．この移植片を骨頂に位置づけるように移植すれば術後の歯肉溝はシャローサルカスになるため，歯肉退縮によるプロービング値の改善と角化歯肉の獲得が同時にできます．

　移植片の採取は上顎の口蓋側が原則です．上顎の口蓋側の粘膜はすべて角化歯肉ですし，比較的厚みもありますので好都合です．他には，抜歯して広い歯槽堤があるようでしたらそこも候補になりますが，往々にして十分な量を採取できません．上顎の口蓋側粘膜は歯槽堤と違い，粘膜下組織があるのが特徴です．その粘膜下組織には脂肪組織や口蓋腺などが含まれていますが，傾向としては前歯部では腺組織，臼歯部では脂肪組織を含みます．また前歯部には口蓋皺襞を含みますので，頬側に移植する組織としてはあまりお勧めできません．どうしても使わざるをえない場合は，移植片採取の前に歯肉切除で皺襞を除去しておいたほうがよいでしょう．もっとも採取しやすく安定した組織を確保できるのは上顎臼歯部の口蓋側粘膜です．7|7の遠心には大口蓋孔がありますので注意が必要です．

　移植したい部位の形より若干大きく採取します．移植片は採取直後に初期収縮（primary shrinkage）をしますので[15]，それを見越して大きめに採取したほうがよいでしょう．もし移植する時点になって移植片が小さければ，少し切れ目を入れて大きく伸ばす方法（アコーディオンテクニック）などもあります（図18-4）．厚みは1 mm前後は必要です．ただし上顎臼歯部の口蓋粘膜から採取した移植片には脂肪組織が含まれていますので，それを採取後除去します．そのため除去する脂肪組織の分だけ厚みが減ることも考えておかなければなりません．また移植片の内側（骨に面した側）は新しいメスで平らにしておきましょう（図18-5）．凹凸がありますと適合が悪くなり，死腔ができる可能性があります．死腔は移植片への血液供給を悪くしますので，移植片の壊死につながるからです．

　根面被覆術などにFGGを用いる場合[16,17]，つまり歯周形成外科としてFGGを採用する場合は移植片の壊死の可能性をできるだけ低くしたいので，移植片採取後すぐに移植片を頬側に縫合します．そのため頬側の処理を先にしたほうがよいでしょう．しかしながらFGGを切除療法の1つとして用いる場合はそんなに時間的にあわてる必要はありません．シャーレに生理食塩水を入れてそこにいったん保管しておいて，他の処理をしていきます（図18-6）．

　頬側に角化歯肉を獲得したいだけであれば，舌側（口蓋側）はフラップを開けずに，口蓋側から移植片を採取してくるだけですみますが，シャローサルカスもつくりたい場合は舌側にもフラップを開けます（図18-2c）．もし上顎の臼歯部でのオペであれば，口蓋側の移植片をそのまま頬側に移動させればすみ

第Ⅲ部　歯周外科

[アコーディオンテクニック]

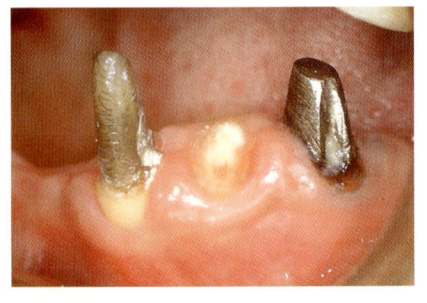

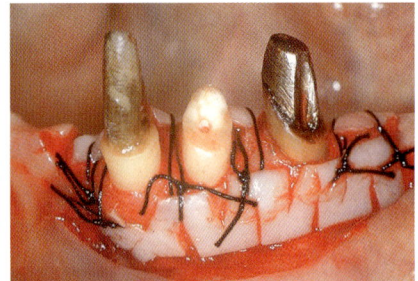

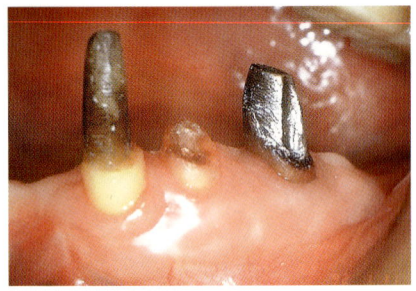

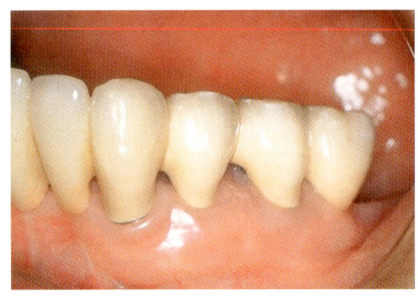

図18-4a｜図18-4b
図18-4c｜図18-4d

図 **18-4a〜d**　移植片の長さが不足する場合の1つの解決法として，移植片に切れ目を入れて引き伸ばす方法（アコーディオンテクニック）がある．**a** は術前，**b** は術直後，**c** は術後4か月，**d** は補綴時の口腔内．

[移植片内面の処理]　　**[移植片の保存]**

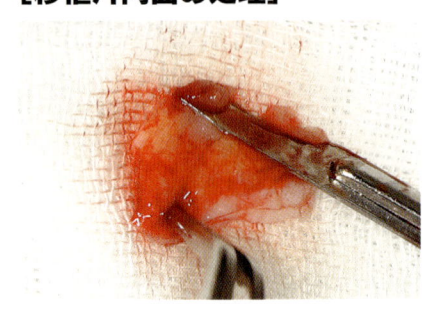

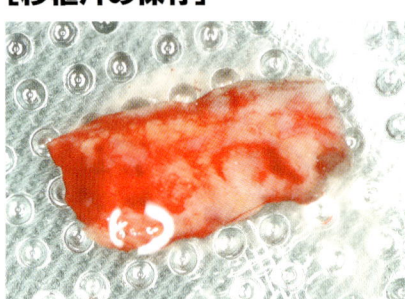

図18-5｜図18-6

図 **18-5**　新しいメスで移植片内面を平らに形成する．このとき黄色い脂肪組織を除去しておく．

図 **18-6**　根面被覆術のように移植片の壊死の可能性を極力小さくしたい場合は，移植片採取後に内面の処理をしてすぐ移植するが，そうでない場合は生理食塩水に漬けておいて他の処置をしていく．

ます．このとき一般的には先に移植片を採取しておいてからフラップを通法で形成したほうが，軟組織のマネジメントはしやすいようですが，このあたりはやりやすい方法を選べばよいでしょう．

それでは頬側の処理はどのようにすればよいのでしょうか？　前項で説明したAPFと同じように一次切開，二次切開，三次切開と進めていくのですが，ポイントは一次切開で作製した部分層弁を切り取ってしまうということです（図 **18-2c**）．MGJを越えたところで歯槽粘膜に水平切開を加えて取り去ります．それにより骨面には骨膜だけが残ります．もちろん残った骨膜の厚みは均一ではありませんので，場合によっては骨膜上に残っている軟組織をティッシュニッパーを用いて除去して凹凸をなくす必要があります．平らな受容側に平らな移植片を乗せるのが基本だからです．その後の根面デブライドメント，骨整形などはAPFとまったく同じです（図 **18-2d〜g**）．

硬組織に対する処置が終われば縫合です．移植片が受容側（recipient site）に適合するかどうか確認し，サイズが大きいようであれば適合するようにトリミングを行います．鋏やティッシュニッパーでも可能ですが，濡れたガーゼの上で新しいメスを使って行うほうが容易です．適合を確認したら移植片の上縁が骨頂になるよう位置づけて骨膜縫合をしていきます（図 **18-2h**）．歯間部の移植片上縁と側縁だけを縫合するのが原則です．移植片の下縁は通常縫合せ

第10章　切除療法（resective therapy） 18

［移植片下の死腔］

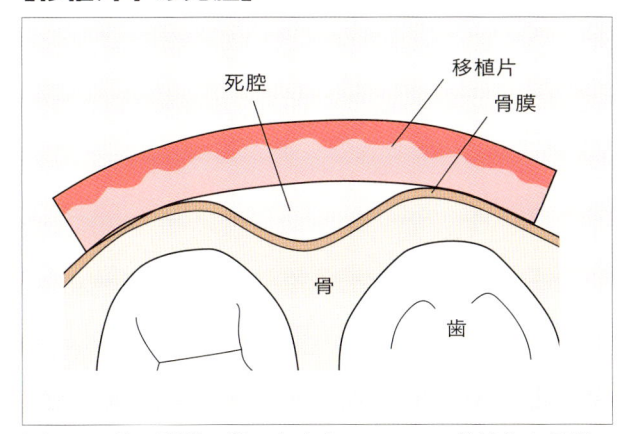

図 **18-7**　骨の形態や歯の突出度によっては移植片と骨膜の間に死腔ができることがある．死腔の部分では移植片への血液供給が不足するため，移植片の壊死につながるおそれがある．

［FGG 後の歯周パック］

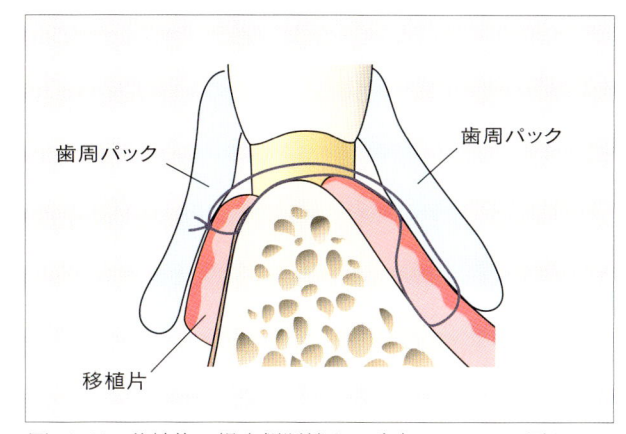

図 **18-10**　移植片の根尖側断端まで確実にパックで覆うことと，そのパックの断端に丸みをもたせることが重要である．それにより確実に移植片を固定し，術後の開放創からの出血を最小限に抑えることができる．

［歯根の突出度が小さい場合］

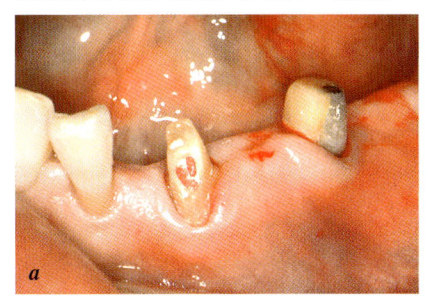

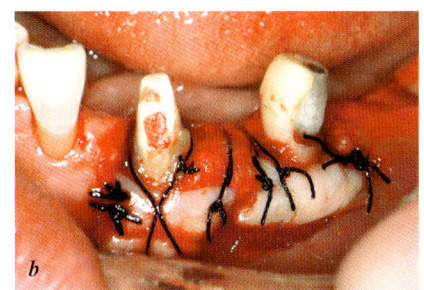

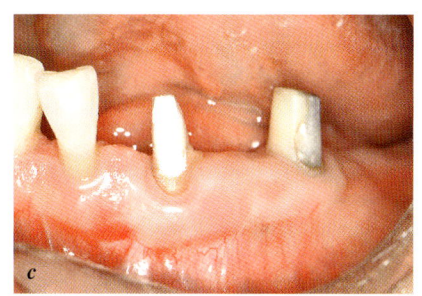

図 **18-8a～c**　死腔ができやすい部分に縫合糸が通るように移植片上でクロスさせ，根尖に残った骨膜を通過させた後，歯に懸垂縫合をすることにより死腔の発生を防ぐことができる．*a* は術前，*b* は術直後，*c* は術後3か月の口腔内．

［歯根の突出度が大きい場合］

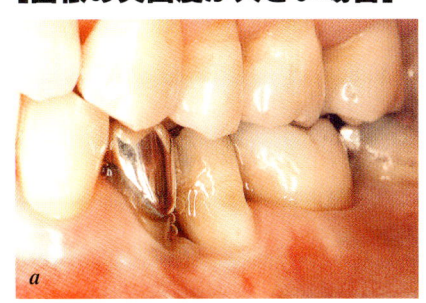

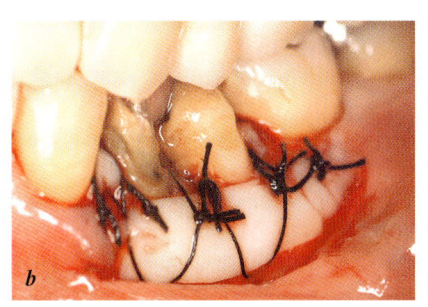

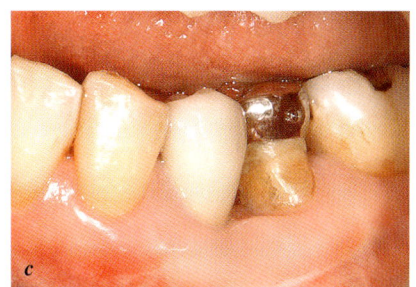

図 **18-9a～c**　突出度が大きいと，死腔のできる骨の凹みはさらに根尖側まで伸びているため，縫合糸は移植片上でクロスさせないで凹みに沿うように根尖側に伸ばす．*a* は術前，*b* は術直後，*c* は術後3か月の口腔内．

第III部　歯周外科

[FGG と APF のコンビネーション]

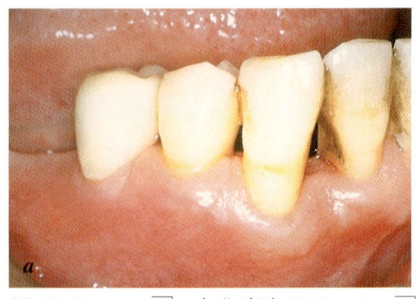

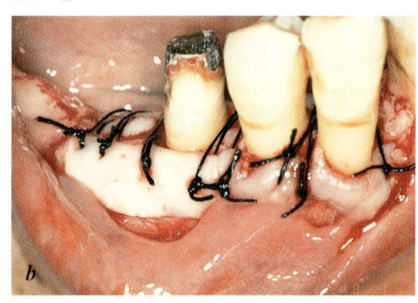

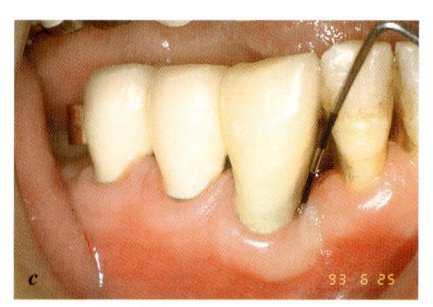

図 18-11a～c　5̲ の角化歯肉がゼロで，4̲ と 3̲ が最小限の量である場合(**a**)，5̲ に FGG を行い，4̲ と 3̲ は APF をすることにより(**b**)，1 回の歯周外科でポケットの除去と角化歯肉の確保ができる(**c**).

[FGG と歯槽堤増大術のコンビネーション]

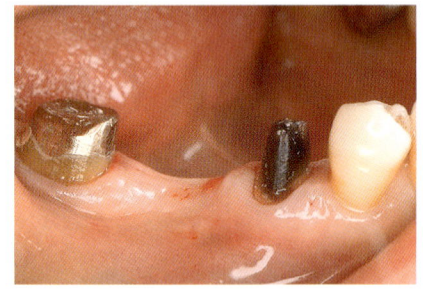

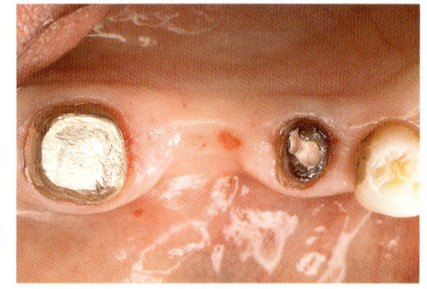

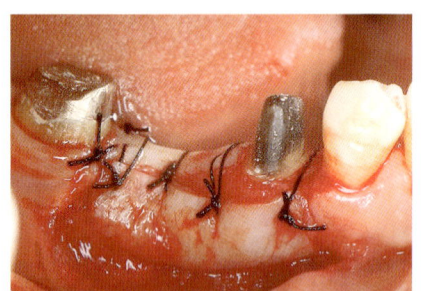

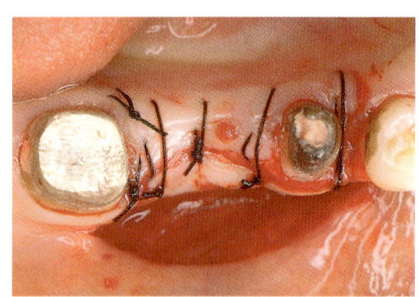

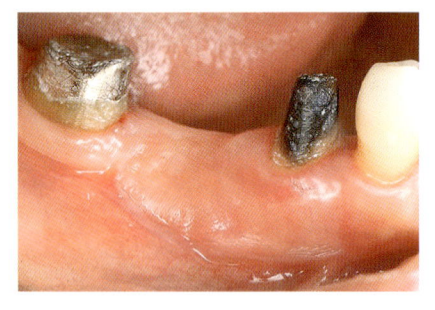

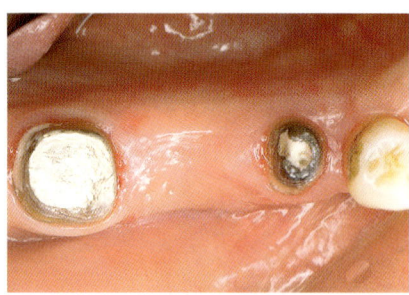

図 18-12a｜図 18-12b
図 18-12c｜図 18-12d
図 18-12e｜図 18-12f

図 18-12a～f　6̲ の抜歯後，歯肉退縮を起こした 5̲ と歯槽堤が陥凹した 6̲ 部(**a**, **b**)を改善するために 5̲ と 6̲ に FGG を行う．このとき 6̲ の移植片を厚く調整することにより陥凹部を膨らませることができる(**c**, **d**)．**e**, **f** は術後 3 か月の口腔内．

ずに開放創にします(図 18-2i, j)．もしここを歯槽粘膜と縫合すると移植片が剥がれてしまいますし，移植片下縁と骨膜を縫合すると，抜糸のときに患者さんは痛みで涙を浮かべてしまいます．ただし歯の突出が強い場合，その上に移植片を置くと歯間部で死腔ができることがあります(図 18-7)．これを防ぐた

めに移植片の歯間部の部分のみ厚みをつけるというようなテクニックに走ることは危険です．このような場合は縫合でカバーしましょう．根尖側の骨膜を拾って歯に懸垂をして縫合糸で移植片の歯間部に相当する部分を押さえます．突出度が小さいときは移植片上でクロスさせ(図 18-8)，突出度が大きいとき

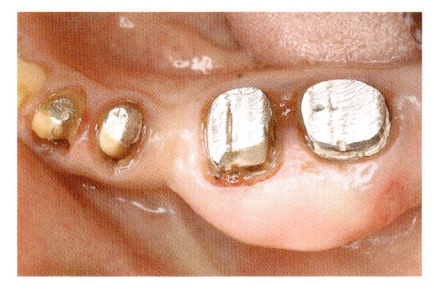

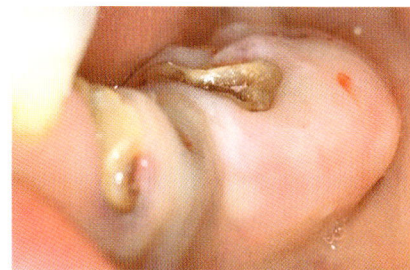

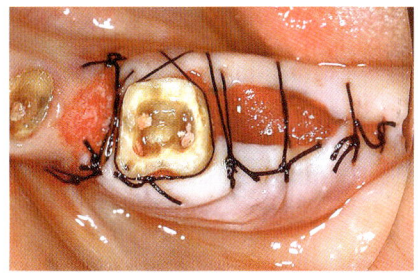

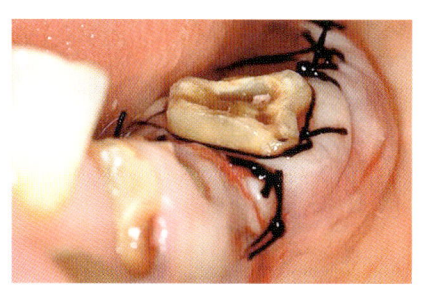

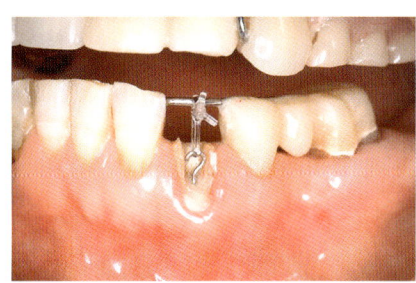

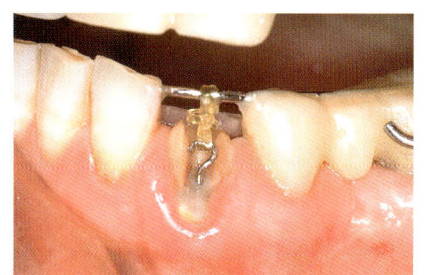

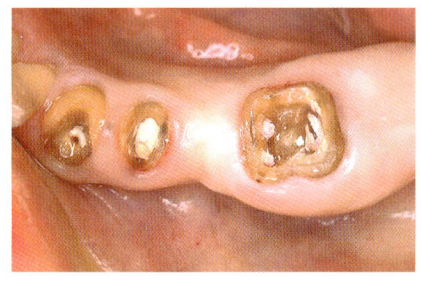

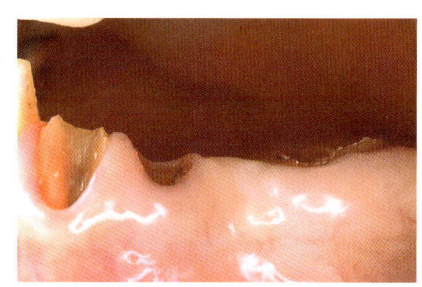

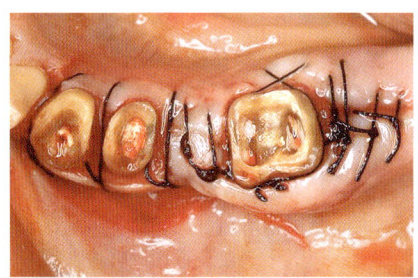

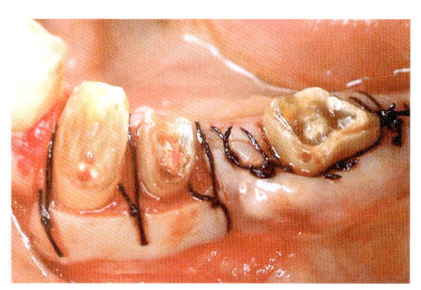

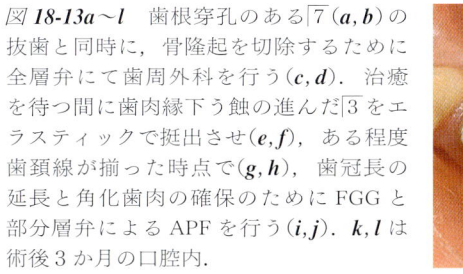

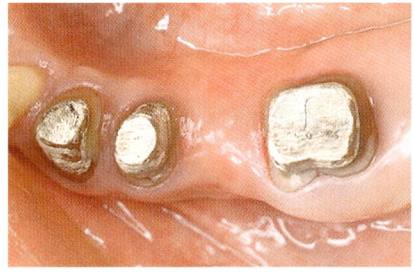

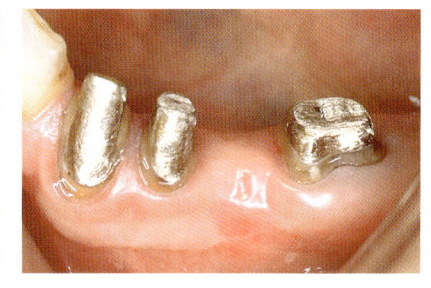

第10章 切除療法(resective therapy) 18

[種々のオプションのコンビネーション]

図 18-13a	図 18-13b
図 18-13c	図 18-13d
図 18-13e	図 18-13f
図 18-13g	図 18-13h
図 18-13i	図 18-13j
図 18-13k	図 18-13l

図 18-13a〜l　歯根穿孔のある7(a, b)の抜歯と同時に，骨隆起を切除するために全層弁にて歯周外科を行う(c, d)．治癒を待つ間に歯肉縁下う蝕の進んだ3をエラスティックで挺出させ(e, f)，ある程度歯頸線が揃った時点で(g, h)，歯冠長の延長と角化歯肉の確保のためにFGGと部分層弁によるAPFを行う(i, j)．k, lは術後3か月の口腔内．

205

［APFとローテーションフラップのコンビネーション］

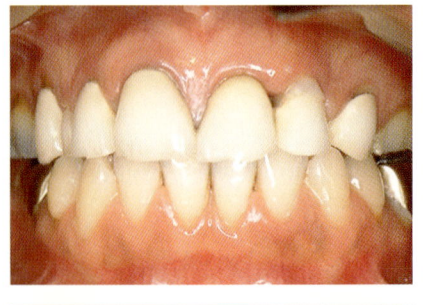

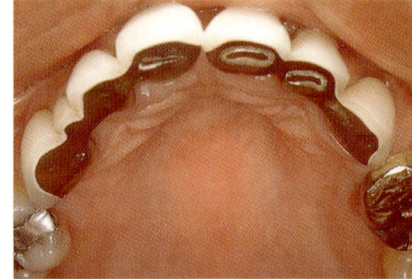

図 18-14a	図 18-14b
図 18-14c	図 18-14d
図 18-14e	図 18-14f
図 18-14g	図 18-14h

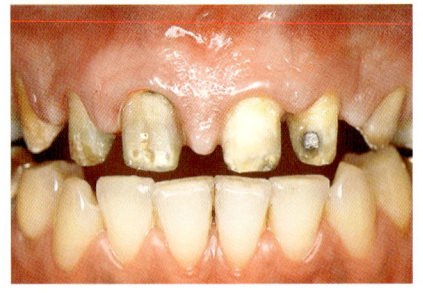

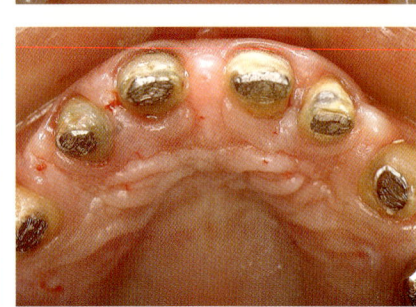

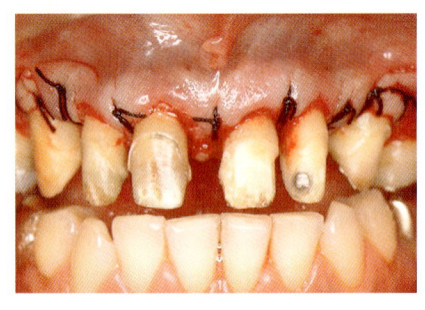

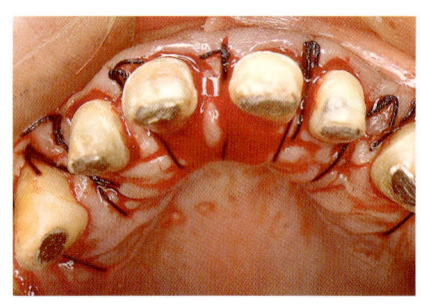

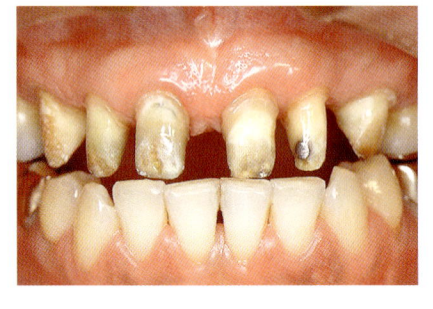

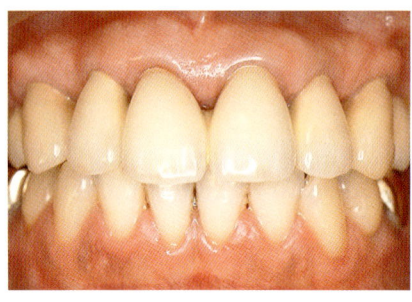

図 18-14a〜h　ポケットの深い 2 1|1 2 と歯肉の薄い 3|3 を同時に解決するために（a〜d），2 1|1 2 に対してはAPF，3|3 には歯間部の角化歯肉を回転させながら移動してくるローテーションフラップを行う（e, f）．g は術後3か月で治癒を待っているところ．h は補綴時の口腔内．

にはクロスさせずに押さえます（図18-9）．

　舌側（口蓋側）はAPFのように垂直マットレス縫合をしますが，移植片の供給側がフラップに含まれている場合は，供給側の根尖側まで縫合を延長しておくほうがよいでしょう（図18-2k）．移植片を採取した部分は術後の出血を防止するためにコラーゲン製のテープなどを置いて縫合したり，場合によってはシーネを作製して装着することがあります．

　パックは移植片の根尖側までの長さがあり，辺縁に丸みをもたせた形にすることがポイントです（図18-10）．これによりしっかり移植片を固定し，しかも頬や口唇の動きで開放創の部分がパックで刺激されることによる疼痛や後出血を軽減できます．

④ FGGと他の術式のコンビネーション

　APFとFGGを詳細にみてきましたので，これらを応用すればいろいろな状況に対応できます．深いポケットが存在する場合，ある部位では角化歯肉がなくて，ある部分では角化歯肉があるという状況であれば，角化歯肉のない部位に対してFGGを行い，

第10章　切除療法（resective therapy）18

［多数歯にわたる歯肉縁下う蝕に対する歯冠長延長術］

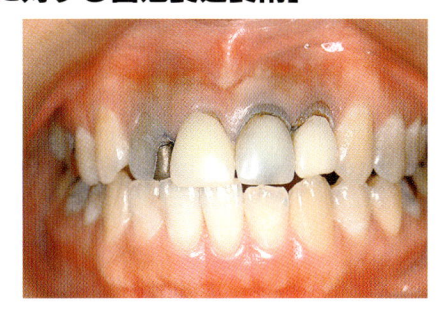

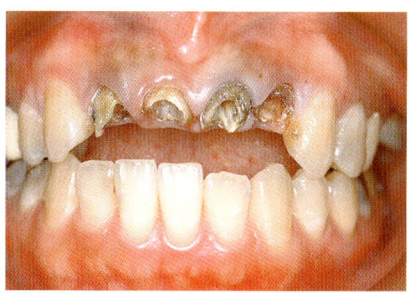

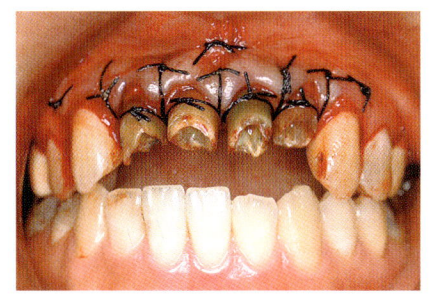

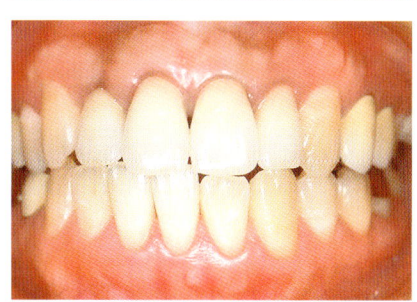

図 18-15a｜図 18-15b
図 18-15c｜図 18-15d

図 18-15a〜d　多数歯にわたって歯肉縁下う蝕が進行している場合は(a, b)，骨の切除をともなう APF を行うことにより歯冠長が延長され(c)，軟組織付着を侵すことなく補綴処置ができる(d)．

［歯冠長延長術］

図 18-16　歯肉縁下う蝕のために歯冠長延長術をする場合は，骨頂から健全歯質までの距離は最低 3 mm は必要．軟組織付着（上皮性付着＋結合組織性付着）に最低 2 mm 必要で，さらにプラスアルファにより補綴物マージンが歯肉溝内あるいは歯肉縁上になり，かつ補綴物の維持が得られなければならない．

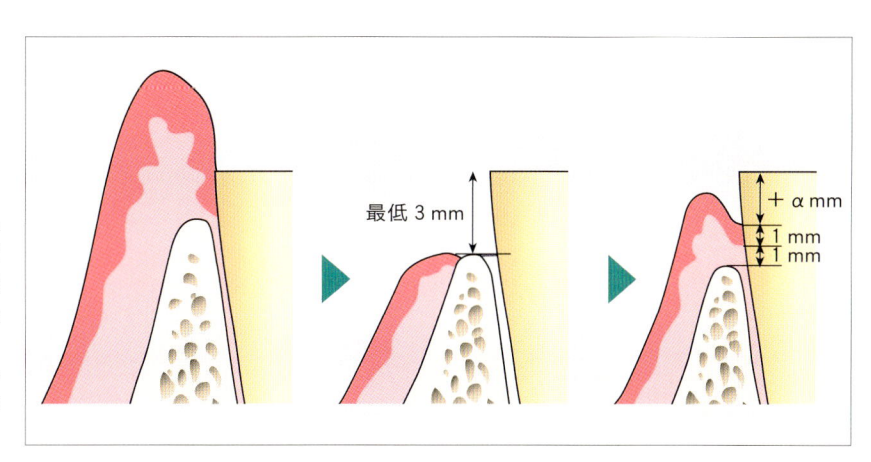

角化歯肉が残っている部位に対しては APF を応用するというコンビネーションができます（図 18-11）．このとき FGG の移植片根尖側辺縁と APF 頬側フラップにおける MGJ を揃えることで自然な外見が獲得できます．

また抜歯後に歯槽堤に凹みが残っているようなとき，遊離歯肉移植の移植片を凹んでいる歯槽堤に延長することで形態改善ができます（図 18-12）．

全層弁で骨形態の大幅な改善をしておいて，治癒を待つ間に歯肉縁下う蝕に対するエクストルージョン（extrusion）などを行い，その後角化歯肉の獲得と骨レベルの平坦化のために，部分層弁により FGG と APF を併用するといったコンビネーションもできます（図 18-13）．

⑤その他の部分層弁を用いた切除療法

骨面に骨膜を残すことは，フラップの糊しろを骨面に残すようなものですから，フラップをずらしても固定できます．APF ではフラップを根尖側にずらすわけですが，フラップを側方にずらすことも で

きます．通常，側方にずらす場合は歯肉弁側方移動術（laterally positioned flap）が有名ですが，これは根面被覆をするために隣の角化歯肉を横にずらすために行います．今では他に根面被覆の成功率の高い方法がありますので，使う頻度は極端に少ないと思ってよいでしょう．

ここでは切除療法としての側方移動術を想定していますので，用いる角化歯肉は歯間乳頭から調達し，それを回転させてすぐ隣の角化歯肉のない歯の骨頂にずらします．これにより審美性の高い角化歯肉が確保できるだけでなく，シャローサルカスを確立させることができます．当然歯間乳頭の幅がある程度ないとできないテクニックです．これをローテーションフラップ（rotation flap）といいます（図 18-14）．

⑥歯冠長延長術としてのAPF

ここまでプロービング値を減少させることを目的に話を進めてきましたが，それ以外にも切除療法を採用することがあります．いちばん機会が多いのは歯冠長を延長する場合（歯冠長延長術：crown lengthening）でしょう[18]．これは歯肉縁下う蝕が進行しているために補綴物のマージンが軟組織付着を侵してしまうような状況を考えていただけば想像しやすいと思います．これを改善するためにはAPFを使って健全歯質を歯肉縁上に再配置すれば，もう一度補綴ができる状態になります．また，補綴を行ううえで歯冠長が短く，維持が得られないような場合にも採用します．

単独歯で歯肉縁下う蝕が進行しているのであれば，図 18-13e のようにエクストルージョンにより歯を引っ張り出してくることもできます．ただしこの場合でも，歯と一緒に骨も引っ張り出されてきますので，矯正後に骨整形が必要です．多数歯に歯肉縁下う蝕が進行しているとエクストルージョンも困難になりますので，APFを用いるケースが増えてきます（図 18-15）．

オペにおけるポイントは，支持骨をバーで削除し，健全歯質を少なくとも3mmは骨縁上に露出させることです．なぜなら術後にシャローサルカスで治る場合，骨から1mmは結合組織性付着，その上1mmは上皮性付着ができ上がりますので，コアを立てて最終的に補綴物を入れていくには軟組織付着のための2mmプラスアルファが必要だからです（図 18-16）．骨の形態も生理的なものになるように骨整形をし，根面上に骨や結合組織性付着が残らないようにしっかりチゼルで除去することも大切です．もし骨や結合組織性付着が残れば，その形態に合わせて歯肉が盛り上がってきます．このような取り残した骨のことを"Widow's peak"といいます．

2項に分けて切除療法を解説してきました．切除療法は歯周外科では古参ですが，考え方やテクニックはけっして陳腐化したわけではなく，歯周外科の基本として今も息づいています．"古い"術式というのではなく，"古くからある"術式としてぜひともマスターしていただきたいと思います．

第11章

組織付着療法
(tissue attachment therapy)

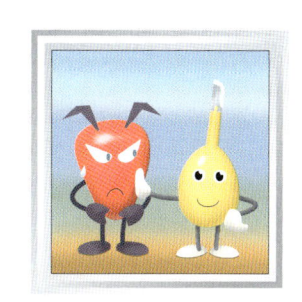

19 組織付着療法(tissue attachment therapy)　210

組織付着療法と切除療法の違い

組織付着療法の代表格，改良型ウィドマンフラップ

組織付着療法と切除療法の治癒経過

組織付着療法と切除療法の使い分け

コラム・ザ・ペリオ⑪組織付着療法の位置づけ

第III部　歯周外科

19

組織付着療法
(tissue attachment therapy)

Tissue Attachment Therapy

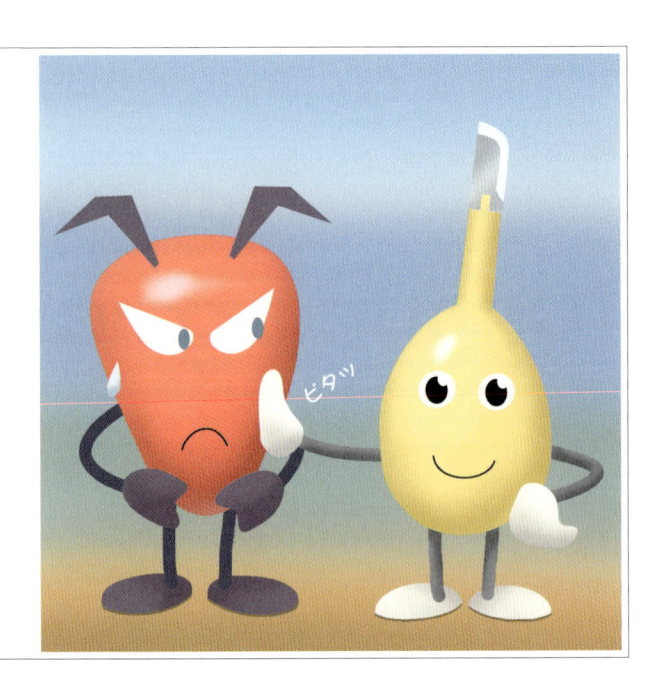

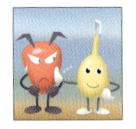

はじめに

　歯周外科の基本である切除療法に引き続き，本章では別のオプションとして組織付着療法を解説していきます．実際の歯肉弁剥離掻爬術では切除療法と組織付着療法が混在することもあり，ファジーな部分もありますが，ここでは切除療法との比較をしながら，コンセプトを学んでいただきたいと思います．

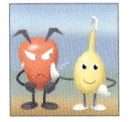

組織付着療法と切除療法の違い

　第9章「歯周外科総論」のなかで，「歯周外科の基本はプロービング値を小さくすること」と書きました．プロービング値が小さくなることにより細菌数が激減し，歯周病菌などの悪玉菌が住みにくい環境になるだけでなく[1]，患者さんやわれわれもメインテナンスしやすくなるからです[2]．実際，プロービング値が小さいところほど付着の喪失の起こる可能性は低くなります(図19-1)[3]．

　そこで切除療法では，プロービング値を小さくするためにフラップ断端を骨頂に位置づけました(図19-2)[4]．これにより術直後は歯肉が退縮し根面が露出する結果になりますが，でき上がる歯肉溝はシャローサルカス(shallow sulcus)ですので，さらなる歯肉退縮は起こりにくくなっています(図19-3)．なぜなら，シャローサルカスは歯肉の厚みがもっとも薄い歯肉溝ですから，それ以上歯肉は下がることはできません．シャローサルカスにおいて歯肉退縮が起こるためには骨吸収が起こる必要がありますが，浅いサルカスには歯周病菌は住み着きにくくなっていますので，骨吸収が起こりにくくなっています．

　また，シャローサルカスでは，ポケットの再発に関しても通常はいきなり骨縁下ポケットができるということは考えにくいでしょう．まずは歯肉炎が起こり，プロービング値の上昇とともに歯周病菌の復活が起こり，徐々に骨吸収や付着の喪失を起こしますので，最初は仮性ポケットや骨縁上ポケットになることが多いと考えられます(図19-4)．

　それに対して，組織付着療法ではフラップ断端を根面に重ねて戻します[5]．これによりフラップ断端の上皮細胞はフラップと根面の間を根尖方向に遊走していきます．切除療法ではフラップ断端の上皮細胞はすぐに結合組織性付着最歯冠側に到達しますが，組織付着療法では根面に沿って長距離の旅をすることになります．その旅の後に残るのは，比較的深いサルカスと長い接合上皮です．このような歯肉溝をディープサルカス(deep sulcus)といいます(図19-5)．

第11章 組織付着療法(tissue attachment therapy) 19

[プロービング値が小さいと…]

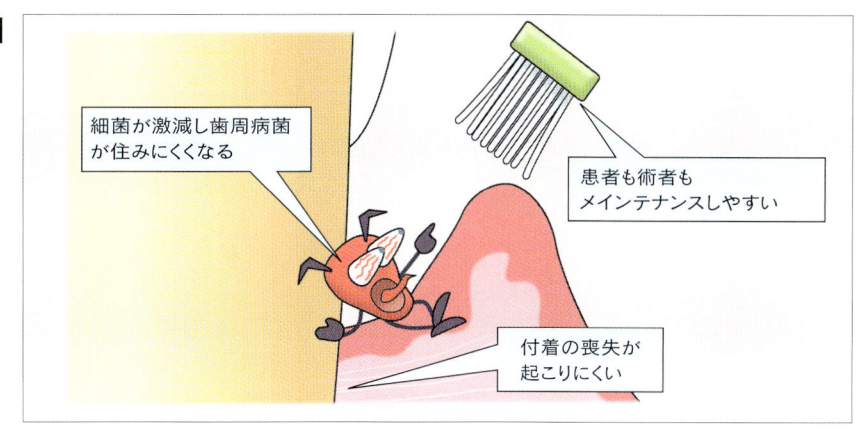

図19-1 浅い歯肉溝では、細菌学的にも、疫学的にも安定しやすいだけでなく、臨床的にもコントロールしやすい。

[切除療法（APF）と組織付着療法（MWF）の違い]

	術前	術直後	術後4か月
切除療法（APF）	a	b	c
組織付着療法（MWF）	d	e	f

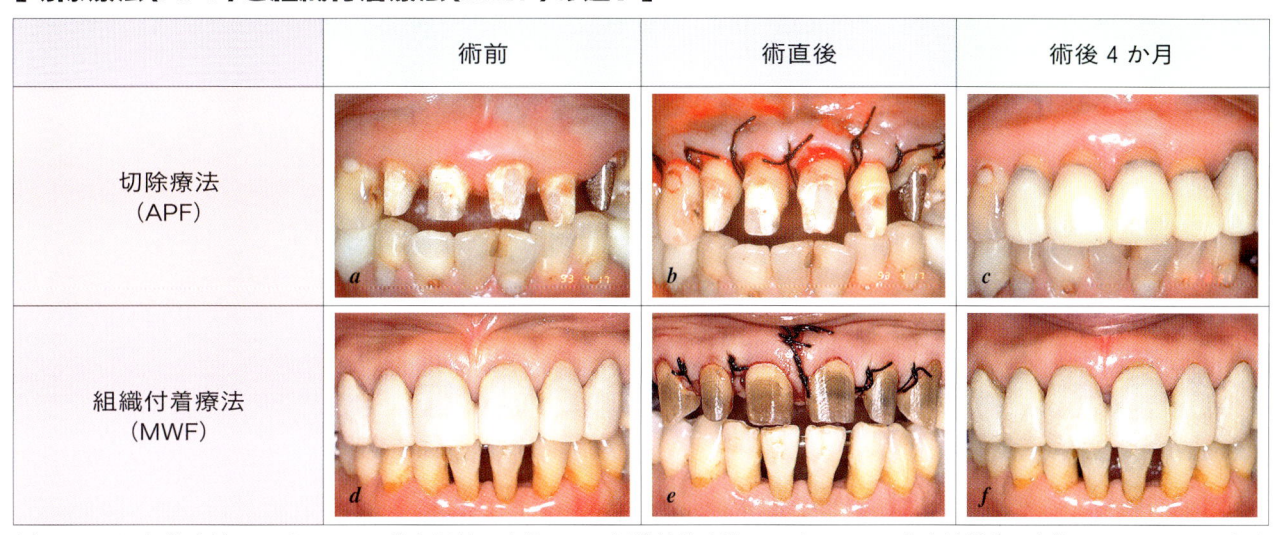

図19-2a〜f 切除療法ではポケットが歯肉退縮に変換され、組織付着療法ではポケットが上皮性付着に変換される。APF：歯肉弁根尖側移動術(Apically Positioned Flap)、MWF：改良型ウィドマンフラップ(Modified Widman Flap)。

[切除療法後の治癒]

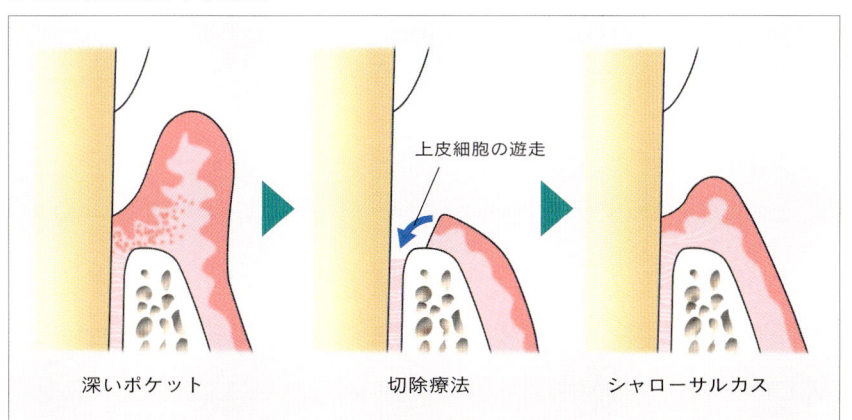

図19-3 骨頂に位置づけたフラップ断端からの上皮細胞の遊走は距離が短く、できあがる歯肉溝はシャローサルカスとなる。

[シャローサルカスにおけるポケットの再発]

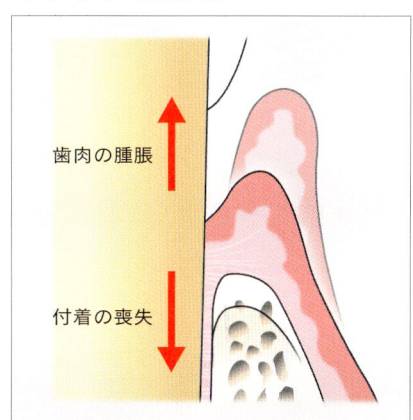

図19-4 シャローサルカスには歯周病菌がはびこりにくいため、いきなり付着の喪失が起こるよりも、歯肉の腫脹が起こる可能性が高いと考えられる。

211

[組織付着療法後の治癒]

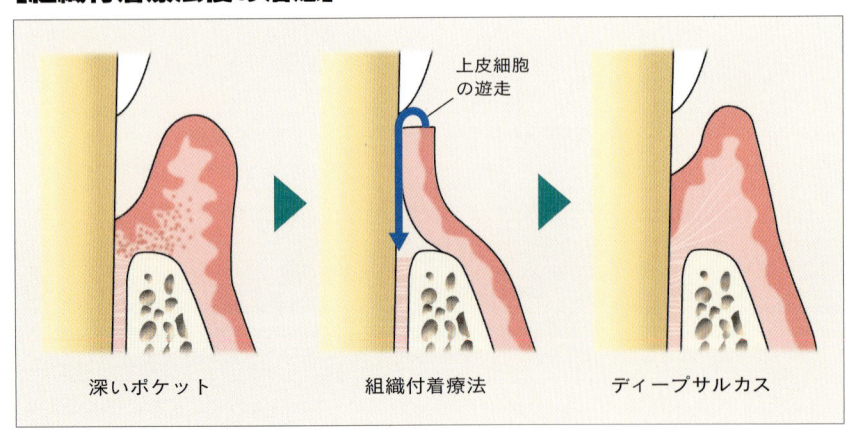

図19-5 根面に重ねたフラップ断端からの上皮細胞の遊走は距離が長く，でき上がる歯肉溝はディープサルカスとなる．

[ディープサルカスにおけるポケットの再発]

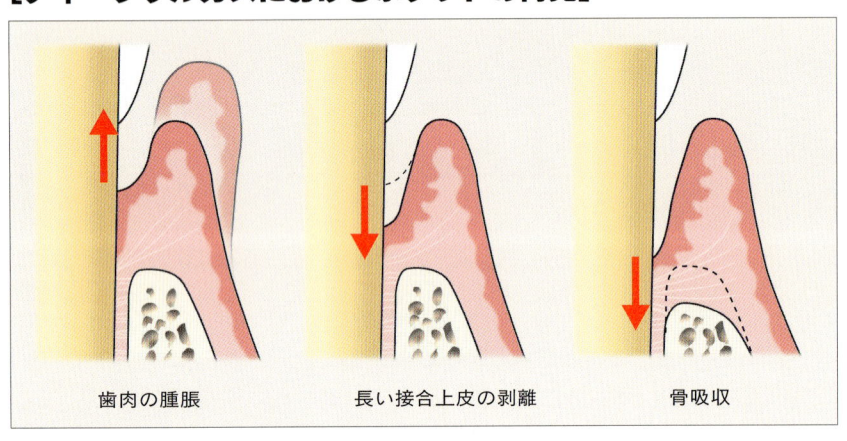

図19-6 ディープサルカスも図19-3のようにポケットの再発を起こすときには歯肉の腫脹と付着の喪失がある．ただしディープサルカスにおける付着の喪失には，長い接合上皮の剥離という上皮性付着の喪失と，骨吸収をともなう結合組織性付着の喪失の2種類がある．

つまり切除療法の後にできる歯肉溝はシャローサルカスで，組織付着療法の後にできる歯肉溝はディープサルカスということになります．

　ディープサルカスでは骨頂から歯肉頂までの距離，つまり歯肉の厚みは大きくなっています．なぜなら歯肉溝も深いですし，上皮性付着の幅も大きいからです．これにより組織付着療法直後は歯肉の位置の変化はほとんどありません．しかしながら長期間にわたって歯肉退縮が起こりにくいかというと，シャローサルカスに比べて不利です．深い歯肉溝には歯周病菌がはびこりやすいですし，長い接合上皮はいつ剥離を起こすかわかりません（図19-6）．そのためディープサルカスでは骨縁下ポケットの再発がいきなり起こる可能性もあります．垂直性骨欠損のあるところでもディープサルカスができることがあるか

らです．

　以上をまとめて考えますと，切除療法では歯肉退縮によりプロービング値の改善が起こり，その後にできる歯肉溝はシャローサルカスとなります．それに対して組織付着療法では上皮性付着（長い接合上皮による治癒）によりプロービング値の改善が起こり，その後にできる歯肉溝はディープサルカスとなります．

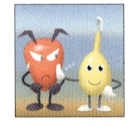

組織付着療法の代表格，改良型ウィドマンフラップ（図19-7）

　それでは実際の術式をみていきましょう．ディープサルカスで治るような術式はいろいろ考えられますが，そのなかでももっとも有名で使用頻度の高い改良型ウィドマンフラップ（Modified Widman Flap：

第11章 組織付着療法(tissue attachment therapy) 19

[改良型ウィドマンフラップ(Modified Widman Flap：MWF)]

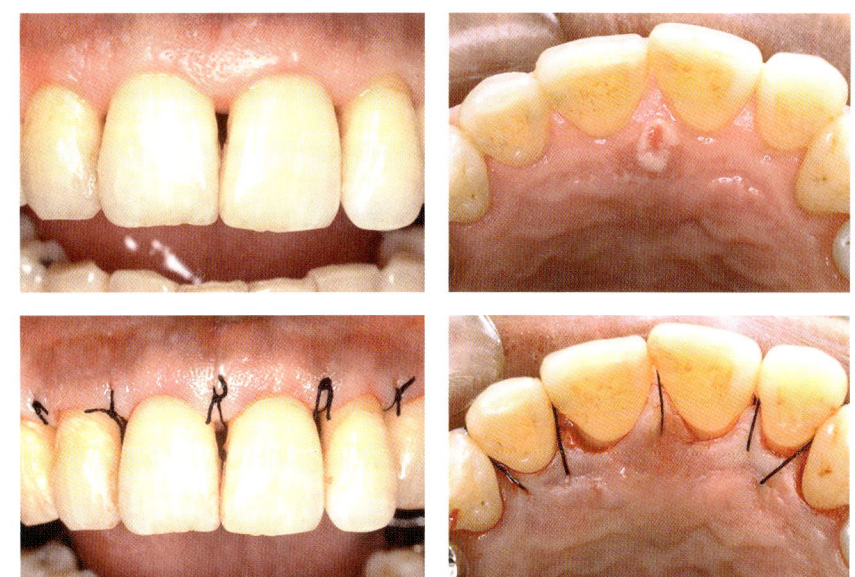

図 19-7a	図 19-7b
図 19-7c	図 19-7d

図 19-7a〜d　上顎の前歯部におけるMWF．術前(*a*, *b*)と術直後(*c*, *d*)で歯肉の位置がほとんど変わっていない．

[組織付着療法における付着の取り扱い]

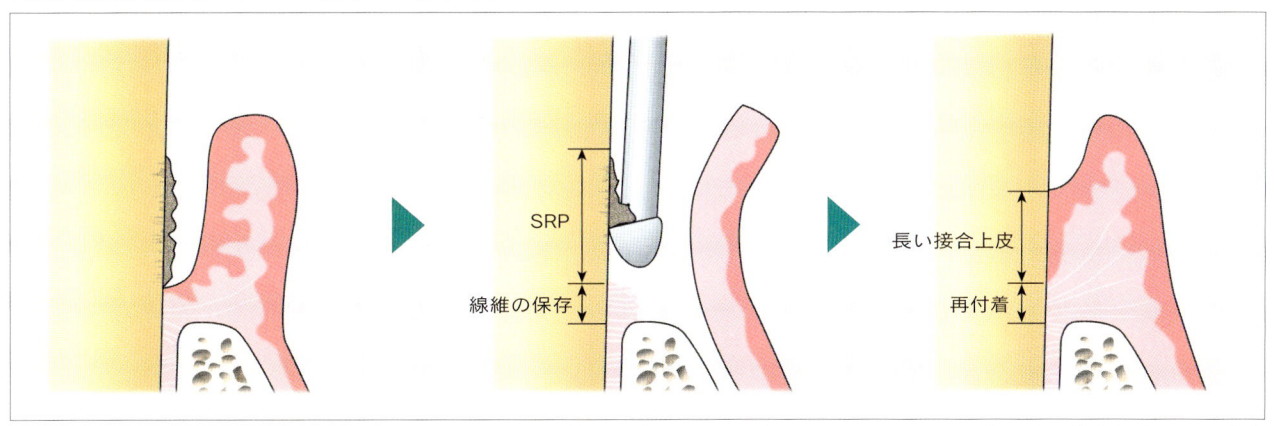

図 19-8　組織付着療法では結合組織性付着は保存し，上皮性付着に関しては根面デブライドメント後，長い接合上皮による治癒を目指す．

以下MWFと略)について解説していきます．

1974年にRamfjord SPとNissle RRによって発表されたMWF[6]の特徴は再付着を目的にしている点でしょう．現在の定義では再付着は歯周病に侵されていない軟組織付着が外科器具などで切断された後，元の付着に戻ることを意味します．したがって，根面に残存している結合組織性付着はキュレットなどで除去するのではなく，歯根表面近くで切断したままにします．またこれは再付着の定義から外れま

すが，いったんポケット内に露出した根面に対しては，しっかり根面デブライドメントを行うことにより，長い接合上皮による治癒を目指します(図19-8)．それでは術式の詳細をみていきましょう．

浸潤麻酔の後，まずライニング(lining)により切開線の設定を行います．ライニングは辺縁切開(marginal incision)あるいは傍辺縁切開(submarginal incision)の位置で浅くメスを入れていきます(図19-9a)．角化歯肉が少ないほど，歯肉を下げたくな

第Ⅲ部　歯周外科

[MWF]

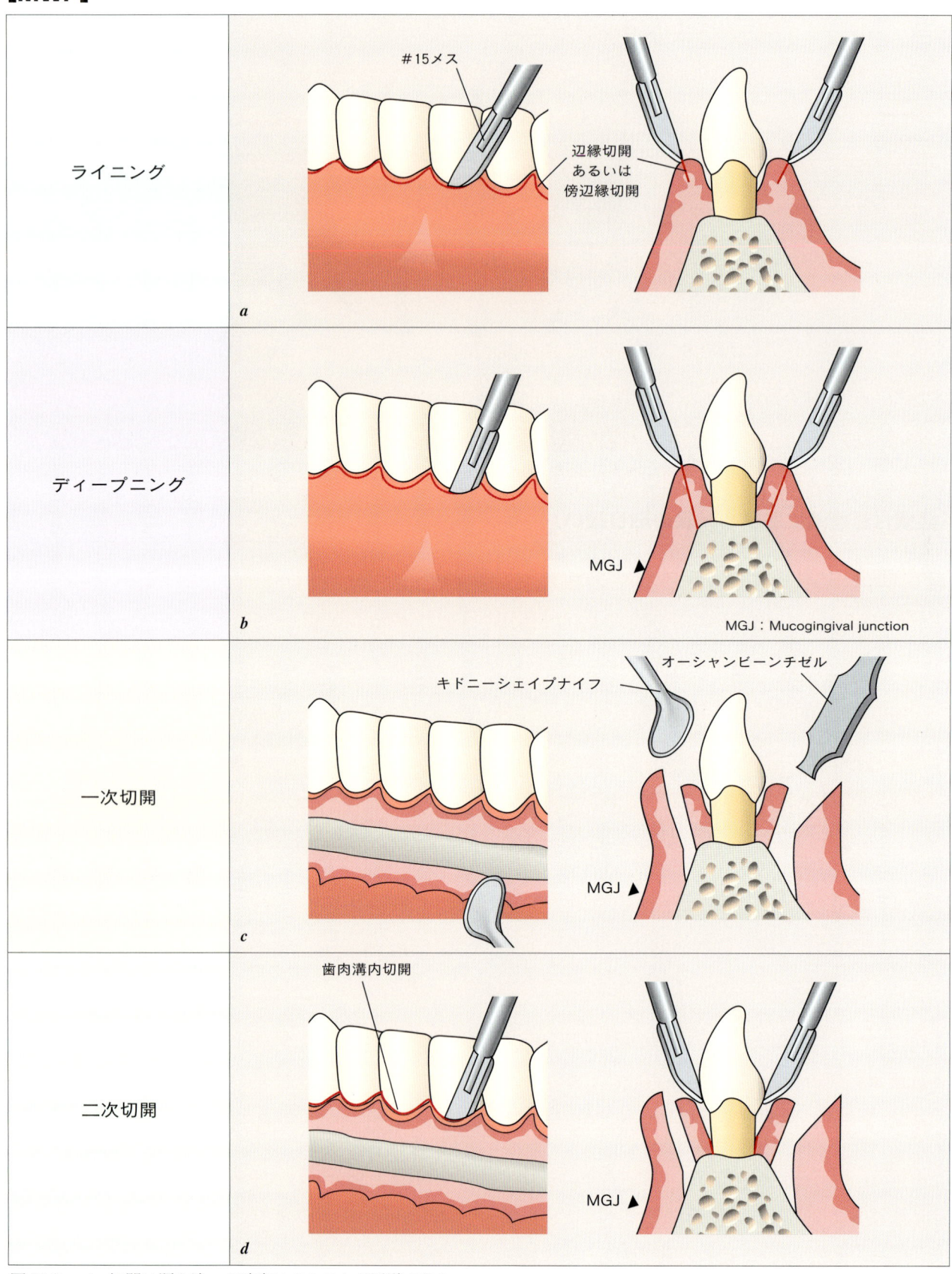

ライニング	a　#15メス／辺縁切開あるいは傍辺縁切開
ディープニング	b　MGJ：Mucogingival junction
一次切開	c　キドニーシェイプナイフ／オーシャンビーンチゼル／MGJ
二次切開	d　歯肉溝内切開／MGJ

図19-9a〜d　切開は順を追って確実にすることが近道である．

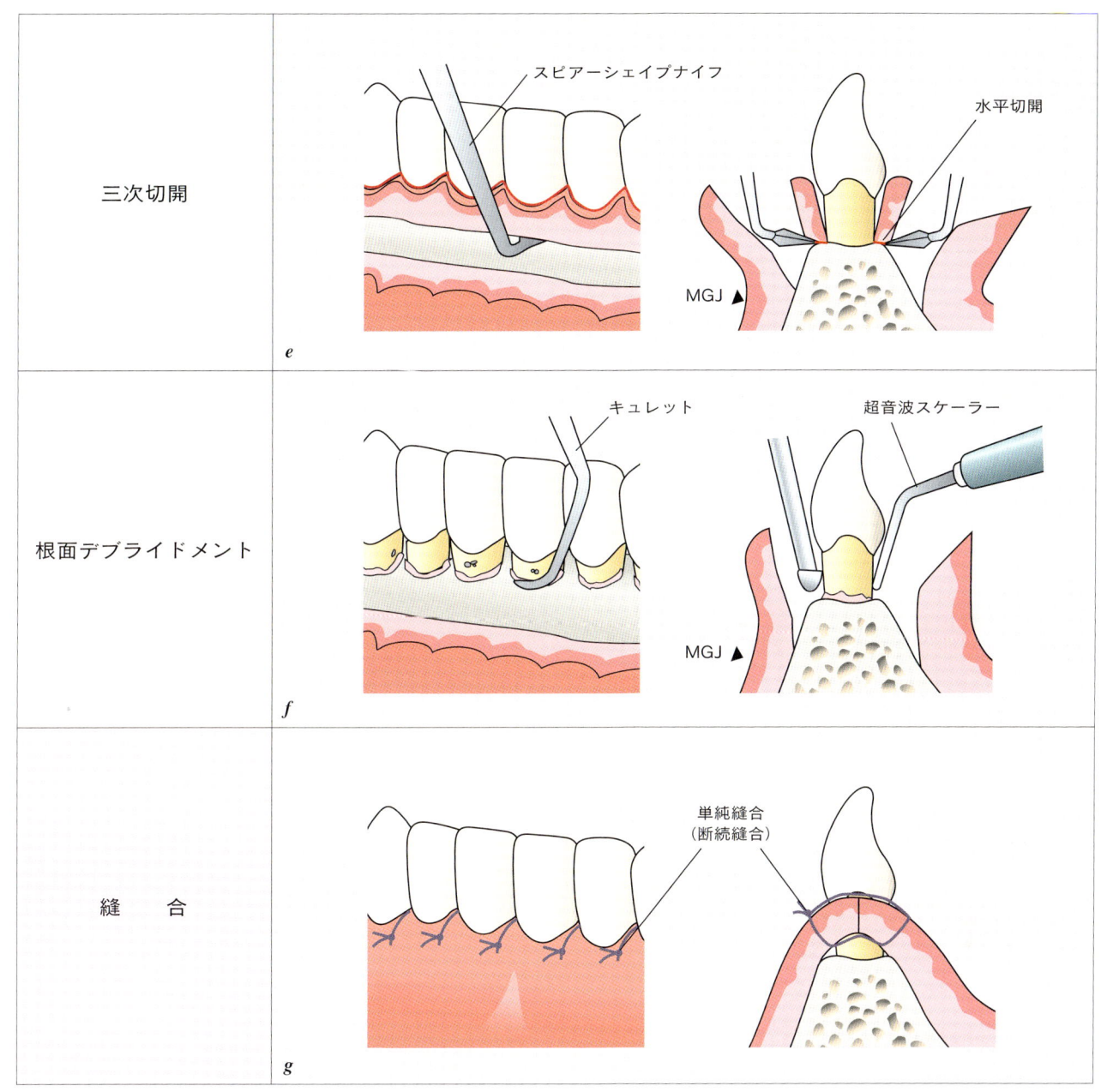

第11章 組織付着療法(tissue attachment therapy) 19

三次切開	スピアーシェイプナイフ／水平切開／MGJ▲ （e）
根面デブライドメント	キュレット／超音波スケーラー／MGJ▲ （f）
縫 合	単純縫合（断続縫合） （g）

図 *19-9e〜g* 根面デブライドメントでは，結合組織性付着が残っているところにはキュレットを当てないようにする．

いときほど歯肉頂に近い位置で，つまり辺縁切開の位置にします．通常は歯面から0.5〜1mm程度離すことが多いでしょう．切除療法と違ってできるだけ組織を保存しますので，フラップもスキャロップ(scallop)を強くして縫合時に歯面にピッタリ沿うように配慮します．舌側ではよりそのスキャロップを強調することで若干ポケットの除去を行います．

その後，ディープニング(deepening)により骨頂に向けて一次切開をしていきます．MWFでは通常，縦切開は行いません(図 *19-9b*)．そのためフラップの剥離が多少難しくなりますが，それを補うために術野の1歯ないし，2歯離れたところまで切開を延長します．また，舌側の歯肉は厚みがあって剥離しにくいため，必要最小限の縦切開を加えても支障は

215

［一次治癒と二次治癒］

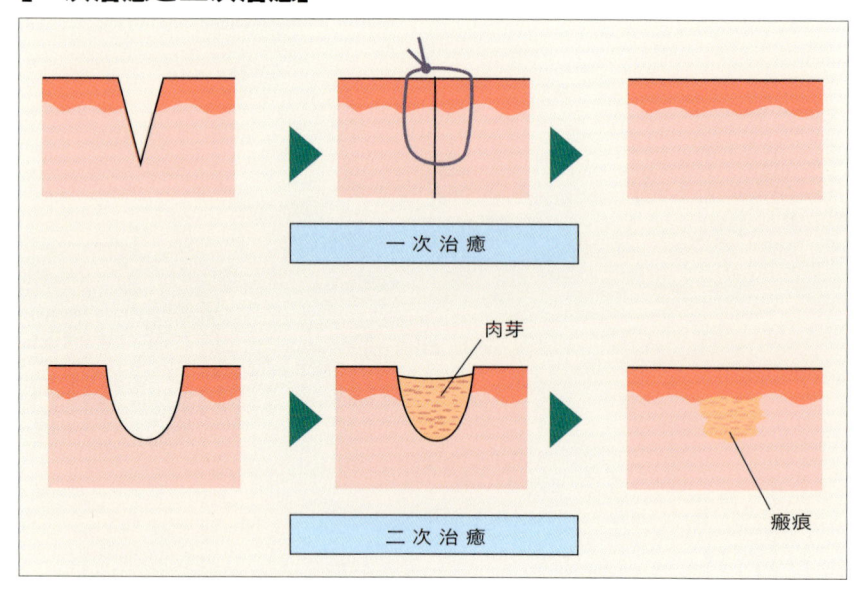

図 19-10　一次治癒では創面どうしが緊密に接着するため治癒も早く瘢痕もほとんど残らないが，二次治癒では実質欠損が大きいため，血餅から肉芽ができ，その後に再生組織で置換される．瘢痕の形成も大きい．

［歯間部における治癒様式の違い］

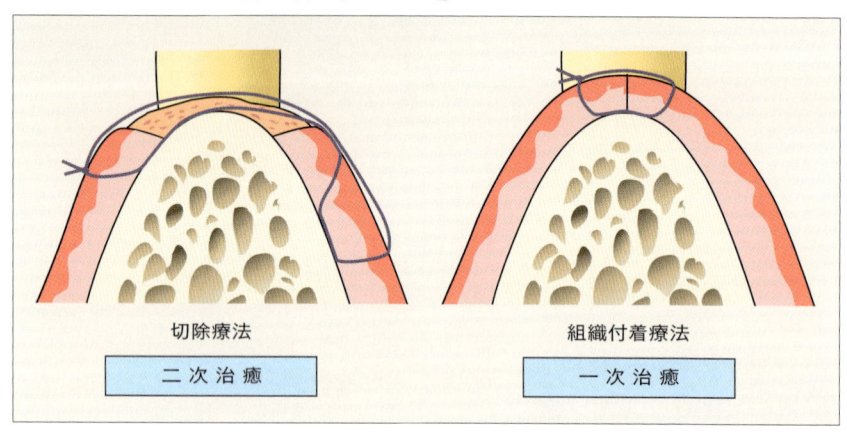

図 19-11　歯間部においては切除療法では二次治癒，組織付着療法では一次治癒による治癒機転をとる．

ないでしょう．フラップの剥離は全層弁にて歯肉‐歯槽粘膜に達しない程度（2〜3mm程度）に抑えます（図 19-9c）．歯肉‐歯槽粘膜境を越えて大きく剥離してしまうと，縫合の際，元の位置に戻りにくくなります．

　その後，切除療法と同じように歯肉溝内切開（intrasulcular incision）を二次切開として行い（図 19-9d），最後に水平切開（horizontal incision）を加えることにより歯面に付着した軟組織を除去します（図 19-9e）．肉芽の除去をした後，根面デブライドメントをしますが，結合組織性付着が残っているところにはキュレットを当てないようにします（図 19-9f）．

　基本的には骨整形はしません．フラップを元に戻しにくい場合は突出部を削除することはありますが，骨形態はそのままで骨内欠損部は十分掻爬します．

　洗浄後，縫合をします．縫合は断続縫合（interrupted suture）あるいは単純縫合（simple suture）で行います（図 19-9g）．マットレス縫合のようにフラップを強く押さえる縫合をすると，フラップが下がってしまう可能性がありますので行いません．極力，元の位置に戻すためにフラップの断端どうし，そしてフラップ断端と歯面を緊密に適合させるように縫合します．また術後の歯周パックは行わない場合がほとんどです．

[切除療法(APF)と組織付着療法(MWF)の治癒スピードの違い]

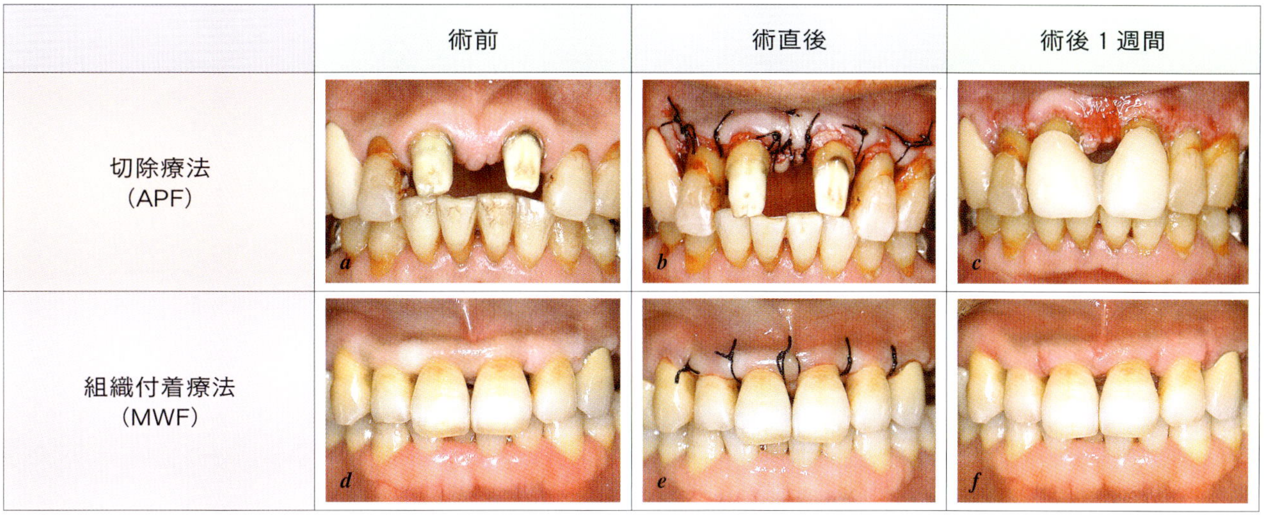

	術前	術直後	術後1週間
切除療法（APF）	a	b	c
組織付着療法（MWF）	d	e	f

図19-12a〜f 術後1週間(*c*)，切除療法では歯頸部から歯間部にかけて肉芽組織が見受けられるが，組織付着療法ではほとんど上皮化が終了している(*f*).

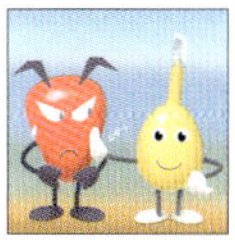

組織付着療法と切除療法の治癒経過

身体に傷を負った場合，治り方には一次治癒(primary intension)と二次治癒(secondary intension)があります(*図19-10*)．一次治癒は実質欠損がほとんどないため，すぐに元の状態に戻ります．メスで切ってそれをそのまま元に戻すように縫合した場合などはこれにあたります．これに対して，二次治癒では実質欠損があるために治癒が長引きます．通常，血餅で欠損部が埋まり，それが肉芽に替わった後に結合組織が新生します．

大まかないい方になりますが，組織付着療法は一次治癒，切除療法は二次治癒と考えれば理解しやすいでしょう(*図19-11*)．厳密な意味ではいろいろ問題はありますが，組織付着療法は根面上の沈着物と肉芽組織を明視下で除去した後はできるだけ元の位置に戻しますので，実質欠損量としては最小限です．それに対して切除療法では原因の除去のみならず歯肉を切除したり骨を削って形態修正をしますので，実質欠損は大きくなります．

術後の経過をみてみますと，組織付着療法では比較的早く治癒が進むのに対して，切除療法では治癒に時間がかかるのがわかります(*図19-12*)．とくに差がでやすいのは歯間部です．そもそもフラップオペというのは頬側と舌側にフラップを分けて開きますので，歯間部がもっとも治癒の遅れる場所になります．この場合の治癒は上皮化をメインに考えています．組織付着療法(たとえばMWF)ではフラップどうしが接合するように縫合しますが，切除療法(たとえばAPF)ではフラップ断端を骨頂に位置づける関係でフラップどうしは離れますので，その部分は血餅→肉芽→上皮化という二次性創傷治癒の経過をたどることになります．そのため，1週間後の抜糸時の治癒の状態はかなり異なります．組織付着療法ですと，ソフトブラシによる軽いブラッシング程度であれば何とかできそうな状態まで上皮化は進んでいますが，切除療法では上皮化が不完全ですので，ブラッシングはたとえ軟らかい歯ブラシを使っても痛くてできません．歯周パックをもう一度するか，パックをしない場合は洗口剤によるセルフケアから始めてもらうことになるでしょう．組織付着療法でも切除療法でも歯間部の治癒は遅れますので，フロスや歯間ブラシなどの歯間清掃器具の使用はしばらく控え，治癒の進行をみながら導入の時期をうかがうようにしましょう．

第Ⅲ部　歯周外科

[歯冠長延長術としての切除療法]

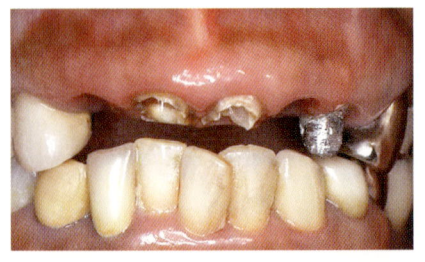

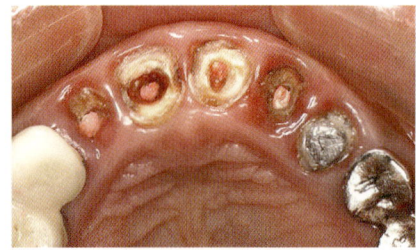

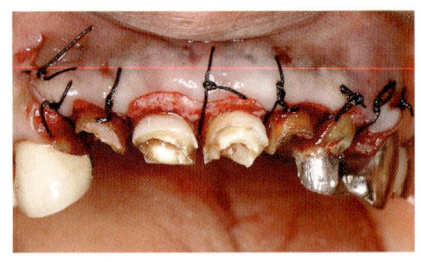

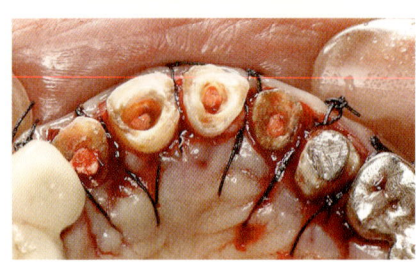

図 19-13a | 図 19-13b
図 19-13c | 図 19-13d

図 19-13a〜d　歯肉縁下う蝕が多数歯にわたって進行している場合，健全歯質を歯肉縁上に露出させるために切除療法（APF）を行う．a, b は術前，c, d は術直後．

[再生療法におけるフラップマネジメント]

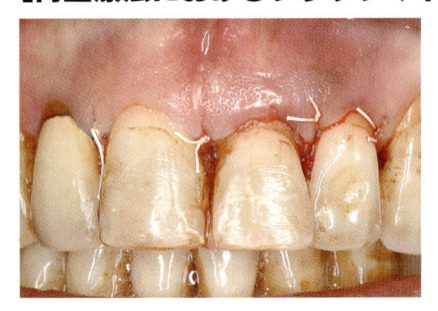

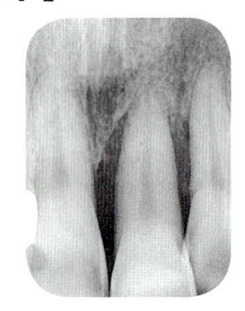

図 19-14a | 図 19-14b

図 19-14a, b　再生療法では MWF がよく使われる．a は $\underline{1}$ に対してエムドゲイン®と骨移植を行った術直後，b は同部デンタルエックス線像．

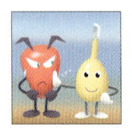

組織付着療法と切除療法の使い分け

ここまで術式の違いや術後の治癒の違いについて解説してきましたが，そもそもどのように使い分ければよいのでしょうか？　原則どおりに処理できるのであれば，プロービング値を確実に小さくできるのは切除療法です．組織付着療法は長い接合上皮による治癒が確実にできるわけではありませんので，場合によってはポケットの残存ということもありえます．しかしながら歯肉が術前とほとんど変わらない位置で維持できるというメリットも大きいわけで，そのあたりをふまえて適応症を考えてみたいと思います．

①切除療法が望ましい症例

歯肉縁下う蝕が深くてそのまま補綴物を入れようとすると軟組織付着を侵してしまうような場合や，補綴物の支台歯の維持力を増やしたいような場合は，歯冠長を延長する必要がありますので切除療法が適応になります（図 19-13）．組織付着療法では何の解決にもなりません．また骨を削ってでも，歯肉が痩せてでも，確実にポケットをなくしたい場合は切除療法が望ましいでしょう．通常は臼歯部のように審美性の重視されないようなところ，あるいは大きな補綴物を予定しているようなところでは，切除療法によりポケットの再発リスクを極力下げておくことで長期にわたる安定が得られます．

第11章 組織付着療法(tissue attachment therapy) 19

[進行した根分岐部病変に対して組織付着療法で対処した症例]

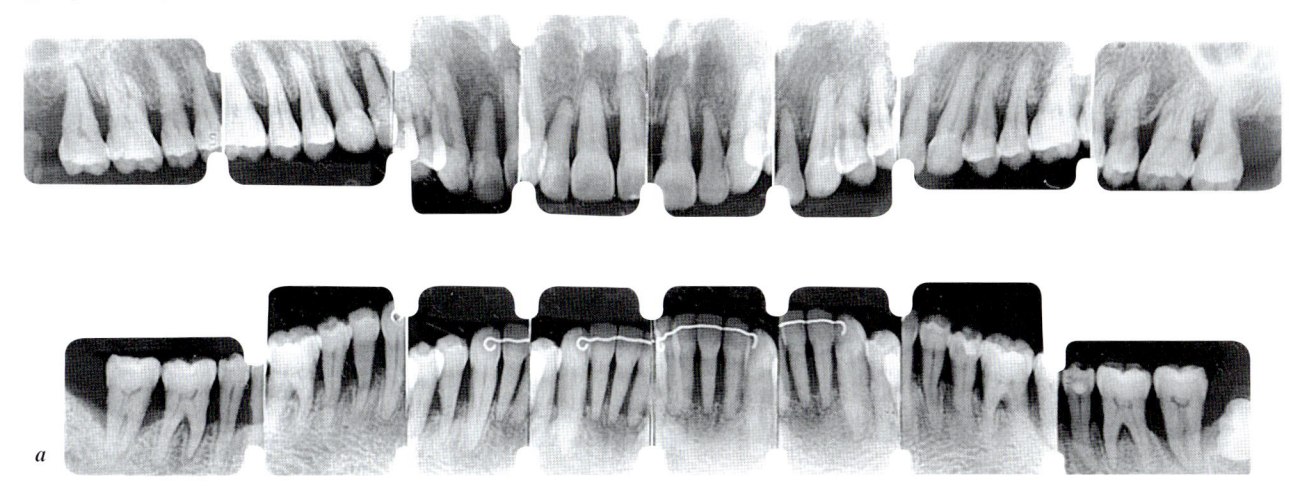

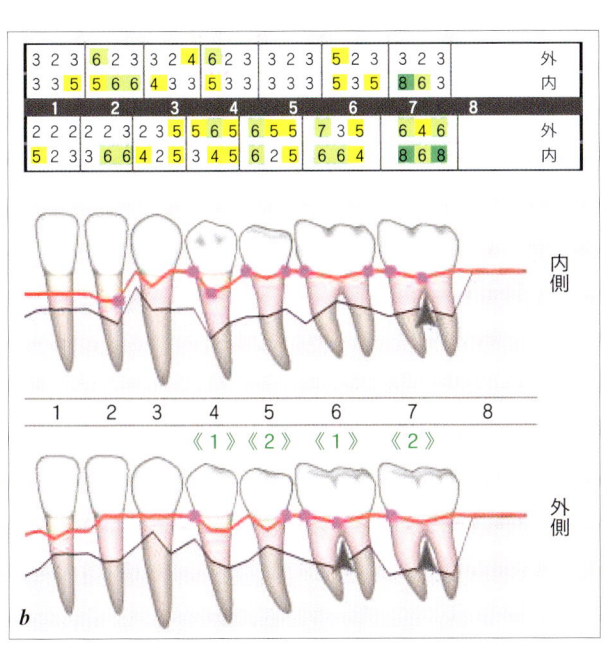

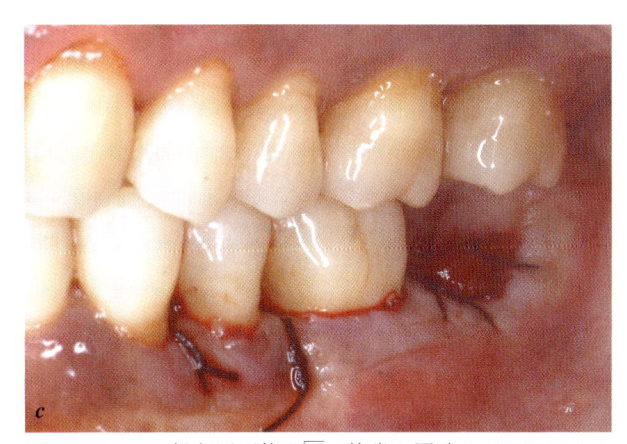

図 19-15a〜c 保存不可能な7の抜歯と同時にMWFによる根面デブライドメントを行い，可及的に元の位置にフラップを戻している．骨形態をみると再生療法の予後は不良と考えられ，切除療法により歯根の分割を行うとブラキシズムによる歯根破折のリスクが高いと判断したためである．a, b はそれぞれ全顎16枚法によるデンタルエックス線像とプロービングデータ．c は抜歯と歯周外科時の口腔内．

②組織付着療法が望ましい症例

　組織付着療法の最大のメリットは，術直後の歯肉退縮が少ないということです．ポケットの再発リスクは切除療法よりは高いものの，このメリットはかなり魅力的です．歯肉退縮を起こしてほしくないところとなると，上顎前歯部のような審美性にかかわる部位が一番に頭に浮かびます．このような場所では天然歯であればほぼ100%，補綴歯であっても臼歯部よりも高いパーセンテージで組織付着療法を採用することになるでしょう．ただしポケットの再発リスクに関しては，患者さんに十分理解をしていた

だく必要はあります．補綴歯の場合，もちろん切除療法を用いて再発リスクを抑え，そのうえで審美性に関しては補綴物で回復するという方法もあります．このあたりは術後の歯冠長の長さ，鼓形空隙の大きさ，対合歯とのバランス，口唇を開いたときの見え方など，多方面から患者さんと一緒に検討すべきでしょう．

　骨移植術や再生療法を行うときには組織付着療法に沿ったフラップマネジメントをします．これはできるだけ元に戻したいという治療なのですから当然です(図19-14)．また歯周基本治療時から知覚過敏

［切除療法と組織付着療法の適応症］

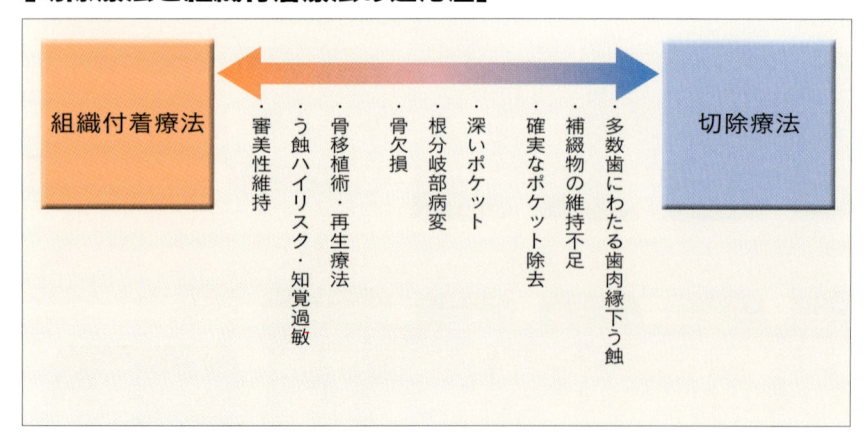

組織付着療法	←→	切除療法
・審美性維持 ・う蝕ハイリスク・知覚過敏 ・骨移植術・再生療法 ・骨欠損 ・根分岐部病変 ・深いポケット		・多数歯にわたる歯肉縁下う蝕 ・補綴物の維持不足 ・確実なポケット除去

図 **19-16** それぞれに絶対的適応症と相対的適応症があるため，両方の術式で対応できる症例も数多く存在する．

の症状の強い患者さんに歯周外科をする場合は，根面露出を極力避けたいところですから組織付着療法のほうが望ましいでしょう．う蝕リスクがなかなか下がらないような患者さんの場合も，切除療法をしてしまうと根面う蝕に悩まされる可能性がありますので，組織付着療法が無難です．

③ケースバイケースの症例

①と②では両極端な症例を考えましたが，実際にはその間のファジーな症例もあります．たとえば根分岐部病変を考えてみましょう．フラップを開けてオドントプラスティを試みて，それだけでは対応しきれない場合は分割や分割抜去へと戦術の変更をしていきたいところですが，そんな単純なものではありません．たとえばその歯が天然歯だったらどうしましょう（図 **19-15**）？　もちろん分割とか分割抜去となると抜髄が前提です．抜髄後，分割までして切除療法で解決しても数年後に歯根破折を起こしてしまう可能性があります．とくに咬合の問題が絡んでいるような根分岐部病変では，抜髄が歯の寿命を一気に縮めてしまう結果になりかねません．かといって抜髄をせずに根分岐部を開放する，いわゆるトンネリングをすると，今度は根面う蝕で寿命を縮めてしまいます．そのような場合，組織付着療法で根面デブライドメントだけしっかりして，根分岐部の露出を抑え，抜髄を避けるほうが無難なケースもあると思われます．もちろん症例によっては再生療法が適応になることもあるでしょう．

このように切除療法では，ポケットを確実に浅くできる代わりに新たに別のリスクを抱えることもありますので，ポケット再発リスクと新たに発生するリスクのバランスでメリットがあるかどうかを決めなければなりません（図 **19-16**）．メリットが不確かな場合は，組織付着療法を次善の策として採用することによって，結果的には歯の寿命を長くできる可能性もあるわけです（コラム・ザ・ペリオ⑪）．

切除療法と比較しながら組織付着療法を考えてみました．単なる術式のマスターではなく，生物学的な背景や臨床への応用など周辺の知識を整理しながら自分のものにしていくことが，結果的には"ペリオおたく"への近道になるでしょう．

コラム・ザ・ペリオ⑪　組織付着療法の位置づけ

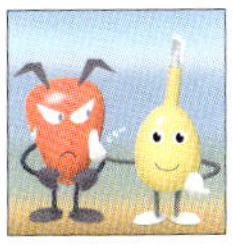

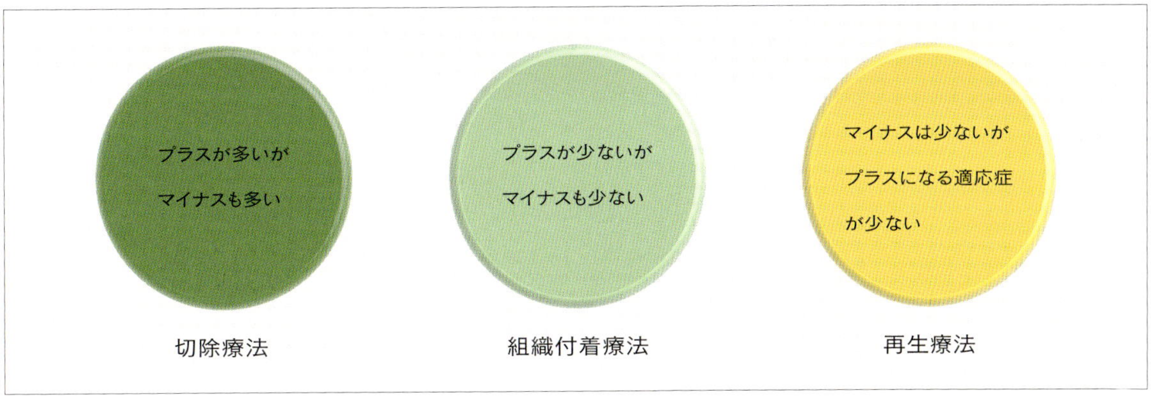

切除療法	組織付着療法	再生療法
プラスが多いがマイナスも多い	プラスが少ないがマイナスも少ない	マイナスは少ないがプラスになる適応症が少ない

図⑪-1

　切除療法は犠牲をともなうという意味で，マイナスをともなう治療法です．それに対して再生療法はうまくいけばマイナスがきわめて少なく，プラスの多い治療法ですが，いかんせん適応症が限られています．そこでその間を埋めるものとして組織付着療法があると理解するのはどうでしょう（図⑪-1）？

　組織付着療法は組織の犠牲を最小限にしながら，長い接合上皮によるポケットの減少を目指す治療法です．切開の方法によっては多少切除療法のように歯肉退縮による治癒を起こすこともできますし，骨欠損の形態によっては多少の再生（骨添加で約1mm，付着の獲得で約2mm）も期待できます．ポケットの再発リスクは切除療法よりは大きいと思われますが，切除療法における歯根破折や根面う蝕のようなリスクは小さくなっています．術後のセルフケアに依存するところも大きいですが，歯周外科における選択肢の一つとして，たいへん重要なポジションを占めていると考えていいでしょう．ちなみに組織を極力温存する組織付着療法の軟組織マネジメントは，再生療法や歯周形成外科にも採用されます．

第12章
再生療法 (regenerative therapy)

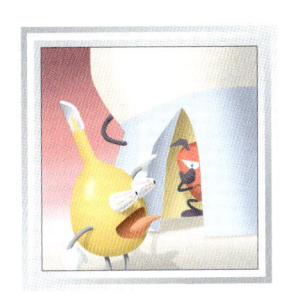

20 再生療法―その原理とGTR法　224

他の治療法との比較

再生療法の原理

歯周組織の再生

GTR法とは？

GTR法の長所

GTR法の短所

GTR法の適応症

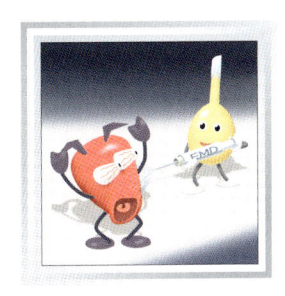

21 EGR法　236

EGR法の原理

EGR法の術式

コラム・ザ・ペリオ⑫根面処理

EGR法とGTR法の治癒形態の比較

コラム・ザ・ペリオ⑬ EMDの作用

EGR法とGTR法の臨床データの比較

EGR法と骨移植の併用

EGR法の適応症

組織付着療法における再生

第Ⅲ部　歯周外科

20

再生療法
(regenerative therapy)
その原理とGTR法

Regenerative Therapy—Its Rationale and GTR

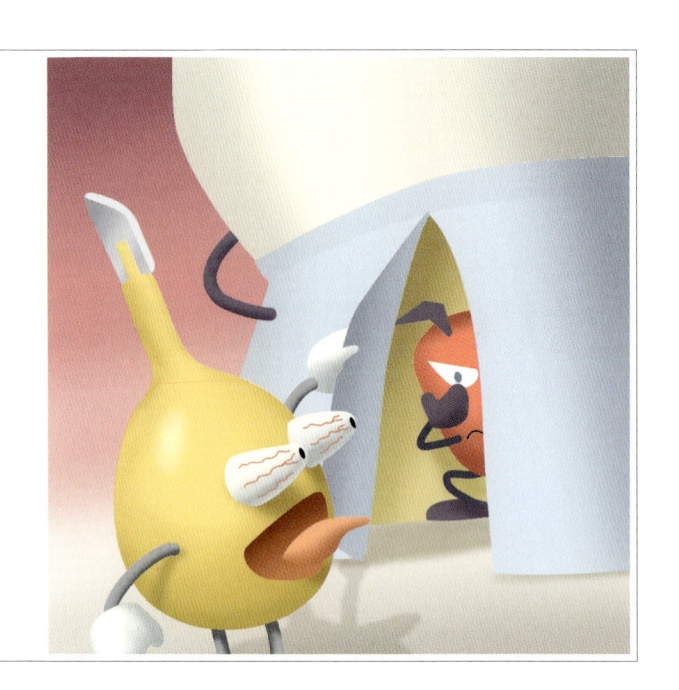

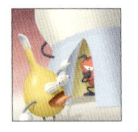

はじめに

　組織の犠牲を払いながらリスクを下げる切除療法，組織を温存しながらリスクを下げる組織付着療法についてまとめてきました．本章では組織を再生する再生療法についてまとめていきます．

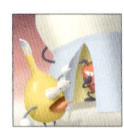

他の治療法との比較

　切除療法は骨のもっとも下がった位置に合わせて他の部分を切除し，浅い健康歯肉溝（シャローサルカス）を復活させる，いわば起死回生の術式でした（図20-1）．それに対して，再生療法は残っているもっとも高い位置に合わせて組織を元に戻していこうという術式です（図20-2）．組織付着療法は失った骨レベルをそのままにして長い接合上皮による軟組織付着でカバーしようという術式です（図20-3）．この場合，目指す歯肉溝はディープサルカスという形態です．このように，歯周病による骨欠損を外科的に治療する場合，大きく分けて3通りの方法があることになります．

　切除療法ではシャローサルカス，組織付着療法ではディープサルカスがそれぞれ目標になりますが，再生療法ではどうでしょう？　再生療法の究極のゴールは歯周病に侵される前の健康な状態にまで戻すことですので，目標はシャローサルカスです．ただ，現存する再生療法の手法ですと，シャローサルカスといえる状態まで一気に回復させることはなかなか困難です．なぜなら，骨は1回の再生療法で生理的な形態まで回復させることが難しいからです．そのため，骨の段差が残ったところでは，ディープサルカスでしか治癒できていないこともあります．それを解決するためには，現時点では再生療法後にもう一度切除療法を行い，骨レベルを揃えてシャローサルカスにすることになるでしょう（図20-4）．

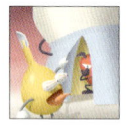

再生療法の原理

　再生療法とひとことでいっても何種類かあります（表20-1）．ここでは組織の再生を得るための一般的原理を解説していきたいと思います．

　ティッシュエンジニアリング（tissue engineering）を考えるときには3つの要素が必要とされています（図20-5）[1]．1つは再生の場（足場）です．組織の再生というドラマを繰り広げるためにはドラマの舞台が必要です．ドラマがじゃまされないように場を確保して，理想的なドラマが演じられるようにしな

[切除療法後の治癒]

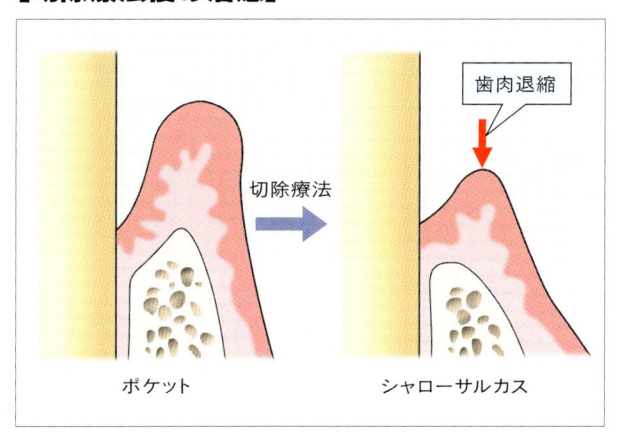

図 20-1 切除療法では残存組織の一部除去による過去の清算をして新しい歯周組織を目指す．目標となる歯肉溝はシャローサルカスである．

[再生療法後の治癒]

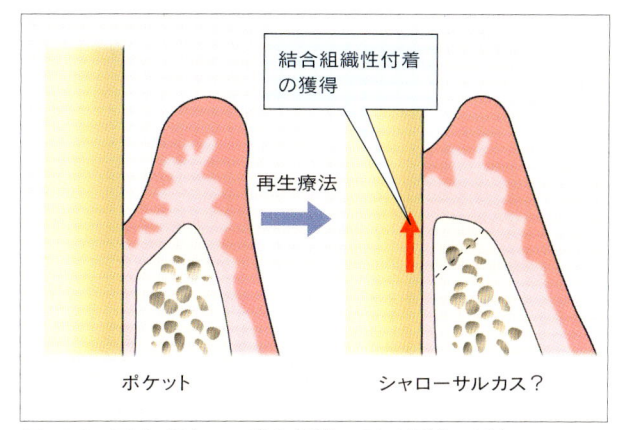

図 20-2 再生療法では残存組織に再び組織を添加することにより元の歯周組織への復活を目指す．目標となる歯肉溝はシャローサルカスであるが，再生療法単独では達成できないこともある．

[組織付着療法後の治癒]

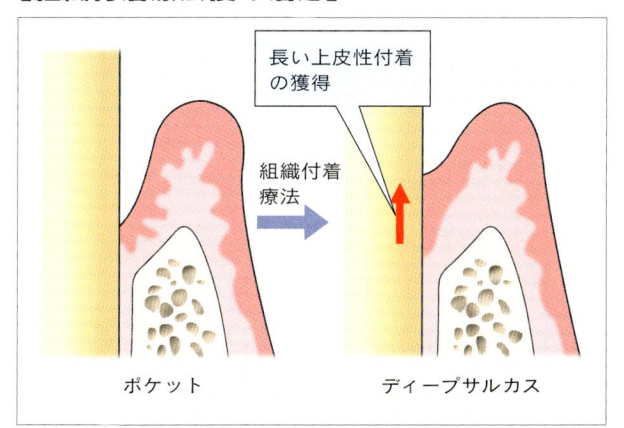

図 20-3 組織付着療法では硬組織形態はそのままで，根面に長い接合上皮による治癒をさせることにより，軟組織付着によるプロービング値減少を目指す．目標となる歯肉溝はディープサルカスである．

[再生療法後の切除療法]

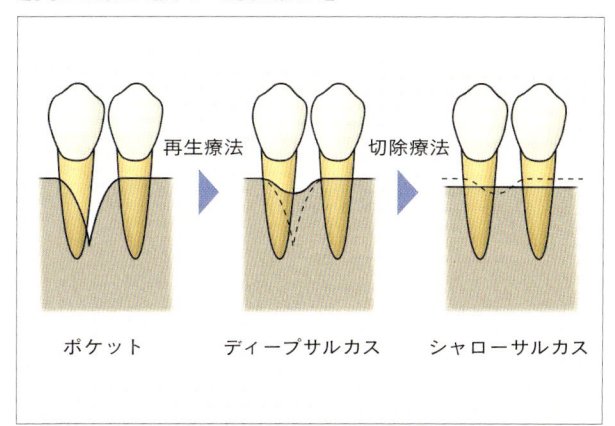

図 20-4 再生療法後に骨の段差が残るとディープサルカスでしか治らないことがある．そのような場合は切除療法を追加することにより，シャローサルカスに変更可能である．

ければなりません(図 20-6)．この再生の場の確保は，後述する膜を使った再生療法(GTR 法)や骨移植材を用いた再生療法に応用されています．

舞台さえあればドラマが演じられるわけではなく，ドラマを演じる役者が必要です．それが再生にかかわるさまざまな細胞群です(図 20-6)．与えられた再生の場でこの細胞群がさまざまな組織を再構築していきます．歯周組織の再生を担う細胞は主に歯根膜や骨組織に住んでいて，これらの細胞をいかに生か

表 20-1 歯周治療における再生療法．

- GTR 法
- GBR 法
- 骨移植
- EGR 法
- PRP
- サイトカイン療法
- 細胞移植　など

[再生の3要素]

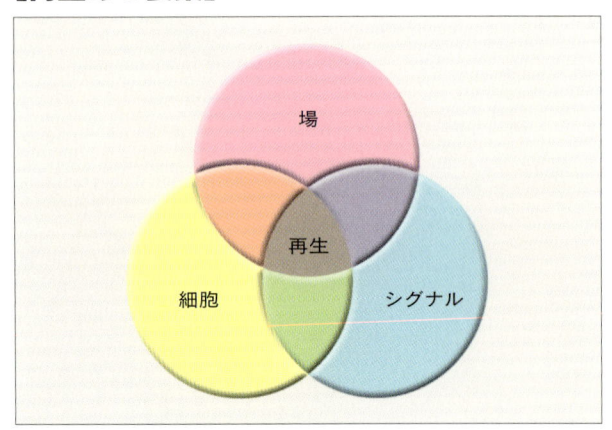

図20-5 再生を起こす主役は細胞だが，その細胞が活動できる足場と，細胞にさまざまな指示を与えるシグナルがなければ再生は起こらない．

[再生というドラマ]

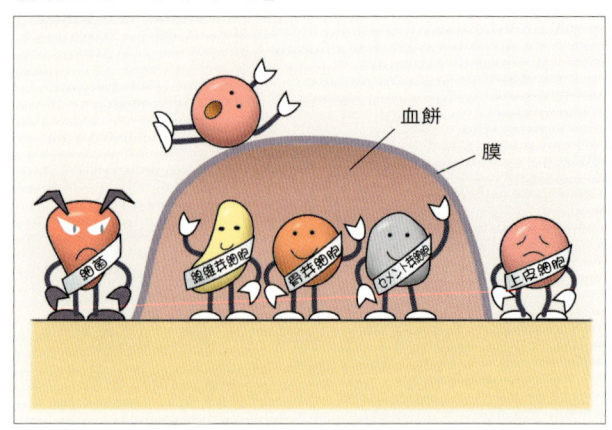

図20-6 再生を阻害する組織や細菌を遮断した血餅という舞台上(足場)で，増殖因子というシグナルの指示の下，細胞群という役者が再生というドラマを繰り広げていく．

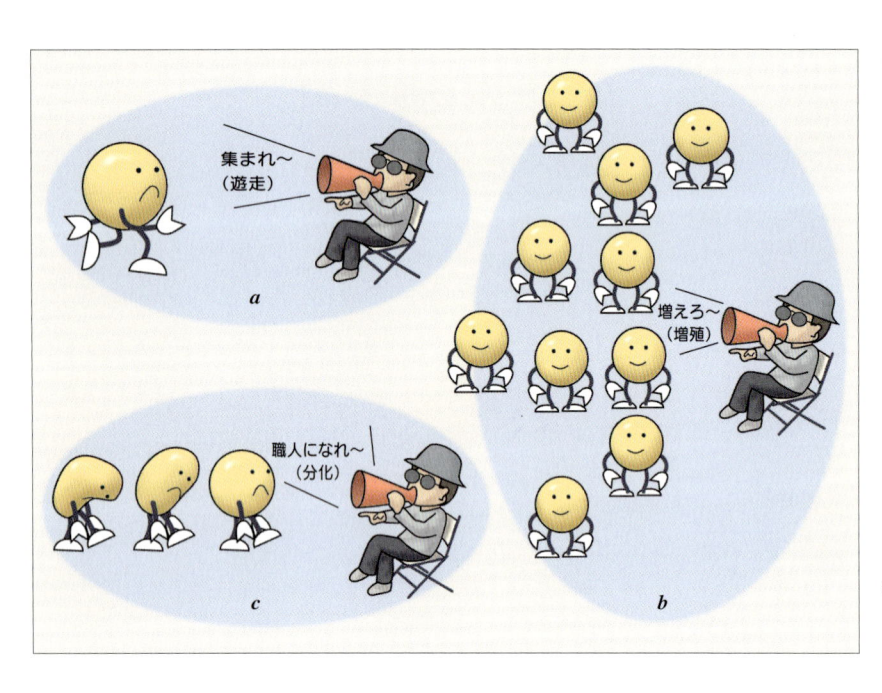

[増殖因子のはたらき]

図20-7a～c 血小板やマクロファージから放出される増殖因子には細胞の遊走(**a**)，増殖(**b**)，分化(**c**)などの作用がある．

すかが再生療法の1つのポイントです．ただ，この細胞群という役者も勝手に集まってきて勝手に演技ができるわけではなく，ドラマに必要なだけの役者の数を確保し，それぞれの役が演じられるように指示，訓練する必要があります．このように数を確保するために細胞を呼び寄せて(遊走：migration，図**20-7a**)数を増やし(増殖：proliferation，図**20-7b**)，そして役割分担できるようにトレーニングする(分化：differentiation，図**20-7c**)のは各種シグナルによるものです．とくに増殖因子(growth factor)とよばれるシグナルは組織再生の重要なシグナルで，これを積極的に利用する方法が注目されています．

以上，再生というドラマがうまく上演されるためには，再生の場(＝舞台)と細胞(＝役者)，そしてシグナル(＝役者への指示)が必要であるということがわかりました．それでは，このことをふまえ歯周組織の再生を考えたときにどのような戦略があるかを考えてみましょう．

[骨再生までの道のり]

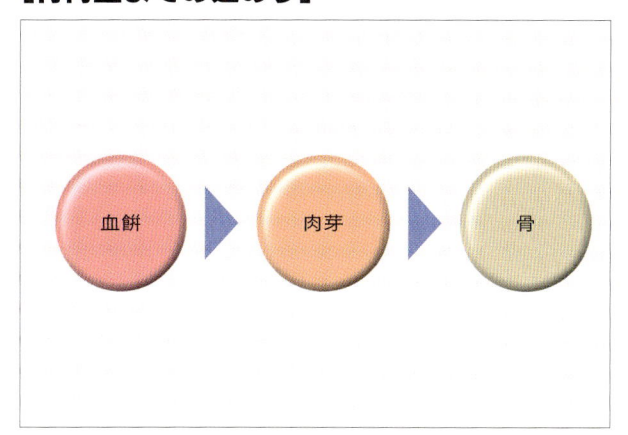

図20-8 骨はいきなり形成されるわけではなく，保持されていた血餅が肉芽になり，その後に骨組織ができる．

[3壁性骨欠損の特徴]

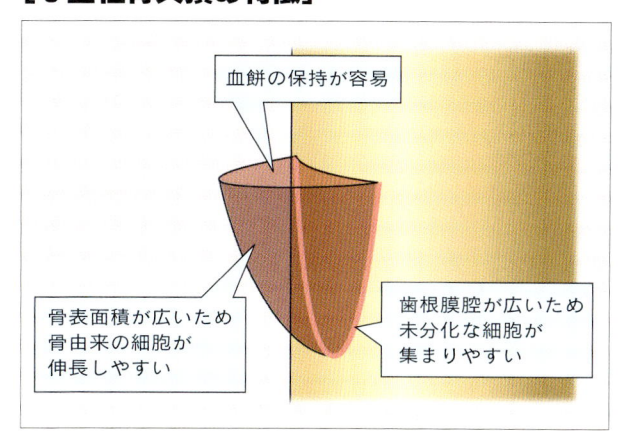

図20-9 深くて狭い3壁性骨欠損は再生を促進する因子に富んでいる．ただし根面デブライドメントが難しいので，再生を阻害する因子もあることを心得ておくべきである．

[増殖因子の供給源]

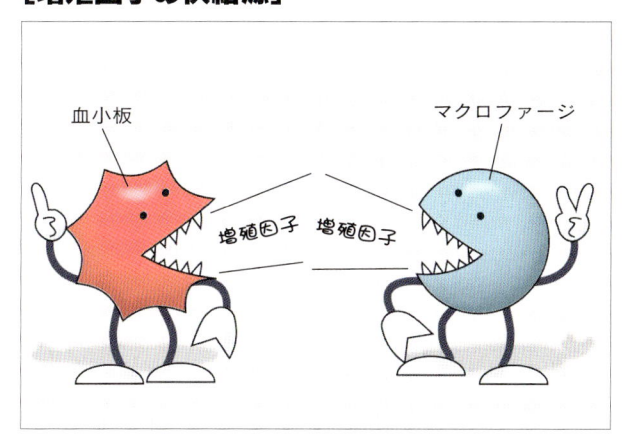

図20-10 増殖因子は受傷後2〜3日までは血小板から放出され，それ以降はマクロファージなどの宿主の細胞から放出される．

[GTR法]

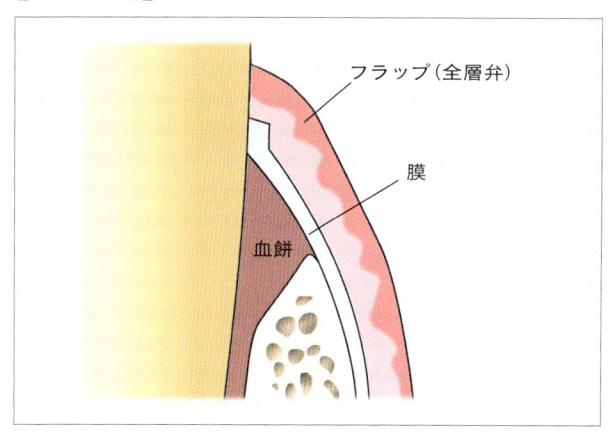

図20-11 膜の設置により歯肉由来の細胞を遮断するとともに，再生のための場を確保する．

歯周組織の再生

前述の組織再生の3つの要素を基に歯周組織の再生を考えてみます．

①再生の場

巨視的にはエックス線写真上で骨欠損を認めるところに再生の場を設けることになります．その場に維持された血餅が肉芽になり，そして最終的に骨になりますから，場が血餅で満たされていなければなりません(図20-8)[2]．血餅が維持されるためには流されにくい骨形態であること，つまり適応症の選択が重要です．もし血餅を維持しにくい形態であれば，膜を用いるGTR法(Guided Tissue Regeneration)を採用したり，骨移植材(bone graft material)を填入する必要があるでしょう．

血餅が維持されやすい骨形態というのは，骨壁がたくさん残っているということを意味します．1壁性よりも2壁性，2壁性よりも3壁性というように壁が増えれば増えるほど血餅の維持がしやすいだけでなく，欠損を取り巻く骨面や歯根膜腔が広くな

第Ⅲ部　歯周外科

[3壁性骨欠損に対するGTR法]

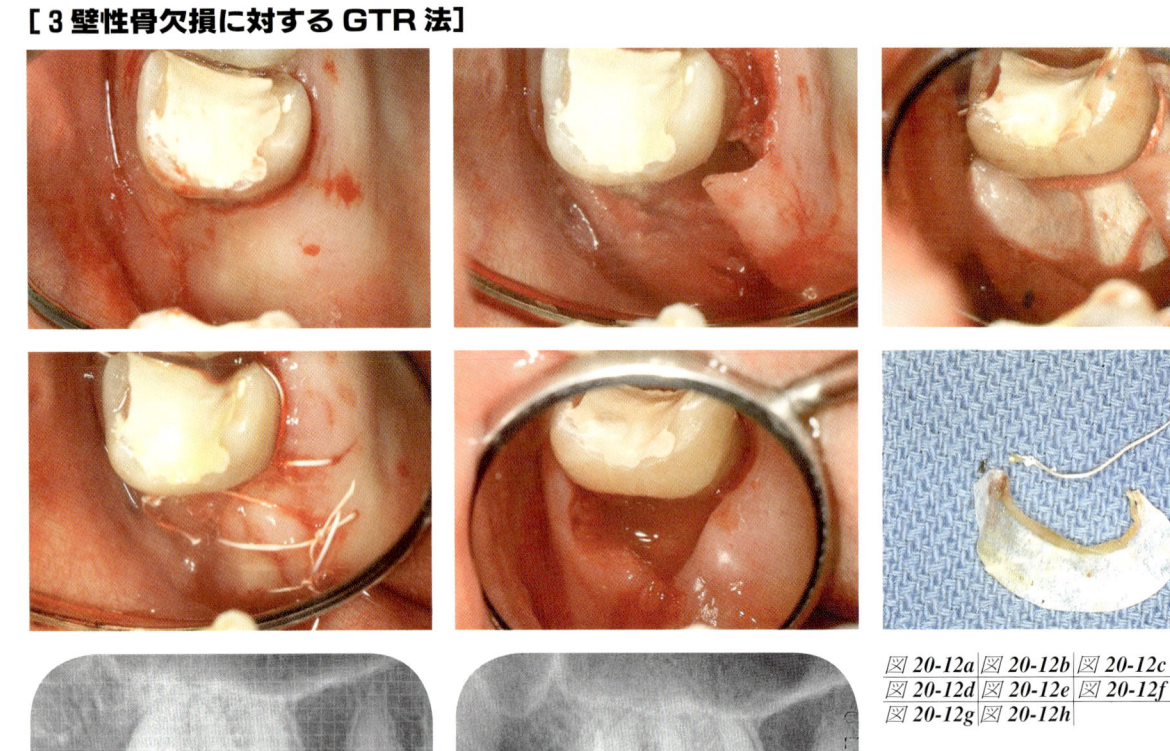

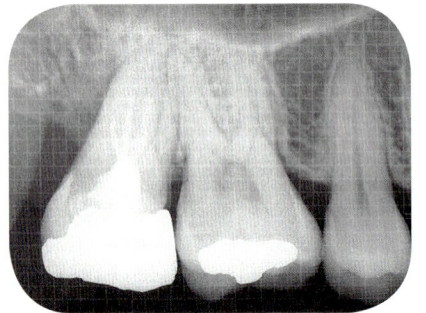

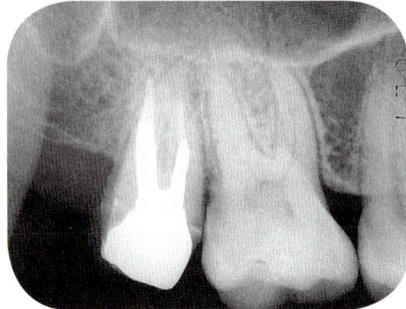

図20-12a	図20-12b	図20-12c
図20-12d	図20-12e	図20-12f
図20-12g	図20-12h

図20-12a〜h　7̄|遠心部の3壁性骨欠損に対してラップアラウンドタイプの非吸収性膜を用いてGTRを行う．aは術前，b〜dは膜設置時，eは約6週間後の膜除去時，fは設置していた膜．gとhはそれぞれ術前と術後1年のエックス線像．

[Ⅱ度の根分岐部病変に対するGTR法]

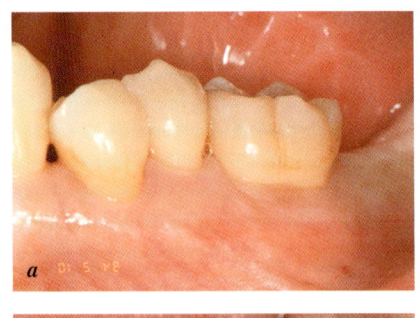

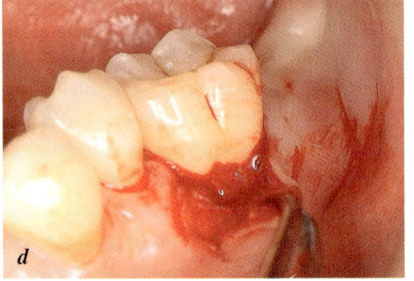

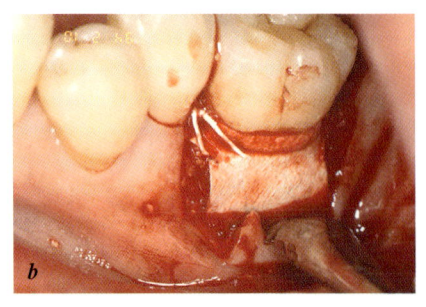

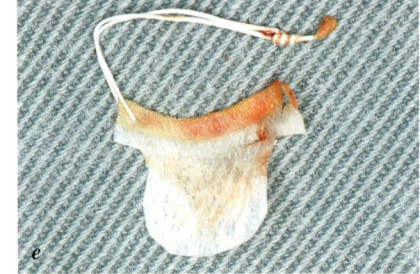

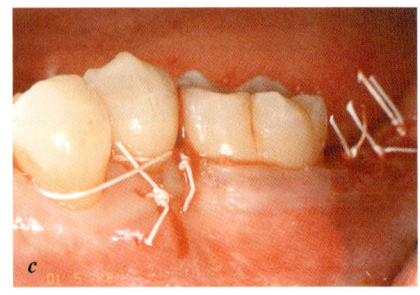

図20-13a〜e　非吸収性膜を用いたGTR法では膜の除去のために2回の手術が必要である．これは患者さんに負担をかけることにはなるが，膜除去時に肉芽の増殖を確認できるということはメリットと考えられる．a〜cはそれぞれ術前，術中，術直後．dは約6週間後の膜除去時で肉芽の増殖が確認できる．eは除去した膜．

第12章　再生療法（regenerative therapy）20

［インプラント埋入予定部位のGBR法（チタン非強化型膜）］

図20-14a　図20-14b
図20-14c　図20-14d
図20-14e　図20-14f
図20-14g　図20-14h

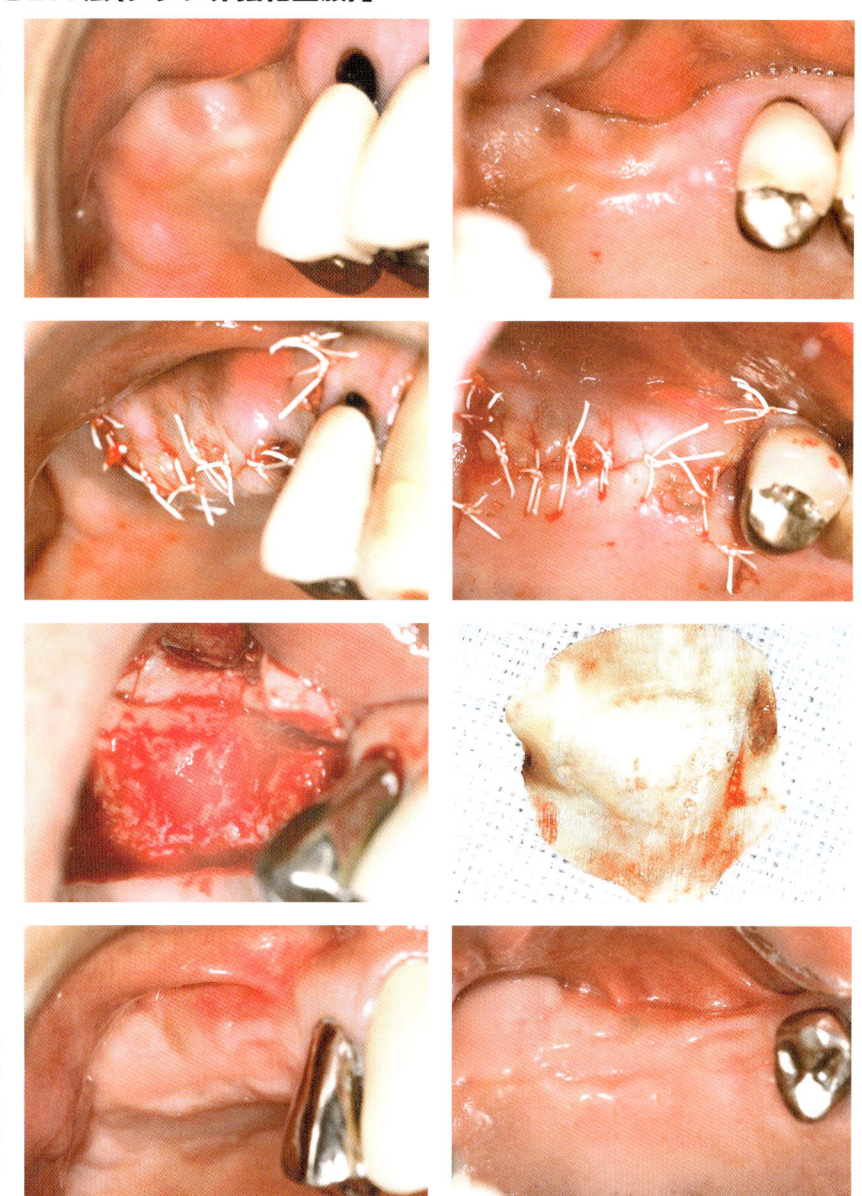

図20-14a〜h　インプラントの埋入に先立って骨欠損部に非吸収性膜（チタン非強化型）を用いてGBR法を行う．a, bは術前，c, dは術直後，e, fはそれぞれ膜除去時の状態と除去した膜である．g, hはGBR後1年の状態．

り，細胞の供給に関しても有利になります（図20-9）[3]．壁が少なくなればなるほど，膜や骨移植材などによる場の確保（space making）が必要になるでしょう[4]．

②細胞

　将来は未分化な細胞を移植するという再生療法が歯周外科でも用いられることと思われますが，現時点では細胞に関しては受動的な扱いになることが多いようです．つまり歯根膜や骨髄腔を開放すること

で，それらから細胞が集まってくるのを待つというスタンスになっています．

③シグナル

　増殖因子というシグナルは天然物と人工物の2種類が応用可能です．天然物というのは宿主が自らつくりだしている増殖因子という意味で，創傷治癒の初期では血餅中の血小板から放出され，中期以降はマクロファージなどから放出されることがわかって

第III部　歯周外科

[インプラント埋入予定部位のGBR法（チタン強化型膜）]

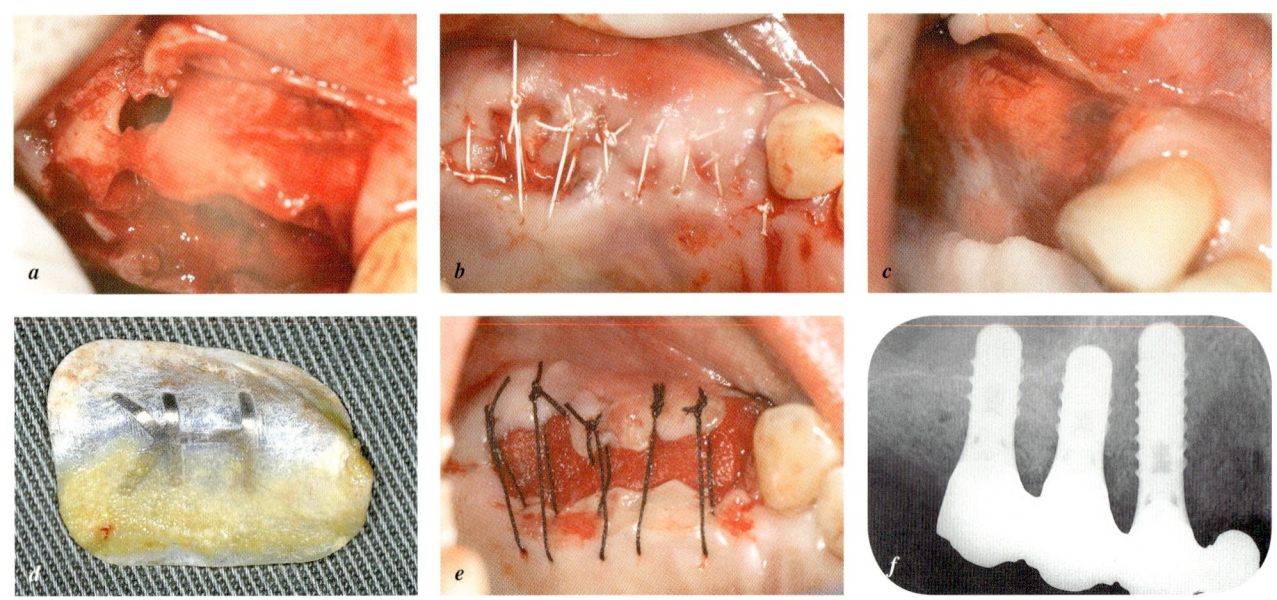

図20-15a〜f　チタン強化型膜のほうが形態の付与が容易でGBRに都合がよい．a, bは術中，術直後．c〜eはそれぞれ膜除去時の状態と除去した膜，膜除去直後の状態．fは同部位へのインプラント埋入後のエックス線像．

います（図20-10）[2,5]．これは①で述べた血餅が維持できていれば自然に利用していることになります．またPRP（Platelet Rich Plasma）という自前の増殖因子濃縮ジュースを使う手法も試みられています[6]．

人工物というのは遺伝子工学でつくりだした増殖因子をさまざまなキャリアーにのせて移植するもので，各種増殖因子で試みられています．まだまだ一般開業医レベルで応用できる状況ではありませんが，細胞の移植とともに十分将来性があると思われます．ちなみに他家移植骨にも増殖因子は微量ながら含まれており，これも再生のシグナルになる可能性があります．もちろん自家移植骨には天然物の増殖因子が含まれています．

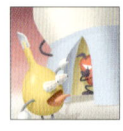

GTR法とは？

GTR法（組織誘導再生法）は細胞の通れない膜で骨欠損部を囲い，歯肉上皮細胞や歯肉結合組織細胞の侵入を阻止して再生の場を確保する再生療法です（図20-11）．1982年にNyman S, et alによって発表されたこの方法は，歯周治療における再生療法のブレイクスルーになりました[7,8]．

組織再生の原理という観点からみると，遮断膜で再生の場を確保しながら，歯肉の細胞という再生にはじゃまになる細胞群を排除しています．ただし再生にかかわる細胞に関しては受け身のかたちであり，シグナルに関しても基本的には天然物を利用するということになります．もちろん移植材に増殖因子を応用すれば，付加的な効果が期待できるでしょう．

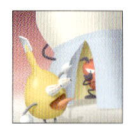

GTR法の長所

GTR法は膜により確実に再生の場を確保できるところが最大の長所です（図20-12）．血餅が膜直下で維持できていれば，その部分まで骨が再生できる可能性が高いと考えてよいでしょう．膜には吸収性と非吸収性の2種類がありますが，非吸収性の場合，膜設置約6週間後の膜除去時に肉芽の形成から再生量を予測することができます．少なくとも肉芽組織以上の骨組織はできないわけですから，これは2回法の利点といえるかもしれません（図20-13）．

骨移植材やチタンで強化された膜を用いればより

[膜の露出]

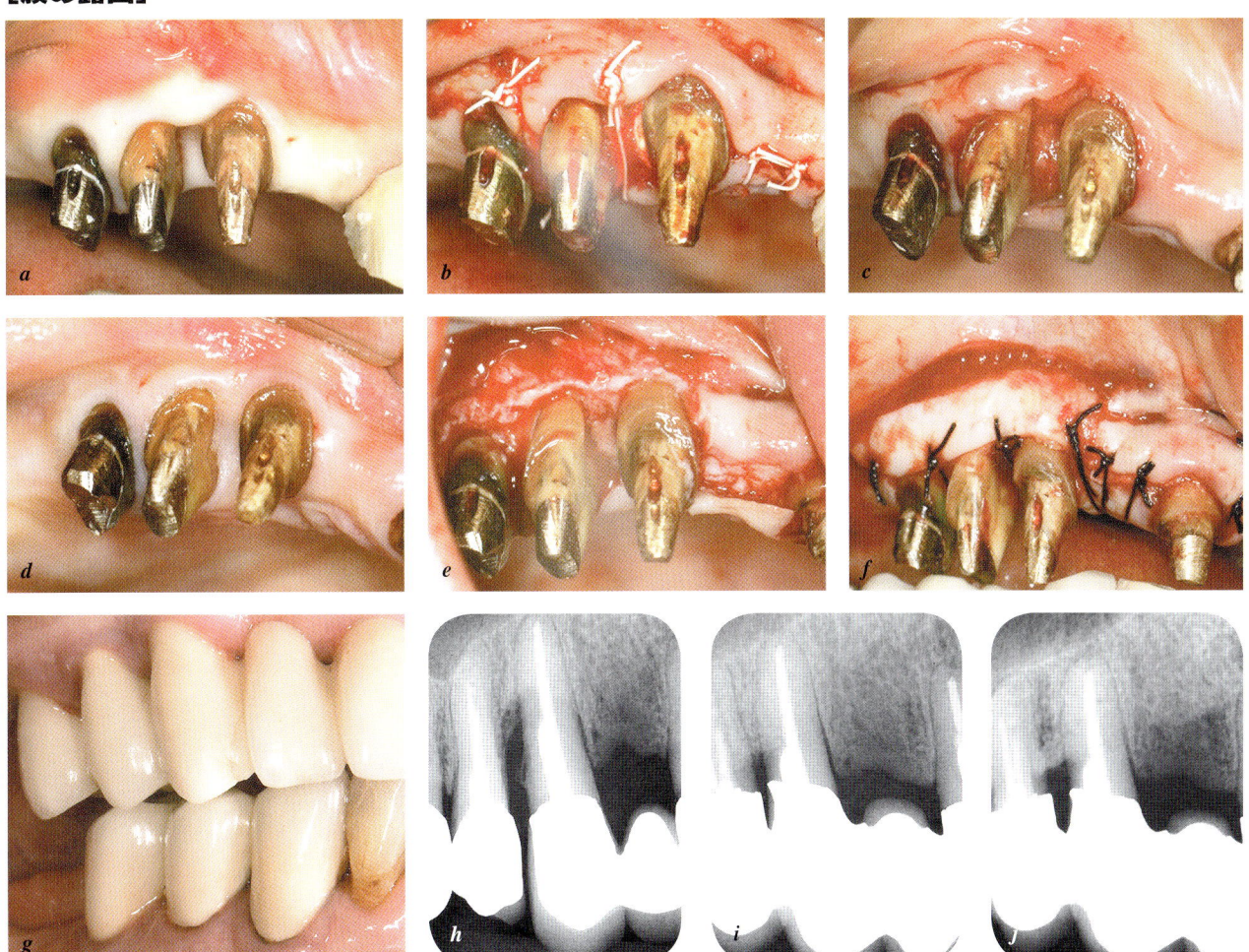

図20-16a〜j　深い歯間部の骨欠損があるところを浸潤麻酔下でSRPをしたところ，aのように深いクレーターができてしまった．こうなると膜をフラップで覆うことができず(b)，治癒を待つ間にどんどん角化歯肉が退縮しながら露出量が増えてくる(cは膜除去時)．失った角化歯肉を獲得し，骨レベルを揃えるために骨整形をともなう遊離歯肉移植術を行う．dは術前，eは術中，fは術直後，gは術後8年．h〜jはそれぞれ術前，術後1年，術後8年のエックス線像．

確実に再生の場の確保ができます．これらは場の確保の難しいGBR法(Guided Bone Regeneration)でよく応用されます(図20-14, 15)．GBR法というのは骨組織だけを再生させる外科手術で，付着器官を再生させるGTR法とは区別されます．GBR法は主にインプラント埋入部位の骨再生を目的として行われますが，ここでは詳細な解説は省略します．

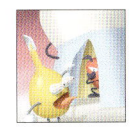

GTR法の短所

ひと昔前に比べてGTR法を行った症例数は減少傾向にあるようです．私見になりますが，その理由は技術的にかなり難しいということが大きいようです．膜という異物を設置するのも慣れないと大変ですし，フラップのマネジメントも細心の注意が必要です．おまけに再生療法では根面デブライドメントの上手下手が治療の成功に大きな影響を及ぼしますので，GTR法は手術の最初から最後までハイレベルなテクニックを必要とします．

膜を用いると再生の場の確保ができるということは確かに長所なのですが，異物である膜はフラップの血流障害も起こしやすく，膜の露出ということに頭を悩まされます(図20-16)．膜が露出するとその表面には細菌バイオフィルムが付着してきますので，

[膜露出リスクを抑える各種歯間部切開法]

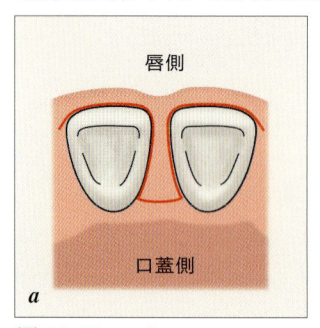

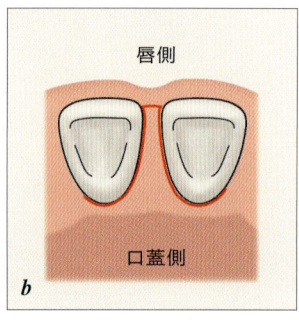

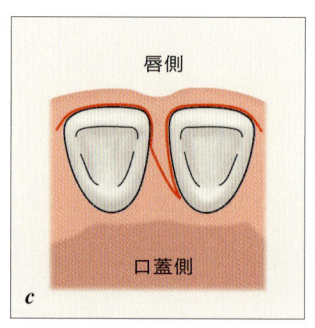

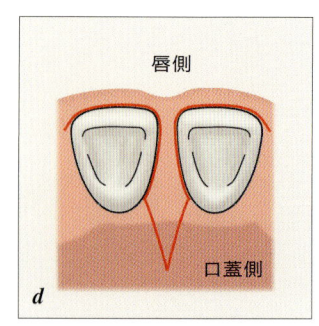

図 20-17a〜d　*a*：papilla preservation technique. *b*：modified papilla preservation technique. *c*：simplified papilla preservation technique. *d*：interdental tissue maintenance.

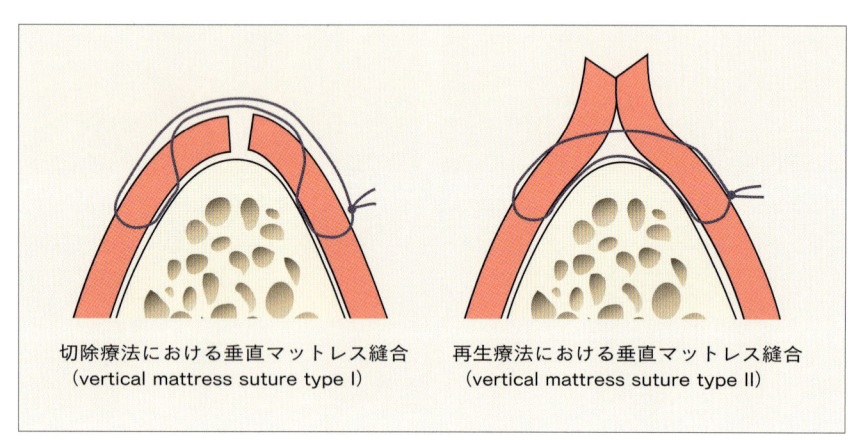

切除療法における垂直マットレス縫合
(vertical mattress suture type I)

再生療法における垂直マットレス縫合
(vertical mattress suture type II)

[切除療法と再生療法におけるマットレス縫合の違い]

図 20-18　切除療法では死腔をつくらないようフラップをしっかり押さえつけるためにマットレス縫合をするので、フラップの外側に縫合糸が通るが、再生療法ではフラップ断端の張力を解放し、結合組織どうしを密着させるようにマットレス縫合をするために、縫合糸はフラップの内側を通る．

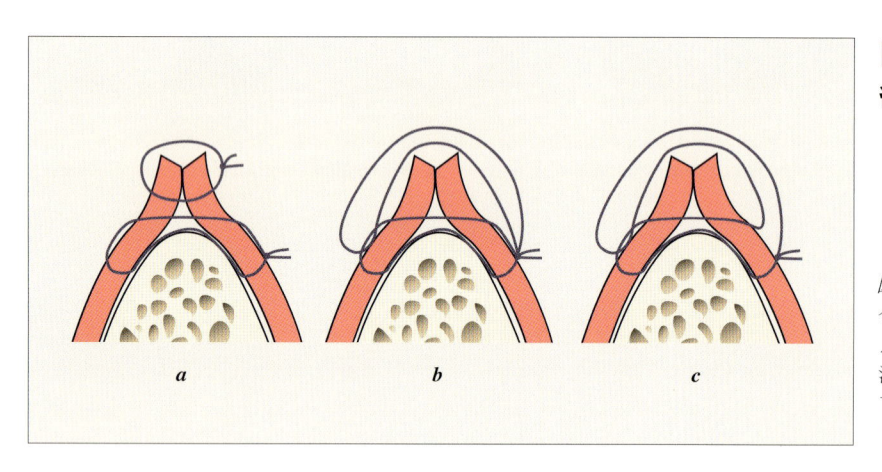

[膜露出リスクを抑える各種縫合法]

図 20-19　図 20-18 の垂直マットレス縫合タイプⅡで寄せたフラップ断端を押さえる方法として、別の断続縫合でする方法(*a*)や、いったんマットレス縫合を終了してそのまま連続する方法(*b*)、マットレス縫合と同時にする方法(*c*)がある．

再生量が減ってしまいます[9]．そのため膜の露出を最小限にするためのフラップデザイン(図 20-17)や縫合法(図 20-18, 19)を用いることになります[10]．

　GTR 法でたくさんの骨欠損を一度に手術しようとすると技術的にさらに困難になります．できれば単独の骨欠損に用いたいところです．複数の骨欠損に対処するには条件とテクニックが備わったときにするほうが無難でしょう．また GTR 法ではフラップのボリュームが十分あるほうが好ましいと考えられます．角化歯肉がほとんどない場合や、あっても薄いケースではフラップの壊死を起こしやすくなりますので、これも膜の露出につながります．

[患者さんのセレクション（図20-20a～c）]

GTRの予後とコンプライアンスの関係

23 Patients　GTR後1年で平均4.1mmの付着の獲得

予後

15 Patients（＝Good Complier）
→3年間安定していた

8 Patients（＝Poor Complier）
→1年で平均2.8mmの付着が喪失した

Cortellini P, et al. J Clin Periodontol 1994;21:606-610.

図20-20a　GTRの予後とコンプライアンスの関係.

再生療法に影響を与える因子

プラークコントロールレベルによる再生量の違い

プラークスコアが10%未満の患者は20%以上の患者より平均1.85mm付着の獲得量が多かった

Tonetti MS, et al. J Clin Periodontol 1995;22:229-234.

図20-20b　プラークコントロールレベルによる再生量の違い.

Smokers vs. Non-smokers CAL gains (mm)

Smokers: 2.1±1.2
Non-smokers: 5.2±1.9

* Smokers ; subjects smoking more than 10 cigarettes
Tonetti MS, et al. J Clin Periodontol 1995;22:229-234.

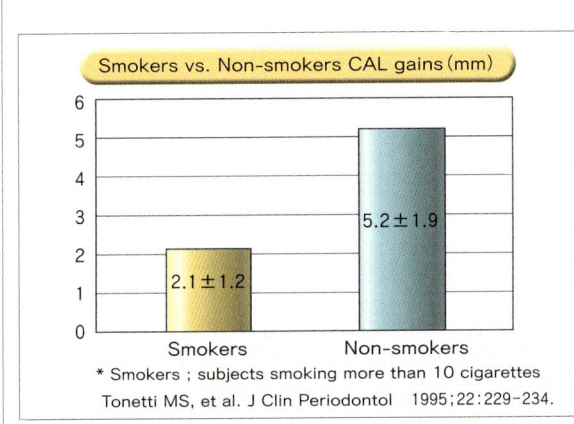

図20-20c　喫煙の有無による再生量の違い.

[骨欠損のセレクション（図20-21a～c）]

再生療法に影響を与える因子

骨欠損の深さと角度と再生量

	Defect Angle		Defect Depth	
	<26°(n=18)	≧26°(n=20)	≧3 mm(n=24)	<3 mm(n=14)
6 Months	2.11±3.07	0.29±1.49	1.85±2.73	0.04±1.64
24 Months	2.20±2.82	0.71±2.39	2.30±2.47	−0.03±2.46

→角度が急で, 深い骨欠損の再生量が多い
Klein F, et al. J Periodontol 2001;72:1639-1646.

図20-21a　骨欠損の深さ, 角度と再生量の関係.

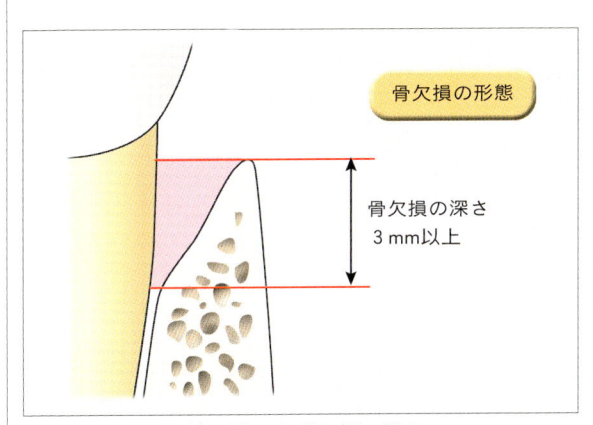

骨欠損の形態 — 骨欠損の深さ 3 mm以上

図20-21b　GTR法に適した骨欠損の深さ.

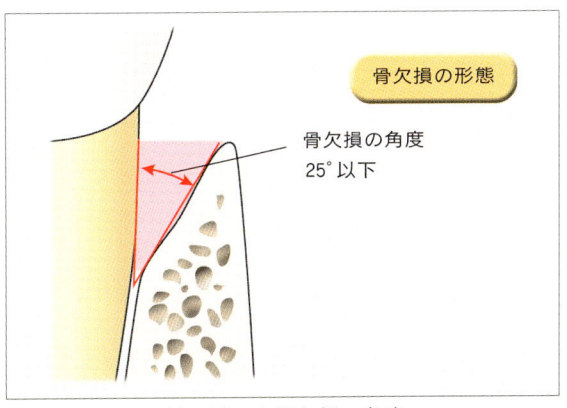

骨欠損の形態 — 骨欠損の角度 25°以下

図20-21c　GTR法に適した骨欠損の角度.

第Ⅲ部 歯周外科

[GTR法に適した根分岐部病変]

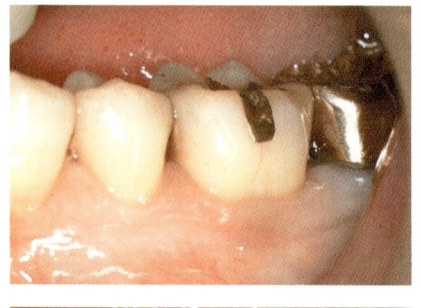

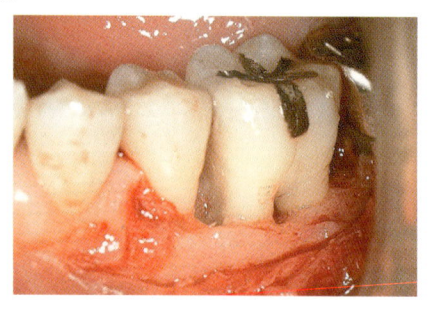

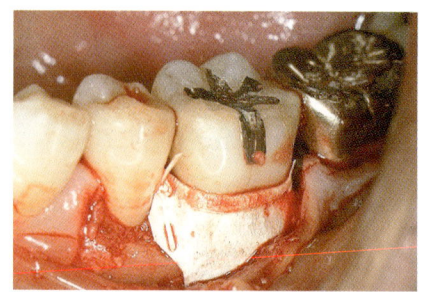

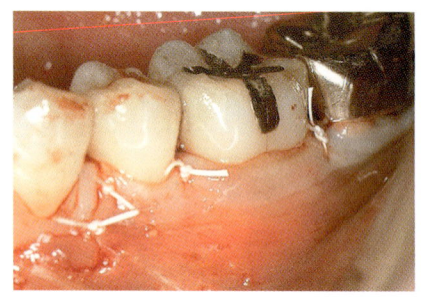

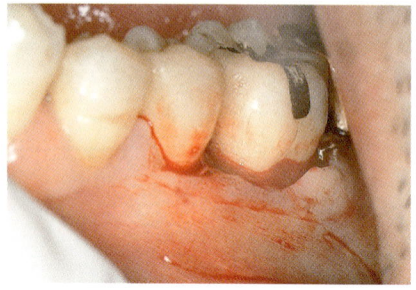

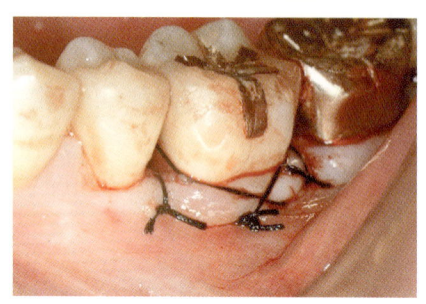

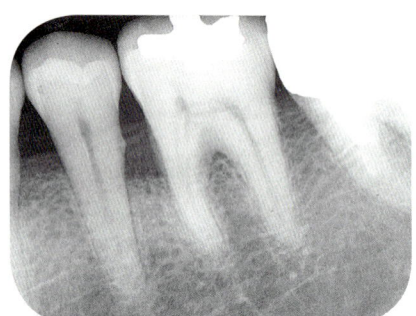

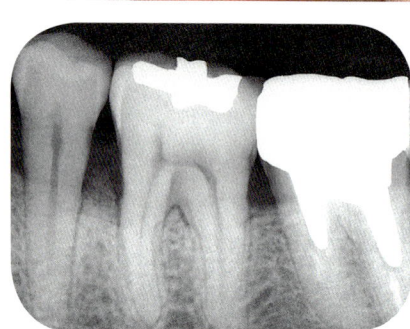

図20-22a	図20-22b	図20-22c
図20-22d	図20-22e	図20-22f
図20-22g	図20-22h

図20-22a〜h　Ⅰ度は非外科療法，Ⅲ度は切除療法あるいは非外科療法の適応になることが多く，GTR法の適応になるのはⅡ度に限定される．aは術前，b,cは術中，dは術直後．e,fは約6週間後の膜除去時．gは術前，hは術後約1年のエックス線像．

非吸収性膜の短所は，膜の除去のためにもう一度手術をしなければならないということです．そのために吸収性膜が使われることもあります．ただ吸収性膜がいったん露出した場合は，その対処に困ることが多いというのもまた短所と考えてよいかもしれません．

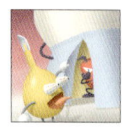

GTR法の適応症

GTR法の長所と短所を考慮してその適応症を考えてみましょう[10]．

①患者さんのセレクション

コンプライアンス[11]やプラークコントロール[12]の悪い患者さん(図20-20a, b)，喫煙をされる患者さん(図20-20c)[12]はそれらが改善されるまでGTR法は見合わせたほうがよいでしょう．どれも再生量が少なくなったり，せっかく再生してもそれが短期間で悪化するということがわかっています．

②骨欠損のセレクション

骨欠損は深くて急な角度が適応です(図20-21a)．3mm以上の深さ[13]で根面と骨壁の角度は25°以下[14]であれば再生量がかなり期待できます(図20-21b, c)．次項で解説するEGR法に比べてGTR法はスペースメイキングを確実にできますので，骨壁が少ないような症例でも対応できます．その場合は骨移植材を併用したり，膜の変形を防ぐためにチタン強化型の膜を使うなどの配慮をしたほうがよいでしょう．

また根分岐部病変に対してGTR法を行う場合は

[薄い歯肉はNG！]

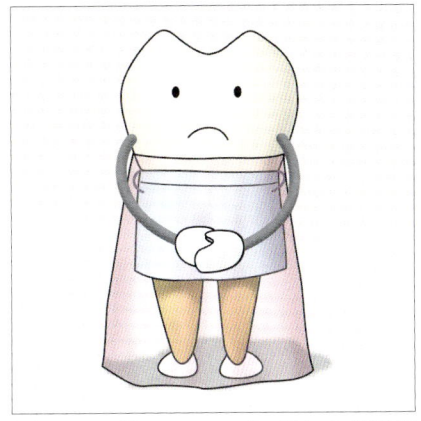

図20-23 薄いフラップの下に血流阻害因子である膜を埋入すると，フラップ断端から壊死が起こり，膜が露出してくる．

[根近接もNG！]

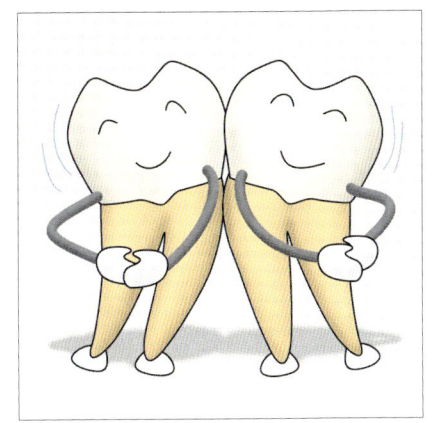

図20-24 根が近接しているところに膜を設置するとフラップが壊死して膜の露出が起こりやすい．

[動揺歯もできれば避けたい]

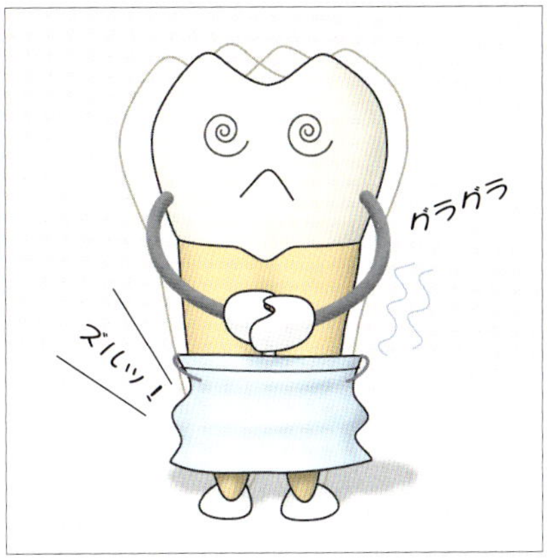

図20-25 歯の動揺は治癒に悪影響を及ぼす可能性があるため，もし動揺歯でGTR法を行う場合は手術に先立って歯の暫間固定を行っておいたほうがよいだろう．

II度が適応症です（図20-22）．当初はIII度も適応症といわれましたが，根面デブライドメントが困難ですし，再生量も限られていますので，今では他の術式を優先します．

③軟組織のセレクション

角化歯肉の幅と厚みが十分あることが望ましいとされています（図20-23）．とくに厚みは1mm以上のフラップの厚みが確保できないと膜の露出の可能性が高まります．

④歯列のセレクション

歯間部の骨欠損に対してGTR法をする場合，そこに根の近接があると再生はかなり厳しくなります（図20-24）．ほぼ確実にフラップの壊死と膜の露出が起こるからです．

⑤歯のセレクション

歯が高度に動揺している場合は血餅の根面への付着を破壊する可能性があるだけでなく，細胞の分化を妨げることがありますので望ましくありません（図20-25）．骨欠損がたとえあっても動揺がほとんどないのが望ましいですが，もし動揺の強い歯にGTR法をする場合は固定などを術前に行っておくことが必要です．

再生療法の基本的原理とGTR法にスポットを当てて解説しました．確かにGTR法はテクニック的に難しい術式ではありますが，GTR法でフラップマネジメントを勉強していればEGR法はかなり好成績を収めることができるはずです．やはり苦労をした人は報われるようになっています．

第Ⅲ部　歯周外科

21

再生療法
(regenerative therapy)
EGR法

Regenerative Therapy — EMD Guided Regeneration

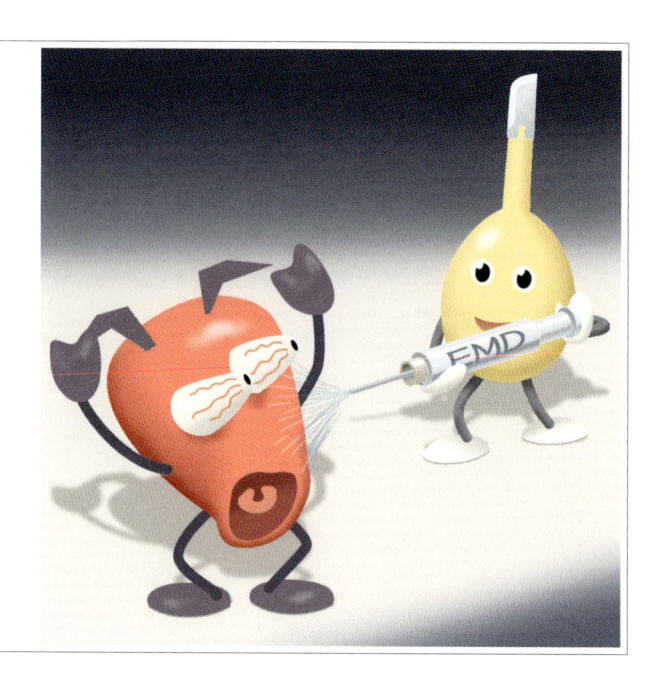

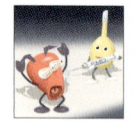

はじめに

前項では歯周組織再生の一般原則からGTR法までを鳥瞰しました．ここではEGR法(EMD Guided Regeneration)にスポットを当てて解説していきます．

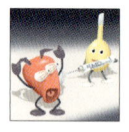

EGR法の原理

GTR法では付着器官(attachment apparatus)を再生させるために，じゃま者である歯肉上皮や歯肉結合組織を排除して，再生の場を確保しました．基本的にはその"場"に集まる細胞やその細胞へのシグナルは宿主の創傷治癒能力に一任していました．

その後，BMP(Bone Morphogenetic Protein)，PDGF (Platelet Derived Growth Factor)，FGF(Fibroblast Growth Factor)などの増殖因子をキャリアーに乗せてその"場"に充填し，細胞を集めたり，増殖させたり，分化させるシグナルとしての役割を担う試みがなされ，現在も臨床応用に向けて進行中です．そのような状況のなか，まったく発想の違う再生療法が発表されました．それがエムドゲイン®(Emdogain®)です(図21-1)[15,16]．

ブタの歯胚から抽出されたエナメルマトリックスデリバティブ(Enamel Matrix Derivative : EMD)であるエムドゲイン®は，歯の発生においてヘルトヴィッヒ上皮鞘が断裂して歯小囊由来の細胞が侵入し，幼若象牙質上でセメント芽細胞に分化するのに必要なシグナルあるいは場と考えられています(図21-2)．つまり歯の"発生"においてセメント質形成の重要なスイッチに相当する物質を付着器官の"再生"に応用しようと発想したわけです．ちなみにEMD自体はヘルトヴィッヒ上皮鞘の内側の細胞，すなわち内エナメル細胞がつくりだします．

セメント質の発生と再生はかなり似てはいますが，ところどころ違いがあります．もっとも違うのは細胞でしょう．発生ではセメント芽細胞になる細胞はおそらくは歯小囊由来の間葉系細胞ですが，再生では歯根膜に存在する未分化間葉細胞と考えられています．セメント芽細胞がセメント質を分泌するのは発生では幼若な象牙質(mantle dentin)の上ですが，再生では歯周病に侵された根面をルートプレーニングした象牙質の上ということになります．しかも発生ではヘルトヴィッヒ上皮鞘が断裂してくれますので，上皮細胞にじゃまされることなくセメント質がつくられますが，再生においては常に上皮の侵入と戦いながらセメント質をつくらなければなりません．このように細部においては相違点が多いものの，エ

[6̄ 遠心に対する EGR 法]

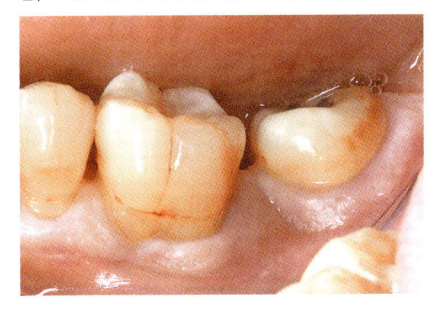

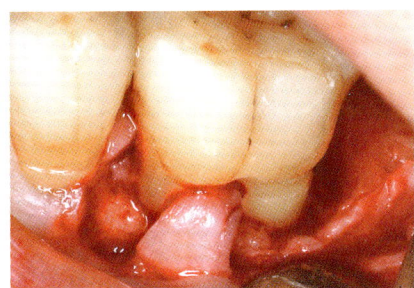

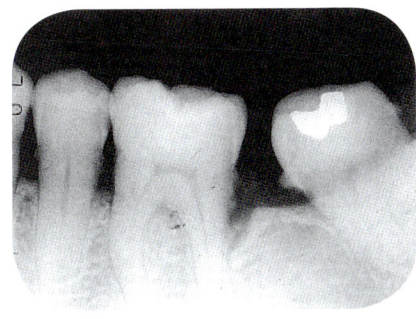

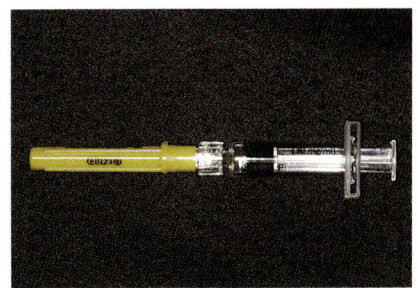

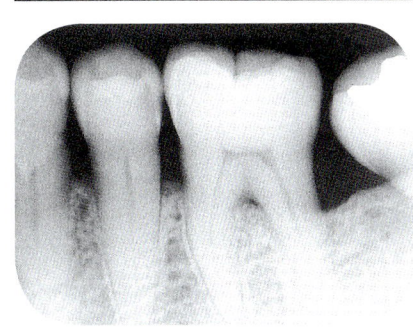

図 21-1a 図 21-1b 図 21-1c
図 21-1d 図 21-1e

図 21-1a〜e　6̄遠心にある3壁性骨欠損に対してEGR法を行う．骨移植材は併用していない．*a*は術前，*b*は術中，*c*は使用したエムドゲイン®．*d*と*e*は術前と術後1年のデンタルエックス線像．

[EMD の役割]

図 21-2　幼若象牙質上（外套象牙質，mantle dentin）の EMD は歯小嚢由来の間葉系細胞がセメント芽細胞に分化する場，あるいはシグナルとしてはたらいているようである．

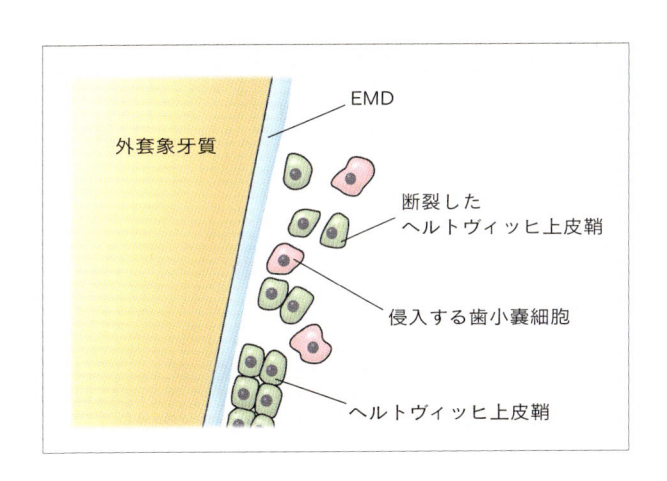

ムドゲイン®によってセメント質が再生することが，動物実験でもヒトにおける治験でも確認されました．そしてGTR法という言葉に対応して，エムドゲイン®を使った再生療法はEGR法とよばれ，再生療法における二大治療法のひとつになっています．

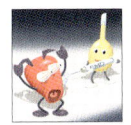

EGR 法の術式

ここでは基本的な EGR 法の術式についてオーバービューしていきます．

①切開（図 21-3a）

再生療法における切開は組織をできるだけ温存するために，組織付着療法における切開に準じます．改良型ウィドマンフラップを採用することが多いでしょう．

②フラップの剥離（図 21-3b）

全層弁にてフラップを剥離します．必要に応じて減張切開をします．

第Ⅲ部　歯周外科

[EGR法の術式]

①切開（a）
②フラップの剥離（b）
③根面デブライドメント（c）
④根面処理（d）
⑤エムドゲイン®の塗布（e）
⑥縫合（f）

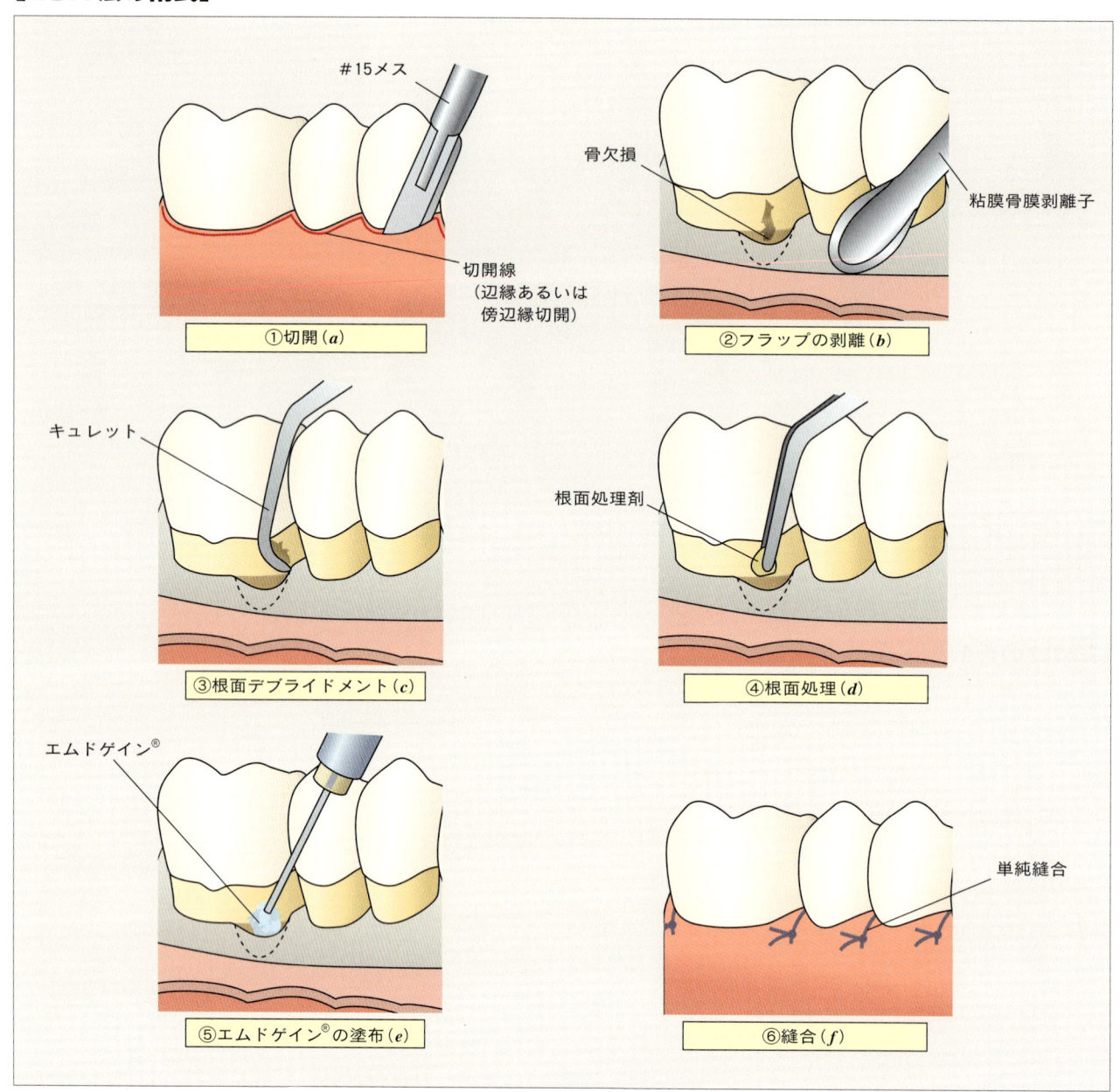

図21-3a〜f　フラップの取り扱いは組織付着療法に準じる．徹底的な根面デブライドメントの後，根面処理をしてからエムドゲイン®を塗布する．このとき根面に唾液や血液が付着しないよう細心の注意が必要である．

③根面デブライドメント（図21-3c）

　骨欠損部における肉芽の除去とともに，根面デブライドメントを行います．

④根面処理（図21-3d）

　各種根面処理剤を根面に塗布し，根面処理を行います．クエン酸，テトラサイクリン，EDTAなどが使われています（コラム・ザ・ペリオ⑫）．

⑤エムドゲイン®の塗布（図21-3e）

　根面処理剤を生理食塩水で洗い流した後，根面に血液や唾液がつかないよう細心の注意を払いながらエムドゲイン®を塗布します．

コラム・ザ・ペリオ⑫　根面処理

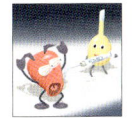

　再生療法や根面被覆術のときには根面をSRP後，さまざまな薬液で処理します．これを根面処理(Root conditioning)とよびます．これは再生や付着に不利なものを排除し，有利なものを獲得しようという意図でなされます．

　不利なものとはなんでしょう？　細菌やその産物はもっとも嫌われるものです．SRPで除去してはいるものの，さらに完全を期するために根面処理を行うことがあります．またSRP後は，スミヤー層(Smear layer)という削りかすの層が残りますので，それを除去するという効果も期待します[1]．他には上皮もじゃま者です．根面処理によりフィブリンのネットワークが形成されると，上皮の侵入を阻止できるという報告もありますので[2]，根面処理がプラスにはたらく可能性があります．

　有利なものとはなんでしょう？　根面処理後に根面に露出したコラーゲン線維などが治癒に有利にはたらく場合もありますし，根面処理剤そのものが有利にはたらくこともあります．たとえばテトラサイクリンですと，コラゲナーゼの抑制効果がありますし，フィブロネクチン(Fibronectin)は線維芽細胞の接着や遊走にプラスの効果があります[3]．

　根面処理剤にはリン酸のような無機酸，クエン酸のような有機酸，テトラサイクリンのような抗菌剤，EDTA(Ethylene diamine tetraacetic acid)のようなキレート剤，フィブロネクチンのような接着分子のリガンドなどがあります．どれも動物実験ではうまくいくことが多いのですが，ヒトでの実験ですと，うまくいったという報告と，使っても使わなくても変わらなかったという報告に分かれます[4]．少なくとも根面処理を行うことにより結果が悪くなったという報告がほとんどないということから，おまじないあるいは再生祈願，付着祈願という気持ちを込めて著者は使っています(図⑫-1)．

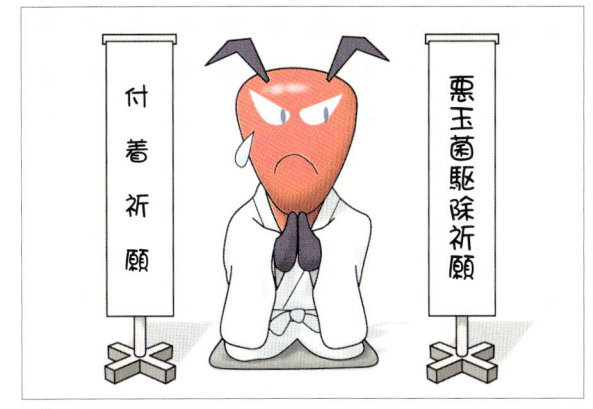

図⑫-1

参考文献

1. Wikesjo UM, Baker PJ, Christersson LA, Genco RJ, Lvall RM, Hic S, DiFlorio RM, Terranova VP. A biomedical approach to periodontal regeneration : tetracycline treatment conditions dentin surfaces. J Periodont Res　1986 ; 21 : 322.
2. Polson AM, Ladenheim S, Hanes PJ. Cell and fiber attachment to demineralized dentin from periodontitis-affected root surfaces. J Periodontol　1986 ; 57 : 235.
3. Nasjleti CE, et al. Effect of fibronectin on healing of replanted teeth in monkeys : A histologic and autoradiographic study. Oral Surg Oral Med Oral Pathol　1987 ; 63 : 291.
4. Position Paper : Citric acid and fibronectin in periodontal therapy. AAP, 1987.

⑥縫合(図 *21-3f*)

　プラークの付着しにくいような縫合糸を用いて縫合します．

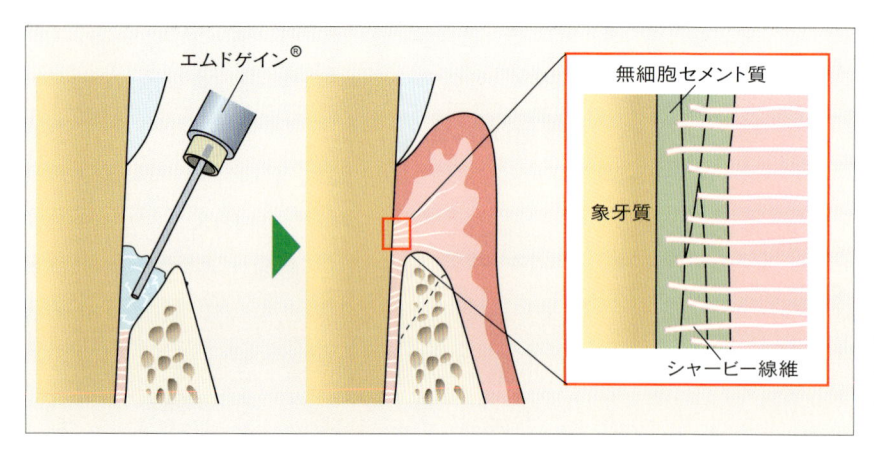

[EGR法後のセメント質再生]

図 21-4　EGR法では無細胞性セメント質が再生するといわれている．これは本来歯周病で失ったセメント質であるので，真の再生と考えられる．

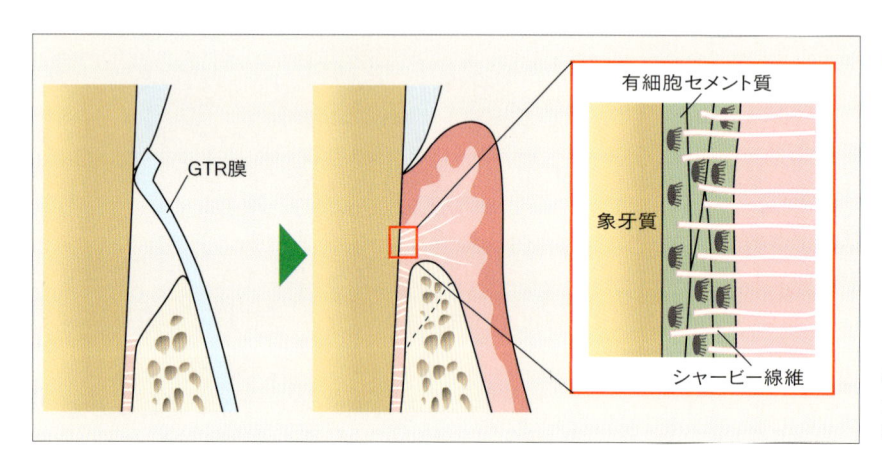

[GTR法後のセメント質再生]

図 21-5　GTR法では有細胞性セメント質が再生するといわれている．これは一種の修復なのかもしれない．

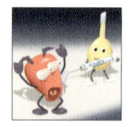

EGR法とGTR法の治癒形態の比較

　EGR法とGTR法では術後の治癒形態に違いはあるのでしょうか？　一般的に考えられているのが再生するセメント質の違いです．EGR法では無細胞性セメント質ができるのに対して(図21-4)[17]，GTR法では有細胞性セメント質ができるといわれています(図21-5)[18]．もともと歯周病で失ったセメント質は無細胞性外部線維性セメント質なので，同じセメント質で再生するというのは理想的なことですので，その意味ではEGR法によるセメント質再生のほうがよさそうです．これはEMDによりセメント質の発生と同じようなメカニズムがはたらいて，発生時と同じセメント質が誘導されているからだと解釈されています．EMDの主成分はアメロジェニンというタンパク質ですが，これは種を超えて広く保存されていますので，たとえブタのアメロジェニンをヒトに使っても発生時と同じ効果が得られているものと考えられます．

　それに対してGTR法では発生時のメカニズムははたらかず，一般的な創傷治癒の経過をとります．根面に再生されるセメント質は修復セメント質の一種と考えてよいでしょう．通常，有細胞性セメント質ができるのは歯根の根尖側で，咬合力がはたらきだして大急ぎで形成されますので，GTR法でも同じようなメカニズムがはたらいているのかもしれません．ただ，この分野の研究はいまだに不明なことが多く，結論はまだまだ先になりそうです．

　これで話が終わってしまうと，GTR法が不利なままですので，もう少し突っ込んで考えてみましょう．最近になってEGR法後の治癒をヒトの組織切片で調べたところ，必ずしも理想的な無細胞性セメント質で治癒していないということが報告され

第12章　再生療法 (regenerative therapy) 21

[EGR法後の治癒形態]

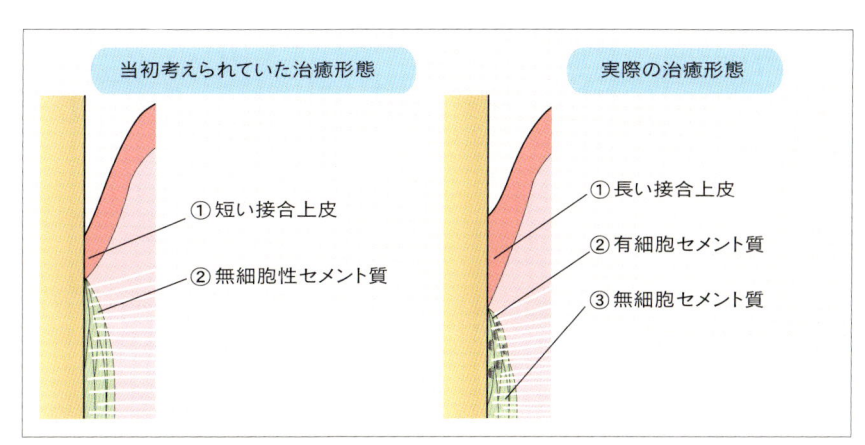

図21-6　当初はGTR法に比べ無細胞性セメント質が再生するということに注目が集まったが，実際の治癒では長い接合上皮による治癒や有細胞性セメント質による治癒もあることが，ヒトの組織学的検索からもわかった．

[EGR法後の治癒]

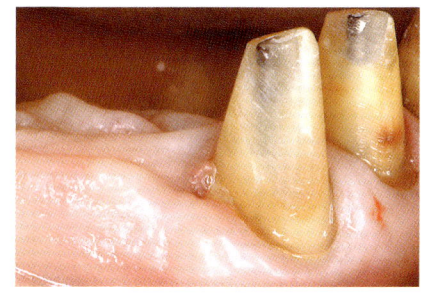

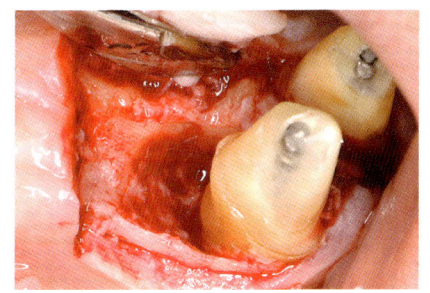

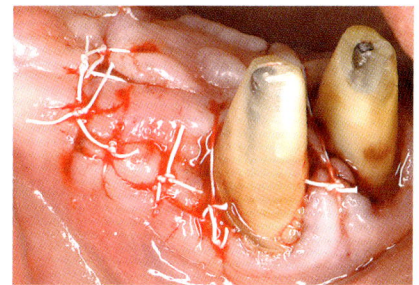

図21-7a	図21-7b	図21-7c
図21-7d	図21-7e	図21-7f

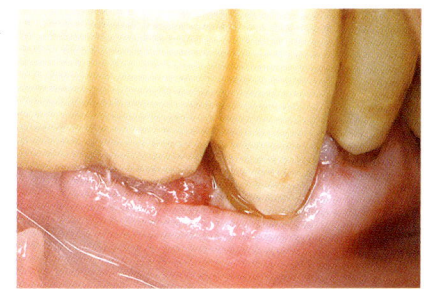

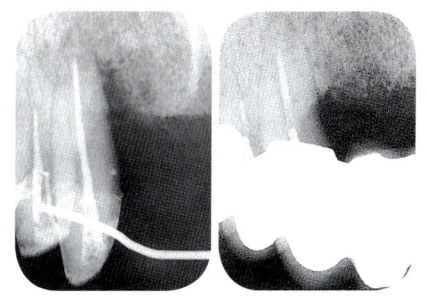

図21-7a〜f　EGR法では術後の外見上の炎症が少なく，治癒が早い．図は③近心部の骨欠損に対してEGR法を実施．a〜cはそれぞれ術前，術中，術直後．dは術後1週間である．e,fは術前と術後1年半のエックス線像．

るようになりました[19,20]．長い接合上皮による治癒や，有細胞性セメント質による治癒も見受けられます．これはどのように解釈すればよいでしょうか？

　テクニックエラーということも考えられますが，おそらくは術中に根面に塗布したEMDが時間とともに消失するということが原因のひとつではないかと考えられています．根面に塗布したEMDは通常2週間ほどで根面からなくなりますので，それ以降はEMDによる誘導のない，創傷治癒になっていきます．そのため上皮が埋入してきたり，GTR法と同じような有細胞性セメント質が再生されたりするのでしょう（図21-6，コラム・ザ・ペリオ⑬）．

　EMDが有効に機能していると上皮の埋入も少ないことがわかっています（図21-7）．GTR法では膜を設置して非常に苦労して上皮の埋入を防いでいましたので，EMDを塗布するだけで上皮の埋入も防ぐことができるというのは吉報です．そのメカニズムに関しては結論はでていませんが，当初は上皮細胞のアポトーシス，つまり自殺を誘導すると考えられていました．今は上皮細胞の細胞周期をG1期で止める，G1アレストという現象が考えられています（図21-8）[21]．これにより上皮細胞はG1チェックポ

241

コラム・ザ・ペリオ⑬　EMDの作用

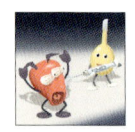

　EMDの使用により無細胞性外部線維性セメント質が再生できるということでしたが，そんなに単純ではないことが，だんだんわかってきました．

　ヒトでEMDを使用した後に抜歯を行い，どのような治癒が起こっていたかを調べた研究によりますと，確かに無細胞性セメント質で治癒している症例もあるのですが，それ以外に細胞性セメント質で治癒していたり，長い接合上皮により治癒している症例もありました[1,2]．当初これは時間とともにEMDが欠損部から消失し，それ以降はGTRと同じような治癒機転（細胞性セメント質による治癒），あるいは通常のフラップオペによる治癒（長い接合上皮による治癒）が起こるのではないかと考えられました．

　しかしながら最近ではEMDの塗布後，歯根の外部吸収やアンキローシス（Ankylosis）も報告されるようになっています[3,4]．GTRの基礎実験ではSRP後の歯根に歯肉結合組織が接していると歯根吸収を起こすことがわかっていますし[5]，EMD自体が歯肉の線維芽細胞を増殖するという報告[6]とあわせて考えますと，EMDが歯根膜ではなく歯肉結合組織にはたらきかけた場合，歯根吸収を起こす可能性が考えられるでしょう．またEMDが骨組織にはたらきかけると，アンキローシスを起こす可能性もあります．これもGTRの基礎実験で歯根が骨組織に触れていると，アンキローシスを起こすという結果と似通っています．

　以上のようにEGRでは当初考えられていたよりも複雑な治癒機転がはたらくようです（図⑬-1）．歯根膜細胞に理想的にはたらきかければ無細胞セメント質の再生が起こりますが，そのはたらきかけが弱ければ有細胞性セメント質ができたり，上皮が埋入してくる可能性もあります．また歯肉結合組織にはたらきかければ歯根吸収を起こしたり，骨組織にはたらきかければアンキローシスの可能性もあるわけです．とくに歯根吸収やアンキローシスは怖い治癒機転で，これらが起これば抜歯になるかもしれません．歯の寿命を長くするために費用をかけて行ったEGRで，抜歯という結末は，もっともあってはならないものです．

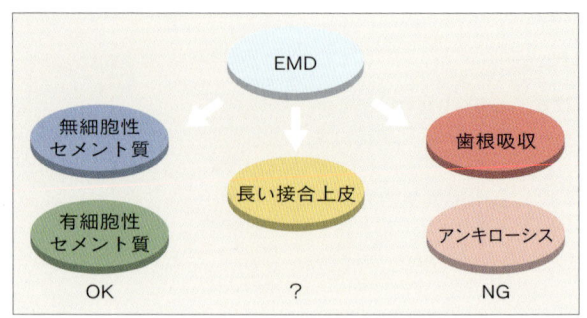

　セメント質の再生は長らく滞っていた分野です．EMDがそのブレイクスルーになったことはありがたい事実で，これからは基礎，臨床の双方で知見を蓄えていく段階でしょう．安易に自家骨との併用を行ってアンキローシスが起こったらどうするのか，安易に根面被覆術との併用を行って歯根吸収が起こったらどうするのか，臨床家としては十分なエビデンスがそろってから応用すべきだと考えるのは著者だけでしょうか？

図⑬-1

参考文献

1. Kalpidis CDR, Ruben MP. Treatment of intrabony periodontal defects with enamel matrix derivative : a literature review. J Periodontol　2002 ; 73 : 1360.
2. Yukna RA, Mellonig JT. Histologic evaluation of periodontal healing in humans following regenerative therapy with enamel matrix derivative. A 10-case series. J Periodontol　2000 ; 71 : 752.
3. Majzoub Z, Bobbo M, Atiheh F, Cordioli G. Two patterns of histologic healing in an intrabony defect following treatment with enamel matrix derivative : a human case report. Int J Periodont Rest Dent　2005 ; 25 : 283.
4. George GST, Darbar U, Thomas G. Inflammatory external root resorption following surgical Treatment for intra-bony defects : a report of two cases involving Emdogain® and a review of the literature. J Clin Periodontol　2006 ; 33 : 449.
5. Nyman S, Karring T, Lindhe J, Planten S. Healing following implantation of periodontitis-affected roots into gingival connective tissue. J Clin Periodontol　1980 ; 7 : 394.
6. Hoang AM, Oates TW, Cochran DL. In vitro wound healing responses to enamel matrix derivative. J Periodontol　2000 ; 71 : 1270.

[歯肉上皮細胞と EMD]

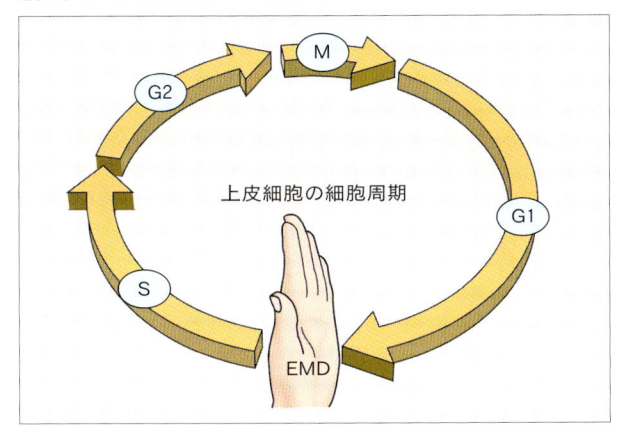

図 21-8　EMD は歯肉上皮細胞の細胞周期における G1 期でストップをかけるために，DNA 複製のための S 期に移れない．これにより上皮細胞の増殖が抑えられる仮説が考えられている．

[骨縁下欠損に対する各種治療法に関するメタアナリシス]

治療法	研究数	プロービング値の減少量(N) mm	付着の獲得量(N) mm
OFD	8	3.1±1.0 (260)	2.1±0.7 (260)
EGR	12	4.0±0.9 (317)	3.2±0.9 (317)
GTR	6	5.1±0.9 (112)	3.8±0.8 (112)

※OFD：Open Flap Debridement

図 21-9　OFD，EGR，GTR の順にプロービング値の減少量や付着の獲得量が増えている．統計的に有意な差かもしれないが，これが臨床的にも有意かどうかは不明である．

[EGR 法と骨移植の併用（プロービング値の減少，付着の獲得）]

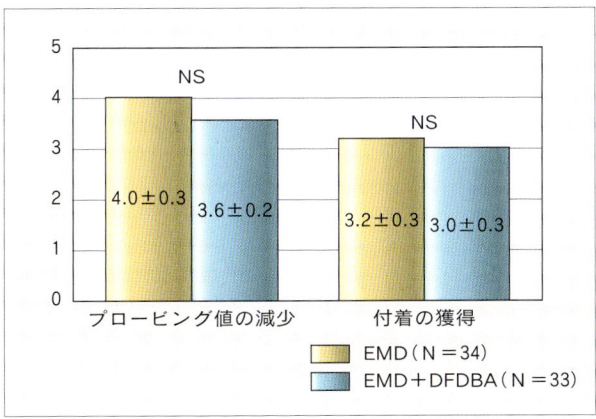

図 21-10　骨移植材(DFDBA，脱灰凍結乾燥他家移植骨)の併用による EGR 法の効果の向上はとくに認められない．軟組織付着には骨移植材はあまり影響しないようである．

[EGR 法と骨移植の併用（骨の添加）]

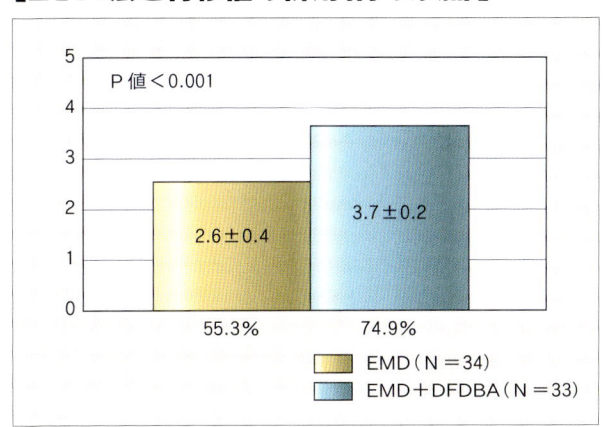

図 21-11　骨移植材(DFDBA)の併用により骨の添加量は有意に向上する．骨移植材の併用により硬組織の再生量が増えるようである．

イントを越えることができず，DNA の複製をして細胞分裂に備える S 期に移れなくなります．上皮細胞が埋入するときには上皮細胞の増殖が必須ですので，増殖できない上皮細胞は欠損部に向かって埋入できなくなるというわけです．

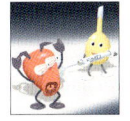

EGR 法と GTR 法の臨床データの比較

　EGR 法が世にでて約10年，GTR 法が世にでて約20年．最近ようやく両者の臨床データを比較するメタアナリシス(meta-analysis)に関する論文が発表されるようになりました．どの文献をどういった基準で分析するかによって結果に多少違いはでてくるでしょうが，プロービング値の減少量や臨床的な付着の獲得量に関しては若干 GTR 法に軍配が上がるようです．といっても，どちらも 1 mm 未満の違いで，プロービング値の減少量で0.9mm，付着の獲得量で0.6mm，GTR 法のほうが優れていたという報

第III部　歯周外科

[EGR法と骨移植の併用（6への応用）]

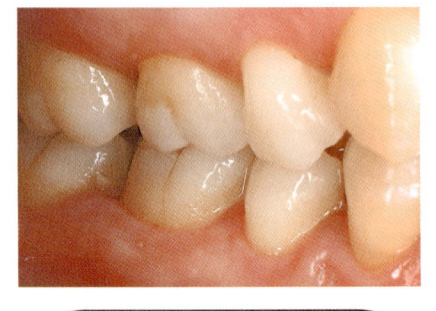

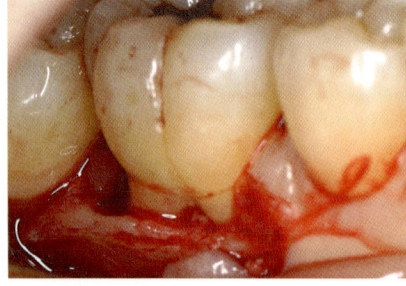

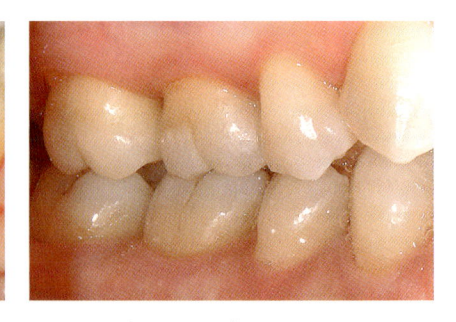

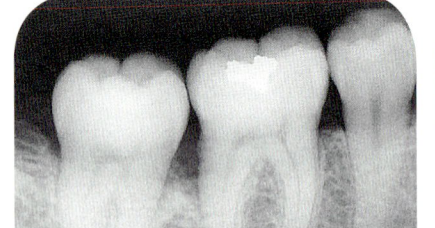

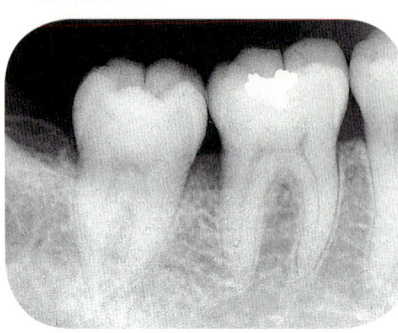

図 21-12a | 図 21-12b | 図 21-12c
図 21-12d | 図 21-12e

図 21-12a〜e　6遠心の骨欠損に対して EMD と骨移植材（DFDBA）の併用法を行う．a〜c はそれぞれ術前，術中，術後1年の口腔内．d, e は術前，術後1年の同部エックス線像．骨形態の改善が認められる．

[EGR法と骨移植の併用（1への応用）]

図 21-13a | 図 21-13b | 図 21-13c
図 21-13d | 図 21-13e | 図 21-13f

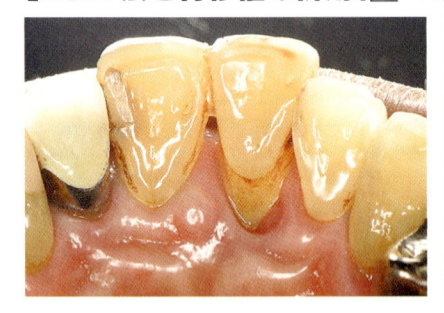

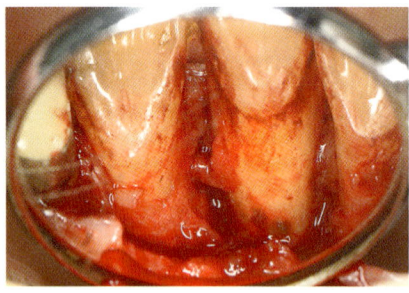

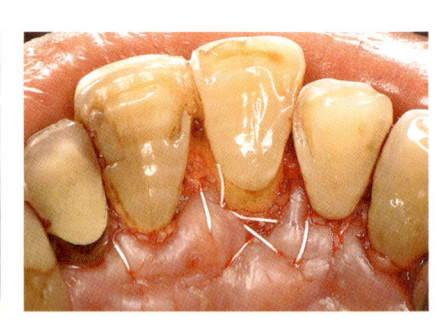

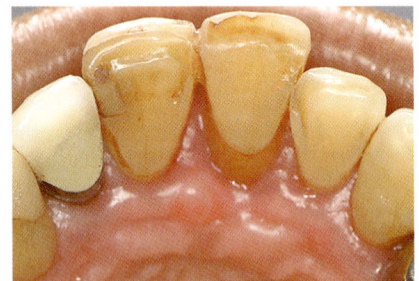

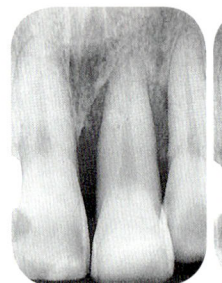

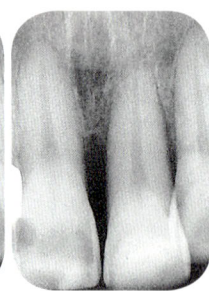

図 21-13a〜f　1口蓋側の骨欠損に対して EMD と骨移植材（DFDBA）の併用法を行う．a〜d はそれぞれ術前，術中，術直後，術後1年半の口腔内．e, f は術前，術後1年半の同部エックス線像．骨形態，軟組織形態の改善が認められる．

告があります（図 21-9）[20]．つまり組織付着療法（Open Flap Debridement：OFD），EGR法，GTR法の順に再生量が増えていくようです（組織付着療法における再生に関しては後述）．

付着の獲得で0.6mmの差というのは統計学的には有意かもしれませんが，臨床的に優位かどうかの判断は微妙です．EGR法には後述するようなさまざまな利点があり，おそらくはGTR法よりも適応症の範囲は広いと考えられますので，この0.6mmという差を超えたメリットがあると判断されれば十

[組織付着療法における再生の可能性]

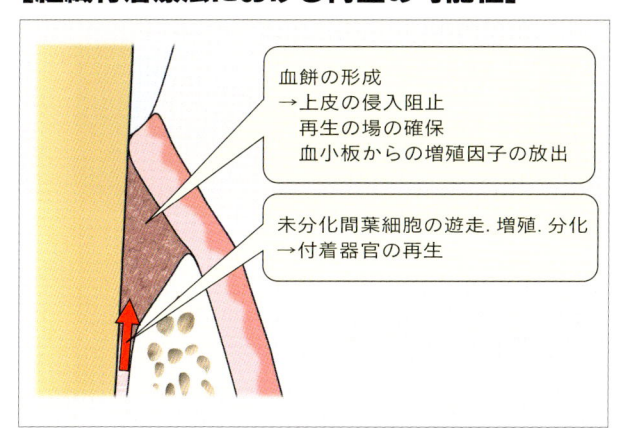

図 21-14 改良型ウィドマンフラップに代表される組織付着療法においても，条件が揃えば多少の付着器官の再生が根尖側で起こることがある．

[組織付着療法における再生量]

	研究数	症例数	メタアナリシスデータ
付着の獲得	28	847	1.78mm
骨の添加	15	523	1.1mm

図 21-15 付着の獲得量で約 2 mm，骨の添加量で約 1 mm の再生がある．

分採用する価値があると考えたほうがよいでしょう．

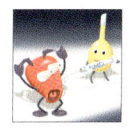

EGR 法と骨移植の併用

EGR 法と骨移植を併用するのはどうでしょう？まだまだ EBM は薄いようで，プロービング値の減少量や付着の喪失に関してはあまりメリットがないようですが(図 21-10)，骨の添加量に関しては骨移植を併用するほうが良い結果が得られるようです(図 21-11)[22]．EGR 法は場の確保(space making)の点で劣りますので，骨移植はそれを補う効果があるのかもしれません(図 21-12, 13)．ただし，骨移植材と EMD の相互作用もよくわかっていませんし，自家骨や他家骨あるいは人工骨に対して EMD の挙動がどのように変わるのかもよくわかっていませんので，ここで結論はでません(コラム・ザ・ペリオ⑬)．

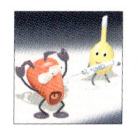

EGR 法の適応症

さて，それではどのような症例で EGR 法を使えばよいのかを考えてみましょう．GTR 法との比較で考えていけば展望が開けそうです．一般的な再生療法の適応症に関しては前項で解説しましたので，ここでは GTR 法よりも EGR 法のほうが好ましいケースや，逆に GTR 法のほうが好ましいケースについて私見を交えて列挙してみたいと思います．

● EGR 法のほうが好ましいケース

基本的に GTR 法を採用すると膜が露出しやすい場合，あるいは膜が露出すると良くない場合を考えれば理解しやすいと思います．膜が露出しやすい場合というのは膜を覆うフラップが壊死しやすいということですから，とくに歯間部のフラップが薄かったり，狭かったりすると不利になります．また，たくさんの膜を埋入することはそれだけフラップへの血液供給が少なくなりますので，これも不利になるでしょう．審美性の要求が高い部位では GTR 法がうまくいけばよいのですが，うまくいかなかった場合，つまり膜が露出した場合は術後の審美性が損なわれる可能性がありますので，EGR 法のほうが無難と考えられます．これらをまとめると以下のようなケースにおいて EGR が有利と考えられます．

①角化歯肉が少ない場合や薄い場合
②歯根の近接がある場合
③骨欠損が多数歯にわたる場合
④高い審美性が要求される場合

第Ⅲ部　歯周外科

● GTR 法のほうが好ましいケース

　EGR 法のもっとも苦手とすることは再生の場の確保です．そのため骨移植を併用する方法もありますが，骨移植材の維持も難しいような骨欠損ですと膜を設置するほうが確実です．以下のようなケースでは GTR 法が有利と考えられます．

①骨欠損が大きい場合
②再生の場の確保が難しい場合

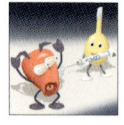

組織付着療法における再生

　ここまで再生療法の二大治療法，GTR 法と EGR 法について解説してきました．しかしながら付着器官の再生を得ようと思えばこれらの方法を必ず行わなければならないかというと，そういうわけではありません．骨移植だけでも立派な再生療法としての結果が得られますし，極端な場合，組織付着療法でも場合によっては再生が得られます．これは深くて，角度の小さな骨欠損部[23]においてしっかりと根面デブライドメントを行ってから改良型ウィドマンフラップのようにフラップを戻すと，骨欠損部に維持された血餅が上皮のダウングロースを阻止することで再生が起こることがあるからです（図 21-14）．再生に望ましい欠損形態であれば約 2 mm の付着の獲得と約 1 mm の骨添加の可能性があるといわれています（図 21-15）[24]．患者さんのプラークコントロールレベルが高いと，そのデータは倍になるという報告もあります[25]．

　再生療法をしなければ再生が起こらないというわけではありません．われわれの身体は術式の目的に合わせて治癒形態を決めているわけではなく，創傷治癒の生物学的な原則にのっとって治癒します．「どの術式を使ったらどう治る」と考えるのではなく，「どのような条件のところにどのように治療介入すればどのように治るのか」と考える癖をつけるようにしたいものです．

第13章

歯周形成外科療法
(periodontal plastic surgery)

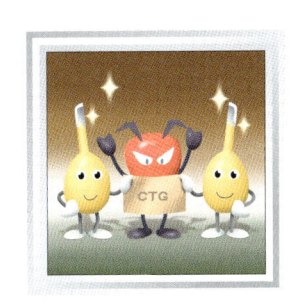

22 基礎編　248

どうして歯肉がやせるのか？

歯肉退縮の種類と根面被覆術の適応症の関係

歯肉退縮の種類とセルフケアの関係

根面被覆術のオプションと成功率

CTGの術式と症例

CTG後の治癒形態

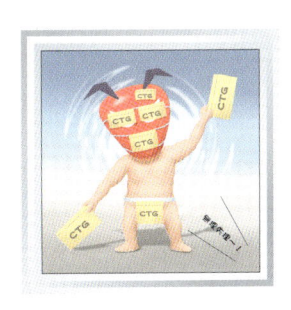

23 臨床編　260

CTGの応用

CTGの失敗から学ぶ

CTGの合併症

CTGにおける根面処理

22

歯周形成外科療法
(periodontal plastic surgery)
基礎編

Periodontal Plastic Surgery —— Basics

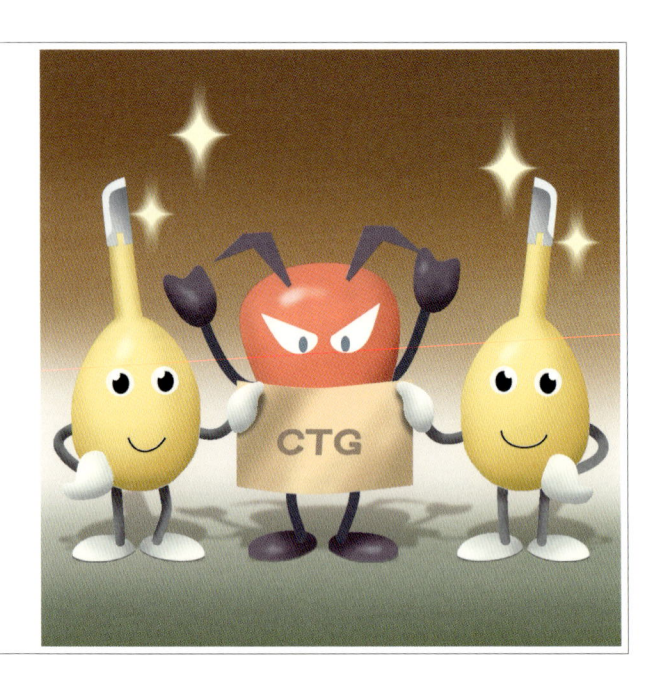

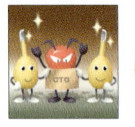

はじめに

　ある程度の犠牲を払いながら歯周組織の破壊をストップさせる切除療法，その犠牲を最小限にとどめようとする組織付着療法，そして破壊した組織を元に戻そうという再生療法まで話を進めてきました．本章では歯周外科の最後として，審美性を回復するための歯周形成外科についてまとめていきたいと思います．これを乗り切れば歯周外科の免許皆伝です．

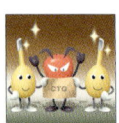

どうして歯肉がやせるのか？

　「身体はなかなかやせないのに歯ぐきはどんどんやせていくんですが，どうしましょう？」——半分冗談，半分本気のこの質問に正確に答えるのは難しそうです．そもそも，どうして歯ぐきはやせるのでしょうか？　老化でしょうか？　いや，お年寄りでも歯ぐきのやせていない人はたくさんおられます．歯周形成外科を語る前に，この大きなテーマについて私見を交えてまとめておきたいと思います．

　図22-1と図22-2を見比べてください．どちらも歯肉退縮(gingival recession)により根面が露出しています．これらは同じ原因で歯肉退縮が起こったと判断してよいでしょうか？　一見して，図22-1は病的，図22-2は健康な外観をしています．にもかかわらず，双方とも歯肉退縮が起こっています．図22-3，図22-4はそれぞれ図22-1，図22-2のプロービングデータです．これをみておわかりのように，図22-1の症例ではポケットが深く，歯周病が進行していることがわかります．それに対して図22-2の症例では深いポケットがまったくありません．つまり図22-1は，歯周病の進行により骨吸収が起こり，その結果歯肉も退縮したことがわかります．

　それでは図22-2の歯肉退縮の原因はなんでしょう？　図22-5をみてください．図22-2の症例の唇側の歯肉を剥離したところです．根を覆う歯槽骨(radicular bone)がないことがわかります．つまり図22-2の症例も実は骨がないのです．これも歯周病で骨がなくなったのでしょうか？　おそらく答えはNoです．図22-2では歯槽骨の頬舌的厚みに対して歯が大きいため，歯が萌出した時点で骨から歯根がはみ出していたことが考えられます．歯根がはみ出す場合は骨や歯肉も一緒にはみ出してくれませんので，歯根だけ取り残されます．このような状況でブラッシング圧が強かったり[1]，硬い歯ブラシを使っていると[2]，骨の裏打ちのない根面上の薄い歯肉は一気に退縮してしまいます．

第13章　歯周形成外科療法(periodontal plastic surgery)

[症例①：歯肉退縮を起こしている]

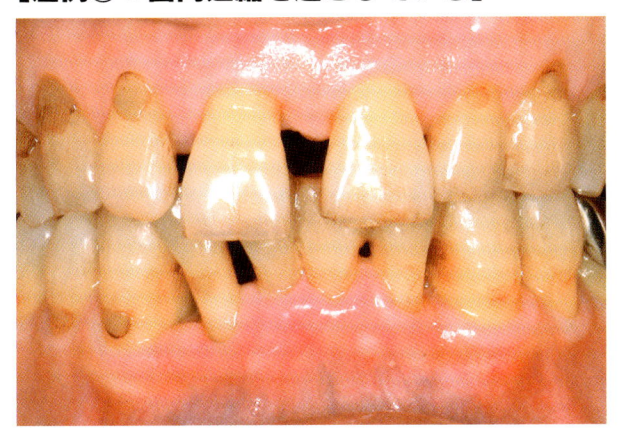

図 22-1　全体的に歯肉退縮を起こしている．外見上の炎症は少ないが，歯の移動などからもかなり進行した歯周病であることが想像できる．

[症例②：歯肉退縮を起こしている]

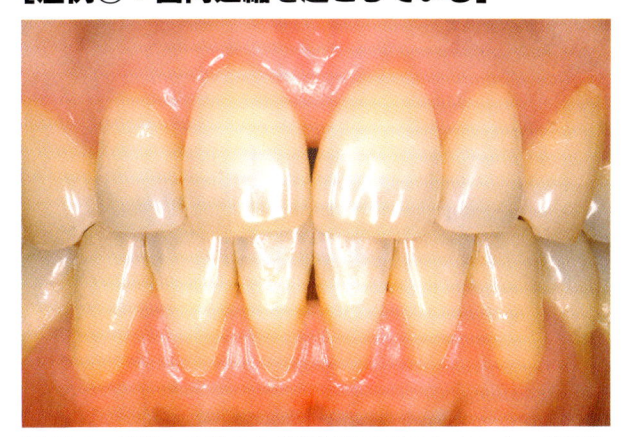

図 22-2　唇側中央部のみ歯肉退縮を起こしている．炎症はほとんど認められない．

[症例①のプロービングデータ]

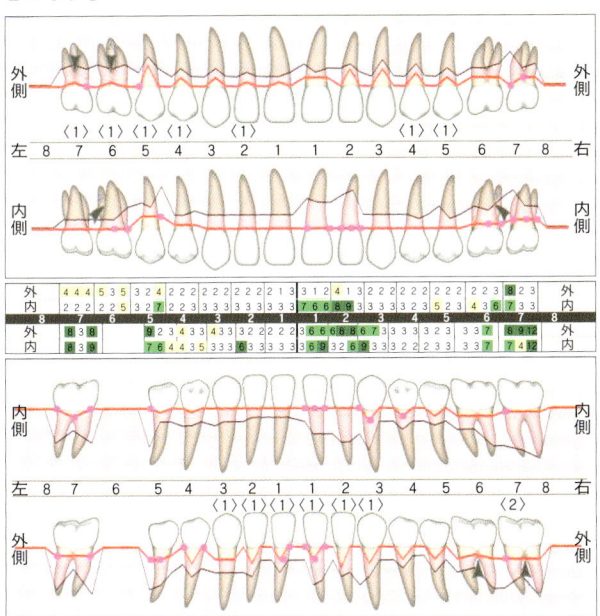

図 22-3　歯肉退縮を起こしているにもかかわらずポケットがこれだけ深いということは，付着の喪失が相当進んでいることがわかる．

[症例②のプロービングデータ]

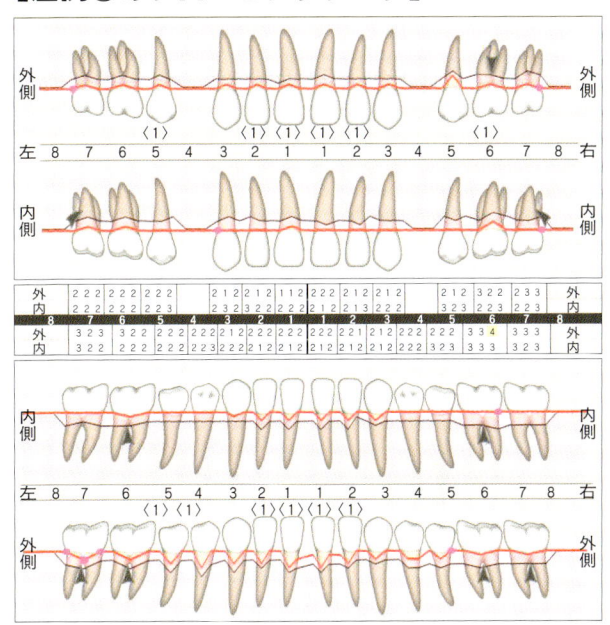

図 22-4　唇側の歯肉退縮が進んでいるものの，プロービング値はほぼすべて正常である．

　以上をまとめて，図 22-1 は歯周病の進行にともなう歯肉退縮で炎症性歯肉退縮(inflammatory gingival recession)，図 22-2 は骨の裂開(図 22-6)にオーバーブラッシングが重なって起こる歯肉退縮で非炎症性歯肉退縮(non-inflammatory gingival recession)と名づけることにします．非炎症性歯肉退縮といっても，顕微鏡レベルでは炎症は存在するかもしれませんが，あくまでも臨床的な判断基準で考えていただきたいと思います．

　炎症性歯肉退縮は炎症の進行や消退にともなう歯肉退縮で，歯間部の歯肉も退縮するのが特徴です．炎症の消退という言葉も加えたのは，初診時に

249

第Ⅲ部　歯周外科

[症例②の歯周外科時]

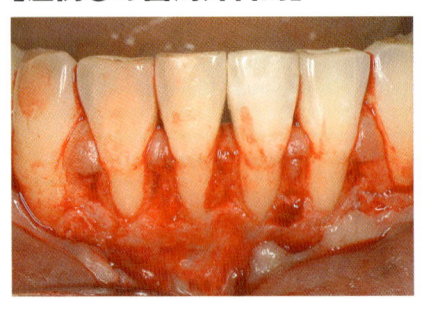

[骨の裂開と開窓]

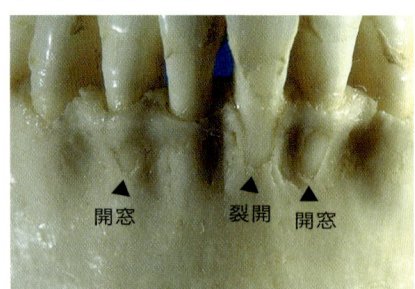

図 22-5 | 図 22-6

図 22-5　歯根の唇側を覆う骨がない，いわゆる裂開を起こしている．隣接面の骨レベルはほぼ正常である．

図 22-6　歯が萌出した時点で歯根を覆う骨がない場合がある．歯根の上に直接歯肉が付着しているときにオーバーブラッシングが重なると歯肉退縮が起こりやすい（写真提供：神奈川歯科大学 髙橋常男先生）．

[厚い遊離歯肉]

[薄い遊離歯肉]

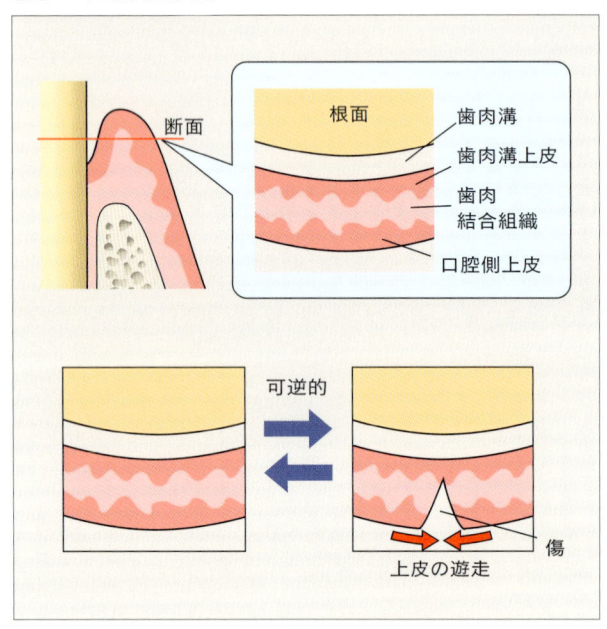

図 22-7　遊離歯肉が厚いと傷が歯肉溝に達しにくいだけでなく，歯肉溝上皮どうし，口腔側上皮どうしが癒合するために元の状態に戻りやすい．

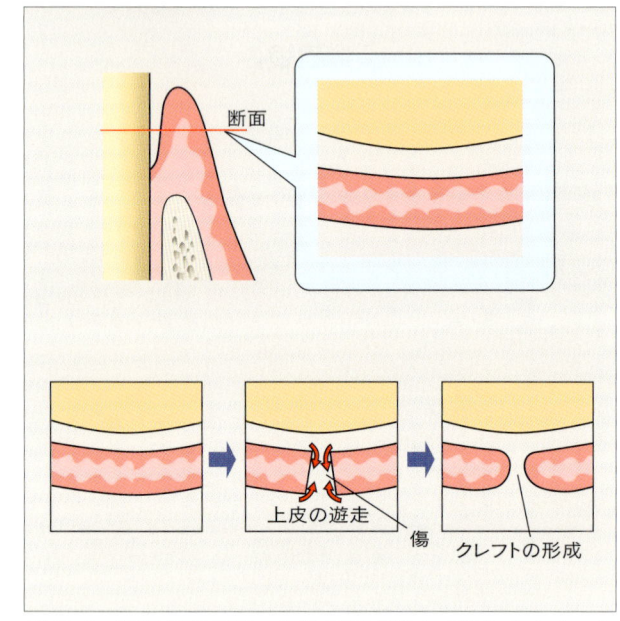

図 22-8　遊離歯肉が薄いと傷が歯肉溝まで達しやすく，しかも歯肉溝上皮と口腔側上皮が近接しているために，それぞれが癒合してしまう．それによりクレフトが形成される．

炎症で腫脹していたような歯肉が治療により炎症がなくなり，歯肉退縮を起こした場合も含めるためです．これに対して，非炎症性歯肉退縮では骨からはみ出した歯根の上に薄い歯肉が付着しており，それにオーバーブラッシングが加わったようなときに起こる歯肉退縮で，頰舌側中央部の歯肉が退縮するのが特徴です．

歯周病で骨吸収や付着の喪失が起こり，それにともなって歯肉のボリュームが減って歯肉退縮が進行することは想像しやすいでしょう．では，非炎症性歯肉退縮の起こるメカニズムはどうなっているのでしょう？　実はこれがよくわかっていません．昔からいわれている仮説を，著者なりの解釈も交えて紹介しておきましょう[3]．

歯根の上に乗っている薄い歯肉を輪切りにしてみてみると，非常に特異的な構造が姿を現します．歯根表面という血液供給のない硬組織のつぎに，歯肉溝という血液供給のない隙間があり，そのつぎに歯肉溝上皮，結合組織，口腔側上皮という順に並んでいます．歯根や歯肉溝から栄養を受けずに歯肉が独立して歯を取り巻いているわけです．このような状況でオーバーブラッシングがかかり，歯肉が傷つい

第13章 歯周形成外科療法(periodontal plastic surgery) 22

[歯肉退縮の種類と根面被覆術の適応症の関係]

図22-9a, b 根面被覆術が成功するには根面上の移植片に十分な血液供給が得られることである．そのためには隣接面の組織が残っている非炎症性歯肉退縮(a)が適応症になる．隣接面の骨組織や歯肉組織，歯根膜の減少した炎症性歯肉退縮では根面中央部への血液供給が不足し，根面被覆術には適さない(b)．

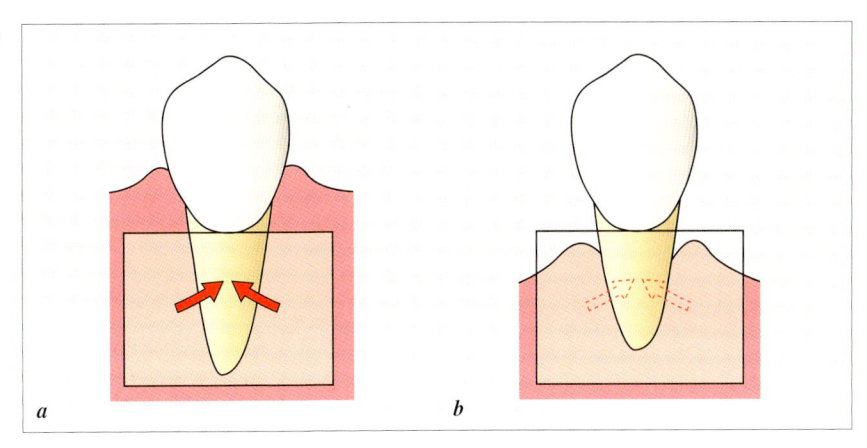

[Millerの分類と歯肉退縮の種類の関係]

図22-10 Millerの分類のClass 1および2は非炎症性歯肉退縮で，Class 3および4は炎症性歯肉退縮に対応する．Millerの分類上，根面被覆術の適応症はClass 1，2であり，これは非炎症性歯肉退縮に相当する．

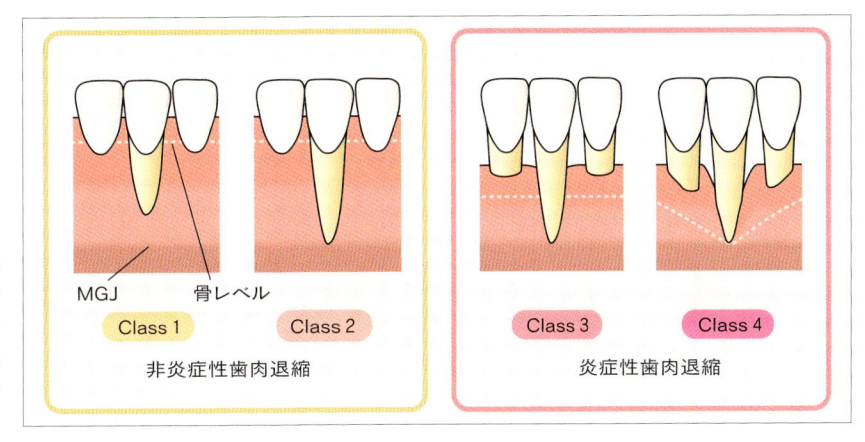

てしまったらどうなるでしょう？　歯肉溝上皮どうし，口腔側上皮どうしが癒合すれば元どおりに戻ります．厚い遊離歯肉では傷が浅いだけでなく，歯肉溝上皮と口腔側上皮の距離も離れているために，このような治り方になりやすいと考えられます(図22-7)．しかしながら，遊離歯肉が薄いような場合，傷が深くまで到達し，歯肉溝上皮と口腔側上皮が癒合してしまい，受傷部はクレフト(cleft)として残ってしまうことになります(図22-8)．このように，骨の裏打ちのない歯根表面の薄い歯肉は，傷を受けるたびに下がってしまう可能性が高いわけです．

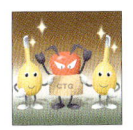

歯肉退縮の種類と根面被覆術の適応症の関係

それでは歯肉退縮を回復させる根面被覆術(root coverage)の適応症とはどんなものでしょうか？　それはズバリ！非炎症性歯肉退縮です．非炎症性歯肉退縮では主に頬側中央部の歯肉が退縮していて，歯間部には問題がありません．歯間部の骨も吸収していませんので，根面に移植片をもってきたときに血液供給が受けやすく，移植片が壊死しにくくなります(図22-9a)．

それに比べて炎症性歯肉退縮はどうでしょう？この場合，歯間部の骨が吸収していますので，移植片の壊死のリスクが上がってしまいます(図22-9b)．うまくいっても部分的な被覆しかできないと考えてよいでしょう．Millerの分類という有名な歯肉退縮の分類がありますが[4]，これは大雑把にいいますと，Class 1と2は非炎症性歯肉退縮，Class 3と4は炎症性歯肉退縮と考えられ，このClass 2と3の間に大きな溝があるわけです(図22-10)．

歯肉退縮は患者さんの関心が非常に高い問題です．しかも根面被覆術の結果は，鏡を見れば一目瞭然です．そのため，適応症かどうかを術前に吟味してお

第Ⅲ部　歯周外科

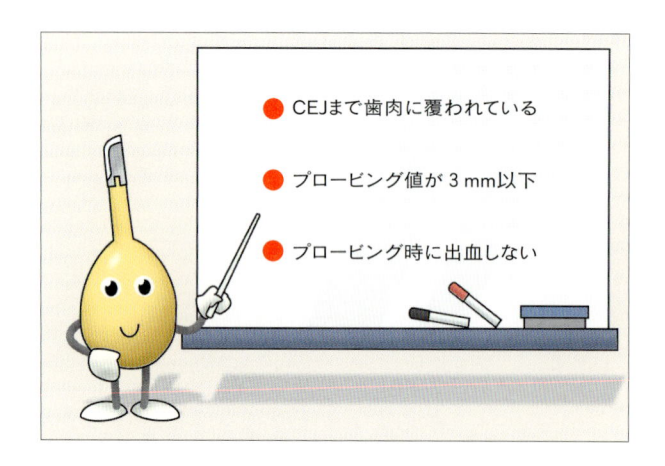

[根面被覆術の成功基準]

図22-11　これらを満たして初めて成功といえる．

[歯肉退縮の種類とブラッシングの関係]

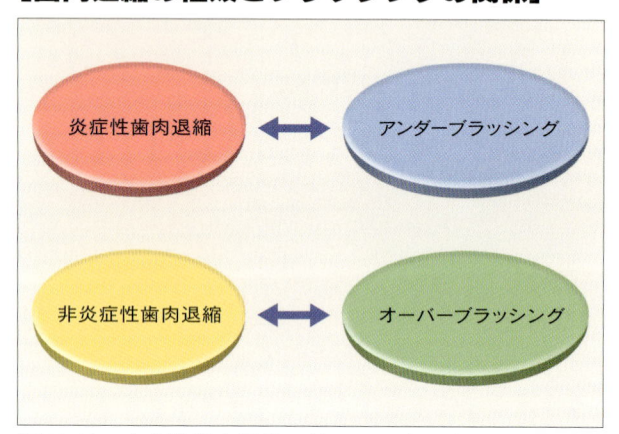

図22-12　炎症性歯肉退縮に対しては磨き残しに注意を払い，非炎症性歯肉退縮に対しては磨きすぎに注意を払う必要がある．

[オーバーブラッシングの後のアンダーブラッシング]

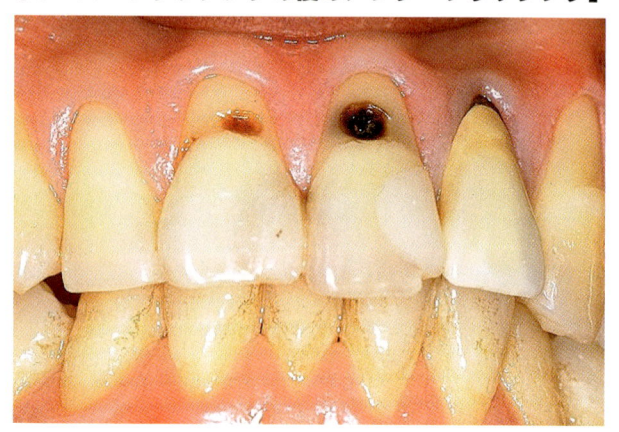

図22-13　非炎症性歯肉退縮を起こして露出した根面に対してアンダーブラッシングになると，根面う蝕リスクが急上昇する．

かなければなりません．強い期待をもっておみえになる患者さんが炎症性歯肉退縮であれば，根面被覆術の成功率がきわめて低いことを最初に説明するほうがよいでしょう．ちなみに根面被覆術の成功基準を図22-11に列記しておきます．

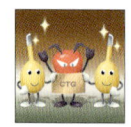

歯肉退縮の種類とセルフケアの関係

第5章でも述べましたように，ブラッシングは正しく行われているうちはよいのですが，ともすればブラッシングの不十分なアンダーブラッシング（under-brushing）や磨きすぎのオーバーブラッシング（over-brushing）のどちらかに傾きやすいものです．それを歯肉退縮にあてはめて考えてみますと，炎症性歯肉退縮は歯周病の進行を阻止することが主な目標なので，アンダーブラッシングに対する指導が重要になります（図22-12）．それに対して非炎症性歯肉退縮では逆にオーバーブラッシングに対する指導が重要です（図22-12）．先天的に歯肉退縮しやすい骨の裂開を解決する良い方法は現実問題としてありませんので，患者さんのできることはオーバーブラッシングにならないよう注意をしていただくことです．これは非炎症性歯肉退縮の症例に対して，根面被覆術を行って成功したとしても大切なことです．

炎症性歯肉退縮ではアンダーブラッシング，非炎症性歯肉退縮ではオーバーブラッシングに注意しますが，すでに歯肉退縮を起こしていて露出した根面をそのままメインテナンスする場合には，常にア

表 22-1 各種根面被覆術.

・connective tissue graft	・double papilla flap
・coronally positioned flap（coronally advanced flap）	・envelop technique
	・tunnel procedure
・laterally positioned flap	・guided tissue regeneration
・free gingival graft	・rotational flap
・semilunar flap	

表 22-2 各種根面被覆術の成功率①.

根面被覆術	研究数	術前歯肉退縮量に対する平均被覆量	Range
rotational flap	10	68%	41〜74%
coronally advanced flap	5	83%	70〜99%
guided tissue regeneration	9	74%	54〜83%
connective tissue graft	12	91%	52〜98%
free gingival graft	15	73%	11〜87%

もともとあった歯肉退縮量の何％を平均して被覆できるかを比較するとCTGがもっとも成功率が高い.

表 22-3 各種根面被覆術の成功率②.

根面被覆術	研究数	完全被覆の平均成功率	Range
rotational flap	1	43%	
coronally advanced flap	5	58%	24〜95%
guided tissue regeneration	4	30%	0〜42%
connective tissue graft	9	66%	52〜98%
free gingival graft	9	57%	0〜9%

100％の完全根面被覆を獲得した歯が平均して何％あるかを比較すると, やはりCTGがもっとも高い.

表 22-4 根面被覆術にGTR法を用いる場合の問題点.

- 術後付着歯肉の幅が減少する
- 歯肉の厚みを増やせない
- 歯肉の薄い症例では成功率が低い
- 合併症への対処が困難
- 費用がかかる

ンダーブラッシングによる根面う蝕のリスクマネジメントも念頭においておかなければなりません（図22-13）.

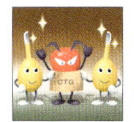

根面被覆術のオプションと成功率

さて, 根面被覆術の適応症を確認したところで, 実際の術式はなにを採用すればよいでしょう？ 根面被覆術に採用できるような術式としては表22-1のようにいくつも存在します[5]. これではなにを採用すればよいのか迷ってしまいます. そこで, 成功率のデータを参考にして術式を絞っていきましょう. 成功率にはもともとの歯肉退縮量のうちの何パーセントが被覆できたかというデータ（表22-2）と, 根面被覆術を行った歯の何パーセントで完全な根面被覆ができたかというデータ（表22-3）があります[6]. それによりますと, どちらのデータも結合組織移植術（Connective Tissue Graft：CTG）が高い成功率を示しています.

被覆される歯肉と根面の間にしっかりとした結合

[6┘へのCTG]

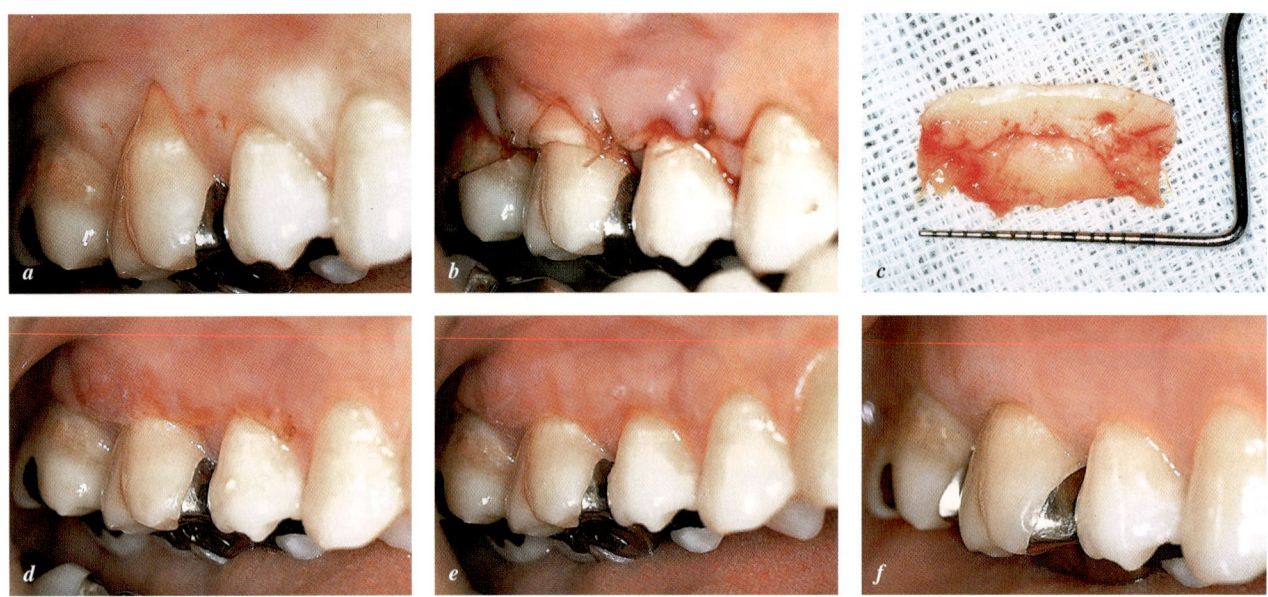

図22-14a〜f　6┘の近心頬側根の歯肉退縮に対するCTG．a, bは術前と術直後．cは採取した移植片．d, eは術後2週間と術後1か月の状態．fは術後3か月．

組織性付着ができることは望ましいことですので，GTR法と歯冠側移動術（coronally positioned flap）のコンビネーションが注目されたことがありました．しかしながら，膜という血液供給を悪くするようなものを移植片の下に入れることによっていろいろな問題が起こります[7]．とくに歯肉が薄い場合は成功率が急低下しますし[8]，膜の露出を避けるために歯冠側に上げれば上げるほど付着歯肉量は減少していきます．歯肉退縮の予防を考えるときには厚い歯肉があるほうが望ましいのですが，GTR法では歯肉の厚みを増やすことはできませんし，付着歯肉の幅は確実に減少してしまいます．また，合併症が起こったときの対処も困難ですし，GTR法自体かなり費用がかかってしまいます．このようなことから，GTR法を併用した根面被覆術はだんだん姿を消しつつあります（表22-4）．

それに対して最近注目されているのがEGR法（EMD Guided Regeneration）と歯冠側移動術の併用[9]，あるいはEGR法とCTGの併用です[10]．EMD自体に結合組織性付着を促し，上皮の増殖を抑える作用

があるわけですから，原理的には有望な方法だと考えられます．ただしデータが少ないため，他の方法との比較をしたうえでのメリットは不明です．歯根吸収のリスクを上げる可能性があると考え，著者は行っていません．

以上を考えると，現時点で根面被覆術として成功率が高く，安定した結果が得られる術式としてはCTGが筆頭になるものと考えられます．

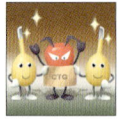

CTGの術式と症例

CTGが注目されたのは，Langer BとLanger Lによる上皮下結合組織移植術（subepithelial connective tissue graft）の発表に端を発します[11]．彼らは口蓋の結合組織を採取してきて，それを移植片として上皮の下に埋入させながら移植をしました（Langer technique）．現在はそれに少し手を加えた方法になっていますが，大筋は変わっていません．ここでは著者が日ごろ行っている方法について解説していきたいと思います（図22-14〜16）．

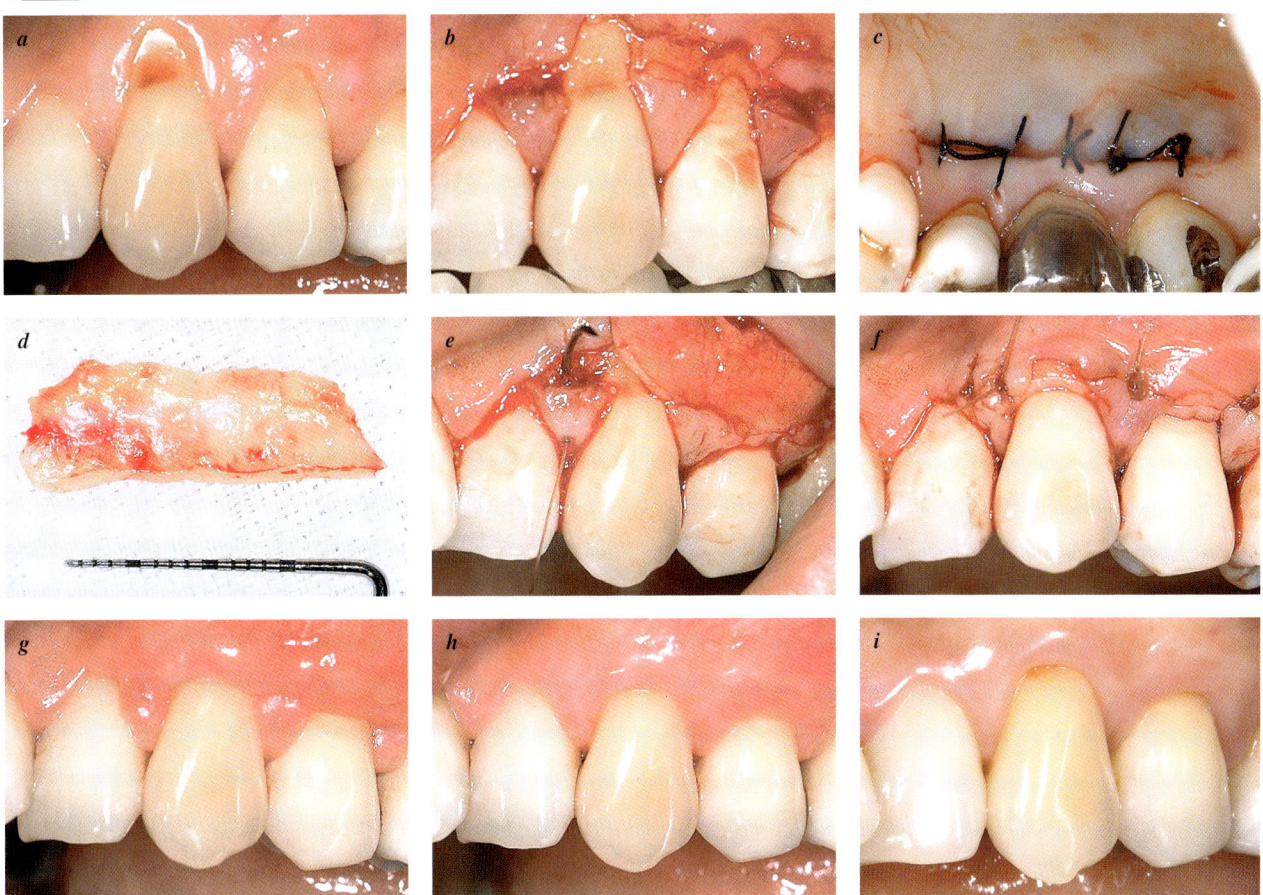

第13章 歯周形成外科療法(periodontal plastic surgery) 22

[3|4のCTG]

図 22-15a〜i　a は術前の状態．b は部分層弁を開けたところ．c, d は移植片の供給側と移植片．供給側は縦切開をせずに移植片を採取している．e, f はそれぞれ CTG の縫合時と部分層弁の縫合時．g, h は術後 1 か月と術後 3 か月の状態．i は術後 11 年．

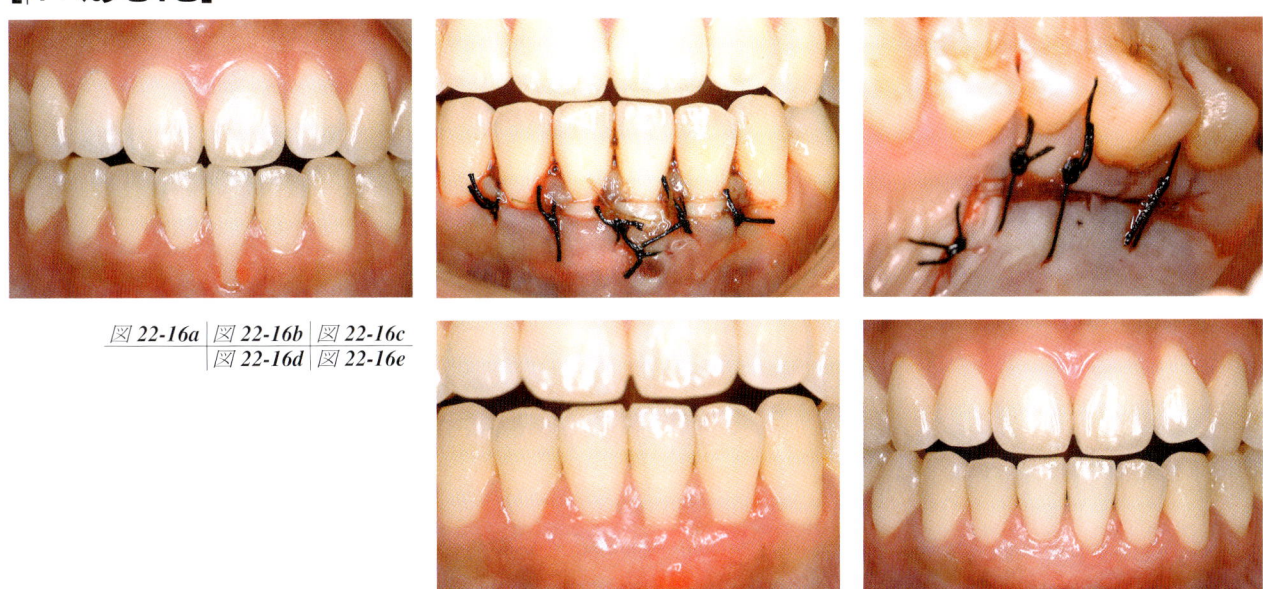

[1|へのCTG]

図 22-16a | 図 22-16b | 図 22-16c
図 22-16d | 図 22-16e

図 22-16a〜e　a, b は術前と術直後の状態．c は移植片の供給側で，この場合は移植片の採取がしやすいように近心にのみ縦切開を入れている．d, e はそれぞれ術後 2 週間と術後 6 か月の状態．

255

第III部　歯周外科

[CTGの術式]

[受容床の作製]

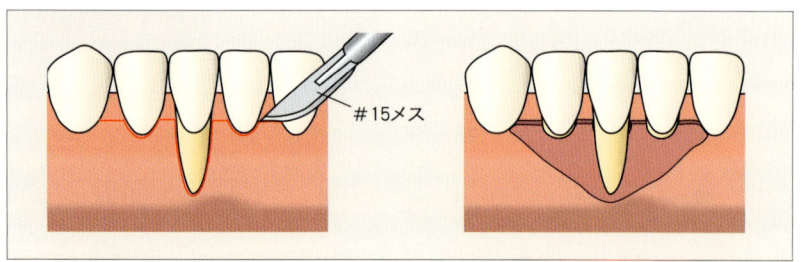

図22-17a　水平切開．

図22-17b　部分層弁の作製．

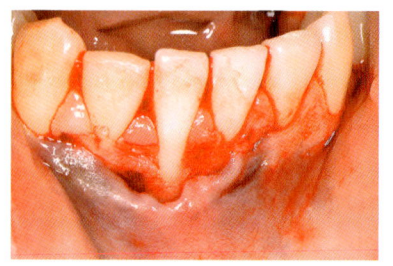

図22-18　#15のメス刃が隠れるくらい根尖方向に十分な剥離をする．後でCTGを置いて口唇を動かしたときにCTGが動かない程度に減張されていなければならない．

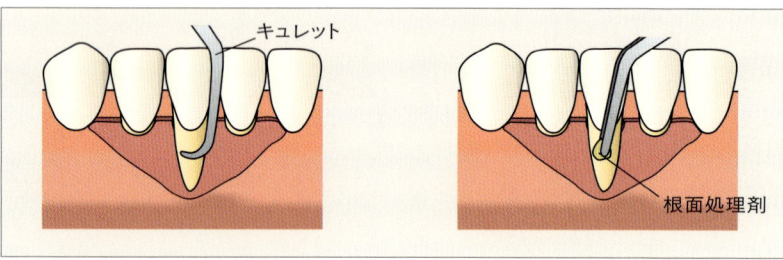

図22-17c　根面デブライドメント．

図22-17d　根面処理．

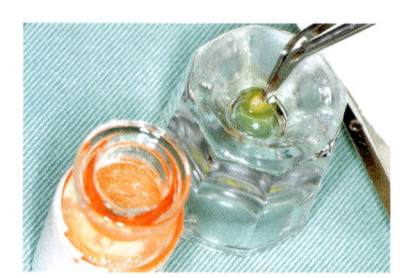

図22-19　塩酸ミノサイクリン（静注用）を生理食塩水に溶かしているところ．ほかに内服用のテトラサイクリンカプセルをつぶして溶かす方法もある．

[移植片の採取]

図22-17e　近遠心切開（ライニング）．

図22-17f　近遠心切開（ディープニング）．

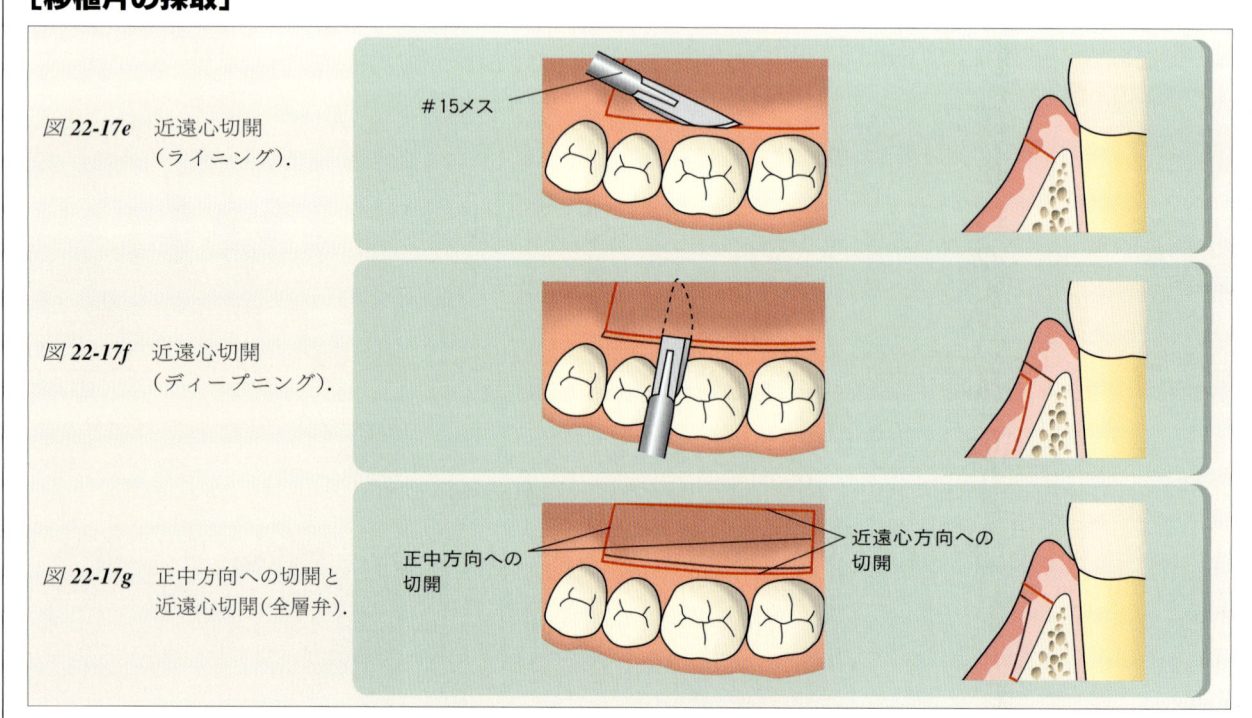

図22-17g　正中方向への切開と近遠心切開（全層弁）．

図22-17a〜l　受容床を作製してから移植片を採取し，その後移植片を移植するのが望ましいと考えられる．

第13章 歯周形成外科療法(periodontal plastic surgery) 22

図 22-17h 移植片の剥離.

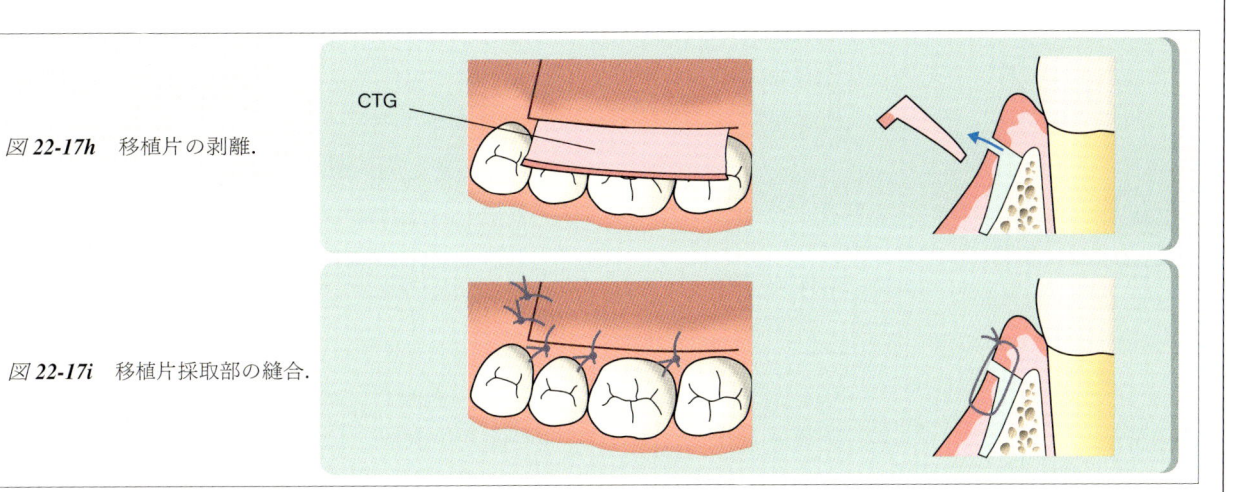

図 22-17i 移植片採取部の縫合.

[移植片の移植]

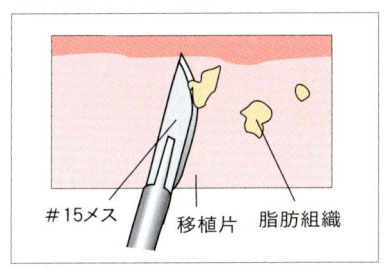

図 22-17j 移植片の調整.

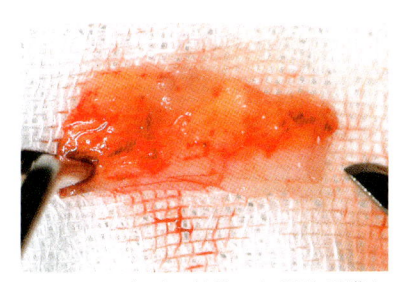

図 22-20 内面に付着した脂肪組織などを除去しながら凹凸をなくす.

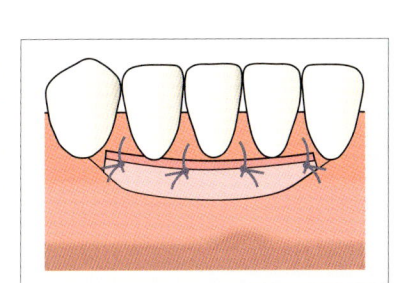

図 22-17k 移植片の埋入と縫合.

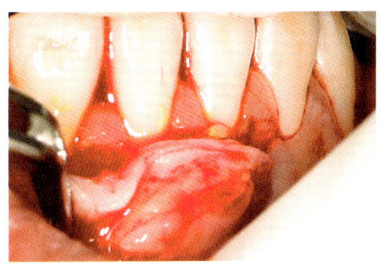

図 22-21 移植片を部分層弁の下にもぐり込ませる．十分減張されていないと収まらなかったり，移植片が動いたりする．

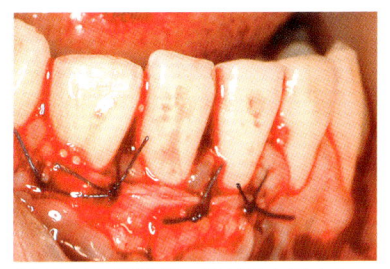

図 22-22 歯間部で移植片を縫合して固定する．ここでは吸収性縫合糸を使用している．

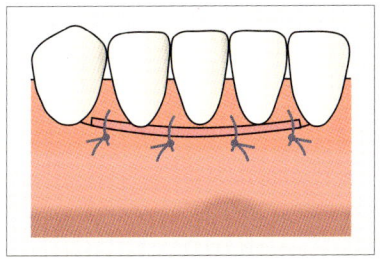

図 22-17l フラップの縫合.

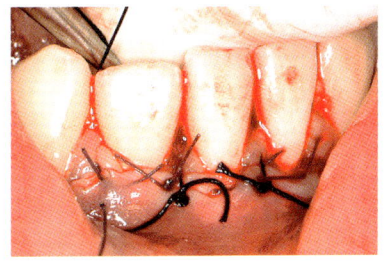

図 22-23 移植片を縫合後，部分層弁を縫合する．このとき部分層弁と移植片，受容床が一体となるようにしっかりと固定する．ここでは絹糸を使用している．

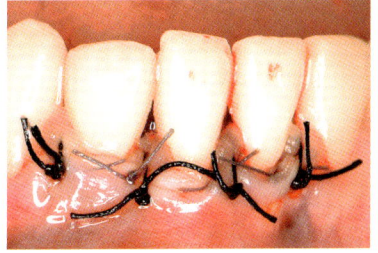

図 22-24 口唇を動かしても術部が動かないことを確認し，濡れたガーゼでしばらく圧迫する．通常パックはしない．

[CTGの術式]

大きく分けて受容床の作製，移植片の採取，移植片の移植の3つのPhaseがあります．移植片の壊死リスクを最小限に抑えるために移植片を採取してから受容床を作製するのではなく，先に受容床を作製しておくことをお勧めします．

1）受容床の作製（図22-17）

①水平切開（図22-17a）

セメント-エナメル境（Cement-Enamel Junction：CEJ）の位置に合わせて水平的に歯間乳頭部に切開を加えます．このとき，骨に達するような深い切開はせずに，骨膜の連続性を維持して血液供給をよくしておきます．

②部分層弁の作製（図22-17b, 22-18）

歯頸部は歯肉溝内切開をしますが，切開はすべて部分層弁（partial thickness flap）で行います．移植片に余分な力がかからないように十分な深さまで切開を進めます．

③根面デブライドメント（図22-17c）

汚染された根面に移植片は生着しませんので，キュレットや超音波スケーラーを使ってデブライドメントします．このとき結合組織性付着が残っている部分に関してはそのままにしておき，再付着を期待します．非炎症性歯肉退縮であれば歯石の沈着はほとんどないはずです．

④根面処理（図22-17d, 22-19）

薬液による根面処理を行います．効果に関しては賛否両論ですが，ヒトのデータで少なくとも悪くなることはないようですので，著者は塩酸ミノサイクリンを使用しています（21コラム・ザ・ペリオ⑫）．

2）移植片の採取

①近遠心切開（ライニング）（図22-17e）

口蓋側の歯頸部から5mm程度距離をおいて近遠心的にライニングしていきます．受容床のサイズに合わせた大きさに設定します．

②近遠心切開（ディープニング）（図22-17f）

①で決めたラインに合わせて正中方向に向かってメスを使って部分層弁で剥離していきます．刃部が隠れるくらいの距離は必要です．このときメス刃と口蓋粘膜表面は平行に近くなるよう，メスを倒して切開していきます．そうでないと十分な厚みのCTGが採取できません．

③正中方向への切開（図22-17g）

近遠心に骨に達する切開をします．

④近遠心切開（全層弁）（図22-17g）

②の切開線から約1mm離した位置に，骨まで達する切開をします．また根尖側でも骨に達する切開をしておきます．

⑤移植片の剥離（図22-17h）

チゼルなどを用いて骨から移植片を剥離して取り出してきます．よほど厚い口蓋粘膜でないかぎり，中間層だけを採取してくるのは不可能でしょう．

⑥移植片採取部の縫合（図22-17i）

コラーゲン膜などを置いて縫合します．移植片を少しでも早く移植したい場合は濡れたガーゼなどで圧迫だけしておいて，後で縫合してもよいでしょう．シーネを用意しておく方法もあります．

3）移植片の移植

①移植片の調整（図22-17j, 22-20）

移植片内面に付着している脂肪組織を除去するとともに，表面を平らにして適合性がよくなるように調整します．

②移植片の埋入と縫合（図22-17k, 22-21, 22）

受容床に移植片を挿入し，歯冠側の部分で縫合して固定します．

③フラップの縫合（図22-17l, 22-23, 24）

受容床で作製した部分層弁を縫合します．

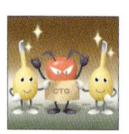

CTG後の治癒形態

CTG後，根面被覆できたところはどのように治っているのでしょうか？　理想は露出根面にセメント質が再生し，そこに垂直にコラーゲン線維が埋入した結合組織性付着ができて，願わくば骨の再生も起こっていることです．しかしながら，これはGTR

第13章 歯周形成外科療法(periodontal plastic surgery) 22

[CTG後の細胞の遊走レース]

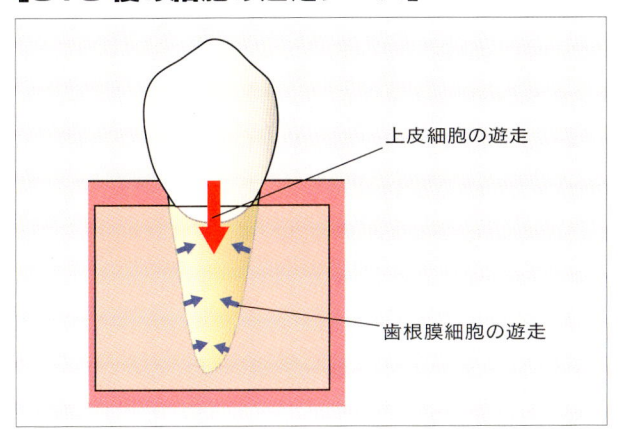

図 22-25 部分層弁断端から根面に沿って遊走してくる上皮細胞と，歯根膜腔から遊走してくる歯根膜細胞では，圧倒的に上皮細胞のほうがスピードが速い．

[CTG後の治癒]

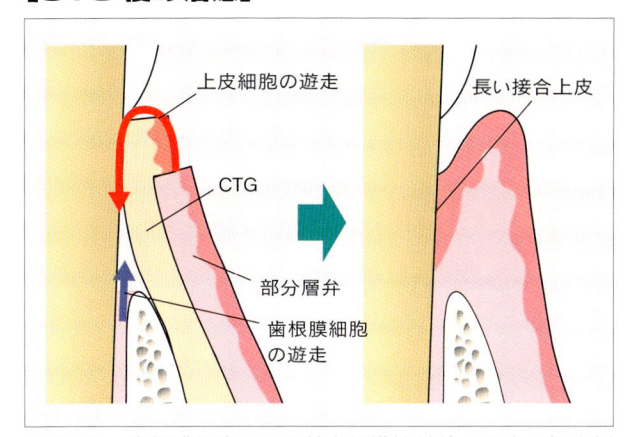

図 22-26 歯根膜細胞による結合組織性付着の再生が根尖側で一部起こる可能性があるが，多くは上皮細胞の侵入による長い接合上皮による治癒である．

法などの再生療法を用いてもなかなかうまくいくことは少ないようです．実際，GTR 法を使っても長い上皮性付着でしか治っていないという報告もあります[12]．

それでは実際はどのように治っているかをイヌ[13]やヒト[14]での組織切片でみてみますと，ほとんどは長い接合上皮による治癒が起こっていることがわかっています(図 22-25, 26)．もちろん根尖側のごく一部で結合組織性付着の再生も起こっているのですが，比率でいいますと圧倒的に上皮性付着です．もちろん狭くて，深い骨の裂開ですと歯根膜腔からの細胞の遊走も起こりやすいですし，上皮細胞が裂開の根尖部に到達するまでにある程度の再生の足場が確保されている可能性はあるでしょう．

23

歯周形成外科療法
(periodontal plastic surgery)
臨床編

Periodontal Plastic Surgery —— Its Clinical Application

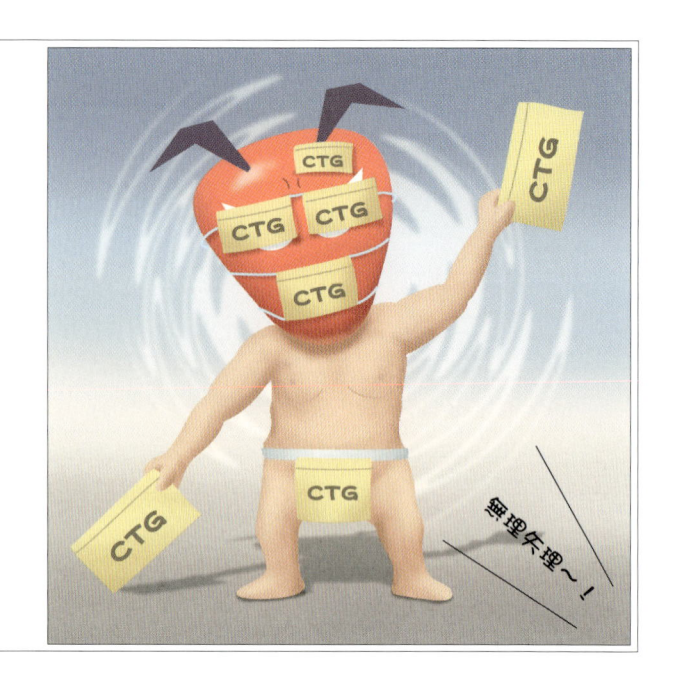

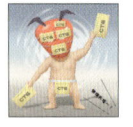

CTGの応用

　結合組織移植術(Connective Tissue Graft：CTG)は遊離歯肉移植術(Free Gingival Graft：FGG)に比べて，上皮と骨膜でサンドイッチするために移植片への血液供給がよいのが特徴です．そのために移植片の壊死の可能性が少なく，根面被覆の成功率の高さにつながっています．この結合組織移植術を他にも応用できないでしょうか？

①歯肉弁根尖側移動術との併用

　CTGの術後の歯肉形態をよくみてみると，歯根部は当然生き残ったCTGにより被覆されていますが，歯間部は術前に比べて歯肉のボリュームがかなり増えていることがわかります(図23-1)．つまりCTGは歯肉のボリュームアップに一役買ってくれそうです．非炎症性歯肉退縮の原因の1つは歯肉が薄いことですから，予防的に歯肉を厚くしておくことはMaynardの分類のバージョンアップができ，非炎症性歯肉退縮のリスクを下げることができます．

　ここで，切除療法のなかで説明した歯肉弁根尖側移動術(Apically Positioned Flap：APF)を思いだしてみてください．フラップを根尖側に下げ，骨頂に位置づけることにより，角化歯肉を保存あるいは増大しながらシャローサルカスをつくることができました．この場合，存在する歯肉をそのまま根尖側に下げますので，下げた分だけ角化歯肉の幅が増える計算になりますが，このままでは歯肉の厚みは増えません(図23-2)．そこでAPFとCTGを同時に行うのはどうでしょう？　APFで角化歯肉の幅を増やしながらシャローサルカスを獲得し，CTGで角化歯肉の厚みを増やして審美性を損わずに歯肉退縮のリスクを下げることができるはずです(図23-3)．この場合，シャローサルカスをつくることで炎症性歯肉退縮のリスクが下がり，歯肉のボリュームアップにより非炎症性歯肉退縮のリスクが下がることになります．

●実際の術式(図23-4)

　フラップマネジメント，硬組織マネジメントは基本的にAPFと同じです．頬側は部分層弁で剥離して骨膜を残しておきます．これによりCTGとフラップを骨膜縫合できるわけです．根面デブライドメントや骨整形が終われば，まずCTGをしっかりと骨膜に固定します．CTGには約1mmの上皮を残していますが，それを歯冠側にもってきて，フラップ断端をそのCTGに残した上皮の根尖側にくるように位置づけて骨膜縫合をします．当然のこと

第13章　歯周形成外科療法（periodontal plastic surgery）23

［CTGによる歯肉の厚みの増大］

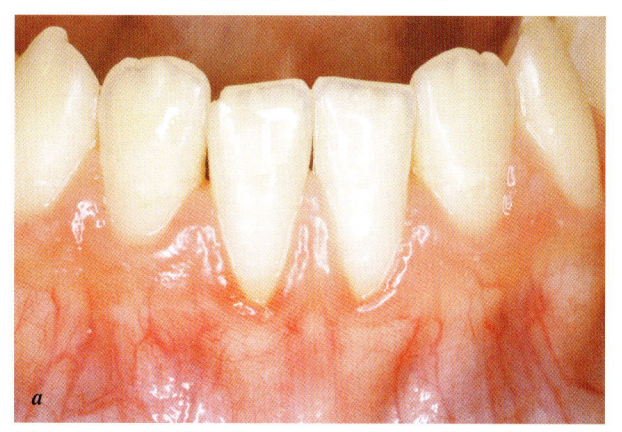

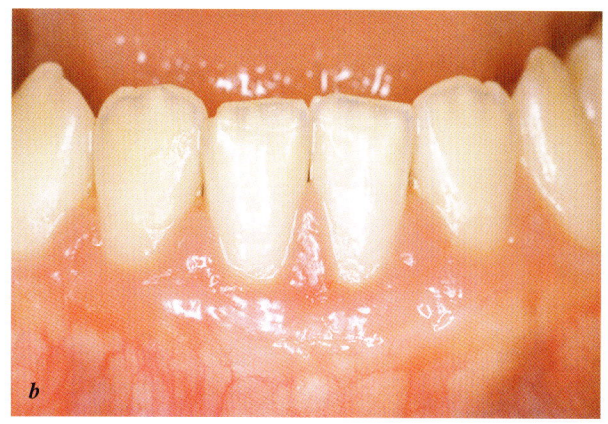

図 23-1a, b　根面被覆術にCTGを応用した場合，根面が被覆できるだけでなく，周囲の歯肉の厚みが増すことがわかる．これは歯肉退縮の再発を予防する方向にはたらくものと考えられる．aは下顎前歯部の術前，bはCTG後6か月の状態．歯肉の厚みが増加している．

［APFによる歯肉の幅の増大］

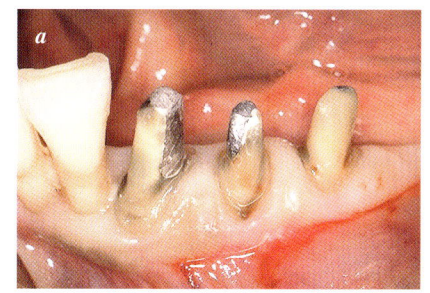

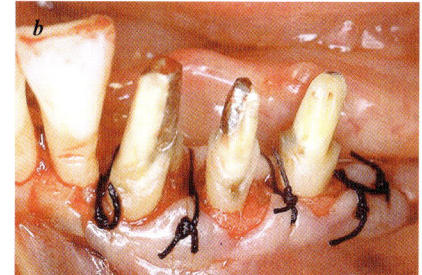

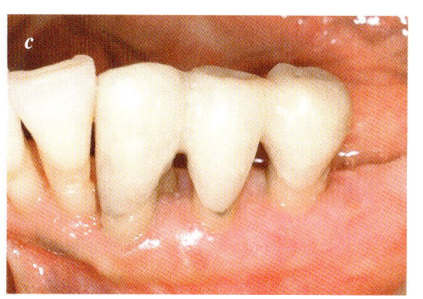

図 23-2a〜c　APFにより，もともと存在する角化歯肉が保存されるだけでなく，根尖側に移動する距離によっては角化歯肉の幅の増大が期待できる．ポケットが深い症例(a)に対して，APFにより根尖側に大きく移動することによって(b)，術後にシャローサルカスができるだけでなく，角化歯肉の幅が増える(c)．

［APFとCTGのコンビネーション］

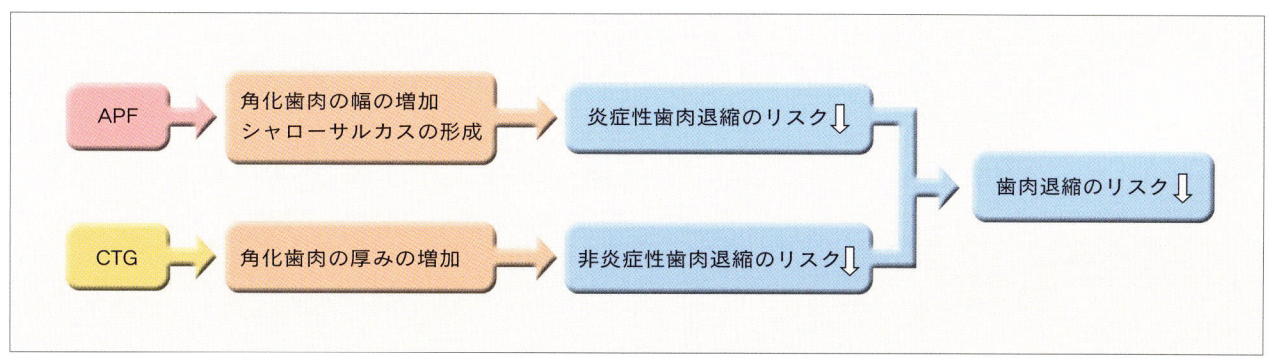

図 23-3　APFにより炎症性歯肉退縮のリスクを下げ，CTGにより非炎症性歯肉退縮のリスクを下げることで歯肉退縮のリスクを大幅に下げることができると考えられる．もちろん理想は歯根の上の骨の厚みを増やすことであるが……．

第Ⅲ部　歯周外科

［APFとCTGの併用症例］

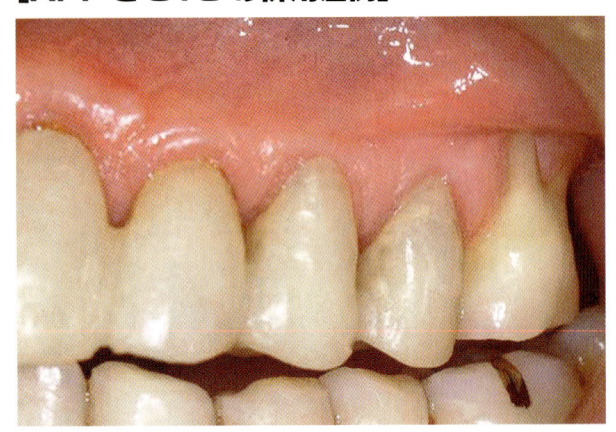

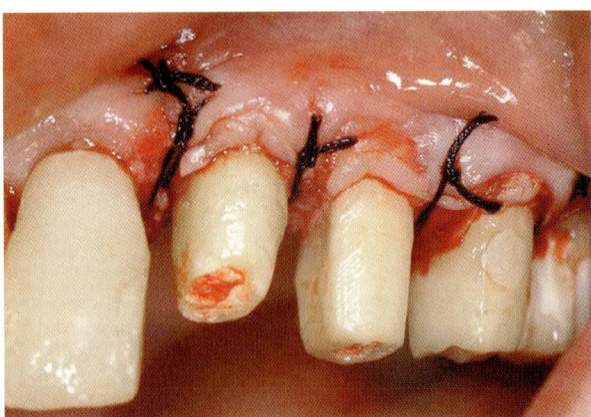

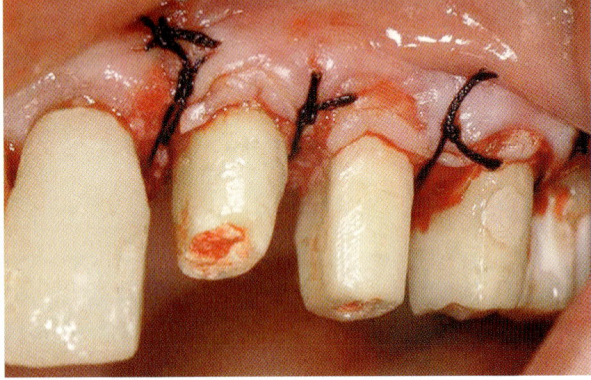

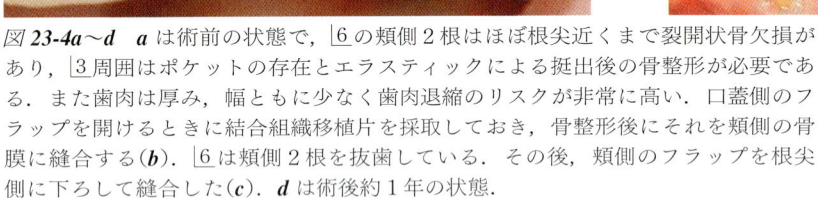

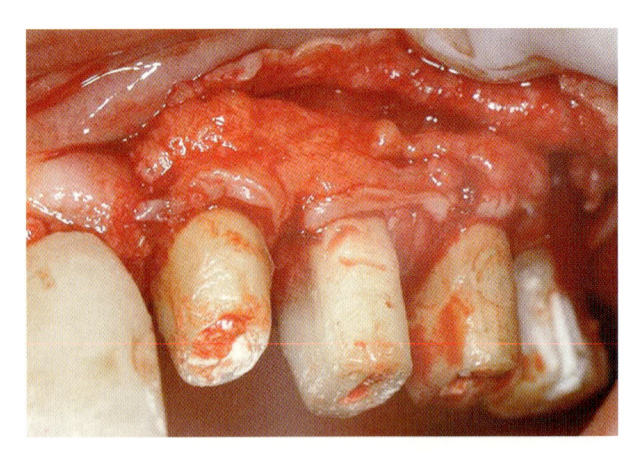

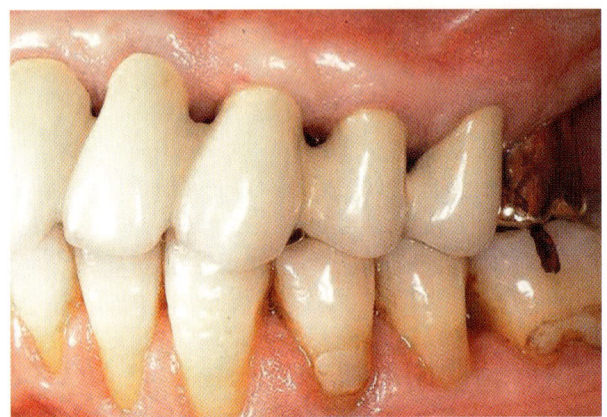

図23-4a〜d　aは術前の状態で，6の頬側2根はほぼ根尖近くまで裂開状骨欠損があり，3周囲はポケットの存在とエラスティックによる挺出後の骨整形が必要である．また歯肉は厚み，幅ともに少なく歯肉退縮のリスクが非常に高い．口蓋側のフラップを開けるときに結合組織移植片を採取しておき，骨整形後にそれを頬側の骨膜に縫合する（b）．6は頬側2根を抜歯している．その後，頬側のフラップを根尖側に下ろして縫合した（c）．dは術後約1年の状態．

図23-4a	図23-4b
図23-4c	図23-4d

ながら骨膜の上にCTGがあり，その上にフラップがあるわけですから，フラップを骨膜縫合するにはCTGごと骨膜まで縫合針を進めることになります．CTGもフラップもしっかりと骨膜に固定することにより，剥離や移動を阻止することができます．

②歯肉の厚みの増大術

①のようにフラップを根尖側に下ろすのではなく，厚みだけを増やすことも可能です．この場合，将来の歯肉退縮のリスクを下げるのが目的となります．非炎症性歯肉退縮のリスクの高い症例で，まだ歯肉退縮を起こしていないとき，あるいは初期の段階に予防的に行う処置です．

● 実際の術式（図23-5）

CTGと同じ術式ですが，CTGと違い，歯根部でもフラップは移植片を覆っています．これによりCTGよりも確実に移植片の壊死を起こすことなく歯肉の厚みを増やすことができます．ただし，その厚みにどれくらいの永続性があるのかは不明です．

③歯槽堤増大術（ridge augmentation）

CTGで歯肉のボリュームを増すことができるわけですから，抜歯後に歯槽堤が凹んでしまったようなところに応用することが考えられます．つまり歯槽堤増大術としてCTGを採用する方法が考えられます．

[CTGによる歯肉の厚みの増大]

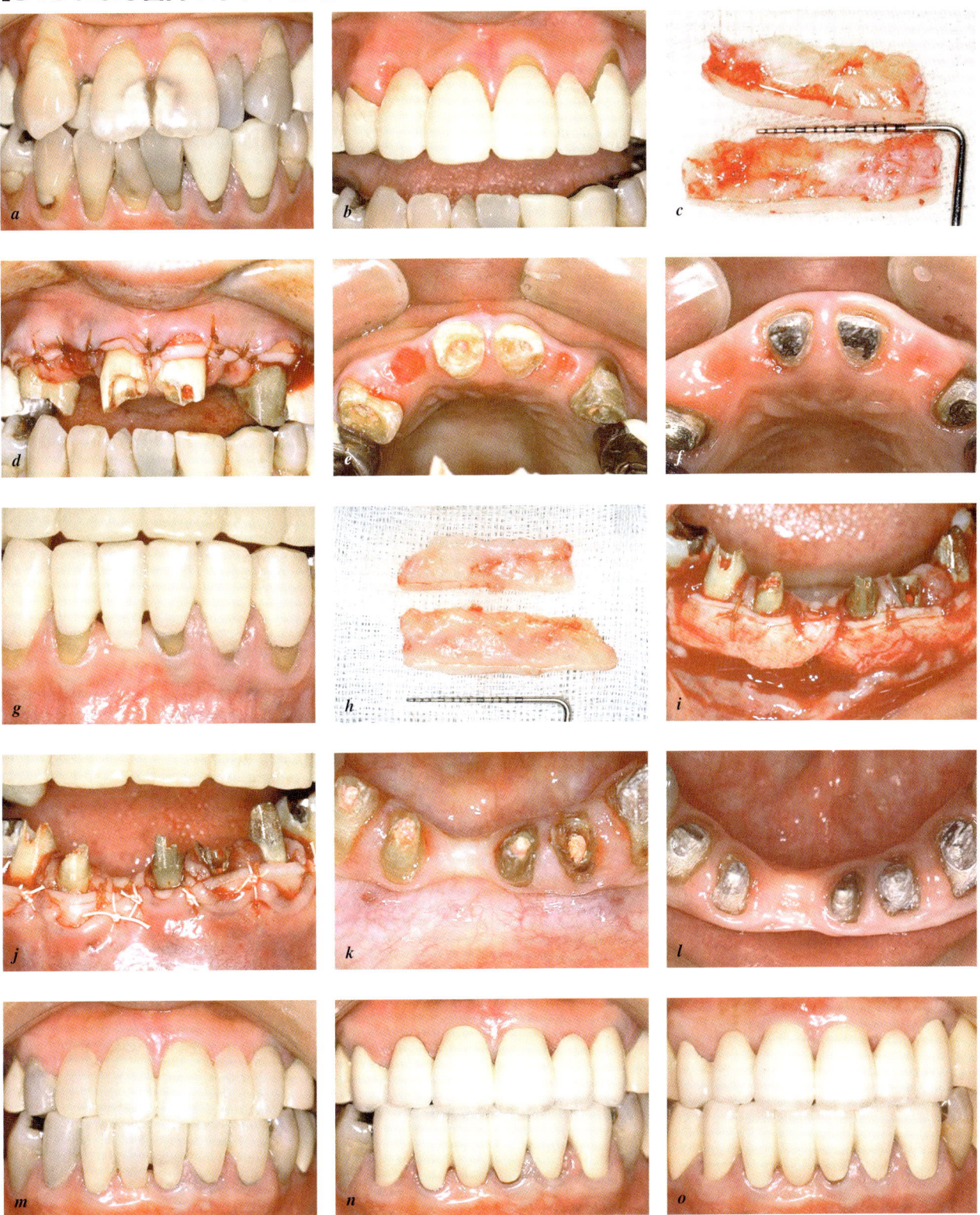

図23-5a〜o 歯肉の厚みを増やすことにより Maynard の分類のバージョンアップを図り，歯肉退縮のリスクを低くすることが可能である．歯列不正の強い症例(*a*)において，患者さんの希望により矯正治療は行わず抜歯と補綴にて審美的回復を行うこととなった．抜歯後，プロビジョナルレストレーションを行い(*b*)，歯肉の厚みを増やすためにCTGを行った(*c, d*)．*e* と *f* は術前と術後の咬合面観である．下顎も同様に抜歯後プロビジョナルレストレーションを行い(*g*)，その後CTGを行った(*h〜j*)．*k* と *l* は術前と術後の咬合面観である．*m〜o* はそれぞれ術後3か月，術後1年，術後8年の正面観．

第Ⅲ部　歯周外科

[歯槽堤増大術]

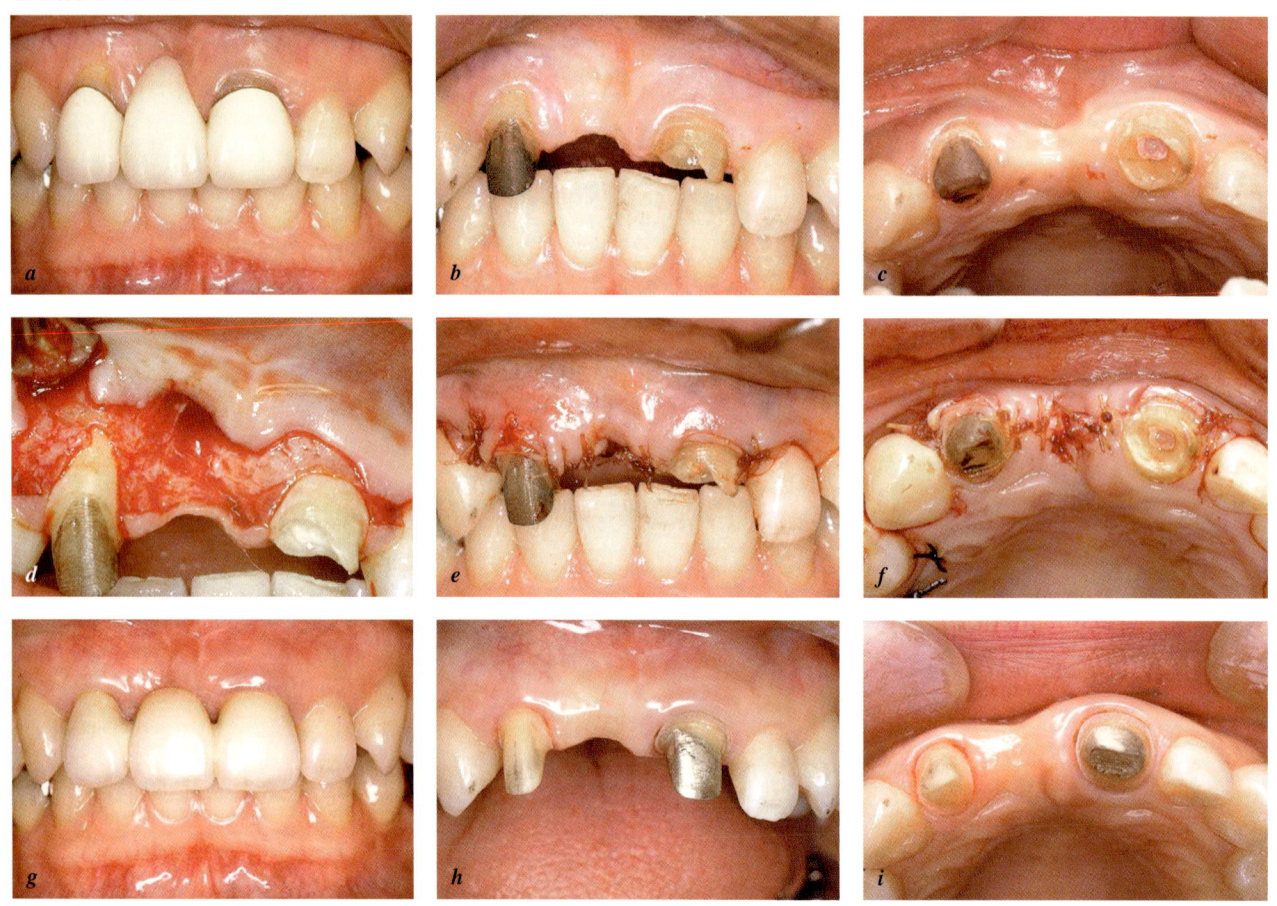

図23-6a〜i　抜歯窩が深い陥凹部として残る場合，CTGにより膨らみをつくることが可能である．aは外傷により1｜を失い，その後深い陥凹部が残った(b, c)．支台歯の歯肉退縮部も含めて審美的回復を主訴として来院された症例である．まずプロビジョナルレストレーションに換え，2枚の結合組織移植片を採取してCTGを行う(d〜f)．このとき陥凹部でCTGが2枚重ねになるようにレイアウトする．2｜は裂開状骨欠損をともなっているので根面被覆を兼ねている．g〜iは補綴物装着時の正面観．

歯槽堤の凹みに切れ目を入れて，ポケットのなかに突っ込むようにCTGを挿入する単純な方法（パウチ法）もありますが，多くの場合，他の手術と同時に行いますので，部分層弁で開けて残した骨膜にCTGを縫合して固定する頻度が高いでしょう．

●実際の術式（図23-6）

基本的に②と変わりません．ただし歯槽堤の凹みを膨らませることに主眼を置きますので，凹みの深さに合わせてCTGの厚みを調節する必要があります．1枚のCTGでは厚みが不十分な場合，1枚を折りたたんだり，2枚に増やしたりして調節します．CTGは骨膜縫合により凹みの部分に固定し，その上からフラップで覆います．

④根面う蝕の症例

非炎症性歯肉退縮により根面が露出し，しかもその根面がう蝕になっている場合はどうすればよいでしょう？　もちろん根面う蝕を除去し，グラスアイオノマーセメントや光重合レジンなどで修復するのが一般的です．しかしながら，もし患者さんが歯肉の被覆を望まれたら，われわれは首を横に振らなければならないのでしょうか？

根面う蝕が存在する部位への根面被覆術に関して症例報告はあるものの，その成功率に関してのデータはありません．そのため患者さんには失敗のリスクについて十分説明をしたうえでCTGを行う必要があります．

第13章　歯周形成外科療法(periodontal plastic surgery) 23

[根面う蝕部へのCTG]

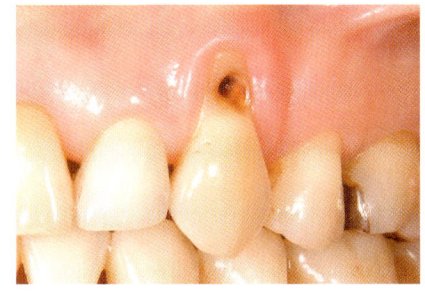

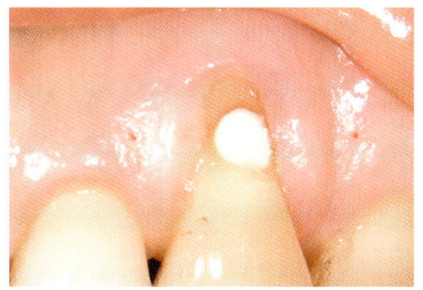

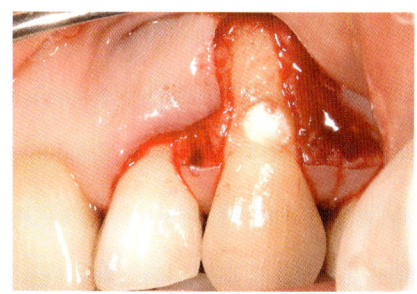

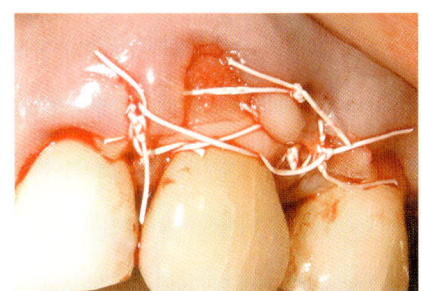

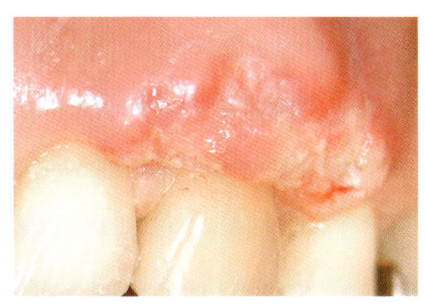

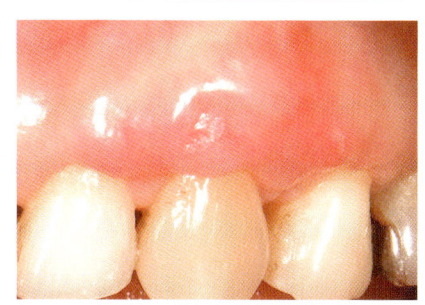

図 23-7a	図 23-7b	図 23-7c
図 23-7d	図 23-7e	図 23-7f
	図 23-7g	

図 23-7a〜g 本来はう窩ができた場合に充填処置などで対処するが，その場合，歯肉の退縮量は変わらないためになかなか審美的な回復には至らないことが多い．そこでう窩をグラスアイオノマーセメントで修復後，その上から根面被覆を行う方法がある．本症例では|3の頬側に根面う蝕があり，審美的治療を希望されていた(*a*)．根面う蝕を除去後，グラスアイオノマーセメントにて充填(*b*)，根面を平坦に形成してからCTGを行った(*c*, *d*)．*e*〜*g*はそれぞれ術後1週間，3週間，3か月半の状態．

● 実際の術式(図 23-7)

　術前に根面う蝕を除去し，グラスアイオノマーセメントによる充填をしておきます．これを手術中にしようと思うと出血のコントロールが難しくなりますので，必ず術前にしておくことをお勧めします．その後は基本的にCTGの術式と同じですが，根面に凹凸が残っているとCTGの壊死につながる可能性がありますので，もし凹凸があれば術中にバーでフラットあるいは滑らかな曲面になるように形成します．

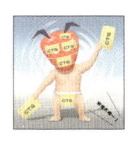

CTGの失敗から学ぶ

　手術は100％の成功率が理想ですが，想定外のことが起こることがあります．根面被覆術の失敗は患者さんもみればわかるわけですから，適応症をよく見極めるとともに，成功率を極力100％に近づけるように努力しなければなりません．ここではあえて著者の至らなさのために失敗した症例から，手術における注意点などを考察してみたいと思います．

① 移植片の大きさ

　図 23-8 は，|3 に CTG を行ったものの100％の根面被覆ができなかった症例です．この原因はいくつか考えられると思います．一つはかなり突出歯であったために死腔ができやすい症例であったこと．つまり根面被覆のための理想的な状態ではなかったということです．適応症かどうかの判断があまかったといってもよいかもしれません．しかしながら，ここでもうひとつ致命的なミスをしています．それは移植片が小さすぎたことです．

　突出歯であるために，骨からはみ出ている根面の

[移植片の大きさが小さすぎた症例]

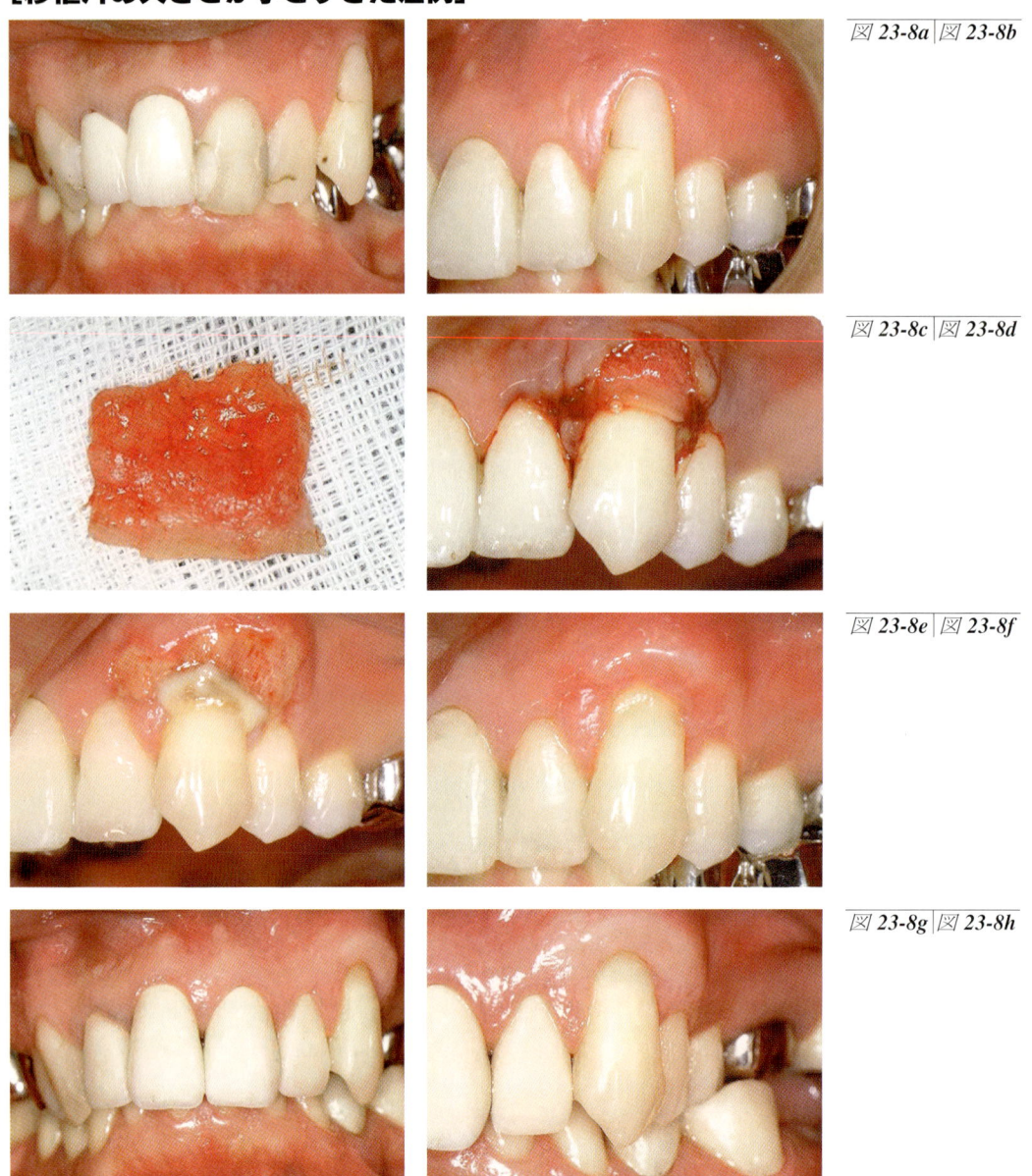

図 23-8a〜h　根面上は血液供給がきわめて悪いため，根面上を覆う移植片の面積と骨膜上を覆う移植片の面積の比が，1：3〜1：4 程度でないと移植片の壊死をまねくといわれている．本症例では|3 の CTG において，かなり大きく突出しているだけでなく(*a*, *b*)，移植片の大きさが小さかったため(*c*, *d*)，術後に移植片の部分的な壊死が起こり(*e*)，部分的な根面被覆しか達成できなかった．*f* は術後約 1 か月，*g*, *h* は術後約 2 か月半．

面積はかなり広くなっていました．しかも，近遠心方向にも根尖方向にも根面が相当露出していました．移植片の面積と被覆する根面の面積を比べると，本来は移植片のほうが 3〜4 倍大きくなければ壊死しやすいといわれていますが，このとき採取した移植片の大きさは根面の倍ほどしかありません．これらのミスが重なって，結局根面の完全被覆はできませんでした．

②術後の管理

図 23-9 は，術後に移植片の壊死があった症例です．抜糸のときにすでに右側のほうに壊死の兆候がみら

[術後の管理が不十分だった症例]

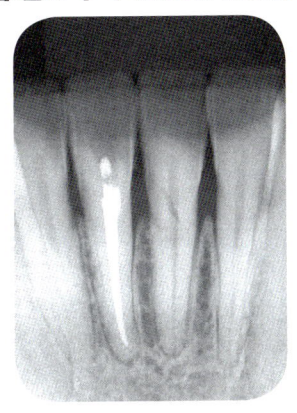

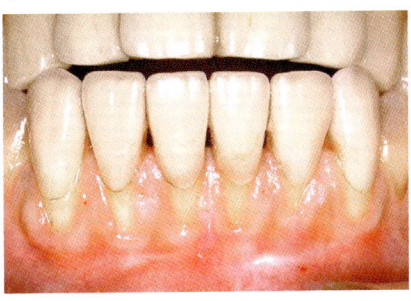

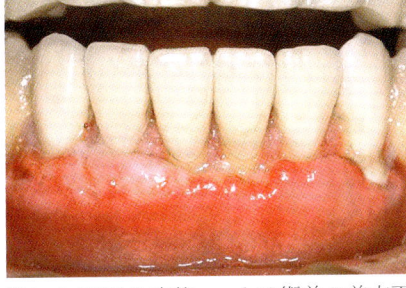

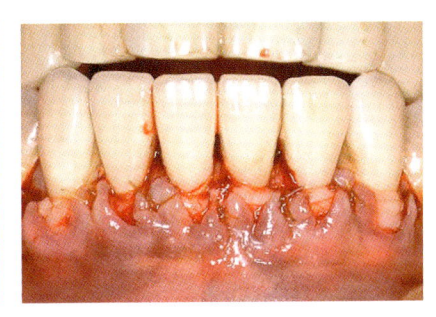

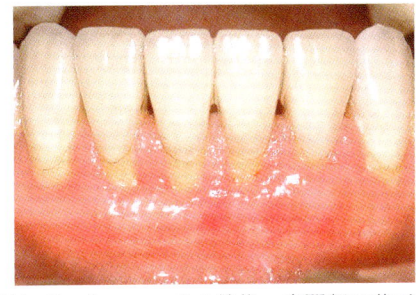

図23-9b | 図23-9a | 図23-9c
図23-9d | 図23-9e

図23-9a〜e 下顎6前歯唇側の歯肉退縮に対してCTGを実施．*a, b*は術前の前方面観とデンタルエックス線像．歯間部に若干骨吸収を認める．左右の口蓋側から2枚の移植片を採取して，CTGを行った(*c*)．1週間後にはとくに下顎右側でフラップが剝がれるような様相で，移植片の壊死が認められた(*d*)．約1か月後には部分的な根面被覆しかできていない(*e*)．これは術後に患者が右手で右の口角を下に引っ張って，鏡でみていたことが主因と考えられる．

れました．そして最終的に部分的な被覆しかできませんでした．この症例の場合，なにが良くなかったのか考えてみますと，歯間部の骨が少し吸収していますので，Millerの分類でClass 3になっていたことをいちばんに思いつきました．しかしながら，手術自体はとくに大きなミスをしなかったはずですので，著者にとってはあまり納得のいく説明ではありませんでした．その後，患者さんと話をしているうちに1つの大きな原因が浮かび上がってきたのです．

この患者さんはとても自分の歯肉に関心が強く，そのためわざわざ著者の医院まで自ら手術を希望して来られたのですが，その関心の高さが裏目にでたのです．患者さんは手術直後から，どのように自分の歯肉が治っていくのかをしょっちゅう鏡で見ていたそうです．右手で右の口唇をいっぱい引っ張りながら！

これで原因と結果が結びつきました．口唇を過度に引っ張っていたためにフラップが剝がれ，移植片への血液供給が悪くなってしまったのです．そういえば抜糸時に右側の縫合糸がほとんど残っていなかったことを思いだしました．このように，術野の安静が維持されていることもCTGの成功に大切であることを学んだ貴重な経験でした．

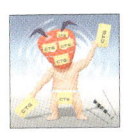

CTGの合併症

適応症であるかどうかをきっちりと吟味し，術式を正確にこなせばCTGの成功率はかなり高いものとなります．なにをもって成功とみなすかによってデータは変わるかもしれませんが，90％以上の成功率と考えてよいでしょう[5]．では，CTGには術後に問題はでてこないのでしょうか？　もちろん，せっかく術後の経過が良かったのに，オーバーブラッシングにより歯肉退縮が進行してしまうという後戻りもあります．これを防ぐには，ブラッシング圧のコントロールができない患者さんは禁忌症と考えるべきでしょうし，術前・術後を通じて常にブラッシング圧には注意を払う必要があります．

[CTGの合併症]

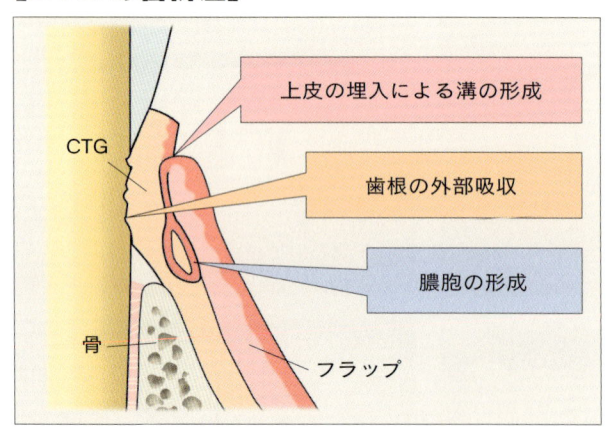

図 23-10　CTG後の合併症としては結合組織移植片が根面に接することによる歯根の外部吸収と，移植片とフラップの間に上皮が埋入していくことによる溝の形成や膿胞の形成が報告されている．

[歯肉結合組織による歯根吸収]

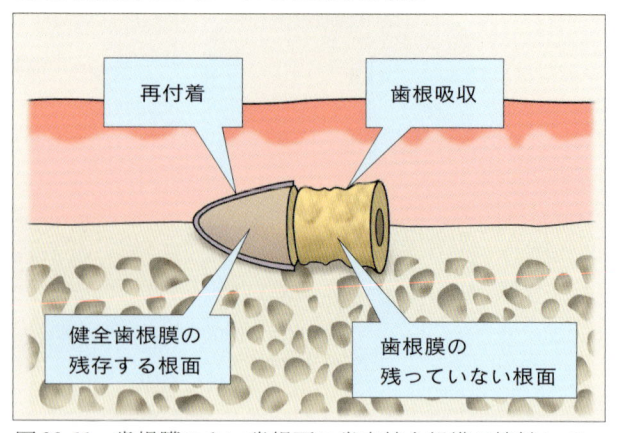

図 23-11　歯根膜のない歯根面に歯肉結合組織が接触していると歯根の外部吸収を起こすことがわかっている．ちなみに骨と歯根膜のない歯根面が接触すると，歯根吸収とアンキローシスを起こす．

　CTGのテクニックが紹介されて20年以上経過しましたが[11]，さまざまな合併症と思われるような症例も報告されています．その1つが歯根の外部吸収(external resorption)です(図23-10)[15]．特別に薬液による根面処理をしていないにもかかわらず，術後に歯根が吸収したという報告があります．これはGTR法を開発するにあたって発表された一連の論文が参考になります[16]．歯根を組織中に埋入したときに結合組織に面したルートプレーニング後の根面は術後に吸収しました(図23-11)．結合組織由来の細胞が歯根膜のない汚染されていない根面に接していると，破歯細胞が誘導されるのでしょう．これと似たことがCTG後にも起こったものと考えられます．あいにく著者の知るかぎり，CTG後の歯根吸収は詳細には調べられていませんので，その発生メカニズムや頻度，予防法などは未知です．

　CTG後の合併症には他の報告もあります．その1つは，術後にCTGとフラップの境目にあたるところに溝が残ってしまうというものです(図23-10)[17]．原因としてはフラップの上皮がCTGとフラップの間に入り込むためと考えられています．これは後で歯肉を整形して入り込んだ上皮を除去すれば改善するでしょう．

　上皮の埋入で困ったことがもう1つあります．それは術後の膿胞(surgical cyst)の形成です(図23-10)[18]．組織中に残った上皮が原因だと考えられますが，これは溝の残存よりも広範囲で切除しなければいけません．審美性に影響がでる可能性があるでしょう．

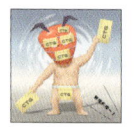

CTGにおける根面処理

　最後に，根面処理について解説を加えておきたいと思います．CTGや再生療法のときに薬液で根面処理(root conditioning)をすることが多いのですが，どんな効果を期待しているのでしょうか(図23-12)？　根面処理に使用する薬液はクエン酸(citric acid)，テトラサイクリン(tetracycline)，EDTA(Ethylene Diamine Tetraacetic Acid)などがありますが(図23-13)，これらはいずれも根面を脱灰する効果があります．クエン酸とテトラサイクリンはpHが低く(クエン酸：pH1程度，テトラサイクリン：pH2程度)，強い酸であることがわかりますが，EDTAは中性であるもののキレート作用により根面からカルシウムイオンを引っ張り出してしまいます．

　このような脱灰により根面の表層からはコラーゲン線維が露出します．根面に埋め込まれていた増殖因子なども露出してくるかもしれません．このコラーゲン線維は血餅の保持に役立ったり，線維芽

[根面処理の効果]

- 再生阻害因子の低減
  - smear layer の除去
  - 細菌の除去

- 再生促進因子の増大
  - 象牙質中のコラーゲン線維や増殖因子の露出
  - フィブリンネットワーク形成による上皮の深部増殖阻止と再生のための足場の確保

図 **23-12** in vitro や animal study による報告をまとめたものなので，実際の臨床ではどれだけの効果があるのかは不明だが，少なくとも根面処理によりマイナスの効果があったという報告はないようである．

[各種根面処理剤]

- クエン酸 (citric acid)
- テトラサイクリン (tetracycline)
- EDTA (ethylene diamine tetraacetic acid)
- フィブロネクチン (fibronectin)
- 増殖因子 (PDGF, IGF, FGF など)

図 **23-13** 脱灰や smear layer の除去のために低 pH の処理剤（クエン酸，テトラサイクリン）を用いるという報告が多いが，キレート剤(EDTA)により中性の状態で脱灰を期待するものも使われている．接着因子や増殖因子は費用対効果の点で問題がある．

細胞をよび寄せたりするので組織の再生に役立つ可能性があります．また，上皮の埋入を阻止する目的もあるでしょう．CTG では，露出根面上に結合組織性付着ができるほうが望ましいわけですから，それを期待して根面処理剤を使うという意味もありますし，また露出したコラーゲン線維と移植片中のコラーゲン線維が絡み合うことによる線維性の結合(interdigitation)も期待しています．

以上は，組織の治癒や再生を促進する目的ということになりますが，根面を脱灰することにより根面デブライドメント後の削りかす(smear layer)を除去したり，残存する細菌を除去するといった治癒や再生の阻害因子を排除するという目的もあります．ただし，これらはもしかすると机上の空論かもしれません．少なくとも根面処理を行うことでマイナスになることはほとんどないことから，"おまじない"あるいは"習慣"として行っている部分があるのではと考えるのは，著者だけでしょうか？（第12章[21]コラム・ザ・ペリオ⑫）

基礎と臨床に分けて歯周形成外科について解説してきました．この分野は再生療法とともにまだまだ新しい展開が期待できます．新しい術式などが発表されてみんなが飛びつく可能性も高いでしょう．しかし患者さんは実験台ではありませんので，臨床医としてはデータが整い，患者さんに利益を確実に提供できるとわかった時点で採用しても，けっして遅くはないと思います．失敗症例を発表した著者がいえることではありませんが……．

第IV部

メインテナンスの序章

第14章　メインテナンス(maintenance therapy)へのプロローグ　　274

第14章　メインテナンス(maintenance therapy)へのプロローグ

24 メインテナンス(maintenance therapy)へのプロローグ　274

第14章

メインテナンス(maintenance therapy)へのプロローグ

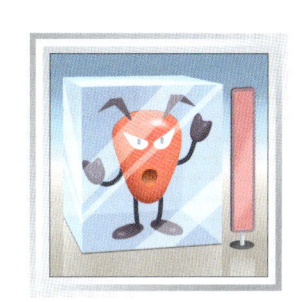

24 メインテナンス(maintenance therapy)へのプロローグ　274

　　動的治療とメインテナンスのゴールの違い

　　動的治療とメインテナンスのプログラムの違い

　　どうしてメインテナンスが必要なのか？

　　メインテナンスの種類

　　メインテナンスへの移行の基準

　　歯周治療を成功に導くために

第IV部　メインテナンスの序章

24

メインテナンス (maintenance therapy) へのプロローグ

Prologue to Maintenance Therapy

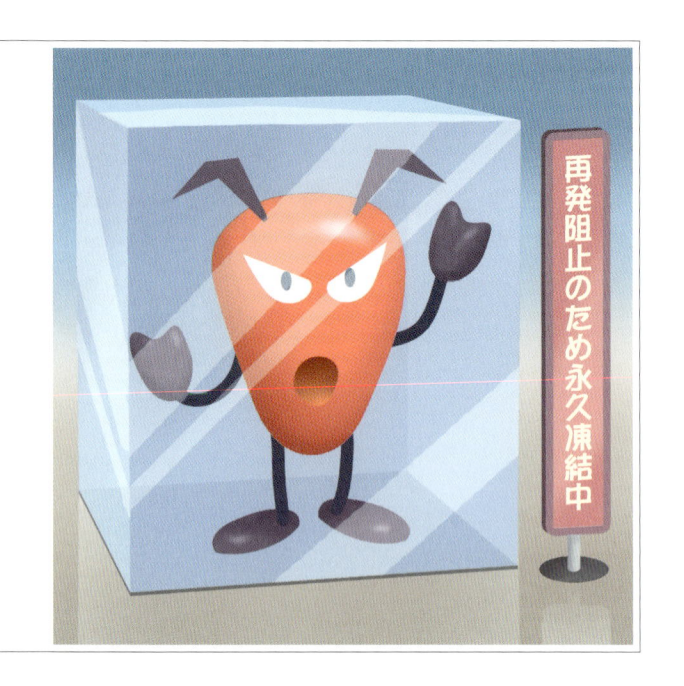

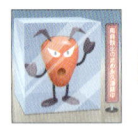

はじめに

本書は歯周動的治療(periodontal active therapy)の解説書としてまとめたものですが，動的治療の結果に永続性をもたせるためには，その後のメインテナンス(maintenance therary)が欠かせないことがわかっています．ここではメインテナンスの序章としてまとめてみたいと思います．

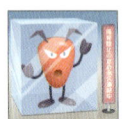

動的治療とメインテナンスのゴールの違い

プロービング値を小さくしようとがんばった動的治療．歯石やプラークに神経質になっていた動的治療．露出根面を歯肉で覆うことに没頭した動的治療．垂直性骨欠損が骨で埋まって満足げだった動的治療．治療をするわれわれの側にとっても喜びの多い，努力が報われることの多い治療が動的治療でした(図24-1)．患者さんは良くなったことに喜びを感じ，その喜びはさらなるモチベーションアップにつながることが多いのも動的治療の特徴です．さて，それに比べてメインテナンスはどうでしょう？

動的治療で下がった歯周病の発症，進行のリスクを維持していくのがメインテナンスです(図24-1).

つまり現状維持が最大の目標となるわけです．この現状維持というのが曲者（くせもの）です．とくに患者さんにとってはそれまで良くなる自分を目の当たりにしていたのに，メインテナンスに入った途端に，いつ見ても代わり映えのない状態が続きます．下手をすると悪化することもあります．われわれからすると現状維持ができていることは良くなることと同じくらい大きな成果なのですが，患者さんは改善という手ごたえがないためにモチベーションの維持が難しくなることがあります．この現状維持ということに対する認識のズレを埋めることが，メインテナンスを成功に導くコツかもしれません．

動的治療では"良くなること"を目標にしますが，メインテナンスでは"悪くならないこと"を目標にします(図24-2)．患者さんは動的治療の間に良くなったことの喜びを感じているはずです．その喜びが大きければ大きいほど，メインテナンスで悪くなっていない喜びが大きくなります．つまりメインテナンスにおける患者さんのモチベーションは動的治療の延長であるということです．動的治療の終了とともに患者さんもわれわれも"燃え尽き症候群"に陥ってしまいがちですが，せっかく動的治療で良くなった口腔内なのですから，それを維持していくために有効なメインテナンスプログラムに移行していかなけ

第14章 メインテナンス(maintenance therapy)へのプロローグ 24

[歯周治療の流れ]

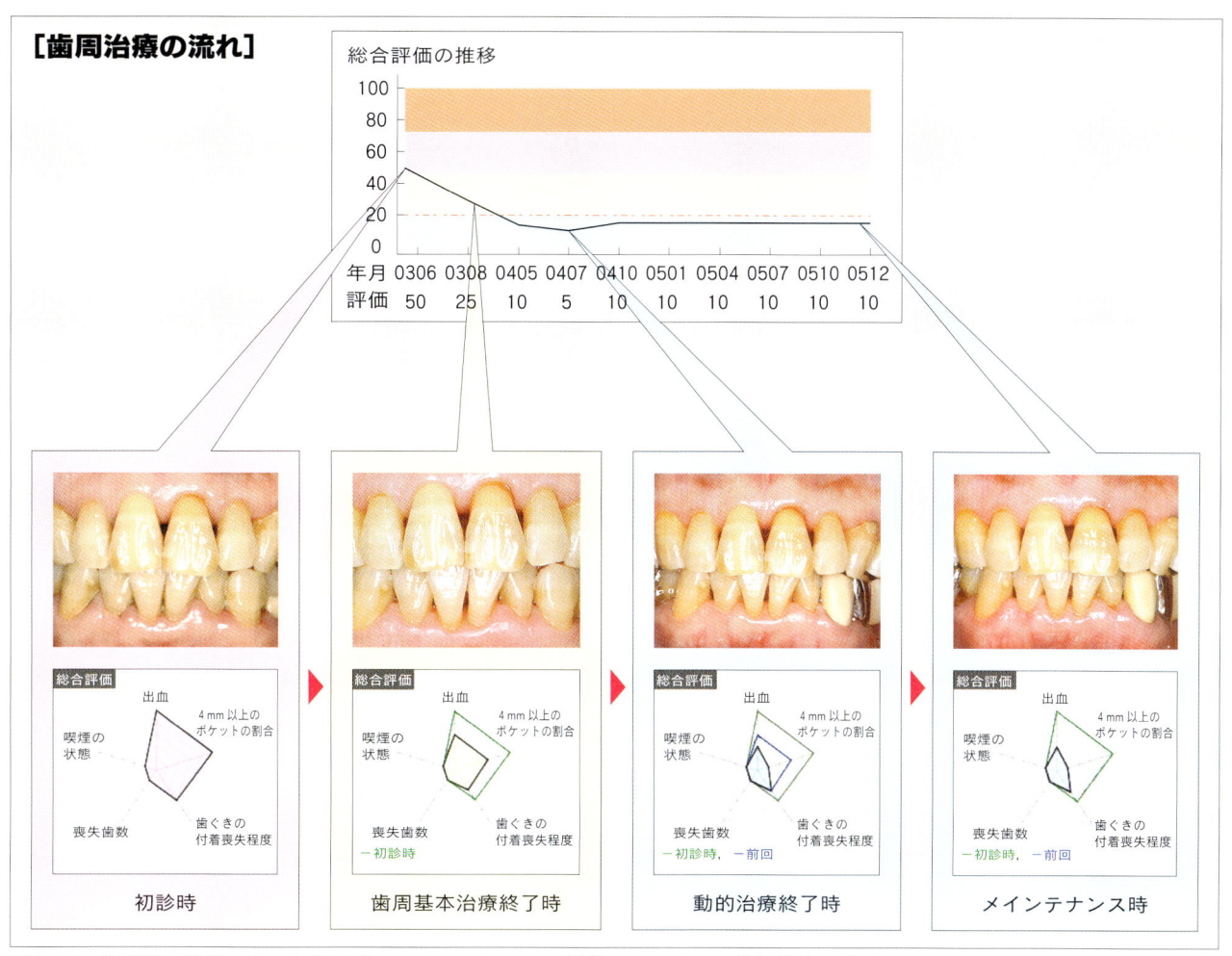

総合評価の推移

年月	0306	0308	0405	0407	0410	0501	0504	0507	0510	0512
評価	50	25	10	5	10	10	10	10	10	10

初診時 → 歯周基本治療終了時 → 動的治療終了時 → メインテナンス時

図 24-1　歯周動的治療でリスクを下げ，メインテナンスで維持していくのが歯周治療の基本スタンスである．

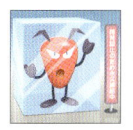

動的治療とメインテナンスのプログラムの違い

動的治療では良くなることを目標に，メインテナンスでは悪くならないことを目標にしますが，具体的にはどのようなプログラムの違いがあるのでしょうか？

患者さんの行うセルフケア(self care)から考えてみましょう(図24-3)．多くの場合，初診に近いほど患者さんの歯肉にはプラークや歯石が沈着し，炎症が起こっています．これはブラッシングの足りない状態，つまりアンダーブラッシング(under brushing)です(図24-4)．われわれは患者さんに状況を説明し，

[動的治療とメインテナンスの目標]

良くなるため／動的治療　　悪くならないため／メインテナンス

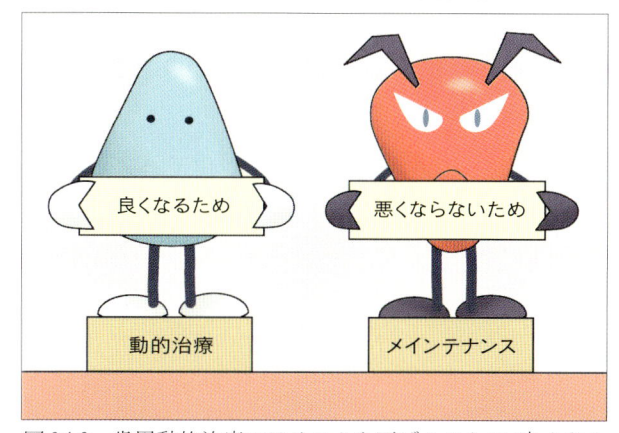

図 24-2　歯周動的治療ではリスクを下げることで"良くなること"を目標とするが，メインテナンスではその下がったリスクを維持するために"悪くならないこと"を目標にする．

275

第Ⅳ部　メインテナンスの序章

[動的治療とメインテナンスにおける
セルフケアチェックのポイント]

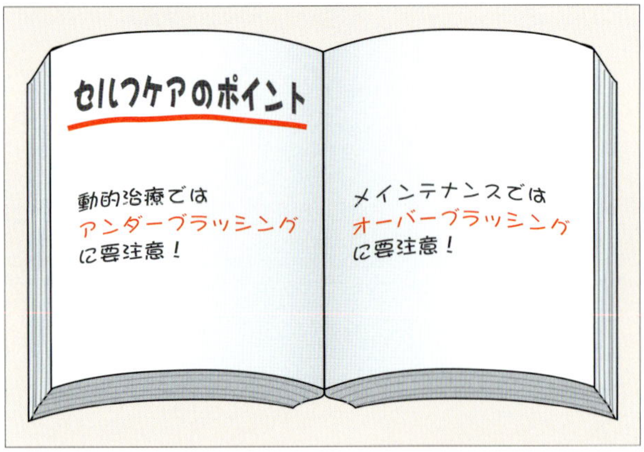

[動的治療とメインテナンスにおける
プロケアのポイント]

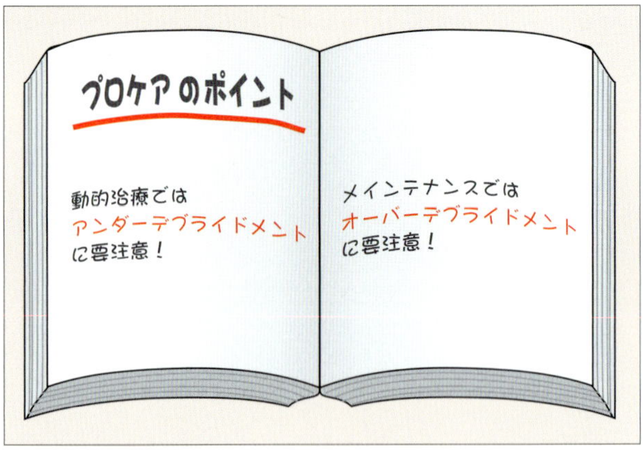

図 24-3 動的治療におけるブラッシング指導をそのままメインテナンスでも続けていると，患者さんはオーバーブラッシングにどんどん傾いていく．われわれのいうとおりにブラッシングしているにもかかわらず，歯肉退縮や知覚過敏が強くなっていくわけである．

図 24-7 動的治療における根面デブライドメントをそのままメインテナンスでも続けていると，どんどんオーバーデブライドメントになっていく．定期的に通っているにもかかわらず，歯根が削られ，知覚過敏も強くなっていく可能性がある．

[初診時の
アンダーブラッシングの状態]

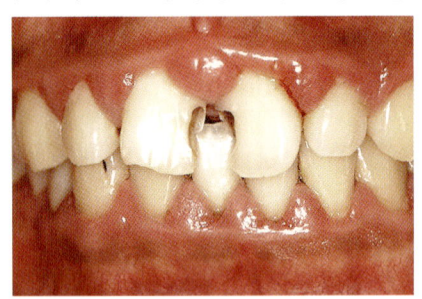

[オーバーブラッシングによる
擦過傷]

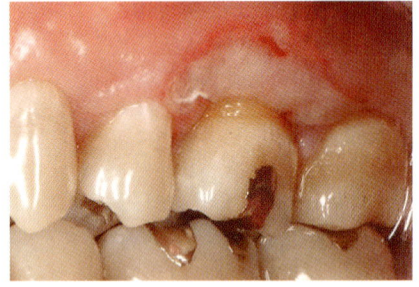

[オーバーブラッシング後の
アンダーブラッシング？]

図 24-4 初診時は歯石や細菌バイオフィルムの沈着により炎症が強いことが多い．そのため主にアンダーブラッシングに対する指導を行う．

図 24-5 熱心になりすぎて大きな擦過傷をつくってしまった．歯肉が痛いのはブラッシングが足りないからだと勘違いしたのが災いした．

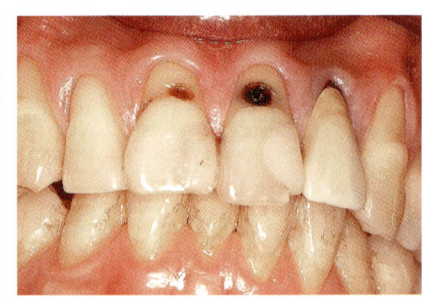

図 24-6 オーバーブラッシングにより歯肉退縮を起こし，その後のアンダーブラッシングで根面う蝕ができてしまった．メインテナンス患者さんは多かれ少なかれ根面露出があるので，アンダーブラッシングによる根面う蝕は要注意である．

アンダーを是正するように指導していきます．

　メインテナンス患者さんの口腔内はどうでしょう？　メインテナンスにおみえになる患者さんは健康志向が強く，口腔内のセルフケアレベルも高いことが多いので，初診時のようにプラークがべったりという状況は少なくなっているはずです．逆に磨きすぎて，歯肉退縮や知覚過敏を起こしやすい患者さんが増えていきます．つまりオーバーブラッシング (over brushing) の割合が増えてくるわけです (図24-5)．動的治療後では根面の露出が増えていますので，アンダーブラッシングになってしまうと根面う蝕リスクが上昇するため，メインテナンスではもちろん歯周病の発症，進行を抑制するという意味も含めてアンダーブラッシングに対する注意も必要で

第14章　メインテナンス（maintenance therapy）へのプロローグ 24

[動的治療における根面デブライドメント]

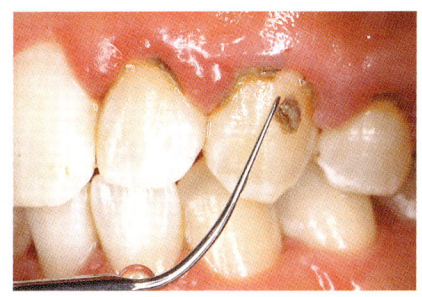

[メインテナンスにおける根面デブライドメント]

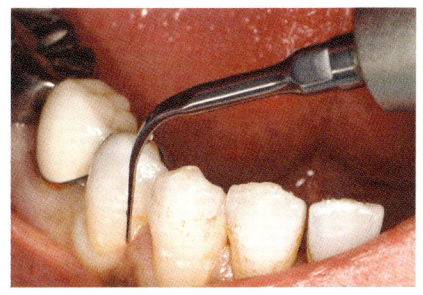

[メインテナンスのポイント]

メインテナンスでは**オーバートリートメント**に注意！

図 24-8　動的治療では歯石や細菌バイオフィルムといった沈着物を取り残しのないようにデブライドメントする．つまりアンダーデブライドメントにならないようにすることがポイントである．

図 24-9　動的治療で頑固な歯石は除去されているので，メインテナンスでは再沈着した細菌バイオフィルムの破壊を主な目的にする．つまりオーバーデブライドメントにならないようにすることがポイントである．

図 24-10　動的治療と同じように考えて，同じような器具で，同じようにアプローチするとメインテナンスではオーバートリートメントになっていく．そしてオーバートリートメントの蓄積が新たな問題を引き起こす可能性がある．

す（図 24-6）．つまりアンダーとオーバーのバランスが大切ということになります．

では，われわれの行うプロケア（professional care）における違いはあるでしょうか（図 24-7）？　動的治療では根面に歯石やプラークが多量に沈着していますので，根面デブライドメントによって取り残しのないようにしっかりと除去していきます．つまりアンダーデブライドメント（under debridement）にならないように治療をすることになります（図 24-8）．それに対してメインテナンスでは，すでに根面からは細菌の足場である歯石を除去しているわけですから，前回のメインテナンスから今回のメインテナンスまでの間に，根面に再付着してきたプラークつまり細菌バイオフィルムを破壊することが目標となります（図 24-9）．このときに動的治療と同じように根面デブライドメントをすると，オーバーデブライドメント（over debridement）になり，根面は削れて歯質が脆弱化するだけでなく，知覚過敏の原因にもなってしまいます．

このように動的治療ではアンダーに注意し，メインテナンスではオーバーに気をつける必要があります．もし動的治療と同じようなアプローチをメインテナンスで行っていると，オーバートリートメント（over treatment）になりますので注意しましょう（図 24-10）．

[メインテナンスの目的と分類]

①発症の予防　→　予防的メインテナンス

②再発の阻止　→　治療後メインテナンス

③進行の抑制　→　試行的メインテナンス／妥協的メインテナンス

メインテナンスの目的　　メインテナンスの分類

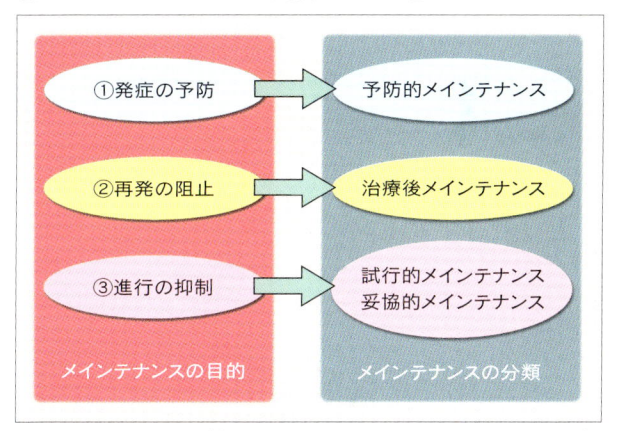

図 24-11　4つに分類されたメインテナンスはそれぞれ目的が異なる．

どうしてメインテナンスが必要なのか？

動的治療でリスクを下げ，その下がったリスクをメインテナンスで維持していくことが歯周治療の基本的アプローチです．リスクを下げないでいきなりメインテナンスで維持しようとしても困難であることは，文献を紐解かずとも明らかでしょう．

メインテナンスでは歯周病の①発症の予防，②再発の阻止，③進行の抑制を目的としますが，一般的に①がもっともリスクが低く，③がもっともリスク

277

第Ⅳ部　メインテナンスの序章

[歯周病菌の根絶は難しい]

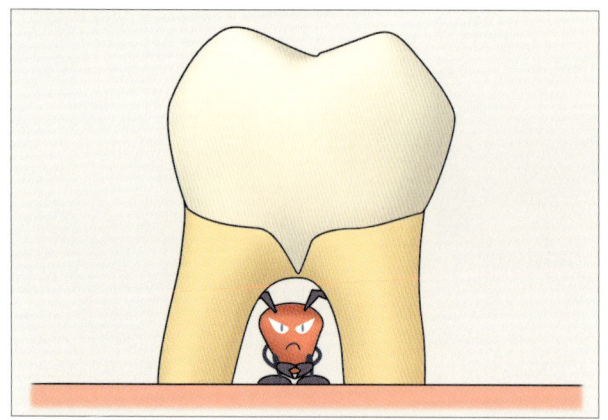

図24-12　予防的メインテナンス患者を除くと，動的治療後に歯周病菌がゼロになることは珍しい．どこかに潜んでつぎなるチャンスをうかがっているものである．

[10年間で失う歯の数と1本の歯を失うのにかかる年数]

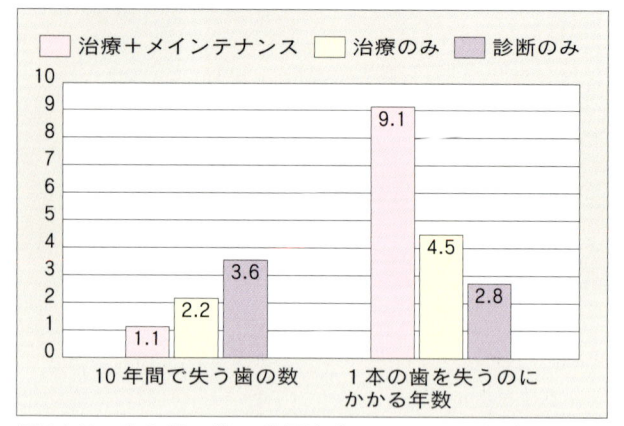

図24-13　失う歯の数が歯周治療をしなければ10年間で3.6本，動的治療のみすれば2.2本，メインテナンスまですれば1.1本ということは，メインテナンスを含めた歯周治療をきっちりと受けることにより，歯の寿命を3倍以上延ばせるということを意味する[6-8]．

[メインテナンスの分類とその特徴]

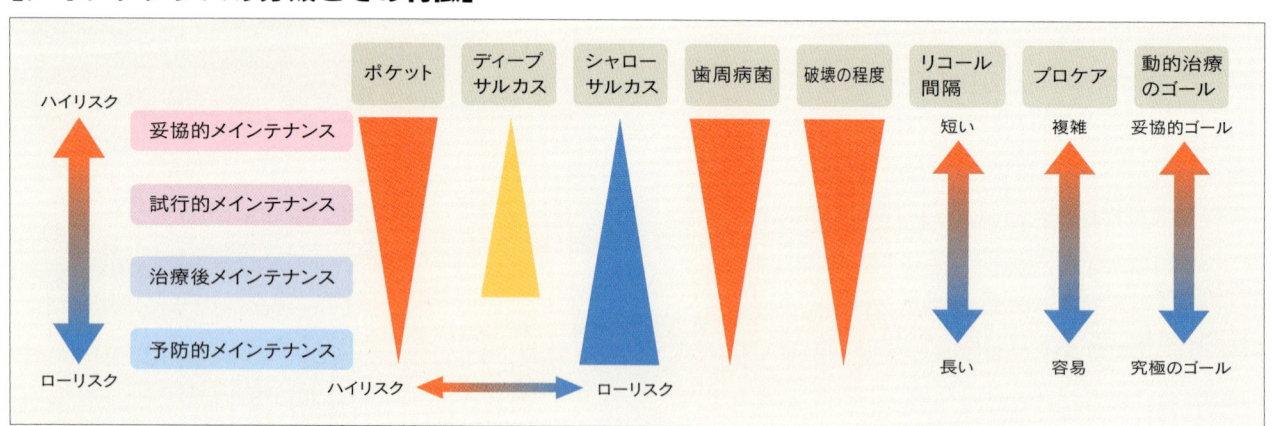

図24-14　メインテナンスの種類によって歯肉溝の種類，歯周病菌の残存の可能性，過去の破壊の程度が異なる．これは動的治療でのゴールの設定が異なるからであり，それによりリコール間隔やメインテナンスプログラムが異なってくる．

が高いと考えられます．この①を目的として行われるメインテナンスは予防的メインテナンス（preventive maintenance）といわれるもので，②は治療後メインテナンス（post-treatment maintenance），③は試行的メインテナンス（trial maintenance）や妥協的メインテナンス（compromised maintenance）とよばれています（図24-11）．

動的治療でリスクを十分下げておけば，メインテナンスはいらないのではないかとも考えられます．確かに予防的メインテナンスのように健康の維持がほとんどセルフケアでできるような場合では，メインテナンスは必要ないかもしれません．しかしながらプロケアを必要とするようなメインテナンスでは②や③を目的としていますので，なかなかメインテナンスフリーというわけにはいきません．

たとえば歯周病菌の立場で考えてみましょう．深いポケットや根分岐部など絶好の住みかで優雅に暮らしていた歯周病菌も，歯周基本治療や歯周外科と

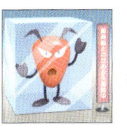

第14章　メインテナンス(maintenance therapy)へのプロローグ 24

[予防的メインテナンス]　　　　　　　　　　　　　　　メインテナンス時

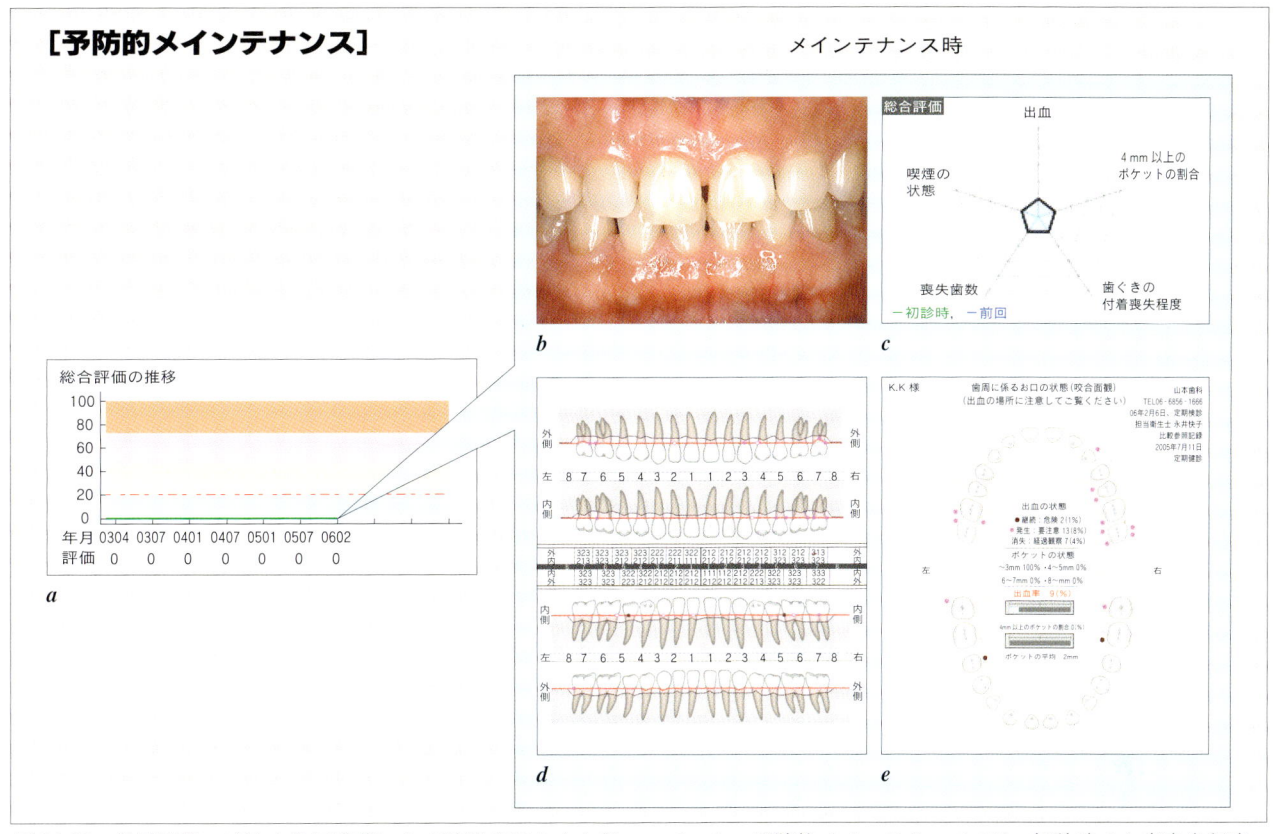

図 **24-15**　歯周病菌の感染や歯周病菌による破壊がほとんど起こっていない予防的メインテナンスでは，初診時でも歯肉炎程度，あるいは正常な状態である．**b〜e** の状態は初診時から現在までほとんど変わっていない．

いった動的治療により肩身の狭い状態に追い込まれます(図 **24-12**)．しかしながら口腔内からまったく歯周病菌がなくなるということは稀なようです．多くの場合，どこかに潜んでつぎのチャンスをうかがっているのが歯周病菌で，とくに③のような目的でメインテナンスを行っている場合はかなりの歯周病菌がうろうろしているはずです．このように歯周病菌フリーでないかぎり，メインテナンスフリーにはならないわけですから，現実問題として動的治療でメインテナンスフリーまでもっていくことは困難なことが多いのです．

疫学的にみても，非外科療法，切除療法，組織付着療法，再生療法のすべてにおいて，その成功の鍵はメインテナンスにあることがわかっていますので[1-5]，「この種類のオペさえすれば大丈夫！」というようなことはありません．また Becker W, et al によると，10年間で失う歯の数は歯周治療をなにもしなければ3.6本，動的治療だけを行えば2.2本，動的治療とメインテナンスを行えば1.1本ということですから，やはりメインテナンスまできっちり行ったほうが得なようです(図 **24-13**)[6-8]．

メインテナンスの種類

メインテナンスは，前述のように予防的メインテナンス，治療後メインテナンス，試行的メインテナンス，妥協的メインテナンスと4種類に分けて考えると理解しやすいでしょう(図 **24-11, 14**)[9]．

● 予防的メインテナンス

予防的メインテナンスは歯周病菌の感染や歯周病菌による破壊がほとんどない場合で，リスクがもっとも低く，メインテナンスプログラムも歯肉縁上のバイオフィルム破壊やセルフケアの強化がメインとなります(図 **24-15**)．

279

第IV部　メインテナンスの序章

[治療後メインテナンス]

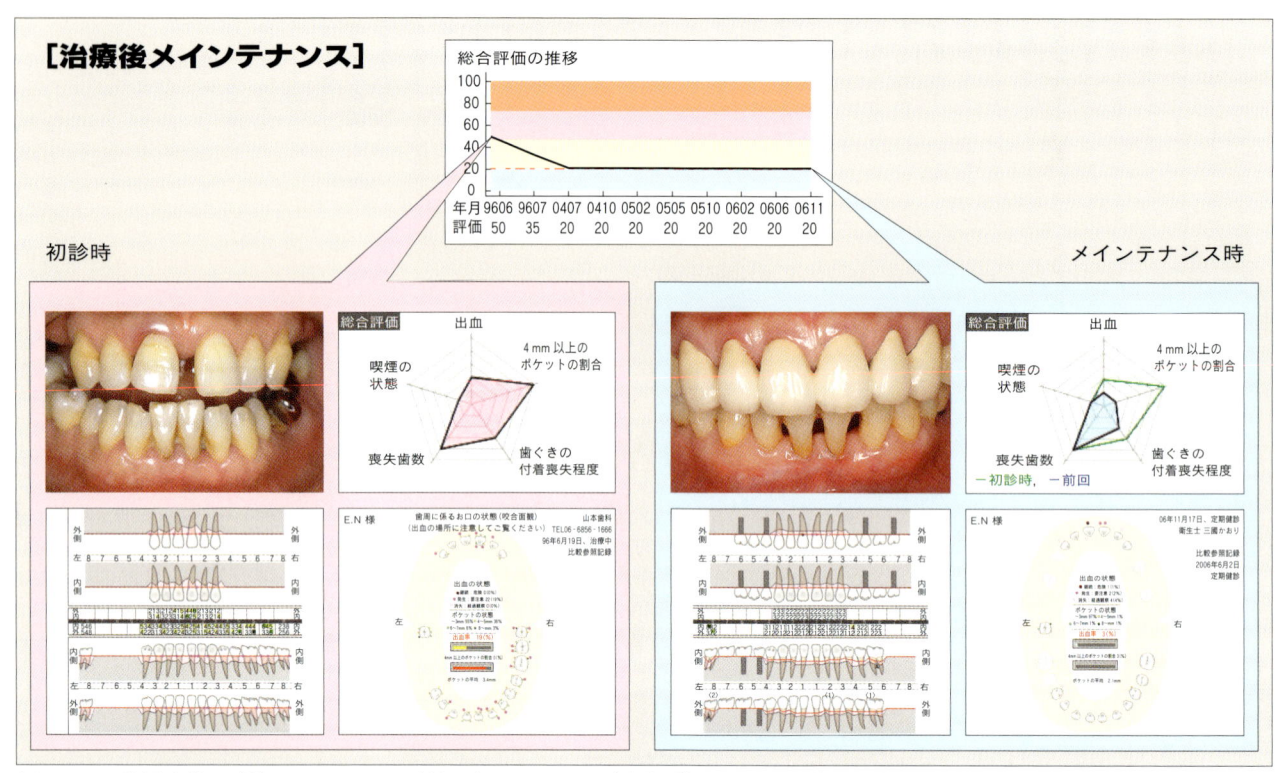

図24-16　歯周病菌の感染とそれによる破壊が起こっている歯周組織に対して，動的治療でリスクを下げてから行うメインテナンス．初診時の状態から動的治療として矯正，インプラント，歯周外科，補綴を行いメインテナンスしている．

[試行的メインテナンス]

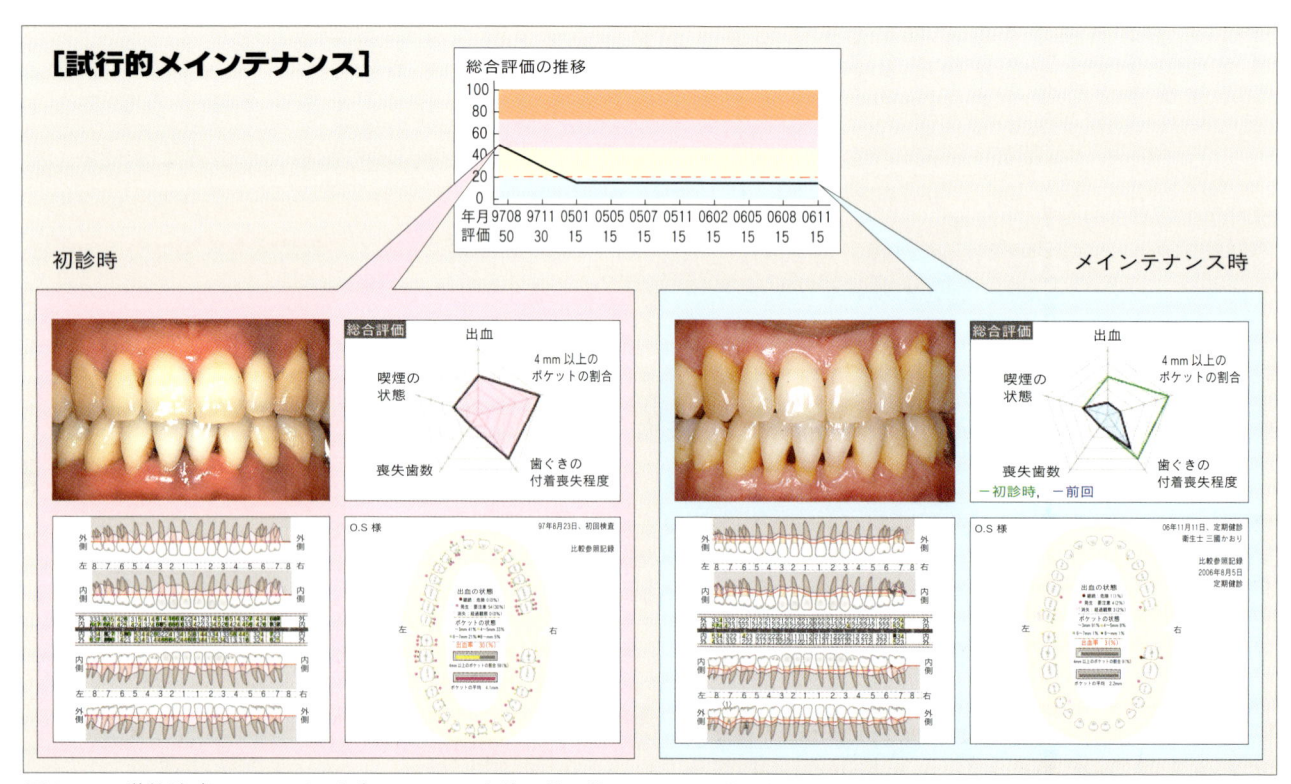

図24-17　動的治療でリスクを下げるときに，次善の策で終わっている試行的メインテナンスではリスクの高い部位が残っているために，そこを重点的に監視していく必要がある．本症例は初診時で深いポケットが多く，外科療法を勧めたものの患者の同意が得られず，非外科療法のみを行いメインテナンスに移行した．臼歯部にまだ深いポケットが残っているが，ほとんど付着の喪失を起こさずに維持できているのは患者の努力によるものが大きい．

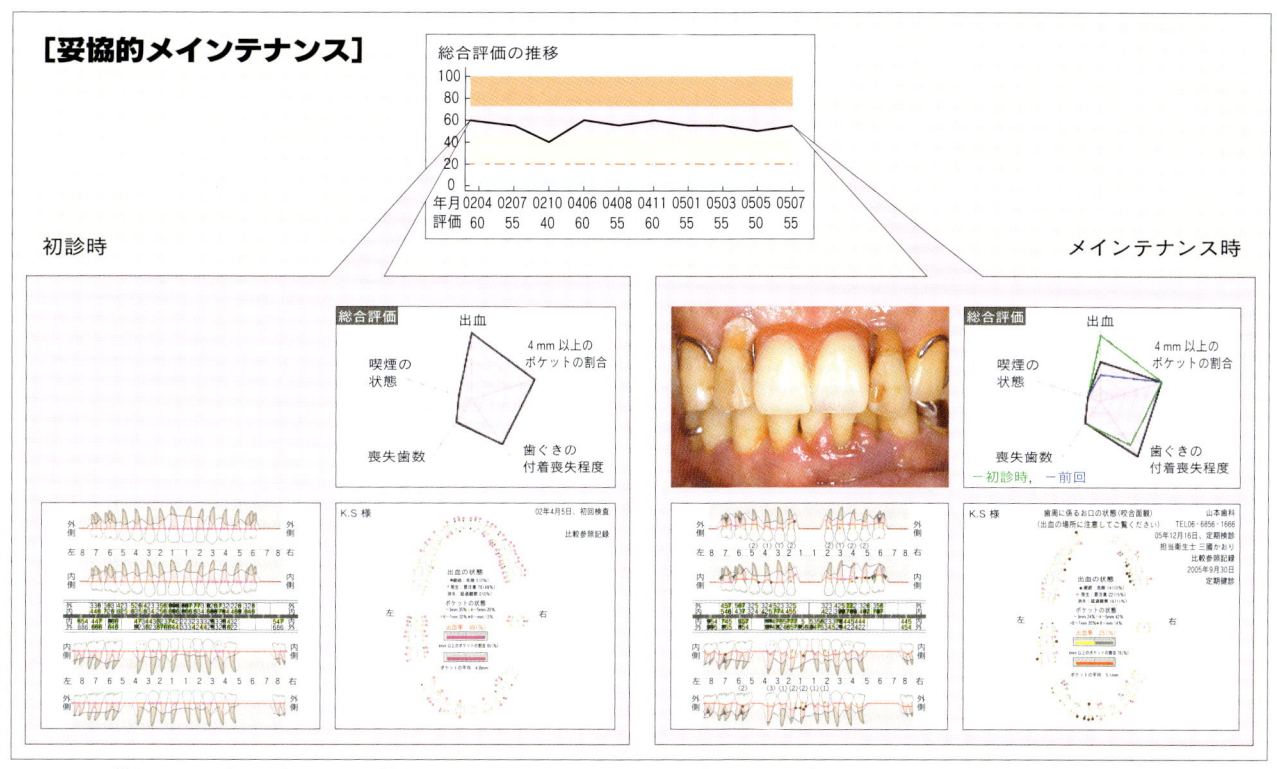

図24-18 敷居を目一杯下げている妥協的メインテナンスでは歯周病菌の残存が多く，進行の抑制をするのが精一杯である．初診でハイリスクであったにもかかわらず積極的な動的治療がほとんどできず，やむなくメインテナンスに移行している．

●治療後メインテナンス

治療後メインテナンスでは，歯周病菌の感染とそれによる歯周組織の破壊が起こった症例に対して動的治療を行っています．もともとの歯周組織の状態とそれに対して行った動的治療の内容，患者さんの協力度などによって改善度が異なってきますので，ひと言で治療後メインテナンスといっても幅が広いと考えてよいでしょう．このあたりは本書の非外科療法や外科療法（第Ⅲ部）を再読していただければ，おのずと非外科療法後メインテナンス，切除療法後メインテナンス，組織付着療法後メインテナンス，再生療法後メインテナンス，歯周形成外科後メインテナンスがどのようなものなのか理解できることと思います．メインテナンスプログラムで行うプロケアやセルフケアの注意点もそれぞれのメインテナンスによって少しずつ異なってきます（*図24-16*）．

●試行的メインテナンス

試行的メインテナンスは，治療後メインテナンスのように歯周病菌の感染とそれによる破壊が起こっていますが，理想的な治療を行わずに次善の策で終わっています．外科療法を行うべき部位に対して非外科療法だけで終わっていたり，根分岐部病変があってもそれを除去したり，再生させたりせずに現状維持をめざしてメインテナンスするような場合がこれにあたります．厳密な意味での治療後メインテナンスまで踏み込めない，足踏み状態のメインテナンスと考えてもよいかもしれません．当然，歯周病菌の残存や問題部位の残存があるためにリスクは高くなり，厳密なプロケアとレベルの高いセルフケアがないと維持することは難しいでしょう（*図24-17*）．

第IV部　メインテナンスの序章

[動的治療のゴールはメインテナンスのスタート]

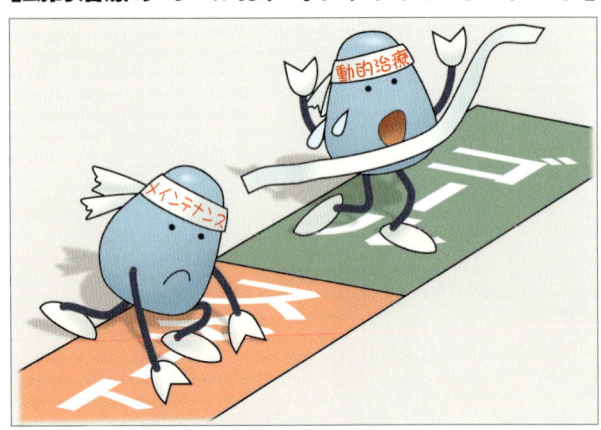

図 24-19　リスクの下がった動的治療のゴールは，そのリスクを維持していくメインテナンスのスタートでもある．

[ゴールの幅]

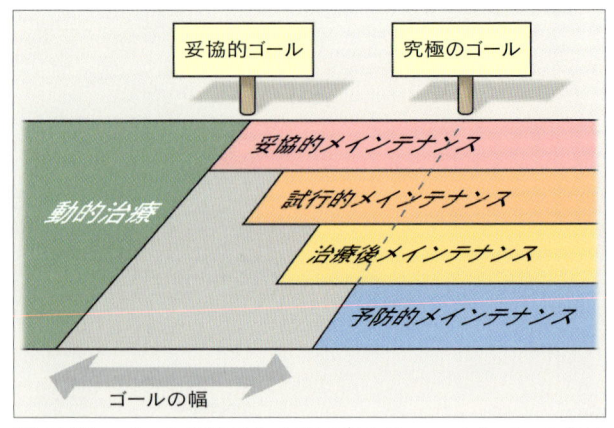

図 24-20　ゴールは線でなく面で考える．つまりゴールにはある程度の幅があり，幅があるからこそメインテナンスにバリエーションができてくる．

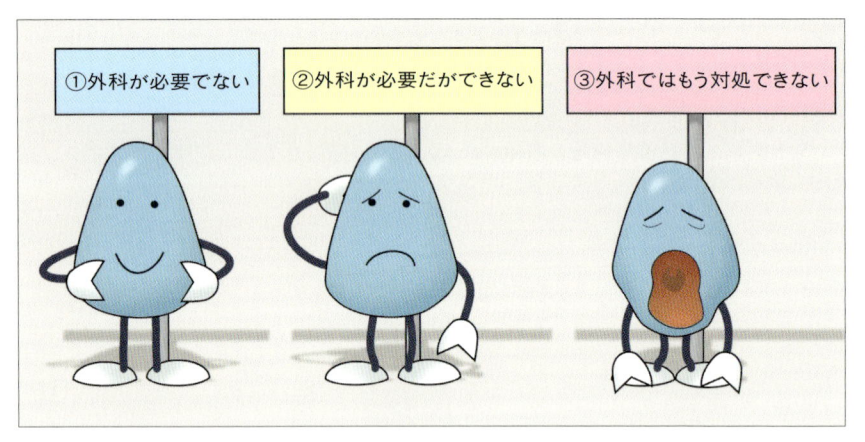

[非外科療法への移行の理由]

①外科が必要でない　②外科が必要だができない　③外科ではもう対処できない

図 24-21　外科療法をしないということが非外科療法の適応症であるとは限らない．

● 妥協的メインテナンス

　最後の妥協的メインテナンスは，ホープレス（hopeless）に近い歯を残していたり，こちらの提案する治療を行えないままメインテナンスに移行しているような場合です．歯周病菌はわんさか残っており，問題も山積みです．もっともリスクが高く，プロケアも複雑になります（図 24-18）．

　このようにメインテナンスが分類できるということは，実は動的治療のゴールの設定，つまりメインテナンスへの移行の基準が1つではないということを意味します．基準が1つであればメインテナンスは1つとなり，メインテナンスプログラムもすべての患者さんで同じになるはずです．そこでつぎに，このメインテナンスへの移行の基準について考えてみたいと思います．

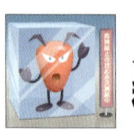

メインテナンスへの移行の基準

　メインテナンスのスタートは動的治療のゴールなのですから，この問題は動的治療のゴールをどこに設定するのかということになります（図 24-19）．教科書どおりに考えますと，歯肉溝が3 mm以下になりプロービングをしても出血せず，ブラッシングに耐える十分な付着歯肉があり，プラークコントロールも良好で，咬合も安定していて……とスラスラ

と条件が浮かんでくるでしょう．でも実際の臨床を思い起こしてみると，この条件をクリアできる患者さんは限られています．予防的メインテナンスの患者さんは比較的楽にクリアできるかもしれませんが，治療後メインテナンスの患者さんでもなかなか手ごわい条件です．このような条件は動的治療における究極のゴール(ultimate goal)と考えたいと思います．

妥協的メインテナンスでは，もっともゆるい基準でゴールを切っています．これを妥協的ゴール(compromised goal)とすれば，動的治療のゴールはこの妥協的ゴールから究極のゴールまである程度の幅があることになります(図24-20)．つまり動的治療のゴールを考えるときには線で考えるのではなく，面で考えたほうが現実的です．この面の大きさは各医院や歯科医師によって異なります．徹底的に外科処置を行ってこの面を小さくする医院もあるでしょうし，かなり広く設定する医院もあるでしょう．面が小さくなればなるほどゴールは厳密になり，患者さんの越えるべきハードルは高くなります．ハードルを無事越えることのできた患者さんには快適なメインテナンスが待っていますが，越えることのできない患者さんは脱落するか，足踏みをしなければなりません．逆に面を広くとってハードルを低く設定しすぎると妥協的メインテナンスが増え，メインテナンス中のトラブルが多くなってしまいます．

メインテナンスに移行するということは，非外科療法で長期にわたってコントロールしていくという覚悟を意味します．外科療法をもう行わないということは①外科療法が必要でない，②外科療法が必要だができない，③外科療法ではもう対処できない，のいずれかですから，メインテナンスという非外科療法に移行する理由も①〜③の理由があるはずです(図24-21)．究極のゴールを切る場合は①，妥協的ゴールを切る場合は②あるいは③の理由になっていると考えてよいでしょう．

究極のゴールからそのハードルを下げていく理由には，表24-1のようにさまざまな要因が考えられます．動的治療でリスクを下げるには相当の苦痛を覚悟しなければならない患者さんや，リスクを下げ

表24-1 究極のゴールをレベルダウンする要因．
- 全身状態
- 年齢
- 積極的な治療の拒否
- セルフケアレベルがどうしても上がらない場合
- 動的治療の限界
- 歯科医師や歯科衛生士のレベル

たくても下げられない条件のある患者さんは，往々にして低いハードルを越えてメインテナンスに移行することになります．その分，メインテナンスでは高いリスクを抱えたまま現状維持を目標にしなければならないのですから，悪化のシナリオを検討してあらかじめ患者さんに理解してもらいながら，再治療への移行がスムーズになる下地も用意しておかなければなりません．ハイリスク患者さんにとってもっとも危険なことはメインテナンスの中断ですので，患者さんとの信頼関係をしっかり築いておくことはいうまでもありません．どんなにすばらしいメインテナンスシステムを用意していても，患者さんがおみえにならなければ意味がないからです．

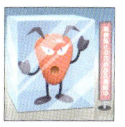

歯周治療を成功に導くために

本書では歯周動的治療に焦点を当てていますが，どのような動的治療をしようとも，その後に続くメインテナンスが成功の要であることは疫学的にも証明されています[1-5]．そのため日本でもメインテナンスや予防が注目されるようになったことは，大変すばらしいことだと思っています．しかしながら動的治療でリスクを下げる努力をしないで，メインテナンスだけをするということになってしまうことには首を傾げざるをえません．メインテナンスというプロケアの主役は歯科衛生士ですが，リスクを下げずにメインテナンスを任せてしまうと，患者さんには大きなリスクを背負わせ，歯科衛生士には大きな責任を背負わせてしまうことになるからです．

われわれ歯科医師が歯周治療においてできることは，患者さんの口腔内環境整備と歯科衛生士のため

第Ⅳ部　メインテナンスの序章

[歯周治療における歯科医師の役割]

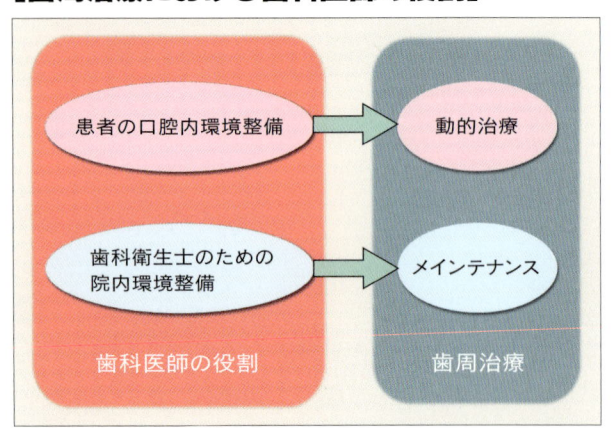

図 24-22　歯科医師は患者の口腔内環境整備を通じて動的治療にかかわり，歯科衛生士のための院内環境整備を通じてメインテナンスにかかわる．どちらが欠けても歯周治療は成功しない．

[何ごともバランス]

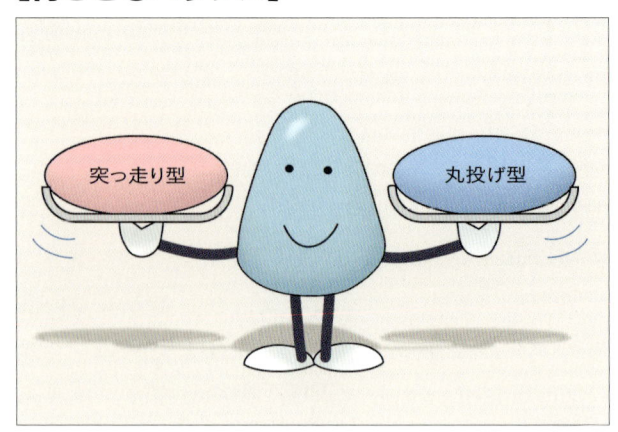

図 24-23　メインテナンスをないがしろにして動的治療に走る突っ走り型，動的治療をないがしろにしてメインテナンスに走る丸投げ型，どちらも偏った治療であり，歯周治療ではそのバランスが要求される．

の院内環境整備です（図 24-22）．前者は動的治療においてリスクを下げるために必要になりますし，後者はメインテナンスにおいてリスクを維持していくために必要になります．動的治療とメインテナンスのどちらが欠けても歯周治療は成功しませんので，結局歯科医師は両方のバランスをとることが大切ということになります．前者にばかり偏って，歯周外科が趣味のようになってしまうと，後を任された歯科衛生士はどのようにメインテナンスすればよいのか困ってしまいます．また後者にばかり偏って，歯周治療のすべてを歯科衛生士に任せてしまうと，診療室は妥協的メインテナンス患者さんで溢れかえってしまいます．著者のイメージとしては，若い歯科医師ほど前者に偏り，年配の歯科医師ほど後者に偏る傾向があるようですが，突っ走り型歯科医師や丸投げ型歯科医師という汚名をちょうだいしないよう，バランスのとれた歯科医師であり続けたいものです（図 24-23）．

参考文献

第1章 参考文献

1. Moore WEC, Moore LVH. The bacteria of periodontal diseases. Periodontol 2000　1994；5：66.
2. Socransky SS, Haffajee AD. Dental biofilms：difficult therapeutic targets. Periodontol 2000　2002；28：12.
3. Greenstein G. Periodontal response to mechanical non-surgical therapy：a review. J Periodontol　1992；63：118.
4. Stewart PS. Mechanisms of antibiotic resistance in bacterial biofilms. Int J Med Microbiol　2002；292（2）：107.
5. Greenstein G. Contemporary interpretation of probing depth assessments：diagnostic and therapeutic implications. A literature review. J Periodontol　1997；68：1194.
6. Badersten A, et al. Effect of nonsurgical periodontal therapy. VII. Bleeding, suppuration and probing depth in sites with probing attachment loss. J Clin Periodontol　1985；12：432.
7. Cobb CM. Non-surgical pocket therapy：mechanical. Ann Periodontol　1996；1：443.
8. Haffajee AD, et al. Clinical risk indicators for periodontal attachment loss. J Clin Periodontol　1991；18：117.
9. Greenstein G. The role of bleeding upon probing in the diagnosis of periodontal disease. A literature review. J Periodontol　1984；55（12）：684.
10. Armitage GC. Perspectives on oral antimicrobial therapeutics, Littleton. Mass：PSG publishing，1987；47.
11. Lang NP, et al. Absence of bleeding on probing. An indicator of periodontal stability. J Clin Periodontol　1990；17：714.
12. Lang NP, et al. Bleeding on probing. A predictor for the progression of periodontal disease？ J Clin Periodontol　1986；13：590.
13. Joss A, et al. Bleeding on probing. A parameter for monitoring periodontal conditions in clinical practice. J Clin Periodontol　1994；21：402.
14. Dietrich T, et al. The effect of cigarette smoking on gingival bleeding. J Periodontol　2004；75：16.
15. Royzman D, et al. The effect of aspirin intake on bleeding on probing in patients with gingivitis. J Periodontol　2004；75：679.
16. Schrodi J, et al. The effect of aspirin on the periodontal parameter bleeding on probing. J Periodontol　2002；73：871.
17. Kuru B, et al. Clinical and microbiological studies of periodontal disease in Sjögren syndrome patients. J Clin Periodontol　2002；29：92.
18. Armitage GC. Clinical evaluation of periodontal disease. Periodontology 2000　1995；7：39.
19. Tugnait A, Clerehugh V. Gingival recession — its significance and management. J Dent　2001；29：381.
20. Wennström JL. The significance of the width and thickness of the gingival in orthodontic treatment. Dtsch Zahnarztl Z　1990；45：136.
21. Hamp SE, et al. Periodontal treatment of multirooted teeth. Results after 5 years. J Clin Periodontol　1975；2：126.
22. Tarnow D, Fletcher P. Classification of the vertical component of furcation involvement. J Periodontol　1984；55：283.
23. Gher ME, Vernino AR. Root morphology — clinical significance in pathogenesis and treatment of periodontal disease. J Am Dent Assoc　1980；101：627.

第2章 参考文献

1. Prichard JF. Interpretation of radiographs in periodontics. Int J Periodont Rest Dent　1983；3：8.
2. Goldman H, Cohen DW. The intrabony pocket：classification and treatment. J Periodontol　1958；29：272.
3. Hardekopf JD, et al. The "furcation arrow". A reliable radiographic image？ J Periodontol　1987；58：258.
4. Ramfjord SP. Indices for incidence and prevalence of periodontal disease. J Periodontol　1959；30：51.
5. Hou GL, Tsai CC. Types and dimensions of root trunk correlating with diagnosis of molar furcation involvements. J Clin Periodontol　1997；24：129.

第3章 参考文献

1. Page RC, et al. Advances in the pathogenesis of periodontitis：summary of developments, clinical implications and future directions. Periodontol 2000　1997；14：216.
2. Lang NP, et al. Absence of bleeding on probing. An indicator of periodontal stability. J Clin Periodontol　1990；17：714.
3. Haffajee AD, et al. Clinical risk indicators for periodontal attachment loss. J Clin Periodontol　1991；18：117.
4. Tomar SL, Samira A. Smoking-attributable periodontitis in the United States：Findings from NHANES III. J Periodontol　2000；71：743.
5. Lang NP, Tonetti MS. Periodontal risk assessment（PRA）for patients in supportive periodontal therapy（SPT）. Oral Health Prev Dent　2003；1：7.

第4章 参考文献

1. Haffajee AD, Socransky SS. Microbial etiological agents of destructive periodontal diseases. Periodontol 2000　1994；5：78.
2. Zambon JJ, Haraszthy VI. The laboratory diagnosis of periodontal infections. Periodontol 2000　1995；7：69.
3. Listgarten MA. Microbiological testing in the diagnosis of periodontal disease. J Periodontol　1992；63：332.
4. Amano A, et al. Prevalence of specific genotypes of *Porphyromonas gingivalis* fimA and periodontal health status. J Dent Res　2000；79：1664.
5. Greenstein G. Microbiologic assessments to enhance periodontal disease. J Periodontol　1988；59：508.
6. Petit MD, van Steenbergen TJ, Timmerman MF, de Graaff J, van der Velden U. Prevalence of periodontitis and suspected periodontal pathogens in families of adult periodontitis patients. J Clin Periodontol　1994；21：386-390.

第5章 参考文献

1. Löe H, et al. Experimental gingivitis in man. J Periodontol 1965 ; 36 : 177.
2. Fine DH. Chemical agents to prevent and regulate plaque development. Periodontol 2000　1995 ; 8 : 87.
3. Bang JS, Cimasoni G. Total protein in human crevicular fluid. J Dent Res　1971 ; 50 : 1683.
4. Page RC, et al. Advances in the pathogenesis of periodontitis : summary of developments, clinical implications and future directions. Periodontol 2000　1997 ; 14 : 216.
5. Magnusson I, Lindhe J, Yoneyama T, Liljenberg B. Recolonization of a subgingival microbiota following scaling in deep pockets. J Clin Periodontol　1984 ; 11 : 193-207.
6. Joss A, et al. Bleeding on probing. A parameter for monitoring periodontal conditions in clinical practice. J Clin Periodontol　1994 ; 21 : 402.
7. Mierau HD, Spindler T Ätiologie der Gingivarezessionen. Deutsche Zahnartzliche Zeitschrift　1984 ; 39 : 634-639.
8. Khocht A, Simon G, Person P, Denepitiya JL. Gingival recession in relation to history of hard toothbrush use. J Periodontol　1993 ; 64 : 900-905.
9. Tugnait A, Clerehugh V. Ginvival recession — its significance and management. J Dent　2001 ; 29 : 381.
10. O'Leary TJ, et al. The incidence of recession in young males. Relationship to gingival and plaque scores. Periodontics　1968 ; 6 : 109.
11. Harrington JH, Terry IA. Automatic and hand toothbrushing abrations studies. J Am Dent Assoc　1964 ; 68 : 343.
12. Engler W, et al. Healing following gingivectomy. A radiographic study. I. Epithelialization. J Periodontol　1966 ; 37 : 298.
13. Sjögren K, et al. Effect of a modified toothpaste technique on approximal caries in preschool children. Caries Res　1995 ; 29 : 435.
14. ADA council on access, prevention and interprofessional relations : Caries diagnosis and risk assessment. J Am Dent Assoc　1995 ; 126 (special supplement), 1s.

第6章 参考文献

1. Löe H, et al. Experimental gingivitis in man. J Periodontol　1965 ; 36 : 177.
2. Kressin NR, et al. Increased preventive practices lead to greater tooth retention. J Dent Res　2003 ; 82 : 223.
3. Hujoel PP, et al. Personal oral hygiene and chronic periodontitis:a systematic review. Periodontol 2000　2005 ; 37 : 29.
4. Needleman I, et al. A systematic review of professional mechanical plaque removal for prevention of periodontal diseases. J Clin Periodontol　2005 ; 32(Suppl 6) : 29.
5. Westfelt E, et al. The effect of supragingival plaque control on the progression of advanced periodontal disease. J Clin Periodontol 1998 ; 25 : 536.
6. Fitzgerald RJ, McDaniel EG. Dental calculus in germ-free rats. Acta Oral Biol　1960 ; 2 : 239.
7. Biagini G, et al. In vitro growth of periodontal fibroblasts on treated cementum. Quintessense Int　1992 ; 23 : 335.
8. Nakib NM, et al. Endotoxin penetration into root cementum of periodontally healthy and diseased human teeth. J Periodontol　1982 ; 53 : 368.
9. Ebersole JL, et al. Effect of subgingival scaling on systemic antibody response to oral microorganisms. Infect Immun　1985 ; 48 : 534.
10. Fleischer H, et al. Scaling and root planning efficacy in multirooted teeth. J Periodontol　1989 ; 60 : 402.
11. Sherman PR, et al. The effectiveness of subgingival scaling and root planing. I. Clinical detection of residual calculus. J Periodontol 1990 ; 61 : 3.
12. Garrette JS. Root planning, A perspective. J Periodontol　1977 ; 48 (9) : 553-557.
13. Caton JG, Zander HA. The attachment between tooth and gingival tissues after periodic root planing and soft tissue curettage. J Periodontol　1979 ; 50 : 462-466.
14. Greenstein G. Periodontal response to mechanical non-surgical therapy : A review. J Periodontol　1992 ; 63 : 118-130.
15. Hellström MK, et al. The effect of supragingival plaque control on the subgingival microflora in human periodontitis. J Clin Periodontol 1996 ; 23 : 934.

第7章 参考文献

1. Donlan RM, Costerton JW. Biofilms : survival mechanisms of clinically relevant microorganisms. Clin Microbiol Rev　2002 ; 15 : 167-193.
2. Stewart PS. Mechanisms of antibiotic resistance in bacterial biofilms. Int J Med Microbiol　2002 ; 292 : 107-113.
3. Xu KD, et al. Biofilm resistance to antimicrobial agents. Microbiology 2000 ; 146 : 547-549.
4. Caufield PW, et al. In vitro susceptibilities of suspected periodontopathic anaerobes as determined by membrane transfer assay. Antimicrob Agents Chemother　1987 ; 31 : 1989-93.
5. Greenstein G. Effects of subgingival irrigation on periodontal status. J Periodontol　1987 ; 58 : 827.
6. Rams TE, Slots J. Local delivery of antimicrobial agents in the periodontal pocket. Periodontology 2000　1996 ; 10 : 139-159.
7. Rosling B, et al. The use of PVP-iodine as an adjunct to non-surgical treatment of chronic periodontitis. J Clin Periodontol　2001 ; 28 : 1023-1031.
8. van Winkelhoff AJ, et al. Systemic antibiotic therapy in periodontics. Periodontology 2000　1996 ; 10 : 45-78.
9. Salvi GE, Lang NP. Host response modulation in the management of periodontal diseases. J Clin Periodontol　2005 ; 32(Suppl. 6) : 108-129.
10. Kornman KS. The role of antimicrobials in the prevention and treatment of periodontal disease. In : Perspectives on oral antimicrobial therapeutics American Academy of Periodontics, 1987 ; 37.
11. Quirynen M, et al. A 0.05% cetyl pyridinium chloride/0.05% chlorhexidine mouth rinse during maintenance phase after initial periodontal therapy. J Clin Periodontol　2005 ; 32 : 390.
12. Wennström JL. Subgingival irrigation systems for the control of oral infections. Int Dent J　1992 ; 42 : 281.
13. Griffiths GS. Formation, collection and significance of gingival crevice fluid. Periodontology 2000　2003 ; 31 : 32.
14. Greiner DL. Porphyromonas gingivalis outer membrane vesicles promote bacterial resistance to chlorhexidine. Oral Microbiol Immunol 1995 ; 10 : 319.
15. Taggart JA, et al. A clinical and microbiological comparison of the effects of water and 0.02% chlorhexidine as coolants during ultrasonic scaling and Root Planing. J Periodontol　1990 ; 17 : 32.
16. Greenstein G. Povidone-iodine's effects and role in the management of periodontal disease. A review. J Periodontol　1999 ; 70 : 1397-1405.

第8章 参考文献

1. Lindhe J, Nyman S. The effect of plaque control and surgical pocket elimination on the establishment and maintenance of periodontal health. A longitudinal study of periodontal therapy in cases of advanced diseases. J Clin Periodontol　1975 ; 2 : 67.

2. Rosling B, et al. The healing potential of the periodontal tissues following different techniques of periodontal surgery in plaque-free dentitions. A 2-year clinical study. J Clin Periodontol 1976；3：233.
3. Nyman S, et al. Periodontal surgery in plaque-infected dentitions. J Clin Periodontol 1977；4：240.
4. Axelsson P, Lindhe J. The significance of maintenance care in the treatment of periodontal disease. J Clin Periodontol 1981；8：281.
5. Cortellini P, et al. Periodontal regeneration of human infrabony defects(Ⅴ). Effect of oral hygiene on long-term stability. J Clin Periodontol 1994；21：606.
6. Tonetti MS, et al. Effect of cigarette smoking on periodontal healing following GTR in infrabony defects. A preliminary retrospective study. J Clin Periodontol 1995；22：229.
7. Lindhe J, et al. "Critical probing depths" in periodontal therapy. J Clin Periodontol 1982；9：323.

第9章　参考文献

1. Proceedings of the World Workshop in Clinical Periodontics. American Academy of Periodontics, 1989.
2. Carnevale G, Kaldahl WB. Osseous resective surgery. Periodontol 2000 2000；22：59-87.
3. Trombelli L. Which reconstructive procedures are effective for treating the periodontal intraosseous defect? Periodontol 2000 2005；37：88-105.
4. Needleman I, et al. Guided tissue regeneration for periodontal intrabony defects—a Cochran systematic review. Periodontol 2000 2005；37：106-123.
5. Bouchard P, et al. Decision-making in aesthetics：root coverage revised. Periodontol 2000 2001；27：97.

第10章　参考文献

1. Caffesse RG. Proceedings of the World Workshop in Clinical Periodontics. Discussion Section Ⅳ, American Academy of Periodontics, 1989.
2. Pickerill H. Stomatology in General Practice. London：Frowde, Hodder and Stoughton, 1912.
3. Nabers C. Repositioning the attached gingiva. J Periodontal Abstr 1954；25：38.
4. Schluger S. Osseous resection–a basic principle in periodontal surgery. Oral Surg 1949；2：316.
5. Ochsenbein C. A primer for osseous surgery. Int J Periodontics Restorative Dent 1986；6：8-47.
6. DeSanctis M, Murphy KG. The role of resective periodontal surgery in the treatment of furcation defects. Periodontol 2000 2000；22：154.
7. Carnevale G, et al. Management of furcation involvement. Periodontol 2000 1995；9：69-89.
8. Langer B, et al. An evaluation of root resections. A ten-years study. J Periodontol 1981；52：719.
9. Machtei EE, Ben-Yehouda A. The effect of post-surgical flap placement on probing depth and attachment level：a 2-year longitudinal study. J Periodontol 2004；6：855-858.
10. Tuan MC, et al. Clinical and microbiologic study of periodontal surgery by means of apically positioned flaps with and without osseous recontouring. Int J Periodontics Restorative Dent 2000；20：468-475.
11. Ramfjord SP. Gingivectomy-its place in periodontal surgery. J Periodontol 1952；23：30-38.
12. Donnenfeld O, et al. The apically repositioned flap-A clinical study. J Periodontol 1964；35：381-387.

13. Carnevale G, Kaldahl WB. Osseous resective surgery. Periodontol 2000 2000；22：59-87.
14. Bjorn H. Free transplantation of gingival propira. Swed Dent J 1963；22：684-689.
15. Davis JS, Kitlowski EA. The immediate contraction of cutaneous graft and its cause. Arch Surg 1931；23：954-965.
16. Miller PD Jr. Root coverage using a free soft tissue autograft following citric acid application. PartⅠ：Technique. Int J Periodontics Restorative Dent 1982；2：65-70.
17. Holbrook T, Ochsenbein C. Complete coverage of the denuded root surface with a one-stage gingival graft. Int J Periodontics Restorative Dent 1983；3：8-27.
18. Lanning SK, et al. Surgical crown lengthening：evaluation of the biological width. J Periodontol 2003；74：468-474.

第11章　参考文献

1. Edwardsson S, et al. The microbiota of periodontal pockets with different depth in therapy-resistant periodontitis. J Clin Periodontol 1999；26：143-152.
2. Fleisher HC, et al. Scaling and root planing efficacy in multirooted teeth. J Periodontol 1989；60：402-409.
3. Haffajee AD, et al. Clinical risk indicators for periodontal attachment loss. J Clin Periodontol 1991；18：117-125.
4. Caffesse RG. Proceedings of the World Workshop in Clinical Periodontics. Discussion Section Ⅳ, American Academy of Periodontics, 1989.
5. Kalkwarf KL. Proceedings of the World Workshop in Clinical Periodontics. Discussion Section Ⅴ, American Academy of Periodontics, 1989.
6. Ramfjord SP, Nissle RR. The modified Widman flap. J Periodontol 1974；45：601-607.

第12章　参考文献

1. Bartold PM, et al. Tissue engineering：a new paradigm for periodontal regeneration based on molecular and cell biology. Periodontol 2000 2000；24：253-269.
2. Aukhil I. Biology of wound healing. Periodontol 2000 2000；22：44-50.
3. Selvig KA, et al. Surgical treatment of intrabony periodontal defects using expanded polytetrafluoroethylene barrier membranes：influence of defect configuration on healing response. J Periodontol 1993；64：730-733.
4. Scantlebury TV. 1982-1992：a decade of technology development for guided tissue regeneration. J Periodontol 1993；64：1129-1137.
5. Gailit J, Clark RA. Wound repair in the context of extracellular matrix. Curr Opin Cell Biol 1994；6：717-725.
6. Schmitz JP, Hollinger JO. The biology of platelet-rich plasma. J Oral Maxillofac Surg 2001；59：1119-1121.
7. Nyman S, et al. The regenerative potential of the periodontal ligament. An experimental study in the monkey. J Clin Periodontol 1982；9：257-265.
8. Nyman S, et al. New attachment following surgical treatment of human periodontal disease. J Clin Periodontol 1982；9：290-296.
9. De Sanctis M, et al. Bacterial colonization of barrier material and periodontal regeneration. J Clin Periodontol 1996；23：1039-1046.
10. Cortellini P, Tonetti MS. Focus on intrabony defect：guided tissue regeneration. Periodontol 2000 2000；22：104-132.
11. Cortellini P, et al. Periodontal regeneration of human infrabony defects(Ⅴ). Effect of oral hygiene on long-term stability. J Clin Periodontol 1994；21：606-610.

12. Tonetti MS, et al. Effect of cigarette smoking on periodontal healing following GTR in infrabony defects. A preliminary retrospective study. J Clin Periodontol 1995；22：229-234.
13. Cortellini P, et al. Treatment of deep and shallow intrabony defects. A multicenter randomized controlled clinical trial. J Clin Periodontol 1998；25：981-987.
14. Klein F, et al. Radiographic defect depth and width for prognosis and description of periodontal healing of infrabony defects. J Periodontol 2001；72：1639-1646.
15. Hammarström L. Enamel matrix, cementum development and regeneration. J Clin Periodontol 1997；24：658-668.
16. Heijl L. Periodontal regeneration with enamel matrix derivative in one human experimental defect. A case report. J Clin Periodontol 1997；24：693-696.
17. Mellonig JT. Enamel matrix derivative for periodontal reconstructive surgery：technique and clinical and histologic case report. Int J Periodontics Restorative Dent 1999；19：8-19.
18. Schupbach P, Gaberthuel T, Lutz F, Guggenheim B. Periodontal repair or regeneration：structures of different types of new attachment. J Periodont Res 1993；28：281-293.
19. Yukna RA, Mellonig JT. Histologic evaluation of periodontal healing in humans following regenerative therapy with enamel matrix derivative. A 10-case series. J Periodontol 2000；71：752-759.
20. Kalpidis CD, Ruben MP. Treatment of intrabony periodontal defects with enamel matrix derivative：a literature review. J Periodontol 2002；73：1360-1376.
21. Kawase T, Okuda K, Yoshie H, Burns DM. Cytostatic action of enamel matrix derivative(EMDOGAIN)on human oral squamous cell carcinoma-derived SCC25 epithelial cells. J Periodont Res 2000；35：291-300.
22. Gurinsky BS, Mills MP, Mellonig JT. Clinical evaluation of demineralized freeze-dried bone allograft and enamel matrix derivative versus enamel matrix derivative alone for the treatment of periodontal osseous defects in humans. J Periodontol 2004；75：1309-1318.
23. Steffensen B, Webert HP. Relationship between the radiographic periodontal defect angle and healing after treatment. J Periodontol 1989；60：248-254.
24. Lang NP. Focus on intrabony defects-conservative therapy. Periodontol 2000 2000；22：51-58.
25. Rosling B, Nyman S. Lindhe J. The effect of systematic plaque control on bone regeneration in infrabony pockets. J Clin Periodontol 1976；3：38-58.

第13章　参考文献

1. Mierau HD, et al. Ätiologie der Gingivarezessionen. Dtsch Zahnarztl Z 1984；39：634-639.
2. Khocht A, Simon G, Person P, Denepitiya JL. Gingival recession in relation to history of hard toothbrush use. J Periodontol 1993；64：900-905.
3. Walter BH. Pure Mucogingival Problem. Chicago：Quintessence Publishing, 1984；46.
4. Miller PD Jr. A classification of marginal tissue recession. Int J Periodontics Restorative Dent 1985；5：8-13.
5. Bouchard P, Malet J, Borghetti A. Decision-making in aesthetics：root coverage revisited. Periodontol 2000 2001；27：97-120.
6. Camargo PM, Melnick PR, Kenney EB. The use of free gingival grafts for aesthetic purpose. Periodontol 2000 2001；27：72-96.
7. Slots J, MacDonald ES, Nowzari H. Infectious aspects of periodontal regeneration. Periodontol 2000 1999；19：164-172.
8. Anderegg CR, Metzler DG, Nicoll BK. Gingiva thickness in guided tissue regeneration and associated recession at facial furcation defects. J Periodontol 1995；66：397-402.
9. Nemcovsky CE, Artzi Z, Tal H, Kozlovsky A, Moses O. A multicenter comparative study of two root coverage procedures：coronally advanced flap with addition of enamel matrix proteins and subpedicle connective tissue graft. J Periodontol 2004；75：600-607.
10. Rasperini G, Silvestri M, Schenk RK, Nevins ML. Clinical and histological evaluation of human gingival recession treated with a subepithelial tissue graft and enamel matrix derivative(Emdogain)：A case report. Int J Periodontics Restorative Dent 2000；20：269-275.
11. Langer B, Langer L. Subepithelial connective tissue graft technique for root coverage. J Periodontol 1985；56：715-720.
12. Harris RJ. Histologic evaluation of root coverage obtained with GTR in humans：a case report. Int J Periodontics Restorative Dent 2001；21：240-251.
13. Guiha R, el Khodeiry S, Mota L, Caffesse R. Histological evaluation of healilng and revascularization of the subepithelial connective tissue graft. J Periodontol 2001；72：470-478.
14. Majzoub Z, Landi L, Grasovin MG, Cordioli G. Histology of connective tissue graft. A case report. J Periodontol 2001；72：1607-1615.
15. Hokett SD, Peacock ME, Burns WT, Swiec GD, Cuenin MF. External root resorption following partial-thickness connective tissue graft placement：a case report. J Periodontol 2002；73(3)：334-339.
16. Nyman S, Karring T, Lindhe J, Planten S. Healing following implantation of periodontitis-affected roots into gingival connective tissue. J Clin Periodontol 1980；7(5)：394-401.
17. Ouhayoun JP, Khattab R, Serfaty R, Feghaly-Assaly M, Sawaf MH. Chemically separated connective tissue grafts：clinical application and histological evaluation. J Periodontol 1993；64(8)：734-738.
18. Harris RJ. Formation of a cyst-like area after a connective tissue graft for root coverage. J Periodontol 2002；73(3)：340-345.

第14章　参考文献

1. Lindhe J, Nyman S. The effect of plaque control and surgical pocket elimination on the establishment and maintenance of periodontal health. A longitudinal study of periodontal therapy in cases of advanced disease. J Clin Periodontol 1975；2：67-79.
2. Rosling B, Nyman S, Lindhe J, Jern B. The healing potential of the periodontal tissues following different techniques of periodontal surgery in plaque-free dentitions. A 2-year clinical study. J Clin Periodontol 1976；3：233-250.
3. Nyman S, Lindhe J, Rosling B. Periodontal surgery in plaque-infected dentitions. J Clin Periodontol 1977；4：240-249.
4. Axelsson P, Lindhe J. The significance of maintenance care in the treatment of periodontal disease. J Clin Periodontol 1981；8：281-294.
5. Cortellini P, Pini-Prato G, Tonetti M. Periodontal regeneration of human infrabony defects(V). Effect of oral hygiene on long-term stability. J Clin Periodontol 1994；21：606-610.
6. Becker W, Berg L, Becker BE. Untreated periodontal disease：a longitudinal study. J Periodontol 1979；50：234-244.
7. Becker W, Becker BE, Berg L. Periodontal treatment without maintenance. A retrospective study in 44 patients. J Periodontol 1984；55：505-509.
8. Becker W, Berg L, Becker BE. The long term evaluation of periodontal treatment and maintenance in 95 patients. Int J Periodontics Restorative Dent 1984；4：54-71.
9. Schallhorn RG, Snider LE. Periodontal maintenance therapy. J Am Dent Assoc 1981；103：227-231.

和文索引

あ
アーカンサスストーン　120
アスピリン　34
アメロジェニン　240
アンカー縫合　166
アンキローシス　242
アンダーデブライドメント　109, 277
アンダーブラッシング
　　　　32, 80, 97, 252, 275
　——指数 → under-brushing index
暗視野顕微鏡　69

い
インディアオイルストーン　120, 170
一次切開　193
一次治癒　217
位相差顕微鏡　69
痛み　17
　——のコントロール　18
院内環境整備　284

う
う蝕
　根面——　10, 253, 264
　歯肉縁下——　218

え
エアスケーラー　111
エキスプローラー　14
エクストルージョン　207
エックス線写真　46
エナメル突起　40
エナメルプロジェクション
　→エナメル突起
エナメルマトリックスデリバティブ
　→エムドゲイン®
エムドゲイン®　236
炎症性細胞浸潤　27
炎症性歯肉退縮　249
　非——　249
塩化セチルピリジニウム　142

お
オーシャンビーンチゼル　163
オーバーデブライドメント　109, 277
オーバートリートメント　277
オーバーブラッシング
　　　　32, 85, 97, 249, 252, 267, 276
　——指数 → over-brushing index
オドントプラスティ　181

か
カークランドナイフ　162
カストロビジョー　164
カッティングエッジ　112
改良型ウィドマンフラップ　212
外斜切開　172, 176
外部吸収
　歯根の——　242, 268
角化歯肉　38, 200
活動期　71
感受性　29
環境整備
　院内——　284
　口腔内——　283

き
キドニーシェイプナイフ　162
キュレット　111
　グレーシー——　113
　ユニバーサル——　113, 163
記録用紙　15
器具の到達性　107
喫煙　32, 58, 234
究極のゴール　283

く
クエン酸　268
グラム染色　69
グリコカリックス　134
グレーシーキュレット　113
クレフト　251
クロルヘキシジン　137

け
ケア
　セルフ——　102, 275
　プロ——　102, 277
外科療法　148
　非——　148
血小板　229
血餅　227
結合組織移植術　253, 260
　上皮下——　254
結合組織性付着　23
健康歯肉溝　132
顕微鏡
　暗視野——　69
　位相差——　69
懸垂縫合　166

こ
ゴール
　究極の——　283
　妥協的——　283
コル　81
コンプライアンス　155, 234
口腔乾燥症　10, 34
口腔内環境整備　283
口腔内写真　38
抗炎症剤
　非ステロイド系——　140
抗菌剤　134
　セフェム系　139
　テトラサイクリン系　141
　ニューマクロライド系　141
　ペニシリン系　139
抗てんかん剤　10
降圧剤　10
骨移植　245
骨吸収
　水平性——　49
　垂直性——　49
骨欠損　234
　1壁性——　49
　2壁性——　49
　3壁性——　49
骨の喪失　62
骨の裂開　249
骨壁　227
骨膜縫合　166, 192

骨レベル　35, 52
根幹 → ルートトランク
根近接　127, 235
根分岐部
　　——開口部　40
　　——診査　40
　　　　——用プローブ　40
　　——病変　40, 127
根面
　　——う蝕　10, 253, 264
　　——処理　238, 268
　　——デブライドメント　104
　　——の平滑性　109
　　——被覆術　251

さ

サウンディング　161
サルカス　132
　　シャロー——　132, 185
　　ディープ——　132, 210
サンプリング　73
三次切開　174, 193
再生療法　159, 224
　　組織誘導再生法　230
細菌
　　——検査　68
　　　　——法　69
　　——バイオフィルム　134
　　バイオフィルム形成——　134
　　浮遊性——　134
細胞浸潤
　　炎症性——　27
細胞性セメント質　242

し

シクロオキシゲナーゼ　140
シックル　111
シャープニング　116
シャローサルカス　132, 185
　　——セラピー　132
シャンク　111
　　——エンド　112
　　ローワー——　112
歯冠側移動術　254
歯冠長延長術　208
歯根
　　——形態　42
　　——の外部吸収　242, 268
　　——の破折　178
歯周外科　158
歯周形成外科　159
　　——療法　248
歯周動的治療　274
歯周病菌　27, 68

歯周包帯　197
歯石　105
歯槽頂予測切開　174, 176, 194, 198
歯槽堤増大術　262
歯肉
　　角化——　38, 200
　　——炎　102
　　——切除術　172
　　——の線維性増殖　10
　　付着——　38, 200
歯肉縁下う蝕　218
歯肉縁上プラーク　80
歯肉溝
　　健康——　132
　　——内切開　174, 176, 193
　　病的——　132
歯肉退縮　23, 35, 87, 128, 158, 172, 248
　　炎症性——　249
　　——量　15
　　先天的リスク　84
　　非炎症性——　249
歯肉弁根尖側移動術　192, 198, 260
歯磨剤　98
試行的メインテナンス　278, 281
持針器　164
手用スケーラー　111
出血
　　——率　31, 56, 84, 87
　　プロービング時の——　12, 27
小臼歯化　181
小児用歯ブラシ　92, 93
上皮下結合組織移植術　254
上皮化　93
上皮性付着　23, 130, 259
情報提供　11
診査　14
　　根分岐部——　40
診断
　　発症後——　74
　　発症前——　74
新付着　130
審美性　219

す

スケーラー　163
　　エア——　111
　　手用——　111
　　超音波——　111, 115
　　　　電磁式——　117
　　　　ピエゾ電流式——　117
スケーリングストローク　123
スケーリング・ルートプレーニング
　　　　　　　　　　　123, 139
スタチン　140

ストローク
　　スケーリング——　123
　　ルートプレーニング——　123
　　探索——　124
スピアーシェイプナイフ　162
スラッジ　120
水平性骨吸収　49
水平切開　174, 176, 193
水平マットレス縫合　166, 197
垂直性骨吸収　49
垂直マットレス縫合　166, 197

せ

セフェム系抗菌剤　139
セメント質
　　細胞性——　242
　　無細胞性——　240
　　有細胞性——　240
セルフケア　102, 275
生物学的幅径　185
切開
　　一次——　193
　　二次——　174, 193
　　三次——　174, 193
　　外斜——　173, 176
　　歯槽頂予測——　174, 176, 194, 198
　　歯肉溝内——　174, 176, 193
　　水平——　174, 176, 193
　　縦——　176, 193
　　内斜——　174, 176
　　辺縁——　174, 176
　　傍——　174, 176
切除療法　158, 172, 185
洗口剤　138
線維性増殖
　　歯肉の——　10
線毛　73
全身疾患　10
全層弁　176, 192, 198

そ

ソーサライゼイション　181
組織付着療法　159, 210
組織誘導再生法　230
喪失歯数　57
側面　112

た

妥協的ゴール　283
妥協的メインテナンス　278, 282

唾液
　——検査　74
　——量　10
縦切開　176, 193
単純縫合　166
探索ストローク　124
断続縫合　166

ち
チゼル　163
　オーシャンビーン——　163
　ミニ——　163
治癒
　一次——　217
　二次——　217
治療後メインテナンス　278, 281
超音波スケーラー　111, 115
　電磁式——　117
　ピエゾ電流式——　117

て
ディープサルカス　132, 210
　——セラピー　132
ディープニング　193
ディスタルウェッジ　197
ティッシュエンジニアリング　224
ティッシュニッパー　163
テトラサイクリン　140, 268
　——系抗菌剤　141
デブライドメント
　アンダー——　109, 277
　オーバー——　109, 277
　根面——　104
電磁式超音波スケーラー　117

と
トゥ　112
トランスジンジバルプロービング
　　　　　　　　　　　161, 198
投薬　10
特異性　29

な
ナイフ　162
　カークランド——　162
　キドニーシェイプ——　162
　スピアーシェイプ——　162
内エナメル細胞　236
内斜切開　174, 176

長い接合上皮　242
　——による治癒　212

に
ニューマクロライド系抗菌剤　141
二次切開　174, 193
二次治癒　217
二等分法　46

ね
粘膜骨膜剥離子　162

の
膿胞　268

は
8の字縫合　166
バー　164
バイオフィルム
　細菌——　134
　——形成細菌　134
バス法　81
バック　112
パック　168, 197
ハンドル　111
破折
　歯根の——　178
歯の喪失　62
歯の動揺度　53
歯ブラシ
　毛の硬さ　92
　小児用　92, 93
場の確保　229
培養法　69
剥離子
　粘膜骨膜——　162
鋏　168
発症後診断　74
発症前診断　74
抜歯　178
　分割——　178

ひ
ヒール　112
ピエゾ電流式超音波スケーラー　117
ビスフォスフォネート　140
ピンセット　162
非炎症性歯肉退縮　249

非外科療法　148
非ステロイド系抗炎症剤　140
病的歯肉溝　132

ふ
ファーケーションアロー　52
ファーケーションプローブ　13, 40
フェイス　112
フッ化物　99
プラーク
　歯肉縁上——　80
　——コントロール　234
ブラッシング　102, 138
　アンダー——　32, 80, 97, 252, 275
　オーバー——
　　　　32, 85, 97, 249, 252, 267, 276
ブレード　111
プロービング　12, 19
　トランスジンジバル——　161, 198
　——圧　16
　——エラー　16
　——時の出血　12, 27
　——値　15, 23
　　——の全体像　25
　平均値　26
プローブ　13, 161
　根分岐部診査用——　40
　ファーケーション——　13, 40
プロケア　102, 277
フロッシング　81
付着
　結合組織性——　23
　上皮性——　23, 130, 259
　新——　130
　——歯肉　38, 200
　——の獲得　23, 128, 158
　——の喪失　62
　　——程度　57
　——レベル　37, 52, 129
　臨床的な——　23
浮遊性細菌　134
部分層弁　176, 192
深いポケット　19, 125
分割抜歯　178

へ
ペニシリン系抗菌剤　139
ヘミセクション　182
ヘルトヴィッヒ上皮鞘　236
平行法　46
辺縁切開　174, 176
　傍——　174, 176

291

ほ
ボーンサウンディング　198
ポケット　132
　　深い——　19, 125
　　——内洗浄　138
　　——率
　　4 mm 以上の——　26, 56
ポビドンヨード　143
ホワイトライン　120
縫合
　　アンカー——　166
　　懸垂——　166
　　骨膜——　166, 192
　　単純——　166
　　断続——　166
　　8の字——　166
　　マットレス——
　　　　水平——　166, 197
　　　　垂直——　166, 197
　　連続ロック——　166
縫合糸　165
縫合針　165
傍辺縁切開　174, 176

ま
マクロファージ　229
マットレス縫合
　　水平——　166, 197
　　垂直——　166, 197

み
ミニチゼル　163

む
無細胞性セメント質　240

め
メインテナンス　155, 274
　　試行的——　278, 281
　　妥協的——　278, 282
　　治療後——　278, 281
　　予防的——　278, 279
メス　161
メトロニダゾール　141
免疫抑制剤　10

ゆ
ユニバーサルキュレット　113, 163
有細胞性セメント質　240
有線LAN　61
遊離歯肉移植術　200

よ
4 mm 以上のポケット率　26
予防的メインテナンス　278, 279

ら
ライニング　193
ラテラルサーフィス　112

り
リスクアセスメント　56
臨床的な付着　23

る
ルートトランク　41, 53
ルートプレーニングストローク　123

れ
レーダーチャート　56
連続ロック縫合　166

ろ
6点法　15
ローテーションフラップ　208
ローワーシャンク　112

欧文索引

A
air scaler　111
anchor suture　166
ankylosis　242
apically positioned flap　198, 260
Arkansas stone　120
attachment
　　―― gain　158
　　―― level　37, 129
　　―― loss　62
　　clinical ――　23
　　connective tissue ――　23
　　epithelial ――　23
　　new ――　130

B
BOP　12, 27
　　――の全体像　31
　　――率　31
back　112
Bass method　81
bicuspidization　181
biologic width　185
bisphosphonate　140
blade　111, 161
blade holder　161
bleeding on probing　12, 27
bone loss　62
bone sounding　198
brushing
　　over-――　32, 252, 276
　　under-――　32, 80, 252, 275

C
CHX　141
COX　140
CPC　142
Cetylpyridinium chloride　142
care
　　professional ――　102, 277
　　self ――　102, 275
chisel　163
　　Ochsenbein ――　163
chlorhexidine　137
citric acid　268
cleft　251
clinical attachment　23

col　81
compliance　155
compromised goal　283
compromised maintenance　278
connective tissue adaptaion　23
connective tissue attachment　23
connective tissue graft　253, 260
　　subepithelial ――　254
continuous lock suture　166
coronally positioned flap　254
crestal anticipated incision　174, 176, 194, 198
critical probing depth　155
crown lengthening　208
curet
　　―― scaler　111
　　universal ――　113, 163
cutting edge　112
cyclooxygenase　140

D
DNAプローブ法　70
debridement
　　over-――　109, 277
　　root ――　104
　　under-――　109, 277
deep sulcus　132, 210
　　―― therapy　132
deepning　193
distal wedge　197

E
EDTA　268
EGR法　236, 254
ELISA法　70
EMD Guided Regeneration　236, 254
Emdogain®　236
Enamel Matrix Derivative　236
enamel projection　40
epithelial adhesion　23
epithelial attachment　23
ethylene diamine tetraacetic acid　268
explorer　14
exploratory stroke　124
external bevel incision　173, 176
external resorption　268
extrusion　207

F
face　112
figure 8 suture　166
flossing　81
free gingival graft　200
full thickness flap　176, 192
furcation arrow　52
furcation probe　13, 40

G
G1アレスト　241
GBR法　231
GTR法　227, 230, 254
gingival recession　158, 248
　　inflammatory ――　249
　　non-inflammatory ――　249
gingivectomy　173
goal
　　compromised ――　283
　　ultimate ――　283
guided bone regeneration　231
guided tissue regeneration　227

H
hand scaler　111
handle　111
heel　112
hemisection　182
horizontal mattress suture　166, 197
horizontal incision　174, 176, 193

I
incision
　　crestal anticipated ――　174, 176, 194, 198
　　external bevel ――　173, 176
　　horizontal ――　174, 176, 193
　　internal bevel ――　174, 176
　　intrasulcular ――　174, 176, 193
　　marginal ――　174, 176
　　primary ――　193
　　secondary ――　193
　　submarginal ――　174, 176
　　vertical ――　176, 193
increased mobility　53

increasing mobility 53
India oil stone 120, 170
inflammatory gingival recession 249
intension
   primary—— 217
   secondary—— 217
internal bevel incision 174, 176
interrupted suture 166
intrasulcular incision 174, 176, 193

K
kidney-shaped knife 162
knife 162
   kidney-shaped —— 162
   spear-shaped —— 162

L
LDDS 138
Langer technique 254
lateral surface 112
lining 193
local drug delivery system 138
lower shank 112

M
maintenance
   compromised —— 278
   —— therapy 274
   post-treatment —— 278
   preventive —— 278
   trial —— 278
marginal incision 174, 176
mattress suture
   horizontal —— 166, 197
   vertical —— 166, 197
Miller の分類 251
mobility
   increased —— 53
   increasing —— 53
   tooth —— 53
Modified Widman Flap 212
mouth rinse 138

N
NSAID 140
needle holder 164
new attachment 130
non-inflammatory gingival recession 249

non-steroidal anti-inflammatory drug 140

O
OHI 102
Ochsenbein chisel 163
odontoplasty 181
oral hygiene instruction 102
over-brushing 32, 252, 276
   —— index 88
over-debridement 109, 277
over treatment 277

P
PCR 法 70
PRP 230
PVP-1 143
partial thickness flap 176, 192
periodontal active therapy 274
periodontal dressing 168, 197
periodontal pack 168
periodontal plastic surgery 159, 248
periodontal risk assessment 56
periodontal surgery 158
periosteal elevator 162
periosteal suture 166
periosteal suturing 192
pincette 162
platelet rich plasma 230
pocket 132
post-treatment maintenance 278
povidone-iodine 143
preventive maintenance 278
primary incision 193
primary intension 217
probe 13, 161
   furcation —— 13, 40
probing 12, 19
   bleeding on —— 12, 27
   transgingival —— 161, 198
professional care 102, 277

R
radicular bone 248
regeneration
   EMD Guided —— 236, 254
   guided bone —— 231
   guided tissue —— 227
regenerative therapy 159, 224
resective therapy 158
reverse cutting 165
ridge augmentation 262

ronger 163
root conditioning 268
root coverage 251
root debridement 104
root planing stroke 123
root resection 178
root trunk 41
rotation flap 208

S
SI 138
SRP 20, 23, 123
saucerization 181
scaler 163
   air —— 111
   curet —— 111
   hand —— 111
   sickle —— 111
   ultrasonic —— 111
scaling, root planing 20, 123, 139
scaling stroke 123
scissors 168
scalpel 161
secondary incision 193
secondary intension 217
self care 102, 275
sensitivity 29
shallow sulcus 132, 185
   —— therapy 132
shank 111
   lower —— 112
   —— end 112
sharpning 116
sickle scaler 111
simple suture 166
sludge 120
sling suture 166
sounding 161
space making 229
spear-shaped knife 162
specificity 29
statin 140
stroke
   exploratory —— 124
   root planing —— 123
   scaling —— 123
subepithelial connective tissue graft 254
subgingival irrigation 138
submarginal incision 174, 176
sulcus 132
   deep —— 132, 210
   shallow —— 132, 185
surgical cyst 268
suture 165
   anchor —— 166
   continuous lock —— 166

figure 8 —— 166
interrupted —— 166
mattress ——
　horizontal —— 166, 197
　vertical —— 166, 197
periosteal —— 166
simple —— 166
sling —— 166

T
TPT　100
tetracycline　140, 268
tissue attachment therapy　159, 210
tissue engineering　224
tissue nipper　163
toe　112
tooth extraction　178
tooth loss　62
tooth mobility　53
toothpaste technique　100
transgingival probing　161, 198
trial maintenance　278
tweezers　162

U
ultimate goal　283
ultrasonic scaler　111
　magnetostrictive type　117
　piezoelectric type　117
under-brushing　32, 80, 252, 275
　—— index　84
under-debridement　109, 277
universal curet　113, 163

V
vertical incision　176, 193
vertical mattress suture　166, 197

W
wall bone defect
　1 —— 49
　2 —— 49
　3 —— 49
white line　120
widow's peak　208

著者略歴
山本　浩正（やまもと・ひろまさ）
1985年　大阪大学歯学部卒業後，ON デンタルクリニック
（現貴和会歯科診療所）勤務
1987年　Institute for Advanced Dental Studies にて研修
1989年　米国歯周病学会会員，JIADS 常任講師（2003年退任）
1994年　山本歯科開設
1998年〜2002年　大阪大学大学院歯学研究科口腔分子免疫
制御学講座在籍
2006年〜　PEC（Postgraduate Education Course）主宰
2007年　新潟大学歯学部非常勤講師
2009年〜　大阪大学歯学部招聘教員

ペリオの臨床戦略を学ぶ歯周動的治療

2007年7月10日　第1版第1刷発行
2014年6月20日　第1版第3刷発行

著　　者	山本　浩正
発 行 人	佐々木　一高
発 行 所	クインテッセンス出版株式会社
	東京都文京区本郷3丁目2番6号　〒113-0033
	クイントハウスビル　電話 (03)5842-2270（代表）
	(03)5842-2272（営業部）
	(03)5842-2279（書籍編集部）
	web page address　http://www.quint-j.co.jp/

印刷・製本　サン美術印刷株式会社

©2007　クインテッセンス出版株式会社　　　禁無断転載・複写
Printed in Japan　　　　　　　　　　　　落丁本・乱丁本はお取り替えします
　　　　　　　　　　　　　　　　　　　　ISBN978-4-87417-971-0　C3047

定価はカバーに表示してあります